MONOGRAPHIEN AUS DEM GESAMTGEBIET DER PHYSIOLOGIE DER PFLANZEN UND DER TIERE

HERAUSGEGEBEN VON

M. GILDEMEISTER-LEIPZIG · R. GOLDSCHMIDT-BERLIN
C. NEUBERG-BERLIN · J. PARNAS-LEMBERG · W. RUHLAND-LEIPZIG

ZWEITER BAND

DIE NARKOSE

VON

HANS WINTERSTEIN

ZWEITE AUFLAGE

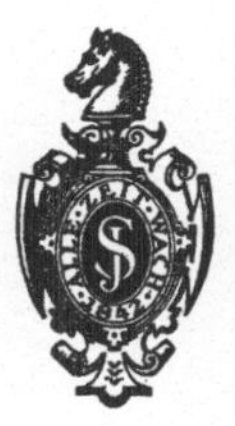

BERLIN

VERLAG VON JULIUS SPRINGER

1926

DIE NARKOSE

IN IHRER BEDEUTUNG FÜR DIE ALLGEMEINE PHYSIOLOGIE

VON

HANS WINTERSTEIN

PROFESSOR DER PHYSIOLOGIE UND DIREKTOR DES
PHYSIOLOGISCHEN INSTITUTS DER UNIVERSITÄT ROSTOCK

ZWEITE UMGEARBEITETE AUFLAGE

MIT 8 ABBILDUNGEN

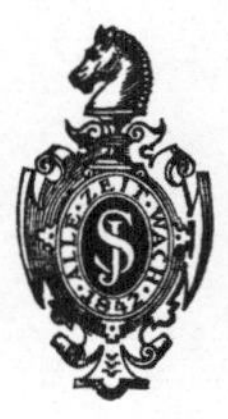

BERLIN
VERLAG VON JULIUS SPRINGER
1926

ISBN-13:978-3-642-88803-8   e-ISBN-13:978-3-642-90658-9
DOI: 10.1007/978-3-642-90658-9

DRUCK VON BREITKOPF & HÄRTEL IN LEIPZIG

Vorwort zur ersten Auflage.

Als vor fast fünf Jahren die Herausgeber dieser Sammlung mit der freundlichen Aufforderung an mich herantraten, eine Monographie über Narkose zu schreiben, habe ich mich nicht ohne schwere Bedenken und erst nach langem Zögern entschlossen, an die gestellte Aufgabe heranzugehen. Scheint doch noch alles im Fluß und wichtige, grundlegende Fragen harren noch der Beantwortung. Allein gerade dieser Umstand machte mir für eigene Arbeiten eine kritische Sichtung des vorliegenden Materials wünschenswert und ließ mich hoffen, daß sie auch anderen von Nutzen sein werde.

Ich ging aus von dem Standpunkt, von dem aus vor langen Jahren schon Cl. Bernard, der Meister allgemein-physiologischer Forschung, das Studium der Narkotika durchführte: Die Narkotika sind Gifte, deren eigenartige Wirkung alle Formen der lebenden Systeme und alle Funktionsäußerungen derselben umfaßt, „so daß man sie als natürliche Reagentien auf alle lebendige Substanz betrachten kann", als „physiologische Zergliederungsinstrumente", wie sich in gleicher Feinheit und allgemeiner Anwendbarkeit nicht leicht andere finden lassen. So wird das Studium der Narkose ein wichtiges Hilfsmittel allgemein-physiologischer Forschung. Lediglich von diesem Gesichtspunkte aus und ohne alle Berücksichtigung praktisch-medizinischer Interessen ist die folgende Monographie abgefaßt.

Sie war vor zwei Jahren im wesentlichen bereits abgeschlossen; der Krieg hat ihr Erscheinen verhindert. Nun fällt es in eine Zeit, in der die Sorge um das Schicksal unseres Vaterlandes fast mehr noch als während des Krieges das Interesse für die Wissenschaft hinter jenem für politische Fragen zurücktreten läßt. Möge es bei allen jenen freundliche Aufnahme finden, die in den Stürmen des Lebens den Frieden der Wissenschaft nicht gänzlich missen wollen!

Rostock, im Januar 1919.   Hans Winterstein.

Vorwort zur zweiten Auflage.

Die erste Auflage ist seit Jahren vergriffen. Anderweitige Arbeiten, vor allem Handbuchbeiträge, deren Fertigstellung sich freilich nachher als keineswegs dringlich erwies, verzögerten die Neubearbeitung. So mußte diese eine ansehnliche Literatur bewältigen, zumal jene der Kriegszeit in der ersten Auflage nur unvollkommen berücksichtigt war. Die Anordnung des Stoffes blieb im wesentlichen unverändert, aber beträchtliche Abschnitte mußten umgearbeitet oder neu hinzugefügt werden. Ich nenne einige der wichtigsten Punkte: Im ersten Teil, bei den Erklärungsversuchen des Erregungsstadiums der Narkose die glückliche Modifikation, die Fröhlichs „Prinzip der scheinbaren Erregbarkeitssteigerung“ durch Frey erfahren hat, beim Nervensystem die schönen Untersuchungen Katos, die die anscheinend gesicherte Lehre von der Dekrementleitung in Narkose schwer erschüttert haben (und deren eben erschienene Fortsetzung leider nicht mehr berücksichtigt werden konnte), beim Muskelsystem die interessanten, wenn auch meiner Ansicht nach vergeblichen Versuche Bethes, die direkte Wirkung der Narkotika als Kontraktursubstanzen zu erweisen u. a. m.

Bei der Bearbeitung des zweiten, die Narkosetheorien behandelnden Teiles habe ich mit Genugtuung feststellen können, daß mein vor 7 Jahren eingenommener Standpunkt keine grundsätzliche Änderung zu erfahren brauchte. Die Erstickungstheorie der Narkose gilt wohl heute allgemein als überwunden. Aber auch meine Ablehnung der Lipoidtheorie hat sich — trotz des geschickten Vorstoßes, den K. Meyer zu ihrer Stützung unternommen hat — auf Grund der neueren Arbeiten nur noch vertieft. Hansteen Cranners Entdeckung der Wasserlöslichkeit genuiner Lipoide hat die ganzen Grundlagen der Theorie ins Wanken gebracht, und der dürftige Parallelismus zwischen Wirkungsstärke und Öllöslichkeit der Narkotika erscheint mir als ein „Zufall“, bedingt durch die Wahl von Fetten als wasserunlöslicher Phase bei Verteilungsversuchen. Freilich hat sich andererseits auch die Oberflächenaktivitätstheorie in der von Traube gegebenen Fassung als unhaltbar erwiesen. Ihr Grundgedanke aber, daß das Wesen der Narkose in Oberflächenkräften zu suchen sei, hat in dem weiteren geistreichen Ausbau der Adsorptionstheorie durch Warburg eine um so stärkere Stütze erfahren. Und in dem Schlußsatz der ersten Auflage: „Der Wirkungsmechanismus der Narkotika beruht vermutlich auf ihrer leichten Absorbierbarkeit an die Strukturbestandteile der lebenden Systeme“, glaube ich heute das Wort „vermutlich“ weglassen zu dürfen.

Ich wünsche der zweiten Auflage die gleiche freundliche Aufnahme, wie sie die erste gefunden hat!

Rostock, im Mai 1926.   **Hans Winterstein.**

Inhaltsverzeichnis.

Erster Teil.

Die Wirkungen der Narkotika.

Zweiter Teil.

Theorien über den Mechanismus der Narkose.

Inhaltsverzeichnis   IX

Winterstein, Narkose, 2. Aufl.

Erster Teil.

Die Wirkungen der Narkotika.

A. Begriffsanalytische Vorbemerkungen.

Es ist das unvergängliche Verdienst Ernst Machs, mit nie
zuvor gekannter Schärfe die psychologischen Grundlagen der Forschung selbst zum Gegenstand der Forschung gemacht und ihre
Bedeutung für die Entwicklung der Wissenschaft dargelegt zu
haben. Vielleicht für keine andere Disziplin ist ein solches Studium von größerer Wichtigkeit als für die Physiologie. Denn keine
andere Naturwissenschaft ist wie sie genötigt, mit Begriffen und
Ausdrücken zu operieren, die, mit ihren Wurzeln meist auf Beobachtungen der vorwissenschaftlichen Zeit zurückgreifend, wegen
der außerordentlichen Kompliziertheit der zu charakterisierenden
Erscheinungen einer näheren Analyse nur schwer zugänglich und
infolgedessen oft vieldeutig und verschwommen sind; die Alltäglichkeit des Gebrauchs täuscht über diese Unklarheiten hinweg und
macht sie so zu einer um so gefährlicheren Quelle von Scheinproblemen und Scheinerklärungen. Dies mag den Versuch rechtfertigen, einige dieser zum täglichen Hausgebrauch des Physio-
logen gehörenden Ausdrücke, die uns im folgenden immer wieder
begegnen werden, vor ihrer Anwendung zunächst schärfer zu prä-
zisieren.

1. „Ursache" und „Wirkung".

Auf Hume aufbauend hat Mach (634, 637, S. 66, 638, S. 432,
639, S. 270) dargelegt, daß die Feststellung eines „kausalen" Zusammenhanges in Wirklichkeit nicht mehr aussagt, als die Be-
schreibung der regelmäßigen Verknüpfung zweier Erscheinungen,
und daß man ebensogut oder besser zum Ziele gelangt, wenn man
den seiner Wurzel nach metaphysischen und deshalb die Ökonomie
des Denkens störenden Ursachenbegriff durch den mathematischen
Funktionsbegriff ersetzt. Eine Fülle nutzloser Auseinandersetzungen

und Streitigkeiten über die „wahre" Ursache einer Erscheinung wäre vermieden worden, wenn Machs Gedanken in den biologischen Wissenschaften weitere Verbreitung gefunden hätten als dies bisher der Fall war.

Von diesem Gesichtspunkte aus ist es gewiß zu begrüßen, daß in neuerer Zeit Verworn (998, 999, S. 16) sich bemüht hat, dieser von ihm als „Konditionismus" bezeichneten Anschauungsweise in der Physiologie zu größerer Geltung zu verhelfen. Auch mag es im Interesse der Popularisierung dieser Auffassung von Vorteil sein, den scharfen und eindeutigen mathematischen Funktionsbegriff durch das der Alltagssprache entlehnte Wort „Bedingung" zu ersetzen, die Klarheit aber muß notwendigerweise darunter leiden. Nichts demonstriert dies besser als der von Verworn mit großem Nachdruck hervorgehobene „Satz von der effektiven Äquivalenz der Bedingungen", der vom Standpunkt der Erkenntnistheorie eine Selbstverständlichkeit, vom Standpunkt der praktischen Forschung aber ein Unding darstellt. Niemand wird ernstlich daran zweifeln, daß alle eine Erscheinung „bedingenden" Faktoren in gleicher Weise gegeben sein müssen, damit eine Erscheinung gerade so und nicht anders abläuft, und daß alle Bedingungen in diesem Sinne gleichwertig sind; wollte man aber diese logische Selbstverständlichkeit — die Schlußfolgerung ist ja schon in der Voraussetzung enthalten — auf die praktische Forschung übertragen und in jedem Falle eine gleichwertige Berücksichtigung aller „Bedingungen" für das Zustandekommen einer Erscheinung fordern, so wäre man vor die Unmöglichkeit gestellt, auch nur die einfachste Gesetzmäßigkeit abzuleiten. „Wollten wir der Natur die Eigenschaft zuschreiben, unter gleichen Umständen gleiche Erfolge hervorzubringen, so wüßten wir diese gleichen Umstände nicht zu finden. Die Natur ist nur einmal da. Nur unser schematisches Nachbilden erzeugt gleiche Fälle" (Mach, 636, S. 216; 635, S. 459). Für dieses schematische Nachbilden aber, in welchem das ganze Wesen der Forschung liegt, sind die einzelnen eine Erscheinung bedingenden Faktoren nun durchaus nicht mehr gleichwertig; wir sind vielmehr genötigt, von Fall zu Fall einzelne oder auch nur eine als die maßgebende hervorzuheben. Diese ganze Verwirrung schwindet sogleich, wenn man an Stelle des unklaren Ausdrucks „Bedingung" auf den mathematischen Funktionsbegriff zurückgreift.

Eine jede Erscheinung ist die Funktion einer unendlichen Zahl von Variablen. Wollten wir alle gleichzeitig berücksichtigen, so wäre jede Forschung aussichtslos. Um zur Aufstellung irgendwelcher Gleichungen gelangen zu können, müssen wir durch geeignete Versuchsanordnung und Abstraktion eine möglichst große Zahl von Variabeln konstant setzen und auf diese Weise für die Untersuchung eliminieren. So gelingt es schließlich in vielen Fällen, unter Konstantsetzung des ganzen übrigen Erscheinungskomplexes eine einzige Variable übrig zu behalten. Die Veränderungen der untersuchten Erscheinung, die eine jede Änderung dieser Variablen nach sich zieht, sind dann besonders klar zu erfassen und treten mit einer Prägnanz hervor, die leicht zu dem Irrtum verführt, als handle es sich um eine Abhängigkeit ganz besonderer Art, bei welcher die Änderung der Variablen als „Ursache" und die Änderung der untersuchten Erscheinung als „Wirkung" imponiert. Hat man sich aber einmal die prinzipielle Gleichartigkeit dieses „kausalen" Verhältnisses mit allen übrigen Funktionalbeziehungen klar gemacht, dann verschwindet auch alles Mystische, das sonst den Begriffen Ursache und Wirkung innewohnt, und es bleibt nichts übrig als ein Ausdruck, der in bequemer Weise einen Spezialfall charakterisiert und dann auch wohl unbedenklich verwendet werden kann[1]) (ausführlichere Darstellung bei Winterstein, 1090).

Unter den durch die Narkotika „verursachten Wirkungen" soll also nichts anderes verstanden sein als die Gesamtheit aller jener Veränderungen, die wir bei im übrigen als konstant betrachteten „Lebensbedingungen" unter dem Einfluß narkotischer Gifte auftreten sehen.

2. „Lebendige Substanz" und „Erregbarkeit".

Unsere erste Aufgabe wird darin bestehen, den Einfluß zu untersuchen, den die Narkotika auf die „Erregbarkeit" der „lebendigen Substanz" ausüben. Beide Ausdrücke bedürfen

---

[1]) Verworn (999, S. 25) hebt hervor, daß er in der 5. Auflage seiner „Allgemeinen Physiologie" den Begriff „Ursache" nicht ein einziges Mal verwendet habe. Aber die Ausdrücke „wirken" und „Wirkungen" hat er nicht vermieden. Und doch ist es offenbar im Grunde ganz dasselbe, ob man irgendwelche Erscheinungen als die „Wirkungen" von Reizen, oder diese Reize als die „Ursache" der Erscheinungen bezeichnet. Nicht auf den Ausdruck kommt es an, sondern darauf, daß man sich Klarheit über das verschafft hat, was er ausdrücken soll.

trotz oder vielleicht gerade wegen der Alltäglichkeit, mit der sie in der allgemeinen Physiologie Verwendung finden, einer genaueren Analyse. Der Ausdruck „lebendige Substanz" scheint an sich eine Contradictio in adiecto" zu sein, da wir doch mit „lebendig" die Gesamtheit der an den Lebewesen zu beobachtenden Veränderungen bezeichnen, während „Substanz" die durch Abstraktion gewonnene Vorstellung von etwas den Erscheinungen zugrunde liegendem Unveränderlichem und Beständigem ist. Der Ausdruck „lebendige Substanz" kann daher nur dann einen Sinn erhalten, wenn wir entweder unter „Substanz" hier nicht einen einheitlichen Stoff, sondern einfach das ganze System verstehen, in welchem sich die Veränderungen abspielen, oder aber wenn wir mit „lebendig" nicht die Gesamtheit dieser Veränderungen selbst, sondern eine besondere Eigentümlichkeit oder Struktur kennzeichnen wollen, die den Ablauf dieser Veränderungen, das „Leben", ermöglicht.

In diesem letzteren Sinne hat zuerst Pflüger (762) von einem „lebendigen Eiweiß" gesprochen, das von dem toten des Chemikers sich eben dadurch unterscheiden würde, daß die an diesem nicht wahrnehmbaren Lebenserscheinungen an ihm sich abspielen sollten, und zahlreiche spätere Autoren haben diese Vorstellung unter anderem Ausdrucke übernommen („Biogen" von Verworn, „Bioproteid" von Jensen usw.). Keiner von ihnen scheint sich klar gemacht zu haben, daß eine solche Auffassung im Grunde nicht viel anderes bedeutet als eine Rückkehr zum Vitalismus in einer neuen Form. Die älteren Autoren haben mit den ihnen bekannten Kräften der leblosen Natur die Lebenserscheinungen nicht zu erklären vermocht und haben aus diesem Grunde eine besondere „Lebenskraft" angenommen, die nun schon ihrer Definition nach alles leisten konnte, was die Kräfte der Physik und Chemie nicht zu bewirken imstande waren. Und so naheliegend der Gedanke erscheint, daß eine solche Annahme in Wahrheit unsere Kenntnis in keiner Weise vertieft und die wahre Aufgabe der Forschung, nämlich die gedankliche Nachbildung des Geschehens, in keiner Weise fördert, so haben doch Generationen von Forschern damit ihre Befriedigung gefunden und tun es vielfach auch heute wieder. Ganz analog aber verhält es sich mit der „lebendigen Substanz" der modernen Autoren: Auch diese können mit den ihnen bekannten Kräften und Stoffen die Lebenserscheinungen nicht gedanklich rekonstruieren; sie halten zwar die Kräfte der leblosen Natur für ausreichend hierzu, erfinden aber statt einer besonderen Lebenskraft in einer Art von materialisiertem Vitalismus nun einen besonderen Lebensstoff, an welchem Substrat vermöge seiner eigenartigen Beschaffenheit die üblichen Kräfte der Physik und Chemie das bewirken sollen, was sie an den „toten" Stoffen des Chemikers nicht zu bewirken vermögen.

Man wende nicht etwa ein, daß die „labilen Komplexe", die als „Träger" der Lebenserscheinungen fungieren sollen, im „Prinzip" etwa den Explosivstoffen der Chemie ähnlich seien. Das ist ein bloßes Gleichnis, das zur besseren Veranschaulichung dienen soll, etwa so, wie wenn man den Organismus in gewisser Hinsicht mit einer Dampfmaschine oder einem Explosionsmotor vergleicht. Die Chemie kennt eben keine höchst labilen „Riesenmoleküle". die sich ständig von selbst zersetzen und gleichzeitig „sich fortwährend regenerieren und auch durch Polymerisierung wachsen" (Pflüger, 762, S. 343), und da diese Moleküle eben infolge ihrer ungeheuren Labilität sogleich zerfallen, sowie man sie anfaßt, bestünde auch keinerlei Möglichkeit sie jemals kennen zu lernen. Auch die Lebenskraft haben die älteren Autoren sicher für etwas „im Prinzip" der Elektrizität oder dem Magnetismus Gleichartiges gehalten. Die große Befriedigung, die, wie ich aus eigener Erfahrung weiß, vor allem dem Anfänger die Annahme solcher besonderer „Träger des Lebens" gewährt, in deren „fortwährendem Zerfall und Wiederaufbau der Vorgang des Lebens besteht" (Verworn, 995, S. 519) und mit denen sich alle Erscheinungen so vortrefflich erklären lassen, beruht genau so wie bei der Lebenskraft auf einer Selbsttäuschung, die darüber hinwegsehen läßt, daß die erklärende Kraft dieser Begriffe in Wahrheit auf einer „Petito principii" beruht; denn das zu Erklärende ist bereits in der Definition des zur Erklärung erfundenen Begriffes enthalten, dem man dann selbstverständlich das, was man eben hineingelegt hat, auch wieder zu entnehmen vermag[1]). Gewiß ist die Existenz eines

---

[1]) Eine gute Illustration zu dem Gesagten liefert Jensen (479, S. 400): Er wendet sich gegen die kategorische Ablehnung derartiger Lebensmoleküle durch Höber (441, S. 663), der „das Postulat eines »labilen Komplexes« leugnen" und „das große Problem der »Reizbarkeit« durch den Hinweis auf Enzyme erledigen" will. „Dann müßte", schreibt Jensen, „doch wenigstens irgendein Weg angegeben werden, wie man sich mit

derartigen Stoffes eine theoretische Denkbarkeit[1]); seine Annahme aber würde genau so wie die einer besonderen Lebenskraft in

Hilfe von Enzymen die Reizbarkeit in allen ihren Äußerungsweisen verständlich machen könnte". Als ob es eine „Erklärung" wäre, wenn man die zu erklärende „Reizbarkeit in allen ihren Äußerungsweisen" von vornherein als eine Eigenschaft eines ad hoc erfundenen labilen Komplexes ansieht! Daß dies bei Jensen trotz seines lebhaften Widerspruchs (480) unzweifelhaft der Fall ist, ergibt sich aus seiner eigenen Charakterisierung der Lebensstoffe auf das klarste; denn er schreibt: „Diese hypothetischen für das lebendige System charakteristischen Verbindungen müssen folgende Voraussetzungen erfüllen: einerseits müssen sie gewissen im toten System gefundenen Stoffen möglichst ähnlich gedacht werden und andererseits müssen sie so konstituiert sein, daß durch sie das ganze System eine derartige Beschaffenheit gewinnt, aus welcher alle die charakteristischen, nachher zu besprechenden Vorgänge des lebendigen Systems abgeleitet werden können." (480, S. 624). — Wenn Jensen meint, daß jede Hypothese „ad hoc" erfunden werde, so ist dies freilich richtig. Das Wesentliche aber ist, ob sie einen erklärenden Wert besitzt oder aber, wie hier, das zu Erklärende bereits voraussetzt. Wenn, um auf das von Jensen herangezogene Beispiel zu reflektieren, Arrhenius die Abweichungen des osmotischen Druckes in Lösungen von Elektrolyten durch eine Aufteilung derselben in Jonen erklärt, so fügt sich diese „ad hoc" gemachte Annahme lückenlos den Vorstellungen ein, auf denen die Lehre vom osmotischen Druck überhaupt aufgebaut ist, und führt so — durchaus den Grundsätzen des Erklärens entsprechend — Unbekanntes auf Bekanntes zurück. Hätte Arrhenius nach dem Rezept der Lebensstofftheoretiker verfahren, so hätte er die Abweichungen von dem zu erwartenden osmotischen Druck einfach durch die Hypothese „erklärt", daß die Elektrolyten „so konstituiert seien", daß sie einen größeren osmotischen Druck hervorrufen.

[1]) Es sei aber bemerkt, daß auch energetische Erwägungen der Annahme derartiger „labiler Explosivstoffe" auf das strikteste widersprechen. Das Bestehen solcher Verbindungen würde ein Freiwerden ungewöhnlich großer Energiemengen bei ihrem Zerfall zur Folge haben müssen. Dann aber müßte ein Organismus, der im Hungerzustande von seiner eigenen „lebendigen" Körpersubstanz lebt, mit einem viel geringeren Umsatz sein Auskommen finden, bzw. für gleiche Mengen von Zersetzungsprodukten unvergleichlich größere Energiemengen in Freiheit setzen, während wir doch wissen, daß die kalorische Isodynamie der Körperstoffe auch für den Hungerzustand gilt. — Daß auch bei rascher Abtötung lebender Zellen, also unter Bedingungen, die einen „plötzlichen Zerfall" aller „Biogenmoleküle" zur Folge haben müßten, keine nennenswerten Energiemengen frei werden, ist von Meyerhof (679), unter Hinweis auf die theoretische Bedeutung dieser Tatsache, direkt experimentell festgestellt worden. Ebenso haben Hirschberg und Winterstein (436) beim Absterben des Zentralnervensystems keine Steigerung, sondern eine Abnahme des Zerfalls stickstoffhaltiger Substanzen beobachtet.

Wirklichkeit nicht eine Erklärung, sondern den endgültigen Verzicht auf jede Erklärung bedeuten, zu dem wir jetzt im Zeitalter der physikalischen Chemie und der Enzymforschung vorerst weniger denn je genötigt sind (ausführlichere Darlegung bei Winterstein, 1090).

Unter Ablehnung aller derartigen Vorstellungen also wollen wir unter „lebendiger Substanz“ lediglich das ganze, nicht näher analysierte System bezeichnen, an welchem die Lebenserscheinungen sich abspielen, um einen allgemeinen Ausdruck zu haben, der uns von den besonderen morphologischen Erscheinungsformen dieses Systems, wie Zellen, Geweben usw., unabhängig macht.

Was bedeutet nun die „Erregbarkeit“ dieser lebendigen Substanz? Liest man Darstellungen der allgemeinen Physiologie aus älterer und neuerer Zeit, so könnte man leicht zu der Auffassung kommen, daß die „Entdeckung“ der „Irritabilität“, der Reizbarkeit oder Erregbarkeit der lebendigen Substanz eine große wissenschaftliche Tat gewesen sei, die uns einen tiefen Einblick in das Wesen der Lebensvorgänge verschafft habe. Die nähere Betrachtung lehrt, daß das in keiner Weise der Fall ist. Denn alle Definitionen dieses Begriffes sagen im Grunde nichts anderes aus, als die Tatsache, daß die lebendige Substanz unter dem Einfluß geeigneter Veränderungen der Umgebung gleichfalls Veränderungen erfährt. Da infolge der außerordentlichen Mannigfaltigkeit der etwa wirksamen Umgebungsveränderungen („Reize“) und der durch sie bedingten Veränderungen („Reaktionen“) der lebendigen Substanz eine schärfere Präzisierung in der Tat nicht möglich ist, die Definition in dieser Allgemeinheit aber offenbar nicht bloß für die lebendige Substanz, sondern für alle Dinge überhaupt Gültigkeit besitzt, so ergibt sich, daß der Begriff der Erregbarkeit an sich uns weder über eine „fundamentale Eigenschaft“ der lebendigen Substanz belehrt, noch überhaupt unsere Kenntnis der Lebensvorgänge in irgendwelcher Weise bereichert. Seine Bedeutung liegt vielmehr auf ganz anderem Gebiete.

Die Erfahrung lehrt uns nämlich, daß die lebendigen Systeme unter verschiedenen Umständen auf die gleichen Umgebungsänderungen mit verschiedenen, und zwar meist einfach quantitativ verschiedenen Veränderungen reagieren, und indem wir diese als

„Maß der Erregbarkeit" verwenden, werden wir durch diesen Begriff in die Lage versetzt, Aussagen zum Teil quantitativer Natur über den Ablauf der Lebenserscheinungen zu machen, ohne auf die besondere Art derselben, „das Spezifische" der betreffenden Reaktion Rücksicht nehmen zu müssen. So können wir feststellen, daß bestimmte Einflüsse die Erregbarkeit eines lebenden Gebildes steigern oder herabsetzen, sie zeitweise oder dauernd aufheben, und sind der Mühe überhoben, jedesmal im einzelnen anzugeben, in was für Reaktionsänderungen dieses Verhalten sich äußert. In der Gewinnung eines relativen Maßes also, nicht in der Feststellung einer absoluten Eigenschaft, liegt der denkökonomische Wert des Erregbarkeitsbegriffes. Unter Erregbarkeit der lebendigen Substanz verstehen wir mithin die relative Größe der Reaktionen auf bestimmte Reize.

Aus dieser Definition aber entspringt eine Schwierigkeit, die sich gleichfalls bisher die wenigsten klargemacht zu haben scheinen, und die uns gleich im folgenden bei Untersuchung der Wirkung der Narkotika begegnen wird. Da jeder wirksame Reiz gleichzeitig verschiedenartige Veränderungen in der lebendigen Substanz hervorzurufen pflegt, so haben wir die Möglichkeit, verschiedene Reaktionen als Maß der Erregbarkeit zu verwenden. Es ist nun denkbar und, wie wir sehen werden, anscheinend tatsächlich möglich, daß die Größe dieser verschiedenen gleichzeitig sich abspielenden Reaktionen sich in ungleichem Maße, ja sogar in entgegengesetztem Sinne, verändert. Dann werden wir, wenn wir die eine Reaktion als Kriterium der Erregbarkeit verwenden, diese gesteigert, bei Zugrundelegung einer anderen Reaktion sie herabgesetzt finden können. Dieser Widerstreit hat Fröhlich (294, 296, 297) zur Einführung des Begriffes der „scheinbaren Erregbarkeitssteigerung" geführt, ohne daß er aber die logischen Grundlagen dieses Begriffes (dem sicher auch eine scheinbare Erregbarkeitsverminderung oder sogar -aufhebung an die Seite gestellt werden könnte) klargelegt hätte. So hat Fröhlich z. B., wie wir noch erörtern werden, die unter bestimmten Umständen zu beobachtende Erhöhung der Muskelzuckung bei gleicher Reizstärke als eine scheinbare Erregbarkeitssteigerung bezeichnet, weil er wahrscheinlich machen konnte, daß sie nicht mit einer Steigerung, sondern mit einer Verlangsamung der der Muskelkontraktion zugrunde liegenden chemischen Vorgänge einhergeht. Verwenden wir aber die Zuckungshöhe als Maß der Erregbarkeit, dann ist eben diese Steigerung eine wirkliche und keine scheinbare; erst wenn wir, was Fröhlich offenbar als selbstverständlich betrachtet, festsetzen, daß die chemische Reaktionsgeschwindigkeit als Maß der Erregbarkeit dienen soll, haben wir das Recht, die Erhöhung der Zuckungsgröße unter diesen Bedingungen als scheinbare Erregbarkeitssteigerung zu bezeichnen. Auch diese Unterscheidung ist also eine rein relative und kann völlig unhaltbar werden, wenn, was ja denkbar ist, auch die Geschwindigkeit der verschiedenen chemischen Reaktionen sich gleichzeitig in entgegengesetztem Sinne ändert. Unter diesen Umständen geht eben der denkökonomische Wert des Erregbarkeitsbegriffes verloren, und es wird zweckmäßiger direkt anzugeben, was für Veränderungen die einzelnen spezifischen Reaktionen der lebendigen Substanz aufweisen. Alle unsere Begriffe gelten nur für einen begrenzten Erfahrungsbereich, und ihre Anwendung darüber hinaus führt leicht zu Scheinproblemen, die man vermeiden wird, wenn man sich über die logischen Grundlagen dieser Begriffe Klarheit verschafft hat.

3. „Narkose" und „Narkotika".

Seit alten Zeiten ist die Möglichkeit bekannt, durch verschiedene mechanische oder chemische Eingriffe das Empfindungsvermögen des Organismus oder einzelner Teile vorübergehend aufzuheben. Die chemischen Mittel, die eine solche Empfindungslosigkeit, „Anästhesie", hervorzurufen vermögen, wurden als Anaesthetika bezeichnet. Eine historische Übersicht über die Anwendung solcher Stoffe in früheren Zeiten und ihre systematische Einführung in die praktische Medizin um die Mitte des vorigen Jahrhunderts haben Cl. Bernard (71) und Dastre (204) gegeben. Obgleich, wie wir sehen werden, fast gleichzeitig mit dem letzteren Ereignis bereits das theoretische Studium der Wirkungsweise der Anaesthetika beginnt, haben doch erst die Forschungen Bernards (vgl. 72) in den 60er und 70er Jahren die „Anästhesie" durch chemische Mittel aus einem Spezialproblem der Medizin zu einem allgemeinen Problem der Lebensforschung von grundlegender Bedeutung gemacht, durch den Nachweis, daß die zur Aufhebung der Empfindung verwendeten Stoffe ihre Wirkung auf alle Formen der lebendigen Substanz entfalten, indem sie ihre wie immer gearteten Reaktionen auf äußere Einflüsse vermindern oder beseitigen, so daß die „Anästhesie" im engeren Sinne bloß eine Teilerscheinung der allgemeinen Wirkung auf die „Irritabilität des Protoplasmas" darstellt[1]). Dieser allgemeine, durch chemische Mittel vorübergehend erzeugte Zustand von Reaktionslosigkeit ist in der Folge als „Narkose" (von ναρκάω, ich erstarre, werde gelähmt) bezeichnet worden.

Nun hat schon Bernard beobachtet, daß diese allgemeine Wirkung anscheinend nicht allen zur Aufhebung der Sensibilität verwendeten Mitteln (wie z. B. dem Morphium) zukommt. Gestützt auf derartige Beobachtungen haben besonders französische Autoren (Dastre, 204, S. 158, Dubois, 227) eine Unterscheidung zwischen den allgemein wirkenden „Anaesthetika" und den nur auf das Zentralnervensystem wirkenden „Hypnotika" oder „Narkotika" zu treffen gesucht, eine Unterscheidung, die in etwas anderer Form, nämlich als Sonderung der eigentlichen „Narkotika" von den „Schlafmitteln" auch bei uns vielfach noch üblich ist. Als eine dritte Gruppe würde sich zu diesen noch die der „Lokalanaesthetika" gesellen, denen bloß eine lokale Wirkung auf die sensiblen Nervenenden zugeschrieben wurde. Geht man aber dieser Einteilung näher nach, dann findet man, wie Overton (754) mit Recht betont hat, daß das vorhandene Tatsachenmaterial teils zu gering ist, um sie zu rechtfertigen, teils eher gegen als für sie spricht. Für manche von den Autoren zu den Schlafmitteln gerechneten Stoffe (wie z. B. die Urethane) ist ihre allgemeine Wirksamkeit erwiesen worden, bei anderen, wie z. B. dem Sulfonal und ähnlichen, beruht die Unwirksamkeit aller Wahrscheinlichkeit nach einfach auf ihrer geringen Löslichkeit, die es nicht ermöglicht, die bei den minder empfindlichen Geweben oder Organismen zur Erzielung der Lähmung nötige Konzentration zu erreichen; und auch für die Lokalanaesthetika (wie Cocain u. dgl.) ist in neuerer Zeit von Gros (357) dargetan worden, daß es sich um allgemeine Protoplasmagifte handelt, die nicht bloß auf die sensiblen, sondern auch auf die motorischen Nerven, auf die Muskeln, Flimmerepithelien, auf einzellige Organismen usw. lähmend wirken.

---

[1]) Es ist daher ein schwer zu begreifender Mangel an allgemein-physiologischem Denken, wenn es heute noch Pharmakologen gibt (Bürgi, 160), die den Begriff der Narkose auf das Zentralnervensystem beschränkt wissen wollen und alles andere als „wissenschaftlichen Unfug" (!!) bezeichnen.

Betrachten wir die fast unübersehbare Schar von Stoffen, welche im weitesten Sinne des Wortes „narkotisch“ zu wirken, d. h. eine vorübergehende Verminderung oder Aufhebung der Erregbarkeit herbeizuführen vermögen, die auf einer direkten Einwirkung derselben und nicht etwa erst sekundär auf irgendwelcher andersartigen Beeinflussung der Lebenserscheinungen (Ermüdung, Behinderung der Atmung, Störung des Kreislaufes usw.) beruht, so werden wir bei genauerer Untersuchung niemals (wenn es sich nicht etwa um ganz nahe verwandte Stoffe handelt) eine völlige Übereinstimmung des Vergiftungsbildes beobachten. Viele von ihnen aber zeigen sowohl in ihrer Gesamtwirkung wie in deren Beeinflussung durch verschiedene Faktoren eine ganz auffällige Ähnlichkeit; es erscheint daher die Schlußfolgerung berechtigt, daß dieser gemeinsamen Wirkungsweise auch ein gemeinsamer, von der besonderen Struktur der einzelnen Substanzen unabhängiger Wirkungsmechanismus zugrunde liege, und daß die geringfügigen zu beobachtenden Differenzen, soweit sie nicht überhaupt bloß quantitativer Natur ·sind, auf Nebenwirkungen beruhen, die von der spezifischen Beschaffenheit der angewendeten Mittel herrühren. Allein von diesen „typischen“ Narkotika, zu denen in erster Linie Chloroform, Äthyläther, die niederen einwertigen Alkohole und die Urethane gehören, führt eine fast lückenlose Reihe von Übergängen zu Giftstoffen, bei denen die „spezifischen“, von Substanz zu Substanz verschiedenen Wirkungen immer mehr das Gesamtbild beherrschen und die „narkotischen“ Wirkungen so sehr in den Hintergrund treten und an Deutlichkeit einbüßen, daß die Annahme eines gleichartigen Mechanismus für die letztere Wirkungskomponente immer unsicherer und willkürlicher erscheint, und die Zurechnung dieser Stoffe zu den „Narkotika“ theoretisch wie praktisch wertlos wird.

Aus diesem Grunde erscheint auch die von Overton (754) vorgeschlagene Einteilung der Narkotika in zwei Gruppen, die „indifferenten“ und die (in der Hauptsache Alkaloide umfassenden) „basischen“ (bzw. salzartigen) nur von problematischem Wert. Allenfalls mag die Zurechnung der letzteren zu einer gemeinsamen Gruppe insofern berechtigt erscheinen, als sie wegen ihrer besonderen chemischen Natur vielleicht in bestimmter Weise in den Zellmechanismus eingreifen; aber wir wissen weder, ob die bei einem Teil der basischen Substanzen vorhandene narkotische

Komponente nicht doch auf dem gleichen Wirkungsmechanismus beruht wie bei den „indifferenten" Narkotika" (mancherlei Erscheinungen sprechen deutlich zugunsten einer solchen Annahme), noch können wir andererseits auch nur mit einiger Sicherheit das Vorhandensein eines solchen gemeinsamen Wirkungsmechanismus für alle die Stoffe behaupten, die von Overton unter den letzteren aufgezählt werden; gehören doch zu ihnen Verbindungen, deren Hauptwirkung auf ganz anderem Gebiete, ja, wie bei manchen krampferregenden Phenolen, zum Teil sogar in entgegengesetzter Richtung liegt.

Da nun, wie schon erwähnt, alle, auch die „typischen" Narkotika sich durch spezifische Nebenwirkungen voneinander unterscheiden, mithin überhaupt keine Stoffe existieren, deren Wirkung sich ausschließlich auf den als stets gleichartig angenommenen „narkotischen Wirkungsmechanismus" beschränken würde, so ergibt sich daraus, daß eine scharfe Abgrenzung der Narkotika weder zur Zeit möglich, noch für die Zukunft zu erwarten ist, und daß höchstens der Begriff der narkotischen Lähmung, nicht aber der der Narkotika, einer klaren Definition zugänglich sein kann.

Betrachten wir den durch narkotische Gifte hervorgerufenen typischen, d. h. möglichst wenig durch spezifische Nebenwirkungen komplizierten Erscheinungskomplex, so können wir die folgenden allgemeinen Merkmale feststellen: Oberhalb einer gewissen, von Fall zu Fall verschiedenen Grenzkonzentration (unterhalb deren eine Wirkung entweder vollständig fehlt, oder, wie wir gleich sehen werden, in entgegengesetzter Richtung sich äußert) tritt eine Herabsetzung der Erregbarkeit oder des Reaktionsvermögens sowie der sonstigen Lebensäußerungen ein; diese Herabsetzung erstreckt sich, soweit bisher bekannt, anscheinend ausnahmslos auf alle Formen der lebendigen Substanz und auf alle vitalen Vorgänge; sie verändert sich in ihrer Intensität innerhalb der Grenzen, die durch die minimal lähmend wirkende Dosis einerseits und die zur völligen Aufhebung der Erregbarkeit führende Dosis andererseits gezogen werden, nach beiden Richtungen hin in gleichem Sinne wie die Konzentration des Narkotikums im umgebenden Medium. Besonders diese innerhalb der angegebenen und oft ziemlich weit auseinander liegenden Grenzen zu beobachtende gleichsinnige Änderung der Giftwirkung mit der Giftkonzentration sowohl in aufsteigender wie in absteigender Richtung ist ein überaus charakteristisches Merkmal der narkotischen Lähmung. Damit dürften aber auch die allgemeinen Kennzeichen derselben erschöpft sein, so daß wir zu der folgenden Definition der Narkose gelangen: Die Narkose ist ein durch chemische Agenzien hervorgerufener Zustand allgemeiner Verminderung des Reaktionsvermögens der lebendigen Substanz, dessen Intensität innerhalb gewisser Grenzen sich im gleichen Sinne verändert wie die Konzentration der ihn bedingenden Agenzien. Die Stoffe, deren Hauptwirkung in der Herbeiführung dieses Zustandes besteht, bezeichnen wir als Narkotika.

B. Das Erregungsstadium der Narkose.

Obgleich gemäß der vorangegangenen Definition das wesentliche Charakteristikum der Narkotika in ihrer lähmenden oder erregbarkeitsvermindernden Wirkung gesucht werden muß, ist doch schon lange bekannt, daß vor Eintritt dieser Wirkung vielfach ein mehr oder minder lang anhaltendes Stadium gesteigerter Lebenstätigkeit, ein Erregungsstadium, zur Beobachtung kommt, dessen Natur Gegenstand zahlreicher Errörterungen gewesen ist.

1. Beobachtete Erregungserscheinungen.

Beobachtungen über solche Erregungserscheinungen, die, besonders bei allmählicher Steigerung der Giftkonzentration, der Lähmung vorangehen, bei ganz schwachen Dosen aber auch die einzigen wahrnehmbaren Giftwirkungen darstellen können, erstrecken sich fast über alle Lebenserscheinungen, deren Beeinflussung durch Narkotika überhaupt Gegenstand der Untersuchung gewesen ist.

Josing (490) beobachtete eine Beschleunigung der Protoplasmaströmung an Pflanzenzellen, Vouk (1013) eine solche bei Plasmodien unter dem Einfluß von Äther, Hamburger (386) eine Beschleunigung, ja sogar Wiederbelebung schon gelähmter Phagocytose von Leukocyten bei schwachen Konzentrationen verschiedener Narkotika, desgleichen eine Beschleunigung der Keimung von Weizenkörnern (386, S. 177) und des Wachstums der Hefe bei Einwirkung von Chloroform in sehr geringer Konzentration (Versuche von Buytendijk, 386, S. 186). Eine Be-

schleunigung des Keimungsprozesses durch Äther ist an Getreide-
samen schon von Townsend (942) sowie von Schroeder (853),
später auch von Traube und seinen Mitarbeitern (Marusawa,
964, Rosenstein, 968) festgestellt worden, ebenso eine solche
von Kürbissamen bei Einwirkung von Alkohol, Äther oder Urethan (Mansfeld und Farkas, 651), usf. Die treibende Wirkung,
die schwache Konzentrationen von Äther auf Pflanzen ausüben,
ist sogar zu einem in der Gärtnerei vielfach verwendeten Verfahren ausgebildet worden (Johannsen, 489; vgl. Kap. D, III, 2).
Auf insektenfressende Pflanzen (Drosera rotundifolia, Aldrovandia vesiculosa) üben Äther und Chloroform in schwachen Dosen
eine deutliche Reizwirkung aus; die Blätter werden in der beim
Insektenfang zu beobachtenden Weise gekrümmt und es wird
reichlich Sekret abgesondert (Heckel, 411, Czaja, 195).

An einzelligen Organismen beobachtete Löhner (622)
eine starke Bewegungsbeschleunigung zu Beginn der Äthernarkose,
Woker und Weyland (1102) eine anfängliche Erregung durch
Chloralhydrat, Nagai (714) eine Beschleunigung der galvanotak-
tischen Schwimmgeschwindigkeit unter dem Einfluß schwacher
Konzentrationen von Alkohol, Äther und vor allem Kohlensäure,
Galina (328) eine starke Erregung des Vorticellenstieles durch
schwache Konzentrationen primärer Alkohole. Sehr deutlich ist
nach den Beobachtungen von Engelmann (245) der erregende
Einfluß geringer Mengen von Äther- und Alkoholdämpfen auf die
Bewegung der Flimmerzellen von Wirbeltieren und Wirbellosen, sowie auch auf die Bewegung von Spermatozoen. Flimmerzellen, deren Bewegung in indifferenten oder auch in hypertonischen Kochsalz- oder Zuckerlösungen, sowie in destilliertem
Wasser abgeschwächt und stellenweise ganz erloschen war, konnten
auf diese Weise wieder zu kräftigem Schlagen veranlaßt werden.
Die Verstärkung der Flimmerbewegung zu Beginn der Narkose
wurde mehrfach bestätigt, so von Nagai (713) für Dämpfe von
Alkohol und Äther, von Albertoni (17) für Cocain, und in besonders auffälliger Weise von Breyer (133) für Lösungen einwertiger Alkohole; Äthylalkohol in einer Konzentration von $^1/_5$
bis $^1/_{10}$ normal zeigte überhaupt keine depressorische, sondern
„wahrhaft konservierende Eigenschaften“, vermöge deren in einer
solchen Lösung die Tätigkeit der Flimmerephitels durch 24 Stunden besser erhalten wurde als in indifferenter Kochsalzlösung.

Die erregende Wirkung der Narkotika auf das Nervensystem ist Gegenstand zahlreicher Beobachtungen gewesen. Ist es doch diese Wirkung, die das sogenannte Exzitationsstadium der Narkose des Menschen und der höheren Tiere bedingt. Aber die später noch zu erörternde komplizierte Natur dieser Erscheinung erschwert ihre genauere Analyse. Gerade die einfacheren Funktionen der Nervenzentren aber, das Verhalten der Reflexerregbarkeit, ist bisher in dieser Hinsicht nur wenig untersucht worden. Bethe (87, S. 358) beobachtete, daß die Reflexerregbarkeit von Medusen (Cotylorrhiza), deren spontane rhythmische Bewegungen durch Ausschneiden der Randkörper fast zum Stillstand gebracht waren, durch Zusatz von $^1/_2\,^0/_0$ Alkohol zum Seewasser sowohl für mechanische wie für elektrische Reize fast immer bedeutend gesteigert wurde, ja daß auch spontane rhythmische Kontraktionsreihen ausgelöst werden konnten, wie sie sonst nur an normalen Tieren beobachtet werden; diese Wirkung konnte nicht auf pheripherer Reizung beruhen, da lokale Applikation von $1-3\,^0/_0$igem Alkohol keinen oder nur einen sehr geringen Effekt herbeiführte und die Steigerung der rhythmischen Tätigkeit erst nach einem Latenzstadium von mehreren Minuten nach Einbringen in die alkoholische Lösung eintrat. Eine analoge erregbarkeitssteigernde Wirkung will Bethe (87, S. 421) auch für die Kohlensäure festgestellt haben, eine Angabe, die von Winterstein (1076) an Rhizostoma nicht bestätigt werden konnte.

Petacci (761) beobachtete eine deutliche, rasch vorübergehende Steigerung der Reflexerregbarkeit am isolierten Zentralnervensystem der Kröte bei direkter Applikation von Alkohollösung mittels eines Wattebausches, Tavolaro (928) eine Verlängerung der Lebensdauer der in dieser Weise mit verschiedenen Alkoholen behandelten Präpatate. Für Warmblüter sollen nach Angaben von Hamburger (386, S. 174) Buytendijk und Ouweleen eine Steigerung der Reflexerregbarkeit unter dem Einfluß von Spuren von Chloroform beobachtet haben. Storm van Leeuwen (901, 903) hat in zahlreichen, an dekapierten Katzen ausgeführten Versuchen eine solche Steigerung für Chloroform niemals feststellen können, wohl aber bei schwachen Konzentrationen von Äther. Tuttle (972) konnte in einer Reihe von Fällen unter der Einwirkung von Alkohol eine zum Teil beträchtliche Steigerung der Patellarreflexe beim Menschen beobachten. — Die Frage, ob Alkohol die Atmung anzuregen vermag, ist wiederholt Gegenstand von Erörterungen gewesen. Die Versuche von Wilmans (1070, daselbst auch die ältere Literatur) haben entsprechend der von Binz vertretenen Auffassung ergeben, daß Alkohol in kleinen Dosen die Atmungsgröße steigert. Ebenso haben Cushni (192) und andere eine Verstärkung der Atmungstätigkeit zu Beginn der Chloroform- und Äthernarkose festgestellt.

Für das periphere Nervensystem, insbesondere die motorischen Froschnerven, liegen zahlreiche Angaben über eine anfängliche Steigerung der Erregbarkeit durch Narkotika aus älterer und neuerer Zeit vor, so von Bernstein (73), Biedermann (99), Mommsen (701), Efron (240), Gad (324), Piotrowski (764), Werigo (1055), Joteyko und Stefanowska (493), Breyer (133), Grützner (zit. bei Verzár, 1000), Handovsky und Zacharias (393). In besonders auffälliger Weise kommt diese erregbarkeitssteigernde Wirkung nach den Beobachtungen von Biedermann, Mommsen, Breyer 1—2%igen Alkohollösungen zu, die bis zu 24 Stunden die Anspruchsfähigkeit für elektrische Reize zu erhöhen vermögen. Grützner teilt in einer Arbeit von Verzár Versuche mit, in denen die Erregbarkeit von Froschnerven durch Einlegen in eine Ringer-Lösung, die im Verhältnis von 1:1000 bis 1:500 mit Alkohol versetzt war, im Verlaufe von 10—20 Stunden allmählich und mitunter erheblich über den Anfangswert anstieg, während die Erregbarkeit des in gewöhnlicher Ringer-Lösung befindlichen Kontrollnerven inzwischen schon bedeutend abgesunken war, so daß der Alkohol in diesen geringen Konzentrationen „eine wunderbar erhaltende Wirkung auf das Nervengewebe" ausgeübt hat. Nach Voelkel (1010) geht der durch Alkoholdampf erzeugten Steigerung der Erregbarkeit auch eine solche der negativen Schwankung des Nervenstromes vollkommen parallel. Reizwirkungen im Bereiche des parasympathischen Nervensystems wurden sowohl am Herzen wie am Darm (s. u.) beobachtet (Rydin, 825—828, u. a.).

Was die Muskulatur anlangt, so ist es insbesondere wieder die Frage nach der Wirkung des Alkohols auf die Leistungsfähigkeit der Körpermuskeln und auf die Herztätigkeit gewesen, die zum Gegenstand einer sehr großen Zahl von Untersuchungen gemacht wurde, deren eingehende Erörterung hier zu weit führen würde und auch mehr praktisches als theoretisches Interesse besitzt. Die ergographischen Versuche haben trotz vielfacher, bei der Kompliziertheit der Versuchsbedingungen leicht zu begreifender Widersprüche im großen und ganzen zu dem Resultat geführt, daß Alkohol in kleinen Gaben die Leistungsfähigkeit der Muskeln zunächst vorübergehend zu steigern vermag (vgl. Hellsten, 420, daselbst Literaturübersicht, ebenso bei Heinz, 419, I, S. 602 und Foerster, 257). Am isolierten Froschmuskel ist eine anfängliche Steigerung der Erregbarkeit bei Einwirkung von Alkohol und Äther schon von Humboldt (456) beobachtet worden; eine Vergrößerung der Zuckungshöhe unter dem Einfluß von Kohlensäure haben Lahousse (551), Lhoták (582), Waller und Sowton (1019), eine solche in schwachen Lösungen verschiedener Alkohole Blumenthal (114) und Verzár (1000) festgestellt; der letztere beobachtete, daß sehr kleine Dosen die Leistungsfähigkeit der Muskeln (gemessen an der Gesamtermüdungskurve) für viele Stunden erhöhen und erst sehr spät etwas herabsetzen.

Die Untersuchungen am Herzen haben zu widersprechenden Ergebnissen geführt, besonders hinsichtlich der Wirkung des Alkohols (vgl. die Literatur bei Kochmann, 520, O. Loeb, 610, Heinz, 419, I, S. 979, Chistoni, 175, W. Fischer, 252), in der Hauptsache wohl wieder wegen der Kompliziertheit der Verhältnisse bei Versuchen am ganzen Organismus. Von den Versuchen am isolierten Herzen sei hier angeführt, daß Göthlin (345) am Froschherz eine Verstärkung der Tätigkeit durch geringe Kohlensäuremengen beobachtete, Sherrington und Sowton (874) eine anfängliche Erregung bei Einwirkung von Chloroform auf das isolierte Säugetierherz, O. Loeb (610) eine leichte Zunahme der Kontraktionshöhe und der Frequenz bei Durchspülung des Säugetierherzens mit schwach alkoholhaltigen Lösungen. Bei Untersuchung der Wirkung verschiedener einwertiger Alkohole fand Dold (222) beim Einlegen von Froschherzen in schwache Lösungen zunächst eine deutliche Erregung, die sowohl in Beschleunigung der Herzfrequenz wie in Verstärkung der Kraft des Herzschlages zum Ausdruck kam; je stärker die lähmende Wirkung des Alkohols war, um so schwächer die erregende. Bei Durchspülung des Herzens mit Äthylalkohol enthaltender Locke-Lösung ergab sich bei schwachen Konzentrationen eine Vermehrung der in der Zeiteinheit beförderten Flüssigkeitsmenge, in Übereinstimmung mit Versuchen von Wood und Hoyt (1104). Kuno (542,

543) hingegen konnte am isolierten Säugetierherzen bei Einwirkung verschiedener Alkohole nur lähmende Wirkungen feststellen, ebenso Kochmann (520), W. Fischer (252) und andere (über Chloralhydrat und über die Wirkungsverstärkung parasympathischer Reizung durch kleinste Narkotikumdosen vgl. Kap. D, II, 1 Herzwirkung).

Bezüglich der glatten Muskulatur endlich seien die Beobachtungen von Engelmann erwähnt, der Kohlensäure, Äther und Chloroform als wirksame chemische Reizmittel für die kontraktilen Elemente der Hautdrüsen des Frosches fand; bei vorsichtiger Dosierung liesen sich durch diese Agenzien kräftige Zusammenziehungen hervorrufen (246, I, S. 524) und eine starke negative Schwankung des Ruhestromes herbeiführen (246, II, S. 140). Jastreboff (477) beobachtete, daß Chloroform und Äther in schwachen Konzentrationen die spontanen Kontraktionen der Kaninchenvagina zuerst verstärken und erst später schwächen bzw. zum Stillstand bringen. An dem nach Magnus überlebenden Kaninchendarm sah Kuno (544) die schwächsten eben wirksamen Dosen von Methyl- und Äthylalkohol bloß erregend wirken, die höheren Alkohole lähmend nach kurz dauerndem Erregungsstadium. Rydin (825—828) konnte ebenso wie am Herzen auch am Darm eine Verstärkung der Wirkung des Acetylcholins und anderer parasympathischer Reizungsmittel durch kleinste Dosen verschiedener Narkotika (Chloroform, Chloralhydrat, Chloralamid, Chloreton, Äther) feststellen (Herzlähmung, Steigerung der Darmperistaltik). In analoger Weise beobachten Wyman und Lutz (1107) eine Verstärkung der blutdrucksteigernden Wirkung des Adrenalins durch kleine Ätherdosen, offenbar infolge einer Erhöhung der Erregbarkeit der Gefäßmuskulatur.

Auch an den Stoffwechselvorgängen selbst hat sich der erregende Einfluß schwacher Narkotikumkonzentrationen nachweisen lassen. So hat Laurén (564) an Keimlingen verschiedener Pflanzen, Elfving (241) an Erbsensamen und Weidenblättern, Markovine (657) an Bohnenblättern, Kosinski (533) an Aspergillus niger, Zaleski (1114) an Gladioluszwiebeln eine Steigerung der Kohlensäureausscheidung unter dem Einfluß schwacher und eine Abnahme bei starker Äthernarkose beobachtet, und ebenso fand Gerber (336) bei der Banane in einem bestimmten Stadium der Reife unter der Einwirkung von Äther und Chloroform eine

Steigerung der Atmung bei unverändertem respiratorischen Quotienten. Irving (457) konnte durch kontinuierliche Einwirkung schwacher Chloroformkonzentrationen elne dauernde und reversible Steigerung der Atmung grüner Blätter herbeiführen. Auch noch an verschiedenen anderen pflanzlichen Objekten (Pilzen, Bakterien, Algen) haben Osterhout (749) und seine Schüler (Haas, 374, Gustafson, 371, Brooks, 135, Thomas, 932, Smith, 881, 883, Ray 794) anfängliche Steigerungen des Gaswechsels bei Einwirkung von Äther und Chloroform beobachtet, desgleichen Medes und Mc Clendon (666), Warburg (1033, 1034) u. a. — Lloyd (601) fand eine Steigerung der assimilatorischen Sauerstoffausscheidung von Spirogyra unter dem Einfluß von 0,5 vH Äther, Hempel (421) eine Steigerung der Eiweißzersetzung und des Zuckerumsatzes durch schwache Ätherkonzentrationen. Nach Johannsen (488) würde schwache Äthernarkose eine Beschleunigung der „Kondensation" energieliefernder Stoffe zu Reservematerial bewirken.

Baer und Meyerstein (32) sahen einige der in starken Konzentrationen hemmend wirkenden Agenzien (z. B. Trichloräthylalkohol) eine beträchtliche Erhöhung der Oxydationen in der Leber herbeiführen; ebenso fanden Lussana und Roli (631) bei Einwirkung von Äther eine Steigerung der Kohlensäureproduktion überlebender Gewebsteile und Vernon (987) eine Steigerung der Gewebsatmung und des Oxydationsvermögens der Gewebe unter dem Einfluß verschiedener, in starken Dosen atmunghemmender bzw. oxydasezerstörender Narkotika. Nach Winterstein (1083) ruft eine 4—6 vH Alkohol enthaltende Kochsalzlösung und in noch stärkerem Maße der Dampf einer 5—10 proz. Alkohollösung eine Steigerung des Sauerstoffverbrauches des isolierten Froschrückenmarkes hervor. Yamakita (1109) sah den Sauerstoffverbrauch des in situ untersuchten Kaninchenhirns im pränarkotischen Stadium unter der Einwirkung von Chloroform, Alkohol, und vor allem aber von Äther, unter Umständen auf das Mehrfache des Normalwertes ansteigen. Am Scherennerven der Krabbe Libinia canaliculata sahen Tashiro und Adams (927) die Kohlensäureausscheidung unter dem Einfluß einer 1 proz. Äthylurethanlösung auf mehr als das Doppelte des normalen Wertes ansteigen, und auch 0,4 proz. Chloralhydrat eine vorübergehende Steigerung derselben hervorrufen, während stärkere Dosen dieser Narkotika sie auf einen Bruchteil des Normalwertes herabdrückten. Auch die Kohlensäurebildung des Herzganglions von Limulus Polyphemus kann nach Garrey (329) durch 1 vH Äthylalkohol auf fast das Doppelte gesteigert werden. Buchanan (139) sah den Sauerstoffverbrauch regenerierender Stücke von Planarien bei Aufenthalt in schwachen (m/10) Lösungen von Äthylalkohol im Verlaufe von zwei Wochen bis auf das Fünffache desjenigen der Kontrollstücke ohne Narkotikum ansteigen. Ja selbst an leblosen Atmungsmodellen (Oxydation ungesättigter organischer Säuren) konnte Ray (795, 796) unter bestimmten Bedingungen eine anfängliche Steigerung der Kohlensäurebildung (mit nachfolgender Herabsetzung) beobachten.

2. Erklärungsversuche.

Die Gesamtheit der eben angeführten Angaben lassen die Tatsache, daß die Narkotika in schwachen Konzentrationen eine Steigerung der Lebensäußerungen hervorzurufen vermögen, über jeden Zweifel erhaben erscheinen. Das zunächst Befremdliche dieser Erscheinung aber, daß Stoffe, deren charakteristische und wesentliche Wirkung in einer Herabsetzung der Reaktionsfähigkeit der lebendigen Substanz besteht, in geringer Menge gerade die entgegengesetzte Wirkung auslösen sollen, hat schon seit langem zu Versuchen geführt, diese erregende Wirkung als „indirekte" oder „scheinbare" mit der lähmenden in Einklang zu bringen.

a) Reflex- und Hemmungstheorie.

Die älteren Versuche dieser Art haben sich lediglich mit dem das Zentralnervensystem betreffenden Gesamterregungsstadium der Narkose befaßt und eine Erklärung in zweifacher Richtung gesucht: einmal in der Zurückführung der Erregungserscheinungen auf reflektorische Reizung durch Erregung der sensiblen Endorgane der Schleimhäute, und zweitens in ihrer Zurückführung auf einen Fortfall von Hemmungen durch frühere oder stärkere Lähmung der diese bedingenden Teile der Zentralorgane.

Beide Auffassungen sind schon 1867 von P. Bert (76) vertreten worden; er beobachtete, daß die Erregungserscheinungen beim Kaninchen fortfallen, wenn man das Tier durch eine Trachealkanüle atmen läßt, und daß sie nach Durchschneidung des Rückenmarkes bloß am Vordertier auftreten und nicht am Rückenmarkstier, auch wenn die Reflexerregbarkeit des letzteren gut erhalten ist. Die Erregungserscheinungen würden daher lediglich von der Reizung der Schleimhäute des Auges, der Nase, der Mundhöhle und insbesondere der Glottis herrühren. Bei der Narkose des Menschen käme noch hinzu, daß die verschiedenen Teile des Zentralnervensystems nicht gleichzeitig in gleichem Ausmaße gelähmt würden, was die Erscheinungen des narkotischen Deliriums und die zu ungeordneten Bewegungen führenden Träume veranlasse, eine Anschauung, die übrigens bereits im Jahre 1847 v. Bibra und Harleß (98) in klarer Weise ausgesprochen haben. Auch Cl. Bernard (71, S. 53) bestätigte den Fortfall der Erregungserscheinungen bei direkter Einatmung des Narkotikums durch die Trachealkanüle, also nach Ausschaltung der besonders empfindlichen oberen Luftwege.

Dieser Reflextheorie, die auch für die Alkoholnarkose schon 1860 von Richardson (802) vertreten wurde, hat sich später auch Winterstein (1072) angeschlossen, der speziell für die Kohlensäure den reflektorischen Ursprung der bei ihrer Einwirkung auf den Frosch zu beobachtenden Erregungserscheinungen nachweisen konnte und bei direkter Durchspülung der Tiere mit verschiedene Narkotika enthaltendem Blut (1073) auch bei Fröschen, deren Reflexerregbarkeit durch Strychnin maximal gesteigert war, niemals eine Erregung auftreten sah. Allein für die Kohlensäure ergaben spätere von ihm an Kaninchen angestellte Versuche (1075) unzweifelhaft das Bestehen einer direkt erregenden Wirkung, da die Reizerscheinungen auch am Rückenmarkstier zu beobachten waren. Diese Feststellung ist jedoch nicht mit Sicherheit für die Frage nach dem Ursprung des narkotischen Erregungsstadiums zu verwerten, da neuere Untersuchungen von Winterstein (1080, 1086) u. a. ergeben haben, daß die erregende Wirkung der Kohlensäure wenigstens für die Atemzentren lediglich auf der Säurenatur dieses Stoffes beruht und daher mit ihrer sonstigen Wirkung in keinem Zusammenhange steht. Doch will Burkhard (165) auch bei intravenöser Injektion von Chloroformlösungen bei Säugetieren vor Eintritt der tiefen Narkose häufig eine Art von Erregungsstadium beobachtet haben.

Gegenstand eingehender Erörterungen ist vor allem das Erregungsstadium des Alkoholrausches gewesen. Hier hat die Hemmungstheorie ihre größten Erfolge aufzuweisen. In der Tat dürfte, wie besonders Schmiedeberg (845, S. 36) und Bunge

(144, S. 131) in treffender Weise ausgeführt haben, gar nicht zu bezweifeln sein, daß die dem Alkohol nachgerühmten „anregenden" und die geistige und körperliche Leistungsfähigkeit steigernden Wirkungen zum größten Teil bloß subjektiver Natur sind und durch einen Fortfall von Hemmungen und die Beeinträchtigung des klaren Urteilsvermögens vorgetäuscht werden. Daß aber alle diese Momente auch hier nicht zureichen, um das ganze Erscheinungsbild der Alkoholvergiftung aufzuklären, ergibt sich aus der eingehenden, auf zahlreiche experimentelle Untersuchungen gestützten Analyse von Kraepelin (534), die in dem Gesamtergebnis gipfelt, daß kleine Dosen Alkohol zwar die sensorischen Funktionen sogleich herabsetzen, die motorischen dagegen zunächst unzweifelhaft steigern. Diese Steigerung der zentralen motorischen Erregbarkeit lediglich durch den Fortfall von Hemmungen zu erklären, dürfte kaum angängig sein, wie unter anderem daraus hervorgeht, daß bei Verabreichung wiederholter Dosen jede einzelne immer wieder eine erregende Wirkung ausübt. Auch die von einzelnen Autoren (vgl. Hellsten, 420) ergographisch festgestellte vorübergehende Steigerung der Leistungsfähigkeit der Muskeln unter dem Einfluß von Alkohol, die meist zentralen und nicht peripheren Ursprungs ist, spricht im gleichen Sinne, wenn auch der Fortfall bzw. die Betäubung des Ermüdungsgefühls hier gewiß als wesentlicher Faktor mit in Betracht kommt.

Für die zu Beginn der Chloroform- und Äthernarkose auftretende Verstärkung und Beschleunigung der Atmung hat Cushni (192) direkt nachweisen können, daß weder die reflektorische Reizung durch die Vagi, noch ein etwaiger Einfluß höherer Hirnzentren das ausschlaggebende Moment darstellt, da diese Verstärkung der Atmungstätigkeit auch nach Durchschneidung der Vagi und Durchtrennung des Gehirns oberhalb des Kopfmarks oder Ausschaltung der höheren Zentren durch Paraffininjektion zu beobachten war.

Zugunsten der Hemmungstheorie des narkotischen Erregungsstadiums ließen sich allenfalls Beobachtungen von Baratynski (44) anführen, der nach Exstirpation des Großhirns bei Fröschen und Tauben die der Narkose (mit Chloroform, Äther, Alkohol, Urethan) sonst vorangehenden Aufregungszustände fortbleiben sah, eine Erscheinung, die der Verfasser selbst allerdings auf den Depressionszustand des Zentralnervensystems zurückführt. Meyer und Gottlieb (676, S. 45) heben (ohne direkte Belege hierfür anzuführen) noch hervor, daß das Erregungsstadium der Alkoholwirkung um so schwächer sei, je weniger entwickelt das Großhirn ist.

Schließlich sei noch erwähnt, daß die Hemmungstheorie auch auf pflanzenphysiologischem Gebiet zur Erklärung der Funktionssteigerung durch Narkotika herangezogen wurde. Wie später noch erörtert werden soll, würde nach Johannsen (489) das schon erwähnte Frühtreiben der Pflanzen unter dem Einfluß von Äther und anderen Betäubungsmitteln in der Hauptsache auf dem Fortfall von Wachstumshemmungen beruhen (vgl. Kap. D, III, 2).

b) Prinzip der scheinbaren Erregbarkeitssteigerung.

Wie groß nun auch der Anteil des Ausfalles von Hemmungen und der reflektorischen Reizung an den Erregungserscheinungen der nervösen Zentralorgane sein mag, das allgemeine Problem des Erregungsstadiums der Narkose wird hierdurch keinesfalls aufgeklärt. Ja, der letztere Erklärungsversuch hat sogar selbst eine erregende Wirkung der Narkotika, nämlich die auf die sensiblen Nervenendigungen, zur Voraussetzung. Demgegenüber hat nun in neuerer Zeit Fr. W. Fröhlich (294, 296) den Versuch gemacht, die verschiedenartigen unter dem Einfluß schwacher Narkotikumkonzentrationen zu beobachtenden Verstärkungen der Lebensäußerungen auf eine Verlangsamung der Stoffwechselvorgänge zurückzuführen, so daß, wenn man entsprechend den früheren Ausführungen (vgl. S. 9) diese letzteren als den „wahren" Maßstab der „Erregbarkeit" betrachtet, die Steigerung derselben nur als „scheinbare" zu bezeichnen wäre. Bei der Begründung dieses seines „Prinzips der scheinbaren Erregbarkeitssteigerung" (in 296 als Sammelreferat zusammenfassend behandelt) geht Fröhlich aus von Beobachtungen Wallers (1015—1017), der unter dem Einfluß der Kohlensäure (ebenso wie nach lange dauernder Reizung) zunächst eine Zunahme der negativen Schwankung des Nervenstromes bei faradischer Reizung beobachtet hatte, die von ihm im Sinne einer Steigerung der Erregbarkeit gedeutet worden war. Nun hatte schon Boruttau (122, S. 337) bei Wiederholung und Bestätigung der Wallerschen Versuche nachweisen können, daß diese Verstärkung des Aktionsstromes hauptsächlich auf einer Verlängerung desselben infolge einer Dehnung, also eines verzögerten Ablaufes jeder durch den einzelnen Induktionsschlag hervorgerufenen Aktionsstromwelle beruht. Gemäß dieser von Boruttau und Fröhlich (124) eingehender analysierten Dehnung des Aktionsstromverlaufes würde jede neu eintreffende Erregungswelle von der vorhergehenden einen größeren Erregungsrückstand vorfinden, so daß durch Summation die Gesamtstärke des Aktionsstromes eine größere wird, während die Höhe der einzelnen Erregungswelle nicht bloß nicht vermehrt, sondern sogar bereits vermindert ist (vgl. Abb. 1). Es würde sich also nur um eine scheinbare Erregbarkeitssteigerung handeln, die in Wahrheit auf der durch das Narkotikum (oder ähnliche schädigende Einflüsse wie Ermüdung, Abkühlung, Erstickung usw.) bedingten Verlangsamung der Stoffwechselvorgänge beruhe. Ganz ähnlich würden die Verhältnisse für den (Skelett- sowohl wie Herz-) Muskel liegen. Die Erscheinung der „Treppe", die sich darin äußert, daß bei der Ermüdung, am Anfange der Narkose usw. eine rhythmische Reizung des Muskels eine allmähliche Zunahme der

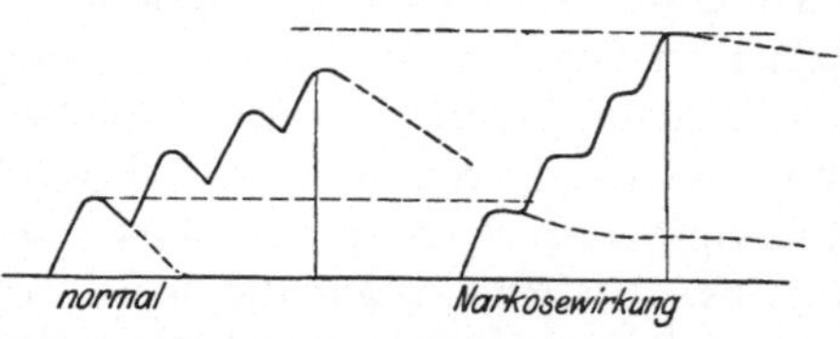

Abb. 1. Schematische Darstellung des Prinzips der „scheinbaren Erregbarkeitssteigerung" nach Fröhlich (296).

Hubhöhe herbeiführt, würde auf dem Vorhandensein eines immer größeren Erregungsrückstandes infolge Verlangsamung des Erregungsablaufes, insbesondere des Erschlaffungsvorganges, beruhen. Ebenso wäre auch die unter den gleichen Einflüssen zu beobachtende Zunahme der Hubhöhe auf einen einzelnen Reiz zu erklären, indem „die zuerst in Erregung versetzten Teile des Muskels, die unter normalen Verhältnissen schon zu erschlaffen beginnen, wenn die Teile am anderen Ende des Muskels in Kontraktion geraten, sich unter der lähmenden Beeinflussung in einem stärkeren Grade der Verkürzung befinden" (296, S. 14); da infolgedessen eine größere Zahl von Muskelteilchen als normalerweise kontrahiert ist, muß auch die Gesamtverkürzung des Muskels eine größere sein.

Dieses am Muskel und am Nerven experimentell begründete Prinzip der scheinbaren Erregbarkeitssteigerung gipfelt also in der Annahme, daß „infolge der Zunahme der Erregungsdauer die durch eine Reizfolge ausgelösten Erregungen einen größeren Rückstand von den vorhergehenden Erregungen vorfinden als unter normalen Verhältnissen und dadurch die Zunahme der Erregbarkeit vorgetäuscht wird" (296, S. 47); es wäre nach Fröhlich auch auf die analogen, am Zentralnervensystem, am Flimmerepithel usw. zu beobachtenden Erregungserscheinungen anwendbar.

Wie aus dieser Darlegung wohl ohne weiteres ersichtlich ist, kann die Fröhlichsche Erklärung des Erregungsstadiums bloß für jene Fälle herangezogen werden, in welchen eine Reihe von Erregungsvorgängen rasch nacheinander in einem Organ ablaufen und sich infolgedessen summieren können, und es ist nicht möglich, eine gesteigerte Anspruchsfähigkeit, wie sie in der Herabsetzung der Reizschwelle für einen Einzelreiz zum Ausdruck kommt, auf dieses Prinzip der scheinbaren Erregbarkeitssteigerung zurückzuführen. Fröhlich leugnet daher auch entschieden das Bestehen einer solchen Steigerung der Erregbarkeit bei Einwirkung der Narkotika in schwacher Konzentration, wie sie von zahlreichen Autoren insbesondere am Nerven angegeben wurde. Zu der Zeit, in der die Muskelzuckungen unter den genannten Einflüssen an Höhe zunehmen und am Nerven die negative Schwankung verstärkt erscheint, würde die Untersuchung der Reizschwelle für Einzelreize stets bereits eine Erhöhung und keine Herabsetzung derselben ergeben; die gegenteilige Angabe würde einfach davon herrühren, daß die Erregbarkeit der Nerven einige Zeit nach der Durchschneidung und insbesondere infolge der mit dem Durchziehen des Nerven durch die Narkosekammer und ähnliche Manipulationen verbundenen Reizung ohnehin von selbst ansteigt, welche Steigerung von den Autoren nun irrtümlich auf die gleichzeitig erfolgende Einwirkung der Narkotika bezogen wurde. Fröhlich sah bei seinen Ätherversuchen (291) diese Steigerung der Erregbarkeit in gleicher Weise auch an den Kontrollnerven eintreten, die der Wirkung des Narkotikums überhaupt nicht ausgesetzt waren, und sah sie andererseits fehlen, wenn er die Nerven vor Beginn der Narkose etwa zwei Stunden in der Kammer ruhen ließ.

Es kann aber gar keine Rede davon sein, daß diese Beobachtungen Fröhlichs eine Verallgemeinerung auf alle die zahlreichen oben angeführten Experimente zulassen, die eine Steigerung der Erregbarkeit unter dem Einfluß verschiedener Narkotika auf das unzweifelhafteste dargetan haben. Ganz abgesehen davon, daß man auf dem Gebiete der Elektrophysiologie so erfahrenen For-

schern wie Biedermann und anderen nicht ernstlich zumuten
kann, bei ihren Beobachtungen das Opfer einer so plumpen und
gerade den älteren Autoren sehr genau bekannten Fehlerquelle
geworden zu sein, wie es die anfängliche Erregbarkeitssteigerung
von Nerven nach ihrer Durchschneidung ist, hätte Fröhlich
aus einer genaueren Durchsicht der Literatur ohne weiteres ersehen
können, daß die meisten diese Fehlerquelle durch Kontrollversuche
ausgeschaltet haben, soweit sie bei ihrer Versuchsanordnung überhaupt in Betracht kam. So hat z. B. Mommsen (701), der übrigens,
ebenso wie Biedermann und andere, seine Versuche gar nicht mit
Narkosekammern, sondern mit Narkotikumlösungen anstellte,
in die der Nerv eingetaucht wurde, die Steigerung der Erregbarkeit bei Einwirkung schwacher Alkohollösungen mehrmals nacheinander an ein und demselben Präparat feststellen können und sie
ebenso wie später Breyer und Grützner (s. o.) bis zu 24 Stunden
anhalten sehen. Efron (240) hat überdies ebenso wie Grützner
stets einen Kontrollnerven untersucht, der der Einwirkung des
Narkotikums nicht ausgesetzt war, desgleichen auch Scheffer (840),
der den Alkohol überhaupt nicht auf den Nerven applizierte, sondern durch den Kreislauf zuführte. Wenn Fröhlich bei Beobachtung entsprechender Vorsichtsmaßregeln in seinen mit Äther
angestellten Versuchen keine anfängliche Steigerung der Erregbarkeit feststellen konnte, so liegt dies einfach daran, daß, wie
schon Mommsen angegeben hatte, mit Äther dieses Erregungsstadium am Nerven kaum nachweisbar ist, wie es überhaupt nur
dann ausgebildet erscheint, wenn die Narkose nicht zu rasch eine
lähmende Konzentration erreicht.

Vor kurzem hat Ishikawa (462) eine neue, in gewisser Hinsicht an die Fröhlichsche erinnernde Erklärung der Erregbarkeitssteigerung gegeben. Nach ihm würde der Nerv unter bestimmten Bedingungen auf Einzelreize mit einer Rhythmenbildung reagieren, die in einer Erhöhung und Zunahme der
Dauer der ausgelösten Muskelzuckung zum Ausdruck käme. Nach
Versuchen, die Kato in Ishikawas Laboratorium angestellt hat,
würde dieses „Rhythmenbildungsvermögen" zu Beginn der Narkose
erhöht sein. Infolgedessen würde die Reizschwelle für Einzelreize durch Summationswirkung sinken und so eine Steigerung
der Erregbarkeit vortäuschen, die in Wahrheit nicht vorhanden
wäre und bei Anwendung sehr frequenter rhythmischer Reizung,

bei der das Rhythmenbildungsvermögen nicht weiter in Betracht kommt, auch nicht festzustellen sei(?). Der zuverlässigste Maßstab der Erregbarkeit wäre nach Ishikawa die Fortpflanzungsgeschwindigkeit der Erregung, und diese würde in der Narkose von Anfang an lediglich absinken. Eine Bestätigung der letzteren Angabe wäre angesichts des engen Zusammenhangs, der, wie später zu erörtern sein wird (vgl. Kap. D, I, 2b) zwischen Erregbarkeit und Leitfähigkeit besteht, jedenfalls theoretisch von großer Bedeutung. Die Zurückführung der Erregbarkeitssteigerung gegenüber Einzelreizen auf eine Rhythmenbildung wird man wohl erst annehmbar finden, wenn der Beweis dafür in überzeugenderer Weise, vor allem durch direkte Registrierung der entsprechenden Aktionsströme, geführt ist. Daß der Nerv in der Tat auf eine Einzelreizung mit einer zwei- oder dreifachen Entladung zu antworten vermag, ist schon von Garten (330) entdeckt und, wie wir sehen werden, in neuerer Zeit von Forbes und Gregg (260), sowie von Adrian und Olmsted (13) genauer untersucht worden. Alle aber haben eine solche Rhythmenbildung nur bei starken und niemals bei Schwellenreizen beobachtet.

Eine andere sich gleichfalls eng an die Fröhlichschen Grundgedanken anschließende Vorstellung ist von Frey (280) für das Erregungsstadium der Muskelnarkose geäußert worden. Wie schon dargelegt, vermag das Prinzip der scheinbaren Erregbarkeitssteigerung in der von Fröhlich gegebenen Form das Absinken der Reizschwelle für Einzelreize nicht zu erklären. Es erscheint aber auch für Reizfolgen beim Muskel nicht anwendbar, weil die oben gemachte Annahme (S. 24), daß normalerweise einzelne Teile des Muskels bereits zu erschlaffen beginnen, wenn andere erst in Kontraktion geraten, meist gar nicht zutrifft, wie Frey in Bestätigung älterer Angaben feststellen konnte. Er modifizierte daher die Fröhlichsche Vorstellung dahin, daß er die narkotische Verlangsamung des Restitutionsvorganges nicht in den mechanischen, sondern in den physikalisch-chemischen Prozeß verlegt. Nach der heute allgemein anerkannten Auffassung wird die Kontraktion des Muskels erst sekundär durch eine Verkürzungssubstanz, vermutlich die Milchsäure, bedingt, die auf einen Reiz hin sich entwickelt und — durch Diffusion, Neutralisation usw. — gleich wieder von den Verkürzungsorten entfernt wird. Diese Beseitigung der Verkürzungssubstanz setzt offenbar bereits zu

einer Zeit ein, in der die durch sie bedingten Vorgänge, die der
Kontraktion zugrunde liegen (Änderungen des Quellungszustandes, der Oberflächenspannung oder dgl.), erst in Entwicklung begriffen sind. Die Folge wird sein, daß unter gewöhnlichen
Bedingungen die Verkürzungssubstanz bei einem Einzelreiz niemals vollständig ausgenutzt werden kann. Wird nun auf irgendwelche Weise der Restitutionsvorgang, der in der Entfernung
der Milchsäure besteht, verzögert, so wird, wie Frey (279) bereits
früher in seiner scharfsinnigen Analyse der Kontraktionsvorgänge
dargelegt hat, das Resultat eine bessere Ausnutzung der Milchsäure und damit eine Erhöhung ihres Effektes, d. i. der mechanischen Leistung des Muskels, sein. Die Leistungssteigerung
ist also durch eine beginnende Störung des Erholungsvorganges bedingt, die bei weiterer Vertiefung natürlich wieder
zu einem Absinken des Effektes führen muß. Tatsächlich ist
eine vermehrte Ansammlung von Milchsäure in Narkose von
Meyerhof (692) u. a. beobachtet worden.

Wenn dieses Prinzip, auf das Frey (281) auch die Muskelwirkung
einer Reihe von erregenden Giften zurückzuführen sucht, zunächst
auch nur zur Erklärung des Erregungsstadiums der Muskelnarkose
oder der Narkose anderer contractiler Substanzen, wie des Vorticellenstieles, aufgestellt ist, so liegt doch auf der Hand, daß
seine Anwendbarkeit nicht auf diese Gebilde beschränkt zu werden
braucht. Es ist sehr wohl denkbar, daß nicht bloß bei den anderen Arten von Bewegungsvorgängen, sondern auch bei den im
zentralen und peripheren Nervensystem sich abspielenden Er-
regungs- und Leitungsvorgängen primär physikalisch-chemische
Prozesse stattfinden, die am Wirkungsort sogleich wieder rückgängig gemacht werden und bei Verlangsamung dieser Restitution
daher eine stärkere Wirkung zu entfalten vermögen. Und so
wäre das Erregungsstadium aller Bewegungs- und Leitungsvorgänge auf das gleiche Prinzip der verlangsamten Restitutionsvorgänge zurückführbar. In welchem Umfange dies auch bei
der narkotischen Steigerung des Stoffwechsels selbst möglich ist,
für die wir eine Reihe von Belegen angeführt haben, entzieht
sich zur Zeit wohl einer Entscheidung. Doch ist schon die oben
erwähnte stärkere Milchsäureanhäufung in Narkose, wie sie von
Loebel (611) auch am Nervengewebe beobachtet wurde, selbst
bereits ein Beispiel für eine scheinbar gesteigerte Bildung eines

Stoffwechselproduktes infolge Verzögerung seiner restitutiven Entfernung.

Allerdings dürfen wir nicht verschweigen, daß verschiedene Beobachtungen der eben dargelegten Auffassung zu widersprechen scheinen. Wenn die Narkotika in erster Linie eine Verzögerung des Erholungsvorganges bewirken, dann muß man erwarten, daß das „relative Refraktärstadium", d. h. die Zeit, in der ein dem ersten nachfolgender Reiz in seiner Wirkung verändert wird, eine Verlängerung erfährt, wie dies auch sowohl Fröhlich wie Frey annehmen. Eine Reihe von Autoren haben jedoch in Narkose beim Froschherzen die Refraktärphase verkürzt gefunden (vgl. Kap. D, II, 1). Auch am Nervensystem ist das Vorhandensein einer Verlängerung des Refraktärstadiums in Narkose, wie wir später noch ausführlich erörtern werden (vgl. Kap. D, I, 2 b) von namhaften Autoren bestritten worden. Es ist also noch kein abschließendes Urteil möglich. So viel aber darf man wohl sagen, daß das Fröhlichsche Prinzip der scheinbaren Erregbarkeitssteigerung, welches das Erregungsstadium der Narkose auf eine Verlangsamung der Restitutionsvorgänge zurückführt, in entsprechender Modifikation sich sehr fruchtbar erweisen kann und weiter verfolgt zu werden verdient.

Auf Versuche zur Erklärung des Erregungsstadiums vom Standunkte einzelner Narkosetheorien werden wir erst bei Erörterung der letzteren eingehen (vgl. 2. Teil, Kap. B, 2 u. 4, a u. C, VIII, 4, b). Hier sei nur auf eine bemerkenswerte Tatsache hingewiesen, die zwar zur Aufstellung einer Theorie bisher kaum ausreicht, aber die Möglichkeit einer einfachen physikalisch-chemischen Erklärung des Erregungsstadiums nicht außerhalb des Bereiches der Möglichkeit erscheinen läßt. Es sind dies die Beobachtungen von Fürth und Keller (321—323), daß eine Reihe physikalisch-chemischer Eigenschaften des Blutserums bei Zusatz wachsender Mengen verschiedener Narkotika einen Wendepunkt zeigen, indem sehr kleine Mengen gerade die entgegengesetzte Wirkung ausüben (Erhöhung der Dielektrizitätskonstante, Verminderung der inneren Reibung) wie größere.

Schließlich sei noch erwähnt, daß H. Schulz (861) das Erregungsstadium der Narkose als eine Teilerscheinung der Gesetzmäßigkeiten auffaßt, die durch das von Arndt aufgestellte „biologische Grundgesetz" zum Ausdruck gebracht werden, nach welchem alle schwachen Reize die Lebenstätigkeit anregen, alle starken sie aufheben. Ganz abgesehen davon, daß mit dieser Feststellung noch kein Verständnis des Mechanismus dieser Wirkungsweise gewonnen wäre, ist das „biologische Grundgesetz", das nach Ansicht von Schulz „für alle Gebiete der Biologie . . . keinen geringeren Wert hat wie für das Verständnis der Vorgänge in der unbelebten Materie Robert Mayers Gesetz von der Konstanz der Energie" (!!), einfach eine Selbstverständlichkeit. Denn als Reize werden eben jene Änderungen der Umgebungsbedingungen bezeichnet, welche die Lebenstätigkeit anzuregen imstande sind; da nun alle Änderungen der Umgebungsbedingungen, welcher Art sie auch sein mögen, bei Überschreitung eines gewissen Ausmaßes, mit der Lebenstätigkeit unverträglich werden, so müssen alle bei geringerer Intensität erregend, d. h. als Reize wirkenden Einflüsse bei größerer Intensität schließlich eine lähmende Wirkung entfalten. Das Problem des Erregungsstadiums der Narkose liegt aber darin, daß Stoffe, deren Hauptwirkung innerhalb weiter Grenzen in einer reversiblen Herabsetzung der Lebenstätigkeit besteht, in schwacher Konzentration als „Reize" zu wirken vermögen.

C. Vergleichung der narkotischen Wirkungen.

Wir haben im vorangehenden gesehen, daß die erregende Wirkung kleiner Narkotikumkonzentrationen eine überaus häufig nachweisbare Erscheinung ist, und es ist nicht unmöglich, daß spätere Untersuchungen sie als ein ebenso allgemeines und für die Theorie bedeutungsvolles Kriterium der Narkotika erweisen werden wie die lähmende Wirkung, deren Betrachtung wir uns jetzt zuwenden. Es ist schon in der Einleitung hervorgehoben worden, daß diese lähmende Wirkung sich auf alle Organismen und alle Lebensvorgänge erstreckt, bei denen sie zum Gegenstand der Untersuchung gemacht wurde, und daß eben auf dieser Allgemeinheit die große Bedeutung des Studiums der Narkose für die Lehre von den allgemeinen Lebenserscheinungen beruht. Aus diesem Grunde erscheint wohl eine Aufzählung der narkotisehen Wirkungen im einzelnen überflüssig, da sie im wesentlichen einer Aufzählung der Organismen und ihrer Lebenserscheinungen gleich käme. Nun ist es aber schon lange bekannt, daß nicht alle Organismen und auch nicht alle Organe des nämlichen Organismus in gleichem Ausmaße von den narkotischen Wirkungen betroffen werden; es dürfte daher wohl von Interesse sein, diese verschiedenen Wirkungen in quantitativer Hinsicht miteinander zu vergleichen, zumal die verschiedene Wirksamkeit der Narkotika für die einzelnen Lebenserscheinungen vielleicht mancherlei für die Theorie der Narkose wichtige Aufschlüsse zu geben vermag.

Ehe wir aber an eine Zusammenstellung der quantitativen Angaben herangehen, müssen wir uns die Schwierigkeiten klarmachen, die einer derartigen Vergleichung der narkotischen Wirkungen entgegenstehen, sofern sich diese nicht auf wertlose Äußerlichkeiten beschränken, sondern dem Wirkungsmechanismus gerecht zu werden versuchen will. Wie wir später noch ausführlicher zu erörtern haben werden, hängt die Wirkung der Narkotika nicht von der absoluten Größe der verabreichten Dosis, sondern ausschließlich von der Konzentration ab, die das Narkotikum in dem gegebenen Zeitpunkt in den betreffenden Gewebszellen besitzt. Nun sind wir im allgemeinen gar nicht in der Lage, diese letztere zu bestimmen, denn auch wenn wir den Narkotikumgehalt eines Organs, etwa des Gehirns, direkt ermitteln, kennen wir damit noch durchaus nicht die am Wirkungsorte (bestimmten Zellen oder gar Zellbestandteilen) vorhandene Konzentration. Wir müssen daher zugeben, daß eine wirklich genaue Vergleichung der Wirksamkeit der Narkotika auf verschiedene Lebensformen zur Zeit überhaupt nicht durchführbar ist, und es ist recht wohl möglich, daß ein beträchtlicher Teil der Unterschiede in der „Empfindlichkeit" der einzelnen Zellarten in Wirklichkeit einfach auf die verschiedene Konzentration zurückzuführen ist, die das betreffende Narkoticum (bei gleicher Konzentration in der Umgebung) im Zellinnern erlangt hat. Wenn wir es nun auch einer späteren Zeit überlassen müssen, mittels besonderer Methoden die Konzentration im Zellinnern zu bestimmen oder durch das Studium der Verteilungsgesetze sie für jede einzelne Zellart aus der Konzentration im umgebenden Medium zu berechnen, wozu, wie wir sehen werden, schon wichtige Anfänge gemacht sind, so wird auf jeden Fall nur eine solche Vergleichung einen Sinn beanspruchen können, bei der die Konzentration des Giftes wenigstens

im umgebenden Medium ermittelt wurde. Auch deren Kenntnis
wird zu unrichtigen Schlüssen führen können, wenn etwa die zu
durchwandernden Zellschichten der Aufnahmeorgane ein ungleiche
Durchlässigkeit für einzelne Narkotika besitzen. So hat Früh (301)
gefunden, daß man bei Fröschen zu einer ganz verschiedenen
Reihenfolge der Wirkungsstärken der gleichen narkotischen Stoffe
gelangt, wenn man sie das eine Mal dem umgebenden Wasser
zusetzt und das andere Mal unter die Haut injiziert. Die im letzteren Falle mit am stärksten wirksamen Substanzen, wie Luminal,
Veronal, Dial, besitzen im wässerigen Medium der Umgebung eine
geringere narkotische Kraft, weil die Barbitursäurederivate anscheinend durch die Froschhaut nur mangelhaft eindringen. Unter
allen Umständen aber müssen für unsere Betrachtungen von vornherein alle jene Angaben als unbrauchbar ausscheiden, die sich
auf die Mitteilung der absoluten oder auch der auf die Einheit
des Körpergewichtes bezogenen Dosen beschränken und uns daher über die zur Wirkung kommenden Konzentrationen gar keinen
Aufschluß zu geben vermögen.

Am einfachsten liegt der Fall bei Untersuchung niederster
Organismen oder kleiner isolierter Organe, bei denen inneres und
äußeres Medium identisch sind und die Konzentration des Narkotikums in dem letzteren daher ohne weiteres als Maß der Gift-
stärke verwendet werden kann. Dies ist aber auch dann der
Fall, wenn die Zufuhr des Giftes zu den Zellen erst durch Vermittlung eines besonderen inneren Mediums (Blut) erfolgt, weil
die Giftmenge, die in diesem Falle nach Herstellung des Gleichgewichtes der inneren und äußeren Konzentrationen von den
Zellen unter bestimmten Bedingungen aufgenommen wird, von
der Konzentration des Giftes im Zwischenmedium abhängt, die
ihrerseits wieder durch jene im äußeren Medium bestimmt erscheint. Handelt es sich um bloße Lösungs- und Diffusions-
vorgänge, dann wird, wie einfache Überlegungen lehren (vgl.
Overton, 754, S. 95), auch die absolute Menge des von den
Zellen aufgenommenen Giftes durch die Zwischenschaltung eines
oder mehrer Medien nicht verändert werden, genau so wie die
Einschaltung durchgängiger Zwischenwände die Höhe des Flüssig-
keitsspiegels in einem System kommunizierender Röhren nicht
beeinflussen würde. Dagegen ist, wie Overton (754, S. 25)
zuerst nachdrücklich betont hat, wohl zu beachten, daß bei

den luftatmenden Tieren die Giftkonzentration, die im Blute und in den Zellen durch Aufnahme eines flüchtigen Narkotikums aus dem äußeren Medium erreicht wird, von der Körpertemperatur abhängt, so daß ein Vergleich der wirksamen Konzentrationen bei Kalt- und Warmblütern nur dann zulässig ist, wenn diese Verschiedenheit der Absorptionsverhältnisse berücksichtigt wird. Diese Betrachtung gilt allerdings nur dann, wenn die Konzentration und nicht, wie dies Haggard (381) z. B. beim Äther für wahrscheinlich hält, die Tension oder Dampfspannung des Narkotikums den für seine Wirkung maßgebenden Faktor darstellt. In diesem Falle käme ein Einfluß der Temperatur, soweit es sich um das rein physikalische Moment der Absorption handelt, nicht in Betracht. Wir werden auf diese Frage noch mehrfach zurückkommen.

Weitere große, ja zum Teil unüberwindliche Schwierigkeiten erwachsen einer exakten Vergleichung der narkotischen Wirkungen aus der Unmöglichkeit ein allgemein gültiges Kriterium eines bestimmten Narkosegrades für verschiedene Individuen, geschweige denn gar verschiedenartige Prozesse zu finden, eine Schwierigkeit, die gleichfalls nicht genügend beachtet wurde und zu mancherlei Trugschlüssen Anlaß gegeben hat. Im allgemeinen dient die auf irgendwelche Weise festgestellte „Herabsetzung oder Aufhebung der Erregbarkeit" als ein solches Kriterium. Nun haben wir in der Einleitung dargelegt, daß der Begriff der Erregbarkeit keinen absoluten Sinn besitzt, sondern lediglich die relative Größe der Anspruchsfähigkeit für einen bestimmten Reiz bedeutet. Es liegt also auf der Hand, daß die Herabsetzung der Erregbarkeit nur dann ein brauchbares Maß der Beeinflußbarkeit durch Narkose bilden kann, wenn die gleiche Anspruchsfähigkeit für Reize vorliegt. Vergleichen wir nun aber die narkotischen Konzentrationen, die erforderlich sind, um bei verschiedenen Organismen die „spontanen" Bewegungen oder die einzelnen Reflexreaktionen zum Verschwinden zu bringen, so haben wir durchaus nicht die Gewähr, daß wir es überall mit der gleichen Anspruchsfähigkeit zu tun haben, sind vielmehr oft in der Lage, uns direkt von dem Gegenteil zu überzeugen. Am klarsten ergibt sich dies, wie wir im speziellen Teile noch genauer darlegen werden, z. B. für das periphere Nervensystem, wo zahlreiche Autoren aus der ungleichen Beeinflussung sensibler und motorischer Reaktionen auf eine verschiedene Empfindlichkeit und

daher auch verschiedene Funktionsweise sensibler und motorischer
Nerven geschlossen haben, ohne zu bedenken, daß die leicht nachweisbare Verschiedenheit in dem Anspruchsvermögen der sensiblen
und motorischen Erfolgsorgane oft eine ebenso gute Erklärung dieser Erscheinung abgibt. Vergleichen wir vollends die Beeinflussung
ganz verschiedenartiger Lebensvorgänge, wie die Reflexbewegungen
einer Maus und die Reizbewegungen einer Mimose (Dastre, zit.
nach Overton, 754, S. 27), oder die Aktionsströme eines Froschnerven und die Protoplasmaströmung einer Pflanzenzelle (Farmer
und Waller, 250), so haben wir es mit ganz inkomparablen
Größen zu tun, und irgendwelche Schlußfolgerungen auf die
verschiedene „Empfindlichkeit" der lebendigen Substanz werden
vollkommen sinnlos.

Eine weitere Schwierigkeit erwächst aus der Wahl des Zeit-
punktes, in welchem der Narkosegrad der Vergleichung zugrunde
gelegt wird. Da die Narkose nach Beginn der Einwirkung erst
allmählich die volle Tiefe erreicht, hat man vielfach die bis zum
Eintritt eines bestimmten Narkosegrades vergehende Zeit als
Maß der Empfindlichkeit und Beeinflußbarkeit verwendet. Allein
ein solches Kriterium ist höchstens beim vergleichenden Studium
verschiedener Gifte in ihrer Einwirkung auf das nämliche organische Gebilde einigermaßen brauchbar und wird, worauf schon
Overton (754, S. 27) hingewiesen hat, bei Vergleichung verschiedener Organismen völlig unzulässig. Denn diese Zeit hängt offenbar nicht bloß von der Größe der wirksamen Giftkonzentration ab,
die ja allein ein Maß der Empfindlichkeit sein könnte, sondern
auch von der Schnelligkeit, mit der sie erreicht wird. Diese wird
schon beim isolierten Organ von der Diffusionsgeschwindigkeit beeinflußt werden, die mit der Konzentration und chemischen Struktur
des Giftes, der Dicke des Organs und einer Reihe anderer Faktoren innerhalb beträchtlicher Grenzen variieren kann; beim Gesamtorganismus aber kommen für die Schnelligkeit der Aufnahme
außerdem noch die Intensität und Frequenz der Atmung, des
Herzschlages, die Kreislaufs- und Resorptionsverhältnisse und der-
gleichen mehr in Betracht, Faktoren, deren Berücksichtigung im
einzelnen unmöglich ist, und die daher einen jeden Vergleich der
„Narkotisierungszeiten", sei es für sich allein, sei es unter Mit-
berücksichtigung der Dosis (Chabrié, 172) wertlos machen. Die
früher vielfach gemachte Annahme einer größeren Empfindlich-

keit der Warmblüter gegen Narkose beruht zum Teil einfach auf Verwendung solcher unzulässigen Kriterien.

Nicht also die Zeit, sondern nur der Grad der Narkose darf im allgemeinen als Kriterium dienen. Nun ist es aber schon lange bekannt, daß dieser Grad häufig eine Verstärkung zu erfahren pflegt, auch wenn die äußere Konzentration des Narkotikums sorgfältig konstant gehalten wird; zunächst unwirksame Konzentrationen können bei lange dauernder Einwirkung toxisch, toxische schließlich letal wirken. Diese später noch zu erörternde Erscheinung, die ja auch beim Menschen den Wert aller komplizierten, zur Erhaltung einer bestimmten Narkotikumkonzentration in der Einatmungsluft ersonnenen Apparate illusorisch macht, beruht zunächst einfach darauf, daß, wie wir noch sehen werden, sehr lange, bei gewöhnlichen Inhalationsnarkosen kaum je erreichte Zeiträume zur Herstellung eines vollkommenen Konzentrationsausgleiches zwischen Umgebung und Zellinnerem erforderlich sind; weiter aber auch auf dem Umstande, daß die verschiedenen Lebensvorgänge nicht gleichmäßig durch die Narkotika beeinflußt werden, so daß zu der durch die Narkose selbst bedingten Lähmung noch die durch diese ungleichmäßige Beeinflussung allmählich erzeugten Störungen im Gesamtbetriebe des Organismus hinzukommen. Ein Uhrwerk kann beliebig lange rascher oder langsamer laufen, wenn es entsprechend verstellt wird, dagegen müßte es alsbald zum Stillstand kommen, wenn der Lauf einzelner Räder allein gehemmt oder beschleunigt würde; genau so müßte auch der Organismus theoretisch unbegrenzt lange in Narkose von beliebiger Tiefe erhalten werden können, wenn es möglich wäre, alle Lebensvorgänge in genau dem gleichen Maße zu verlangsamen; eine ungleichmäßige Beeinflussung aber muß über kurz oder lang zu einer Betriebsstörung führen, um so schneller offenbar, je größer die Ungleichmäßigkeit der Beeinflussung und je schneller der Ablauf der Lebensvorgänge ist. So sehen wir in der Tat, daß es gelingt, Kaltblüter unter Umständen Tage hindurch in ziemlich gleichmäßiger Narkose zu erhalten (Overton, 754, S. 83, Krogh, 538, Winterstein, 1084), weil infolge des langsamen Ablaufes der Stoffwechselvorgänge Störungen derselben sich erst spät bemerkbar machen, während Warmblüter meist schon innerhalb weniger Stunden bei gleichbleibender Konzentration des Narkotikums schwere, wenn nicht letale Schädigungen erfahren. Diese letzteren brauchen aber nicht mehr mit der direkten Wirkung der Narkose zusammenzuhängcn, sondern können Stoffwechselstörungen sein, die von der mangelnden Harmonie der Organfunktionen herrühren und nicht mehr als Kriterium der narkotischen Wirkungskraft dienen können. Daher dürfen nur die in der ersten Zeit der Narkose zu beobachtenden, nicht aber, wie dies vielfach geschehen ist, die erst nach langer Zeit eintretenden Wirkungen (etwa der nach vielen Stunden erfolgende Tod der Versuchstiere) als Maß vergleichender Untersuchungen verwendet werden.

1. „Allgemeinnarkose" (Narkose der nervösen Zentralorgane).

Wenn wir nunmehr dazu übergehen, eine größere Zahl von Angaben über die zur Beeinflussung verschiedener Organismen und Lebensprozesse erforderlichen Konzentrationen der wichtigsten Narkotika zusammenzustellen, so ist durch die vorangehende Darlegung wohl hinlänglich der Vorbehalt gekennzeichnet, unter welchem diese Daten zu einer Vergleichung der narkotischen Wirkungen dienen können.

Bernstein (73) hat anscheinend als erster am Frosch gezeigt, daß nach Eintritt völliger Narkose (d. h. gänzlichem Erlöschen jeder spontanen Bewegung und Reflexerregbarkeit) die Erregbarkeit des peripheren motorischen Nerven (und mithin auch des Muskels) noch keine merkliche Veränderung aufzuweisen braucht, und auch Bernard (71, 72) hat verschiedentlich hervorgehoben, daß die Allgemeinnarkose eine Narkose des Zentralnervensystems darstellt. Die in den folgenden Tabellen gegebene Zusammenstellung der bei verschiedenen Organismen zur Erzielung einer „Allgemeinnarkose" nötigen Konzentrationen liefert also in Wahrheit eine Vergleichung der narkotischen Konzentrationen der nervösen Zentralorgane.

Für die Inhalationsnarkose der Warmblüter haben Ritschel und Stange (808) die Resultate einer Reihe von Untersuchungen zusammengestellt, in denen eine genauere Dosierung der Konzentration des Narkotikums in der Einatmungsluft erfolgte, und diese Ergebnisse durch eigene Versuche erweitert. Die neueren dieser Angaben, durch einige weitere ergänzt, sind im folgenden wiedergegeben. Um einen Vergleich der narkotischen Konzentrationen der luftatmenden Warmblüter und der wasseratmenden Kaltblüter durchführen zu können, hat Overton (754, S. 85) den Narkotikumgehalt des Blutplasmas bei den ersteren zu berechnen gesucht und kam, unter Berücksichtigung der verschiedenen Körpertemperatur (vgl. S. 33) so zu dem Ergebnis, daß sowohl für Äther wie für Chloroform die narkotischen Konzentrationen bei Säugetieren, Vögeln, Amphibien und Arthropoden eine auffällige Übereinstimmung zeigen. So würde bei dem nach Bert (83) für den Hund zur Narkose erforderlichen Äthergehalt der Luft Wasser von 38° C 0,31 Gew.-Proz. Äther aufnehmen und die narkotische Ätherkonzentration des Wassers für Kaulquappen nach Overton 0,25 vH betragen; ebenso würde die Berechnung für das Chloroform im ersteren Falle etwa 0,03 vH für den Hund und 0,025 vH für Kaulquappen ergeben. Auf Grund analoger Betrachtungen errechnete Frey (278) für die Chloräthylkonzentration im Blute der Maus und des Frosches den gleichen Betrag von 0,01 vH.

Derartige Berechnungen sind freilich nicht ohne weiteres zuverlässig, da sie offenbar auf folgenden Voraussetzungen beruhen: 1. Das Blut wird bei der Inhalationsnarkose für den Narkotikumgehalt der Einatmungsluft gesättigt; 2. die aufgenommene Narkotikummenge ist dem letzteren proportional; 3. das Absorptionsvermögen des Blutplasmas ist gleich demjenigen des Wassers, bzw. einer Salzlösung von gleicher Konzentration. Diese Voraussetzungen treffen, wie wir später noch genauer erörtern werden, zum mindesten bei den schwerlöslichen Narkoticis nicht zu. Nach den Untersuchungen Tissots (938, 939) ist bei der gewöhnlichen Inhalationsnarkose die Absättigung eine so unvollständige, daß z. B. für das Chloroform der tatsächlich beobachtete Gehalt des Blutes im allgemeinen nicht viel mehr als ein Drittel desjenigen beträgt, den das Blut bei völliger Sättigung mit einem Gasgemisch von gleichem Chloroformgehalt wie die Einatmungsluft aufweisen müßte und der den letalen Chloroformgehalt des Blutes noch beträchtlich übertrifft; ferner würde nach den (allerdings wohl einer Nachprüfung bedürftigen) Versuchen von Moore und Roaf (706, 707) die Aufnahme des Chloroforms nicht proportional dem Dampfdruck erfolgen und seine Absorption im Blutserum erheblich größer sein als in einer Salzlösung von gleicher Konzentration. Diese verschiedenen, im entgegengesetzten Sinne wirkenden Faktoren können jede Berechnung des Narkotikumgehaltes des Blutes aus demjenigen der Einatmungsluft illusorisch machen.

Narkotische Konzentrationen bei mehr oder minder völliger Aufhebung der Reflexerregbarkeit.

Chloroform.

Tierart	Autor	Gehalt der Einatmungsluft in Vol.-Proz.	Gehalt des Blutes in Gew.-Proz.
Mensch	Bert (84)	1,6	—
„	Alcock (20)	1,5 - 2,0	—
„	van Dessel (214)	—	0,015 0,0247
Hund	Bert (80, 82)	1,6 — 1,8	—
„	Gumtow (368)	0,51 — 0,62[1])	0,0328 0,0470
„	Hölscher (451)	0,86 — 1,03[1])	0,0335 0,0407
„	Günter (369)	0,81 — 0,85[1])	0,0276 — 0,0314
„	Nicloux (720)	—	ca. 0,05
„	Tissot (940)	—	0,0291 — 0,0464 Mittel 0,035
„	Lattes (563)	—	0,0245 — 0,0422[2]) Mittel 0,0307
Katze	Behr (60)	1,4	—
„	Buckmaster und Gardner (142)	—	0,024 - 0,037
„	Storm v. Leeuwen (902)	—	0,019 — 0,036
Kaninchen[3])	{ Honigmann (452) Rosenfeld (817) Madelung (644)	} ca. 1	—
„	Gumtow (368)	0,51 — 0,62[1])	0,0335
„	Hölscher (451)	0,88 — 1,00	0,038
„	Günter (369)	0,81 — 0,85	0,029
„	Burkhardt (165)	—	0,0415[2])
„	Ritschel und Stange (808)	1,65 — 1,7	—
„	Magos (646)	—	0,018 — 0,025
Ratte	Hennicke (422)	1	—
Maus	Bert (80)	1,2	—
Spatz	„	1,8	—
Kaulquappen	Overton (754)	0,8[4])	—

[1]) Tiefe der Narkose nicht angegeben, vermutlich zum Teil unvollständig.

[2]) Intravenöse Injektion von Chloroformlösungen.

[3]) Großhirnlose Kaninchen sollen nach Morita (711) bereits durch geringere Dosen von Chloralhydrat und Urethan narkotisierbar sein als normale.

[4]) Chloroformgehalt der Luft über dem die Tiere enthaltenden Wasser (zu berücksichtigen ist das größere Absorptionsvermögen bei niederer Temperatur; s. o. S. 33).

Chloroform (Fortsetzung).

Tierart	Autor	Gehalt des Atemwassers in Gew.-Proz.
Frösche	Führer (313)	0,012
Kaulquappen	Overton (754)	0,016
„ (½ Tag alt)		0,005
(17 od. mehr) Tage alt)	Vernon (990)	0,016
Fische	Joachimoglu (481)	0,030
Fundulusembryonen	Loeb u. Wasteneys (609)	0,07
Entomostraken	Overton (754)	0,016
Verschiedene Würmer	„	0,03—0,05
Arenicola-Larven	Lillie (587, 592)	0,09—0,13
Paramäcien	Führer (313)	0,12

Äther.

Tierart	Autor	Gehalt der Einatmungsluft in Vol.-Proz.	Gehalt des Blutes in Gew.-Proz.
Mensch	Dreser (225)	ca. 6	
„	Gramén (353)	—	meist 0,06—0,09 (Mittel 0,08)
Hund	Bert (71)	6,5—12,0	
„	Nicloux (728)	—	0,13—0,14
„	Ronzoni (816)	3—4[1])	0,13—0,178
„	Haggard (381)	3,7—4,0	0,12
Katze	Spenzer (887)	3,19—3,62	
„	Storm v. Leeuwen (905)	—	0,084—0,134
„	Le Heux (567)	—	0,071—0,142
Kaninchen	Spenzer (887)	3,19—3,62	
„	Honigmann (452)	6,8—9,7	
„	Madelung (644)	ca. 5	
„	Ritschel und Stange (808)	10	
„	Hansen (395)	—	0,085—0,114
Ratte	Hennicke (422)	3,2	
Maus	Bert (80)	3,9	
Spatz	„	5,8	
Kaulquappen	Overton (754)		
17° C		2,3[2])	
30° C		4,6[2])	
Bienen, Wespen	„	etwa gleich	
Ameisen,		den	
Fliegen		Amphibien	

[1]) Aus dem Äthergehalt des Blutes bei Körpertemperatur berechnet.
[2]) Äthergehalt der Luft über dem die Tiere enthaltenden Wasser (Einfluß der Temperatur! vgl. oben).

Äther (Fortsetzung).

Tierart	Autor	Gehalt des Atemwassers in Gew.-Proz.
Kaulquappen	Overton (754)	0,25
„	Vernon (990)	0,24—0,33
Fundulusembryonen	Loeb u. Wasteneys (609)	0,92
Entomostraken	Overton (754)	0,25
Versch. Würmer	„	über 0,5
Blutegel	Guillebeau und Luchsinger (367)	1,0
Arenicolalarven	Lillie (587, 592)	0,52—0,74

Äthylurethan.

Tierart	Autor	Gehalt des umgebenden Wassers in Gew.-Proz.	Bemerkungen
Frosch	Winterstein (1083, 1084)	0,5[1])	tiefe Narkose
	Krogh (538)	0,43	Atembewegungen erhalten, Reflexerregbarkeit aufgehoben
Kaulquappen	Baum (52)	0,36	
„	Overton (754)	0,3—0,4	
„	Vernon (990)	0,3—0,4	
„	Krogh (538)	0,48	
Cyprinus auratus	„	0,45	schwache Atembewegungen erhalten
Arthropoden { Chironomus-Larven	„	0,48—1,0	tiefe Narkose
Asellus	„	0,48	tiefe Narkose mit Erhaltung der Atmung
Idotea	„	1,0	völlige Narkose
Daphnia	„	0,6—1,0	völlige Narkose
Cyclops	„	0,6—0,7	
Mollusken { Limnaea	„	1,0	
Littorina	„	1,0	unvollständige Narkose
Mytilus	„	1,0	unvollständige Narkose
Würmer { Nephelis	„	1,0	völlige Narkose
Nereis	„	1,0	unvollständige Narkose
Gonionemus (Meduse)	Loeb u. Wasteneys (609)	1,7	

[1]) Bei künstlicher Durchspülung des Frosches mit Blut- oder Kochsalzlösung (1084) oder bei Einwirkung auf das isolierte Rückenmark (1083).

Äthylalkohol.

	Tierart	Autor	Gehalt des umgebenden Wassers in Gew.-Proz.	Bemerkungen
Amphibien	Frosch (R. esculenta u. „ temporaria)	Winterstein (1073, 1083)	2,5—4[1])	
	„ (R. esculenta)	Fühner (317)	1,4	
	Kaulquappen	Overton (754)	1,25 – 1,43	
	„ (½ Tag alt)	Vernon (990)	3,2	
	„ (40 od. mehr Tage alt)	„	1,9	
	Triton vulgaris	Fühner (317)	1,25	
Fische	Pleunorectes platessa	„	1,5	
	Cyclopterus lumpus	„	1,4	
	Phoxinus laevis	„	1,2	
	Leuciscus virid. var. auratus	Unger (975)	2,3	Lähmung der Lokomotion
	Amphioxus vulgaris	Fühner (317)	1,5	
Mollusken	Sepiola Rondeletti	„	1,2	
	Aeolis Drummondi u. rufibranchialis	„	1,5	
	Physa fontinalis	„	1,8	
	Solen pellucidus	„	1,5	
	Pecten opercularis	„	1,5	
Crustaceen	Daphnia	Loeb (604)	2,8	tiefe Narkose
	Mysis Lamornaea	Winterstein (1076)	über 2,4	
	Mysis flexuosa	Fühner (317)	1,5	respiratorische Beinbewegungen erhalten
	Gammarus pulex	„	1,5	
	Idothea tricuspidata	„	1,4	
	Asterias rubens (Seestern)	„	1,5	
Würmer	Regenwurm	Fürst (320)	4—5,6	tiefe Narkose
	Blutegel	„	4—5,5	
	Spio vulgaris	Fühner (317)	1,5	Lähmung der Lokomotieon
	Convoluta roscoffensis	„	1,4	
	Tomopteris onisciform.	„	1,6	
	Ascaris lumbricoides	Winterstein (1082)	4	tiefe Narkose
	Arenicolalarven	Lillie (587, 592)	4,6—5,5	
Coelenteraten	Cydippe pileus	Fühner (317)	1,2	Lähmung der Tentakelbewegungen
	Actinia equina	„	1,0	
Protozoen	Noctiluca miliaris	„	3,6	
	Paramaecium	Bills (108)	2,6	zu Boden sinken von ca. 30 vH der Tiere

---

[1]) Bei künstlicher Durchspülung des Frosches mit Blut oder Kochsalzlösung (1073) oder bei Einwirkung auf das isolierte Froschrückenmark (1083).

Bromäthyl.

Tierart	Autor	Gehalt der Einatmungs-luft in Vol.-Proz.
Hund	Bert (80)	4,8
Ratte	Hennicke (422)	3
Maus	Bert (80)	1,65
Spatz	„	3,3

Stickoxydul.

Tierart	Autor	Partialdruck des N_2O in Atmosphären
Mensch	Bert (79)	1
Hund	Martin (659)	1
Ratte	Bock (115)	1
Maus	Meyer u. Gottlieb-Billroth (677)	1
Frosch (bei niederer Temperatur)	Bart (46)	1
Kaulquappen	„	$2^1/_2 - 3^1/_2$
Anoxybiotische Würmer	„	$8^1/_2 - 12$

In der Tat sind die von Overton berechneten Werte mehrfach zu hoch und die auf sie gegründeten Schlußfolgerungen von der Gleichheit der narkotischen Konzentrationen bei Kalt- und Warmblütern dürfen daher nicht so wörtlich genommen, sondern lediglich auf die Größenordnung bezogen werden. Immerhin scheinen die vorliegenden Daten mehr dafür zu sprechen, daß tatsächlich die Konzentration und nicht, wie dies Haggard (381) für den Äther anzunehmen geneigt ist, die Tension in den Geweben, den für die Wirkung maßgebenden Faktor darstellt. Denn wäre dies der Fall, dann müßte die Narkose bei Kaltblütern bei dem gleichen Nartotikumgehalt der Luft, also bei höherer Narkotikumkonzentration in den Geweben eintreten als beim Warmblüter (vgl. S. 33).

Bei der Klasse der Säugetiere stehen uns wenigstens für Chloroform und Äther, auch eine größere Anzahl von Angaben über den direkt bestimmten Narkotikumgehalt des Blutes zur Verfügung. Auch der vergleichende Wert dieser Daten ist jedoch nur ein beschränkter, einmal weil, wie die Untersuchungen Tissots wieder lehren, der Konzentrationsausgleich zwischen Blut und Gewebe auch ein unvollkommener ist, so daß bei gleichem Narkotikumgehalt des Blutes eine ganz verschiedene Narkosetiefe erreicht werden kann, und zweitens, weil gerade beim Chloroform der größte Teil in den Blutkörperchen enthalten zu sein scheint, während, wie Overton (754, S. 98) mit Recht bemerkt, für den Übertritt in die Gewebe im wesentlichen nur der Gehalt des Plasmas in Betracht kommt. Auch ein Vergleich des Narkotikumgehaltes des Blutes der Säugetiere mit dem des Atemwassers der Wassertiere wäre daher nicht ohne weiteres zulässig, da die Verteilung zwischen Zellsubstanz und Blut eine ganz andere sein kann als die zwischen Zellsubstanz und Wasser.

Durch alle diese Einschränkungen dürfte der bedingte Wert der voranstehenden Zusammenstellungen zur Genüge charakterisiert sein.

Kohlensäure.

Ein besonderes Interesse beansprucht die vergleichende Wirkung der Kohlensäure als eines sozusagen physiologischen, weil ständig im Organismus selbst gebildeten narkotischen Giftes. Bert (77) hat eine größere Zahl von vergleichenden Angaben über die Größe des letalen Prozentgehaltes der Atmungsluft an Kohlensäure angestellt, die ihn zu allerlei sonderbaren Schlußfolgerungen führten; so sollte ein Tier einen um so höheren Kohlensäuredruck zu ertragen vermögen, je mehr Sauerstoff es aus der umgebenden Atmosphäre aufgezehrt hat, und so sollten vor allem die Kaltblüter bereits bei viel niedrigerem Kohlensäuregehalt der Atmungsluft unterliegen. Diese befremdlichen Ergebnisse erklären sich jedoch in einfacher Weise aus der von Bert angewendeten Versuchsmethodik, welche die Dauer der Einwirkung gänzlich unberücksichtigt ließ. Er verfuhr nämlich in der Weise, daß er die Versuchstiere in einen abgeschlossenen Raum brachte, der so viel Sauerstoff enthielt, daß der Tod nicht durch Sauerstoffmangel erfolgen konnte, und bestimmte den Prozentgehalt der allmählich durch die Atmung des Tieres angesammelten Kohlensäure, bei welchem der Tod eintrat. Selbstverständlich mußte der toxische Kohlensäuredruck um so rascher erreicht werden, je größer die

Intensität des Gaswechsels war; da nun die Giftwirkung nicht bloß von der Größe des Kohlensäuregehaltes der Luft, sondern, wie oben auseinandergesetzt (vgl. S. 34), wegen der unvermeidlichen Störungen des Stoffwechsels auch von der Dauer der Einwirkung abhängt, so konnte ein um so höherer Kohlensäuredruck ertragen werden, je rascher sein Ansteigen erfolgte, und auch die Aufzehrung des Sauerstoffs mußte der Intensität des Gaswechsels parallel gehen. So erfolgte der Tod der Warmblüter meist nach wenigen Stunden bei einem Kohlensäuregehalt von meist 20—30 vH, während die Kaltblüter in der Regel erst nach einer Reihe von Tagen, dann aber bereits bei erheblich geringerem Kohlensäuregehalt zugrunde gingen. Über die vergleichende Giftigkeit der Kohlensäure erfahren wir aber durch diese Versuche gar nichts.

In der Tat sah Winterstein (1072) Frösche, die von vornherein in eine Atmosphäre von hohem Kohlensäuregehalt gebracht wurden, selbst bei 50 vH CO_2 erst nach einigen Stunden völlig gelähmt werden und bei 25 vH selbst innerhalb 12—30 Stunden noch keine völlige Narkose zeigen. Bei den Fischen andererseits, deren Resistenz gegen die Wirkung der Kohlensäure mehrfach Gegenstand der Untersuchung gewesen ist (Literatur bei Winterstein, 1079 u. 1081, S. 135) haben verschiedene Autoren aus dem großen, zur Herbeiführung einer völligen Lähmung oder des Todes erforderlichen Kohlensäuregehalt des Wassers auf eine besondere Widerstandsfähigkeit schließen zu dürfen geglaubt, ohne zu bedenken, daß infolge des großen Absorptionskoeffizienten des Wassers der für die Aufnahme des Giftes natürlich allein maßgebende Kohlensäuredruck bei niedriger Temperatur nur ebenso groß oder sogar noch geringer ist als dem gleichen Gehalt der Luft an Kohlensäure entsprechen würde. Bestimmt man, wie dies Winterstein (1079) getan hat, direkt die lähmend wirkende Kohlensäuretension, so findet man sie bei Fischen sogar auffällig niedrig. So tritt eine völlige Lähmung bei Perca schon bei einem Kohlensäuredruck des Wassers ein, der einem Gehalt der Atmungsluft von nur 8—9 vH entsprechen würde, bei Leuciscus bei 11—14 vH und nur bei Carassius erst bei mehr als 30 vH. Besonders empfindlich scheinen nach Winterstein (1092) die an eine sehr niedrige Kohlensäurespannung des Blutes gewöhnten Cephalopoden zu sein. Es liegen hier also bei den verschiedenen Tierarten sehr große Differenzen vor.

Im übrigen hat Overton (754, S. 144) darauf hingewiesen, daß, ebenso wie dies bereits für die dampfförmigen Narkotika, wie Äther oder Chloroform, dargetan wurde, auch bei der Kohlensäure die Körpertemperatur für die narkotische Konzentration von großer Bedeutung sein muß, da bei gleichem Kohlensäuredruck um so mehr Kohlensäure von den Zellen aufgenommen werden wird, je niedriger die Körpertemperatur ist. Demgemäß wäre ein Eintritt der Narkose bei niedrigerem CO_2-Druck für die Kaltblüter eigentlich das theoretisch zu Erwartende, ebenso wie bei der Narkose mit flüchtigen Stoffen.

Für Kaulquappen fand Overton als narkotische Grenzkonzentration 0,048 Gew.-Proz., was einem CO_2-Gehalt der Atmungsluft von etwa 26 vH entsprechen würde. Ein ähnlicher Wert (ca. 20 vH) berechnet sich auch aus den von Winterstein (1074) an Medusen (Rhizostoma) angestellten Versuchen. Doch scheint gerade bei der Kohlensäure in weitestgehendem Maße eine Anpassung an sehr hohe Konzentrationen möglich zu sein, wie insbesondere aus den Angaben von Weinland (1051) hervorgeht, daß die an den hohen CO_2-Druck der normalen Umgebung gewohnten Spulwürmer auch außerhalb des Körpers in einer mit Kohlensäure unter Atmosphärendruck gesättigten (!) Kochsalzlösung am längsten am Leben erhalten werden können.

Von sonstigen vergleichenden Angaben über Narkotika sei noch erwähnt, daß nach Kschischkowski (541) eine 0,3—0,6proz. Lösung von Chloralose geeignet ist, Narkose bei verschiedenen wirbellosen Tieren herbeizuführen, wie der Verfasser an Würmern (Sipunculus nudus, Pontobdella muric., zwei Arten von Nemertinen, sechs Arten von Anneliden) und Mollusken (Pholas dactylus) feststellen konnte. — Diehl (219) hebt hervor, „daß die Disulfone fast in derselben Verdünnung und in fast derselben Zeit eine gleiche Wirkung auf Frösche ausüben wie auf Kaulquappen", wenn sie in beiden Fällen dem umgebenden Wasser zugesetzt werden.

Sehen wir ab von der Kohlensäure, die schon wegen ihrer geringen narkotischen Kraft beträchtlichere Unterschiede der wirksamen Konzentrationen aufweist, und überdies auch als Säure und als normales Stoffwechselprodukt eine Sonderstellung einnimmt, so lehrt eine Durchsicht der in den vorangehenden Tabellen zusammengestellten Daten eine von den älteren Anschauungen aus sicher unerwartete Übereinstimmung der narkotischen Konzentrationen, die im allgemeinen nur zwischen zwei oder drei Oktaven schwanken, eine Übereinstimmung, die um so überraschender wirkt, wenn man die eingangs genugsam auseinandergesetzte Schwierigkeit, ja Unmöglichkeit berücksichtigt, für verschiedene Organismen einen streng vergleichbaren Maßstab des Narkosegrades zu erhalten. Gäbe es eine solchen, so würden die Unterschiede der narkotischen Konzentrationen vielleicht noch innerhalb viel engerer Grenzen liegen, ja für die meisten Organismen vielleicht das Bereich der auch individuell nachweisbaren Schwankungen nicht nennenswert übersteigen. Diese Tatsache ist sicher von großem allgemein-physiologischen Interesse; sie beweist, daß die Narkotika nicht bloß, wie dies schon Bernard hervorhob, qualitativ, sondern auch quantitativ ein „Reagens auf die lebendige Substanz" darstellen, und legt in gleicher Weise Zeugnis ab für die Einheitlichkeit der Nervenfunktionen wie für jene des Wirkungsmechanismus der Narkotika.

Andererseits haben jedoch wieder genauer durchgeführte vergleichende Studien der narkotischen Grenzkonzentrationen in einzelnen Fällen zur Feststellung von Differenzen geführt, die wegen ihrer Gesetzmäßigkeit ein theoretisches Interesse besitzen und deren mögliche Erklärung uns später noch zu beschäftigen haben wird (vgl. Teil II, C, 4). Die früher sehr verbreitete, auch von Overton (752) in einer älteren Arbeit noch vertretene Auffassung, daß die Empfindlichkeit der Organismen mit ihrer Entwicklungshöhe wachse, hat, wie die Zusammenstellungen lehren, in dieser Allgemeinheit durchaus keine Bestätigung erfahren, da viele Narkotika auf Tiere der verschiedensten Klassen bei gleicher Konzentration lähmend wirken. Doch sind in der Tat Beobachtungen gemacht worden, die eine Änderung in der Wirksamkeit bestimmter Stoffe mit der phylogenetischen und ontogonetischen Entwicklung zu erweisen scheinen. Besonders bemerkenswerte Versuche dieser Art hat Fühner (317) angestellt: Während der Äthylalkohol, wie aus der entsprechenden Tabelle ersichtlich, in den verschiedenen Tierreihen im großen und ganzen die gleiche Wirksamkeit aufweist, nimmt die Empfindlichkeit für Heptylalkohol deutlich mit der fortschreitenden Entwicklung des Zentralnervensystems zu, so daß er z. B. für den Fisch Cyclopterus dreimal so giftig (d. h. bereits bei einem Drittel der Konzentration wirksam) ist wie beim Wurm Convoluta.

Analoge Beobachtungen wie die Führers für die phylogenetische Entwicklung hat Vernon (990) für die ontogenetische Entwicklung angestellt. Er untersuchte die Wirksamkeit einer Anzahl Narkotika an Kaulquappen (R. temporaria) von verschiedenem Lebensalter und konnte gewisse Gesetzmäßigkeiten in der Änderung der Empfindlichkeit der Tiere gegenüber einzelnen Stoffen beobachten. Während z. B. die narkotische Konzentration des Propylalkohols für Kaulquappen bei zunehmendem Lebensalter ($^{1}/_{2}$ — 83 Tage) ungefähr die gleiche blieb, sank sie für die niederen Glieder der homologen Reihe (Methyl- und Äthylalkohol) bedeutend ab und stieg für die höheren Glieder bedeutend an, so daß die relative Giftigkeit der Alkohole der homologen Reihe sich mit dem Alter der Tiere immer mehr zugunsten der niederen Glieder verschob (also gerade das Gegenteil von dem, was Führer für die verschiedenen Klassen der tierischen Stufenleiter gefunden hatte). Während das Verhältnis der narkotischen Konzentrationen von Methyl- und Oktylalkohol für $^{1}/_{2}$ Tag alte Tiere 28000 : 1 betrug, war es bei den 40 und 83 Tage alten Tieren nur mehr 8200 : 1. Ähnliche Änderungen wie bei den Alkoholen zeigten auch die narkotischen Konzentrationen der Urethane; bei den Ketonen hingegen nahm die Empfindlichkeit mit dem Lebensalter bei den einzelnen Gliedern der Reihe ziemlich gleichmäßig zu, ebenso beim Paraldehyd und Äther, während sie beim Chloroform und Chloralhydrat wieder umgekehrt mit dem Alter absank, so daß die narkotische Konzentration für das Chloroform bei 17 Tage alten Tieren dreimal so groß war wie bei $^{1}/_{2}$ Tag alten. — Auch das Verhältnis der narkotischen Konzentration zu der letalen variierte nach Vernon außerordentlich mit dem Alter der Tiere, und zwar wiederum verschieden für die einzelnen Glieder der homologen Reihe. Während bei zwei Tage alten Tieren für den Methylalkohol narkotische und irreversibel toxische Konzentrationen nahezu zusammenfielen, war die letztere für den Oktylalkohol etwa 50 mal so hoch. Bei den 80 Tage alten Tieren änderte sich dagegen dieses Verhältnis von 1,4 für Methylalkohol nur auf 6,5 für Oktylalkohol.

Alle diese Beobachtungen lehren, daß der Einheitlichkeit des Wirkungsmechanismus der Narkose, wie sie in der Übereinstimmung der Größenanordnung der narkotischen Konzentrationen zutage tritt, doch auch wieder eine Beeinflussung durch eine Reihe verschiedenartiger Faktoren entgegenstehen muß.

2. Narkose verschiedener Organe.

Gehen wir nun nach Betrachtung der Allgemeinnarkose oder Narkose der nervösen Zentralorgane zu einer solchen anderer Organe über, so kann es sich aus den eingangs angeführten Gründen hier gleichfalls, und zwar in noch viel höherem Grade, lediglich um eine Untersuchung der Größenordnung der narkotischen Konzentrationen des umgebenden Mediums handeln; inwieweit den letzteren auch solche im Inneren der Gewebszellen entsprechen, bzw. etwaige Unterschiede in der „Empfindlichkeit" der Organe auf Unterschiede in der Aufnahmefähigkeit für die einzelnen Narkotika zurückführbar erscheinen, soll erst an anderer Stelle besprochen werden.

Wie schon erwähnt (S. 36), hat Bernstein (73) am Frosche nachgewiesen, daß bei völliger Narkose der nervösen Zentralorgane Nerven und Muskeln noch keine stärkere Beeinträchtigung ihrer Erregbarkeit aufzuweisen pflegen, und es unterliegt keinem Zweifel, daß diese Beobachtungen auch für die höheren Wirbeltiere zutreffen.

Sherrington (875) erwähnt, daß nach seinen und Frl. Sowtons Versuchen 0,3 vH. Chloroform in verdünntem Blut nötig waren, um bei 36° die indirekte Reizung des Gastrocnemius bei der Katze unwirksam werden zu lassen, d. i. eine viel höhere Konzentration, als sie zur Beeinträchtigung der Herztätigkeit erforderlich ist. Da viele Reflexe schon durch Dosen zum Verschwinden gebracht werden, die die Herztätigkeit nicht merklich beeinflussen, so ist die Empfindlichkeit der Reflexleitung erst recht eine viel größere als jene der Leitung im peripheren Nerven. Forbes, McIntosh und Sefton (261) sahen bei Katzen selbst in tödlicher Äthernarkose die Aktionsströme der Nervenstämme noch unverändert erhalten, ebenso Adrian und Olmsted (13) die Reizschwelle des motorischen Nerven bei Verschwinden der Reflexerregbarkeit. Nach neuen Versuchen Overtons (756) ist zur Lähmung der motorischen Nervenenden eine etwa 2—3mal so hohe Narkotikumkonzentration im Blute erforderlich wie zur Lähmung der zentralen Synapsen. (Zusammenstellung für den Nerven wirksamer Konzentrationen verschiedener Narkotika s. bei Rosenberg, 816a, S. 418.

Demgegenüber behauptete Krukenberg (540), daß die Narkotika bei verschiedenen wirbellosen Tieren überhaupt nur auf die Muskulatur wirken und gar keinen Verlust der Sensibilität herbeiführen. Diese Behauptung stützte er auf einige am Blutegel angestellte Versuche mit lokaler Applikation der Narkotika auf einzelne Körperstrecken. Er brachte das durch eine Ligatur abgeschnürte Stück eines Tieres in mit Chloroform oder Äther gesättigtes Wasser und beobachtete, daß eine lokale Starre der Muskulatur auftrat; sie büßte ihre Erregbarkeit vollkommen ein, während die elektrische Reizung dieser Teile Bewegungen der nicht gelähmten Abschnitte auslöste, so daß also „die Muskeln in dem chloroformierten oder ätherisierten Wasser früher totenstarr werden als die Sensibilät und die Fortleitung der Erregung zum Schwinden gebracht werden" (S. 86). In einem weiteren Versuche wurde das Mittelstück eines Wurmes durch lokale Einwirkung von Äther- oder Chloroformwasser starr gemacht; der Blutegel zeigte dann volle Beweglichkeit und Koordination des Vorder- und Hintertieres, die durch das steife, tote Mittelstück voneinander gesondert waren, so daß also die Leitung unversehrt hindurchging. Auch bei Synapta würde als erstes Zeichen der Äther- oder Chloroformwirkung Muskelstarre eintreten und für eine Beeinflussung der Zentralapparate „kein Beweis vorliegen" (S. 127). Schon die einfachste Überlegung lehrt die Leichtfertigkeit dieser Argumentation. Denn daß bei lokaler Applikation hoch konzentrierter Lösungen die oberflächlichen Gewebe abgetötet werden konnten, während das geschützt im Inneren liegende Bauchmark zunächst noch seine Erregbarkeit bewahrte, ist wohl ebensowenig ein Beweis für die Richtigkeit der Krukenbergschen Auffassung wie das zweifellos durch Stromschleifen vorgetäuschte Erhaltenbleiben der Sensibilität starrer Muskeln. Hätte Krukenberg Injektionsversuche, von denen er behauptete, sie „lehrten in unreiner Form nichts anderes, als was sich bei beschriebener Versuchsanordnung prägnant beweisen läßt" (S. 89), in etwas sorgfältigerer Weise angestellt, so hätte er sich von der Unrichtigkeit seiner Theorie überzeugen können.

In der Tat konnten Guillebeau und Luchsinger (367) bei Wiederholung der Krukenbergschen Versuche mit Injektion von Chloral oder Alkohol in das durch zwei Ligaturen abgeschnürte Mittelstück von Blutegeln zeigen, daß zunächst dieser Teil sein Reaktionsvermögen auf Reize verliert, während die auf ihn einwirkenden Reize die normalen Stücke noch zu erregen vermögen und auch umgekehrt dort applizierte Reize Bewegungen des Mittelstücks veranlassen können; in diesem haben daher offenbar zunächst die Zentralorgane ihre Reflexfunktion verloren, während Sensibilität und Motilität des Hautmuskelschlauches vorerst noch erhalten waren. Auch beim Wasserkäfer und beim Krebs sahen diese Autoren in Äthernarkose zuerst die Spontaneität, dann die Reflexerregbarkeit verloren gehen, zu einer Zeit, in der das Herz noch schlug und die Muskeln selbst noch gut erregbar waren, mithin ein Verhalten, das durchaus mit dem der höheren Tiere übereinstimmt. Auch Fürst (320) konnte feststellen, daß Alkohol und Äther bei den Würmern zunächst auf das Zentralnervensystem lähmend wirken, indem sowohl beim Regenwurm wie beim Blutegel zu einer Zeit, in der spontane Beweglichkeit und Reflexerregbarkeit erloschen sind, direkte (elektrische oder mechanische) Reizung des Hautmuskelschlauches noch kräftige Kontraktionen der betreffenden Stellen hervorruft.

Schließlich sei erwähnt, daß nach Tirala (937) bei tiefer, selbst tödlicher Narkose (Chloroform, Äther, Alkohol) des Zentralnervensystems noch Netzhautströme vom Froschauge ableitbar sind; erst höhere Konzentrationen bringen auch sie zum Verschwinden.

Mithin dürften ganz allgemein die nervösen Zentralorgane ihre Funktion bei einer niedrigeren Konzentration des Narkotikums im umgebenden Medium einstellen als die peripheren Organe. Doch fehlt es bisher an Versuchen, die eine quantitative Vergleichung unter einigermaßen gleichartigen Bedingungen ermöglichen würden. Für den Muskel liegen die narkotischen Konzentrationen zweifellos beträchtlich höher als für die Zentralorgane. So sah Waller (1018) die elektrische Erregbarkeit von Froschsartorien erst bei 0,1 Gew.-Proz. Chloroform, 0,9 vH Äther und 4,6 vH Alkohol erlöschen, Werte, die etwa 3—6 mal so hoch sind als die narkotischen Grenzkonzentrationen für Kaulquappen nach Overton; den gleichen Wert für Äthylalkohol hat auch Verzár (1000) erhalten. Die indirekte Reizbarkeit des Muskels geht erheblich früher, also bei wesentlich niedrigerer Konzentration, verloren als die direkte (Somló, 885, D'Irsay und Priest, 220) und wahrscheinlich auch früher als die Reizbarkeit des Nerven. Die Reihenfolge, in der die narkotische Lähmung die einzelnen Teile des motorischen Apparates befällt, dürfte demgemäß die folgende sein: 1. Zentrales Verbindungsgewebe (Synapsen), 2. peripheres Verbindungsgewebe (Nervenendorgane), 3. peripherer Nerv, 4. Muskel.

Am Froschherzen hat Diebella (218) die minimalen Herzstillstand erzeugenden Dosen verschiedener Narkotika bestimmt. Er fand unter anderem für Chloroform 0,13, für Äther 2,8, für Alkohol 9,4, für Äthylurethan 2,2 Gew.-Proz. Innerhalb des Herzens selbst werden (wie in Kap. D, II, 1 noch genauer erörtert werden soll) die nervösen Mechanismen und die reizbildenden Apparate früher und stärker beeinflußt als die motorische Leitung. Bei der glatten Muskulatur des isolierten Kaninchendarms würden nach Kuno (544) 3,7 Gew.-Proz Äthylalkohol völlige Lähmung bewirken.

In Hinsicht auf die Lipoidtheorie hat Choquard (177) die zur Aufhebung der elektrischen Erregbarkeit erforderlichen Minimalkonzentrationen verschiedener Narkotika am quergestreiften Muskel und am Herzmuskel vergleichend untersucht und hierbei auffällige, und zwar für die einzelnen Narkotika in entgegengesetzter Richtung sich ändernde Differenzen in der. bei beiden Muskelarten zur Lähmung erforderlichen Konzentration gefunden, die uns später noch beschäftigen werden (vgl. II. Teil, Kap. C, IV, 5, b). Auch seine Werte sind für Äther, Alkohol und Urethan etwa 3—7mal so hoch wie die Overtonschen. Vernon (985) verglich die Konzentrationen homologer Alkohole, die erforderlich sind, um die Kontraktionshöhe des isolierten Schildkrötenherzens auf die Hälfte herabzusetzen, mit den Overtonschen Werten für die Allgemeinnarkose von Kaulquappen; er kam zu dem Ergebnis, daß das Verhältnis der Wirkungsstärken nicht konstant ist, sondern aus unbekannten Gründen die niederen Alkohole für das Zentralnervensystem der Kaulquappen relativ giftiger sind als für das Herz, während die höheren auf beide ziemlich gleich stark wirken. 1 Teil Chloroform würde nach Vernon (984) in seiner Wirkung auf das Schildkrötenherz 25 Teilen Äther und 140 Teilen Äthylalkohol entsprechen.

Nach Tirala (937) kommt bei Narkose des Auges die Belichtungsschwankung des Netzhautstromes stets früher zum Ver-

4*

schwinden als die Verdunkelungsschwankung, was der Verfasser auf eine ungleiche Empfindlichkeit der Zapfen und der Stäbchen zurückzuführen sucht.

Auffällig groß scheint die Resistenz der flimmernden und der amöboid beweglichen Zellen gegen Narkotika zu sein. So würden nach Breyer (133) 13,6 Gew.-Proz. Äthylalkohol erst nach 25 Minuten einen Stillstand des Flimmerepithels beim Frosch herbeiführen, und nach Hamburger (386) sogar 20 vH Äthylalkohol zur Lähmung der Phagocytose weißer Blutkörperchen erforderlich sein; doch beobachtete (Nakagawa 715) schon bei Einwirkung 5 proz. Äthylalkohols eine deutliche Hemmungswirkung.

Auch die einzelligen Organismen und die Pflanzenzellen würden nach den allerdings durch nähere Belege nicht erhärteten Angaben von Overton (754) meist um das Vielfache (5—12 fache) höhere Konzentrationen zu ihrer Narkose erfordern als die Kaulquappen. So erklärt sich in einfacher Weise die Angabe von Kisch (508), daß die bei niedrigem Sauerstoffdruck bzw. anoxybiotisch lebenden Protozoen Spirostomum und Opalina überhaupt nicht narkotisierbar seien. Denn diese von der vorgefaßten Meinung der Erstickungstheorie der Narkose ausgehende Behauptung gründet sich lediglich auf die Beobachtung, daß Alkohol hier erst dann deutlich lähmende Wirkungen hervorruft, wenn er irreversible Zellschädigungen vermutlich durch Wasserentziehung bewirkt. Hätte Kisch seine Versuche auch auf andere in geringer Konzentration wirksame Narkotika ausgedehnt, so hätte er zweifellos hier ebensogut eine Narkotisierbarkeit beobachten können, wie sie von Winterstein (1082) für die total anoxybiotisch lebenden Askariden festgestellt wurde.

Die Narkose der Pflanzen soll später in einem gesonderten Abschnitt behandelt werden; hier sei nur erwähnt, daß es überhaupt keinen Sinn hat, von den zur „Narkose von Pflanzenzellen" erforderlichen Konzentrationen zu sprechen, weil, wie wir sehen werden, die einzelnen Funktionen des pflanzlichen Organismus bei ganz verschiedenen Konzentrationen desselben Narkotikums beeinflußt werden, und die Feststellung der narkotischen Konzentration daher ganz von der Funktion abhängt, die als Maß des Narkosegrades verwendet wird.

3. Narkose verschiedener Zellfunktionen.

Damit sind wir bei der auch für die tierischen Zellen gültigen, theoretisch bedeutungsvollen Tatsache angelangt, daß nicht bloß die verschiedenen Organismen und die verschiedenen Organe desselben Organismus, sondern auch die verschiedenen Funktionen derselben Zelle der Narkose in ungleichem Maße unterliegen. Diese Tatsache erklärt, wie schon früher (vgl. S. 35) betont, die sogenannte „Verstärkung der Narkose" bei längerer Einwirkung, nämlich das Auftreten wachsender und oft irreversibler Schädigungen, die aber in Wahrheit gar nichts mit dem Wesen der Narkose zu tun haben; sie stellen vielmehr lediglich eine Folge der Störung in dem harmonischen Zusammenwirken der einzelnen Zellmechanismen dar, wie sie begreiflicherweise aus der ungleichen Beeinflussung der Reaktionsgeschwindigkeit verschiedener Prozesse resultieren muß, die unter normalen Bedingungen genau aufeinander abgestimmt sind. Diese Erscheinung ist bisher nur in wenigen Fällen, vor allem in Hinsicht auf die Erstickungstheorie der Narkose, zum Gegenstand spezieller Untersuchungen gemacht worden, auf die wir daher auch bei Erörterung dieser Frage näher eingehen werden (vgl. II. Teil. Kap. B, 4, a).

Hier seien nur als Beispiele angeführt, daß nach den Untersuchungen von Warburg (1020) und Loeb und Wasteneys (608, 609) die Narkotika in Konzentrationen, in welchen sie die Furchung von Seeigeleiern vollständig unterdrücken (Konzentrationen, die für die Alkohole nach Fühner (304), mit den Overtonschen Narkosewerten für Kaulquappen sehr gut übereinstimmen), die Oxydationsprozesse in den Seeigeleiern nur wenig herabsetzen, und daß nach Loeb und Wasteneys Chloroform die Reaktion auf chemische Reize bei Fundulus-Embryonen in einer Konzentration zum Verschwinden bringt, welche die Oxydationsgeschwindigkeit unbeeinflußt läßt. In analoger Weise ruft Alkohol nach Winterstein (1083) in einer Konzentration, in der die Reflexerregbarkeit des isolierten Froschrückenmarks gänzlich aufgehoben wird, keine Herabsetzung, ja meist sogar eine leichte Steigerung der Oxydationsprozesse hervor. Ebenso wird beim Säugetier- und beim Froschherzen durch Narkotika die Tätigkeit bedeutend stärker herabgesetzt als der Sauerstoffverbrauch (Rohde und Ogawa, 811, W. Fischer, 252, Weizsäcker, 1054). Nach den (von Gasser und Hartree, 331, allerdings nicht bestätigten) Versuchen Weizsäckers (1053, 1054) würde tiefere Alkoholnarkose des Muskels die Entwicklung mechanischer Energie bereits vollständig hemmen, wenn noch $^1/_3$ oder mehr der normalerweise durch Reizung ausgelösten Wärmeentwicklung zu beobachten ist. Auf eine ungleiche Beeinflussung der verschiedenen Stoffwechselprozesse im Muskel dürfte auch die in Chloroformnarkose beobachtete Anhäufung von Zwischenprodukten des Kohlenhydrat- und Phosphorsäurestoffwechsels, insbesondere von Lactacidogen und von Milchsäure, zurückzuführen sein (Meyerhof, 692, Schenk, 842, Lange und Mayer, 554). Ähnliches ist nach Loebel (611) auch beim Nervengewebe der Fall, bei dem die Milchsäurebildung aus zugesetztem Zucker durch Narkotika weniger gehemmt wird als die zur Milchsäureentfernung führende Sauerstoffatmung.

Bei den grünen Pflanzen kann, wie schon Cl. Bernard (72) gefunden hat, eine Konzentration, welche die assimilatorische Tätigkeit völlig, oft sogar irreversibel, lähmt, die Atmung noch gänzlich unbeeinflußt lassen. In der Mitte zwischen beiden steht nach Warburg und Negelein (1038) die Nitratreduktion, so daß durch bestimmte Konzentrationen von Phenylurethan bei Chlorella die Atmung noch beschleunigt, die Nitratreduktion ein wenig und die Kohlensäureassimilation schon völlig gehemmt wird (vgl. auch Kap. D, 3, c).

Durch gleiche Narkotikumkonzentrationen wird das Wachstum von Hefezellen stärker gehemmt als ihr Gärungsvermögen (Kisch, 507), das Wachstum von Bakterien etwas stärker als ihre Atmungstätigkeit (Vibrio Metschnikoff, Meyerhof, 681) und ihre Leuchtkraft (Bac. Pierantonii, Zirpolo, 1118). Auch die verschiedenen bei der Teilung des befruchteten Seeigeleies sich abspielenden Vorgänge würden nach Versuchen von Polowzow (771) durch (Alkohol-)Narkose eine ungleiche Beeinflussung erfahren. Auf einer solchen beruhen wohl auch die von Stockard (900), McClendon (664) u. a. beobachteten Entwicklungsstörungen, die sich z. B. bei Fischen durch die Einwirkung von Lösungen verschiedener Alkohole und anderer Narkotika erzielen lassen. Andererseits besteht, wie wir noch sehen werden, nach den Untersuchungen von (Warburg und) Usui (976) eine weitgehende Übereinstimmung zwischen den Narkotikumkonzentrationen, die eine Hemmung der Oxydationsprozesse in ganz verschiedenartigen Zellen bewirken; so liegen z. B. die eine annähernd gleiche Oxydationshemmung (um 40 bis

80 vH) bewirkenden Konzentrationen für Vibrio Metschnikoff, für Vogelbluterythrocyten, für die Leberzellen der Maus und für das Zentralnervensystem des Frosches beim Äthylurethan zwischen 3 und 4, beim Propylurethan zwischen 1 und 1,5 vH, und ebenso stimmen diese oxydationshemmenden Konzentrationen nach den Untersuchungen von (Warburg und) Dorner (223) auffällig mit jenen überein, die eine Hemmung der Gärung in lebenden Hefezellen bewirken.

Narkose enzymatischer Prozesse. Nicht bloß die Allgemeinheit, mit der die Wirkung der Narkotika sich auf alle Formen der lebendigen Substanz erstreckt, veranlaßten Bernard sie als „ein wahres Reagens des Lebens" zu bezeichnen, sondern auch der Umstand, daß diese allgemeine Wirkung ausschließlich auf die lebendige Substanz beschränkt zu sein und die außerhalb der Zellen sich abspielenden Vorgänge unbeeinflußt zu lassen schien (72, S. 277). Denn während Bernard als erster die Narkose geformter Fermente, nämlich die Hemmung der alkoholischen Gärung bei lebenden Hefezellen, nachweisen konnte, fand er die Wirkung der gelösten diastatischen und invertierenden Fermente unbeeinflußt oder sogar verstärkt, und gründete darauf die Unterscheidung von narkotisierbaren protoplasmatischen oder lebenden und nicht-narkotisierbaren, nicht-protoplasmatischen und nicht an das Leben gebundenen Fermenten (a. a. O.). Noch neuerdings haben Stassano und de Beaufort (893) auf Grund dieser Anschauung die von ihnen beobachtete Nichtnarkotisierbarkeit des „übertragbaren lytischen Prinzips" (Bakteriophagen d'Hérelles) als entscheidendes Argument gegen die organismische Natur dieses Agens betrachtet.

Diese Auffassung ist lange Zeit die allgemein herrschende gewesen, und besonders Salkowski (831, 832) empfahl das Chloroformwasser als ein Mittel, um unter Ausschluß von Protoplasma- und Bakterienwirkung Fermente in den Geweben aufzusuchen, da das Chloroform „alle durch die Lebenstätigkeit von Mikroorganismen bedingten Fermentationsvorgänge, so die alkoholische Gärung, die ammoniakalische Harnstoffgärung, die fermentative Spaltung der Hippursäure, die Milchsäuregärung, die bakteritische Eiweißfäulnis, verhindere, während es die Wirkung der nicht organisierten, löslichen Fermente — Enzyme — also z. B. die Wirkung des

Speichelfermentes, des Pepsins, des Trypsins, Invertins, der Diastase usw. nicht stört".

Obwohl sich nun bald herausstellte, daß diese Ansicht keine allgemeine Gültigkeit beanspruchen könne, und mehrfach ein schädigender Einfluß der Narkotika auch auf gelöste Fermente beobachtet wurde (so von Salkowski selbst (833) für Pepsin und Labferment, von Fokker (258) für Pepsin und Diastase, von Jacobson (474) für Katalase, von Treyer (970) für Invertin, Diastase, Emulsin, Pepsin, Trypsin, von Kaufmann (499) für Trypsin usw.), so dachte doch niemand daran, diese hemmende Wirkung der Narkotika, die auf ihre Reversibilität gar nicht untersucht wurde, mit der narkotischen Wirkung auf die lebendige Substanz in Zusammenhang zu bringen. Doch hat schon 1899 Linossier (599) beobachtet, daß das wichtige, die Wirkungsstärke der Narkotika beherrschende Gesetz der homologen Reihen, das uns später noch ausführlich zu beschäftigen haben wird, auch für die hemmende Wirkung der Alkohole auf die Fermente (Pepsin, Trypsin, Lab, Invertase) gilt. Schöndorff und Victorow (850) konnten weiter feststellen, daß die durch 70—80proz. Alkohol erzeugte völlige Lähmung des die Verzuckerung von Glykogen bewirkenden diastatischen Fermentes in Leber und Muskeln selbst nach mehrtägiger Einwirkung (bei niedriger Temperatur) vollkommen reversibel ist. Eine besonders intensive, in der Größenordnung der Konzentration den narkotischen Wirkungen auf die lebenden Gewebe ziemlich nahekommenden Hemmung von Fermentwirkungen haben für die im Nierenextrakt enthaltene Katalase Neilson und Terry (717) beobachtet (2 vH Chloralhydrat setzte die Menge des entwickelten Sauerstoffs um 50, 5 vH Urethan um etwa 40 vH herab), und daraus auf eine Beziehung zwischen der Herabsetzung der enzymatischen Fähigkeiten der Gewebe und dem Mechanismus der Narkose geschlossen. Eine größere Bedeutung hat diese Frage jedoch erst gewonnen, als in später noch genauer zu erörternden Arbeiten vom Standpunkte der Theorie der Narkose aus die hemmende Wirkung der Narkotika auf die Oxydasen und Oxydone der tierischen Gewebe von Vernon (987—989, 991) und von Batelli und Stern (48, 49) untersucht, und die Beeinflussung der bei Erhaltung und nach Vernichtung der Gewebsstruktur zu beobachtenden Oxydationshemmung durch die Narkotika von Warburg und seinen Schülern, sowie die Hemmung von Dehydrierungsvorgängen (Lipschitz und Gottschalk, 600, Grönvall, 356, Svensson, 919) vergleichend studiert wurde.

Besonders die Untersuchungen Warburgs, durch die für die Erscheinungen der Gewebsatmung der erste sichere Schritt zur Erkenntnis ihrer physikalisch-chemischen Natur unternommen wurde, sind, wie wir noch sehen werden, von größter theoretischer Bedeutung. Die Entdeckung, daß die Narkotika, wie in der lebenden Zelle, so bei höherer Konzentration auch in leblosen Extrakten die Gärungs- und Atmungsvorgänge zu hemmen vermögen (Warburg und Wiesel, 1041, Dorner, 223, Warburg, 1030, Meyerhof, 691, 694), daß also hier keine qualitativen, sondern nur quantitative Unterschiede vorzuliegen scheinen, in dem Sinne, daß „die Struktur die Fermente der arbeitliefernden Reaktionen gegenüber indifferenten Narkotika empfindlicher macht" (Warburg, 1030), läßt besonders in Zusammenhang mit der weiteren Beobachtung, daß auch dem Lebensgeschehen völlig fremde chemische Prozesse, wie die Verbrennung von Oxalsäure an Blutkohle (Warburg, 1029) oder gar die Wasserstoffsuperoxydzersetzung des kolloidalen Platins (Meyerhof, 683) gemäß dem Gesetz der homologen Reihen und in zum Teil reversibler Weise durch die Narkotika gehemmt werden, die Hoffnung berechtigt erscheinen, gerade durch das Studium der Narkose einen tieferen Einblick in das physikalisch-chemische Getriebe des Zellebens zu gewinnen.

D. Spezielle narkotische Wirkungen von allgemein-physiologischem Interesse.

I. Nervensystem.

1. Zentralorgane.

Von den Wirkungen der Narkotika auf das Zentralnervensystem sind die erregenden und die Frage nach ihrem Ursprung bereits Gegenstand der Erörterung gewesen (vgl. S. 15, 20), ebenso wie (im vorangehenden Abschnitt) das Problem der vorzugsweisen Wirksamkeit der Narkotika auf dieses Organsystem, ein Problem, dem wir auch später, bei Besprechung der verschiedenen Narkosetheorien, noch mehrfach begegnen werden. Hier haben wir uns noch kurz mit der Erscheinung zu beschäftigen, daß die Narkotika auch innerhalb der Zentralorgane ihre Wirkung nicht gleichmäßig auf alle Teile erstrecken und auch in den anatomisch zusammengehörigen Abschnitten die verschiedenen physiologischen Mechanismen in ungleicher Weise beeinflussen.

a) Beeinflussung verschiedener Zentralorgane.

Die Tatsache, daß die verschiedenen Teile des Zentralnervensystems nicht in gleichem Ausmaße von der Wirkung der Narkotika betroffen werden, ist natürlich schon längst bekannt, da ja auf dem Erhaltenbleiben der Tätigkeit der Atemzentren bei im übrigen völliger Lähmung des Empfindungsvermögens und der Reflextätigkeit überhaupt die Anwendbarkeit der Narkose in der Heilkunde beruht. Aber auch die übrigen Zentren werden nicht sämtlich gleich schnell, d. h. durch die gleiche Konzentration, gelähmt, wie schon aus dem primären Schwinden der bewußten Sensibilität beim Menschen zu Beginn der Narkose hervorgeht. Vor langem bereits hat Witkowski (1099) für die Wirkung des Morphins auf den Frosch einen völligen Parallelismus mit den Folgen sukzessiver Abtragung der einzelnen Hirnteile feststellen wollen, eine schematisierende Angabe, die bezüglich der Schilderung der letzteren Wirkungen den Tatsachen durchaus nicht gerecht wird. Jedenfalls ist aber schon beim Frosch die bei den höheren Tieren und beim Menschen allgemein bekannte Tatsache feststellbar, daß in der Narkose zuerst die Tätigkeit des Gehirns und die spontanen Bewegungen und erst später die Reflextätigkeit des Rückenmarks zum Stillstand kommt. Bezüglich des Atemzentrums scheint das Verhalten beim Frosch unter verschiedenen Bedingungen zu wechseln; häufig sieht man die Atmung schon lange vor Erlöschen der Reflexerregbarkeit aufhören; doch gibt Krogh (538) an, daß sich mit Äthylurethan in entsprechender Dosierung beim Frosch eine tagelang anhaltende Narkose erzielen lasse, bei der die spontanen Bewegungen erlöschen, die Reflexerregbarkeit, wenn nicht aufgehoben, so doch auf ein Minimum reduziert ist, die Atembewegungen aber erhalten bleiben. Beim Warmblüter ist jedenfalls das Atemzentrum fast regelmäßig der zuletzt von der Narkose gelähmte Teil, was Schleich (843, S. 128) (und wohl auch andere Autoren) zu der Auffassung führte, daß die toxischen Wirkungen der Narkotika in umgekehrtem Verhältnis zu dem entwicklungsgeschichtlichen Alter der einzelnen

Hirnteile stehen; die „ältesten Bezirke“, Herz und Atmung, würden zuletzt betroffen werden, zuerst dagegen die „jüngsten Zonen des Bewußtseins“.

Es ist schon früher erwähnt worden (S. 36), daß zu einer Zeit, in der die Reflexerregbarkeit durch Narkose mehr oder minder weitgehend aufgehoben ist, die Nervenstämme noch relativ unbeeinflußt erscheinen. Nimmt man an, daß im Zentralnerzensystem die Narkotika in erster Linie auf die Umschaltungsstellen, die Synapsen (Sherrington, 873) wirken, so wird ohne weiteres verständlich, daß die übergeordneten Zentren, bei denen die zu ihnen gelangenden und von ihnen ausgehenden Impulse die größte Zahl solcher Schaltstücke zu passieren haben, durch die Narkose in erster Linie ausgeschaltet werden müssen. In der Tat sahen denn Forbes und Miller (262) in Äthernarkose eine Abschwächung, bei entsprechender Konzentrationssteigerung sogar ein völliges Verschwinden der vom Hirnstamme bei Reizung ableitbaren Aktionsströme, eintreten, die vermutlich dem zweiten Neuron ihren Ursprung verdanken. Auf die primäre Ausschaltung der höheren Zentren durch die Narkose ist jedenfalls auch die der Enthirnungsstarre entsprechende Erscheinung der Narkosestarre (vgl. Storm van Leeuwen, 901) zurückzuführen, sowie die Veränderungen der Reflexerregbarkeit, die nach Versuchen Ebbeckes (237) nach wiederholten Narkosen auftreten können und jenen eines spinalen Tieres entsprechen. Andererseits wird bei Annahme einer primären Synapsenblockade leicht verständlich, daß die von automatisch tätigen Zentren ausgehenden Impulse, die gar keine oder nur ganz wenige Synapsen zu durchlaufen haben, wie die der Atmunginnervation oder die in einem bestimmten Stadium der Narkose oft zu beobachtenden Kratzbewegungen und Laufbewegungen (vgl. Graham Brown, 348—351), am längsten erhalten bleiben, auch wenn alle Reflextätigkeit bereits erloschen ist. Wir werden auf die theoretische Bedeutung dieser Erscheinung noch zurückkommen.

Auch die einzelnen Narkotika beeinflussen, wie z. B. Storm van Leeuwen (904) für Chloroform und Äther gezeigt hat, die verschiedenen Zentren nicht in der gleichen Reihenfolge. Schließlich sei noch erwähnt, daß Stefanowska (895) beim Studium der später noch zu erörternden histologischen Veränderungen, die nach ihr und anderen Autoren die Ganglienzellen des Gehirns unter dem Einfluß der Narkose aufweisen würden (Varikositäten-bildung der Dendriten), eine verschiedene Lokalisation derselben in den einzelnen Teilen des Gehirns festgestellt haben will, die aber, ganz abgesehen von ihrer problematischen Natur, jedenfalls keinerlei Beziehungen zu den physiologischen Erscheinungen erkennen ließ.

Ganz analoge Verhältnisse wie bei den Wirbeltieren scheinen auch bei den Wirbellosen vorzuliegen. Guillebeau und Luchsinger (367) sahen, wie schon erwähnt (S. 50), bei Äthernarkose von Blutegeln, Wasserkäfern und Krebsen (in 1 proz. Ätherbad) stets zuerst die spontanen Bewegungen und erst später die Reflexerregbarkeit erlöschen. Auch hier zeigen die einzelnen Zentren bemerkenswerte Unterschiede in ihrer Resistenz. So verliert der Blutegel zuerst die Herrschaft über die Saugnäpfe, während die Schwimmbewegungen noch gut erhalten sind. Die Reflexerregbarkeit erlischt merkwürdigerweise zuerst im mittleren Abschnitt des Körpers, zu einer Zeit, in der die Endstücke noch gut erregbar sind und auch (durch das gelähmte Mittelstück hindurch) noch miteinander in leitender Verbindung stehen. Beim Krebs tritt nach Verschwinden der spontanen Bewegungen ein solches der Atembewegungen ein, während die Schwanzreflexe noch vorhanden sind. Die Verfasser suchen diese Unterschiede in der Widerstandsfähigkeit zum Teil auf das verschiedene entwicklungsgeschichtliche Alter der Mechanismen, zum Teil auf deren verschieden große physiologische Bedeutung und ungleiche Kompliziertheit des Aufbaues zurückzuführen.

b) Beeinflussung verschiedener nervöser Mechanismen.

Nicht minder bemerkenswert als die verschiedene Widerstandsfähigkeit der einzelnen Zentralorgane ist jene, welche die verschiedenen Mechanismen des nämlichen Abschnittes des Zentralnervensystems gegenüber der Narkose bekunden. Auf diese Tatsache scheint zuerst Flourens (253) aufmerksam gemacht zu haben, der beobachtete, daß in Äthernarkose die Durchschneidung der Hinterstränge keine Schmerzäußerungen hervorrief, während die Durchschneidung der Vorderstränge noch leichte Zuckungen auslöste; er schloß daraus auf ein früheres Verschwinden der Sensibilität vor der Motilität. Auch die eben erwähnte Tatsache, daß die Atemzentren nach völliger Aufhebung der Sensibilität noch funktionieren, würde nach Bernstein (73) bereits die geringere Beeinflußbarkeit verschiedener motorischer Ganglienzellen gegenüber den sensiblen durch die Narkose dartun.

Schon früher hat P. Bert (76) aus der Beobachtung, daß eine bis zum völligen Erlöschen der Reflexerregbarkeit narkotisierte Ratte beim Untertauchen des Kopfes unter Wasser Erstickungskrämpfe zeigte, gefolgert, daß die Narkose zuerst auf die sensiblen Mechanismen wirke. Aus der analogen Beobachtung, daß ein sensibel völlig gelähmtes Kaninchen durch starke Pikrotoxindosen unter Krämpfen getötet wurde (sowie aus dem Fehlen mit der Nißlschen Methode nachweisbarer Veränderungen in den motorischen Vorderhornzellen), hat Fränkel (268) sogar die selbstredend irrige Schlußfolgerung ziehen wollen, daß die motorischen Mechanismen durch die Narkose überhaupt nicht betroffen werden. Auch die motorischen Zonen der Hirnrinde zeigen eine beträchtliche Widerstandsfähigkeit gegen Narkose, da, wie schon Hitzig (438) beobachtete, einzelne Zentren in Äthernarkose noch erregbar bleiben, wenn jede Reflextätigkeit bereits geschwunden ist.

Bei Kraepelin (534) findet sich eine Reihe von Angaben über die verschiedene Beeinflußbarkeit motorischer und sensibler Mechanismen durch einzelne Narkotika. So würde der Alkohol, während er, wie schon erwähnt, in kleinen Dosen die motorische Leistungsfähigkeit steigert, die sensorischen Funktionen von vornherein herabsetzen (S. 205). Ähnlich würde sich der Paraldehyd verhalten, bei dem nur die sensorische Lähmung gegenüber der motorischen Erregung bei weitem überwiege (S. 211), und auch bei der Inhalationsnarkose durch Chloroform, Äther und Amylnitrit würde, wie schon erwähnt, zunächst eine Erleichterung der motorischen Funktionen zu beobachten sein, die noch zu einer Zeit besteht, in der die lähmenden Wirkungen auf die sensorischen Funktionen deutlich ausgeprägt erscheinen. Hierbei würden beim Chloroform die motorischen Vorgänge am raschesten in das Gebiet der Lähmung mit hineingezogen, langsamer beim Äther und für die medikamentell zulässigen Gaben vielleicht überhaupt nicht beim Amylnitrit. Der Verfasser läßt es hierbei allerdings unentschieden, ob diese motorischen Reizerscheinungen auf eine direkte Wirkung der Narkotika oder auf die Folgen sensorischer Lähmungen zurückzuführen sind (S. 214 f., bezüglich des

Alkohols vgl. S. 22). Auf jeden Fall beweisen sie eine ungleich-mäßige Beeinflussung der verschiedenen Mechanismen.

Am Frosch hat Baglioni (35, S. 237, 39, S. 78) die verschiedene Widerstandsfähigkeit der motorischen und sensiblen Mechanismen dadurch festellen können, daß nach völliger sensibler Lähmung die direkte mechanische oder elektrische Reizung der Vorderhörner noch starke Zuckungen hervorrief, die nicht von einer Mitreizung der vorderen Wurzeln herrühren konnten, da eine gleich starke isolierte Reizung der letzteren erfolglos blieb. Auch Winterstein (1083) fand am isolierten Froschrückenmark bei Narkose mit Urethan (nicht aber mit Alkohol) nach völliger Aufhebung der Reflexerregbarkeit die direkte elektrische Reizung noch wirksam.

Es muß nun aber gleich hervorgehoben werden, was beim peripheren Nervensystem noch besonders zu erörtern sein wird, daß eine ungleichmäßige Beeinflussung verschiedener Funktionen noch keineswegs ohne weiteres auch eine verschiedene Beeinflussung der Erregbarkeit der betreffenden Mechanismen, also eine verschiedene Intensität der Giftwirkung beweist. Die Aufhebung der Erregbarkeit ist im allgemeinen eine relative, sie bezeichnet das Unwirksamwerden eines Reizes von bestimmter Intensität. Von einer Verschiedenheit der Giftwirkungen werden wir daher mit Sicherheit nur dann sprechen können, wenn sich die Erregbarkeit verschiedener Zentralorgane oder Mechanismen in der Narkose gegenüber Reizen von gleicher Wirkungsstärke verschieden verhält. Wenn also z. B., um auf die letzterwähnten Beobachtungen zurückzukommen, die direkte Reizung der motorischen Rückenmarksmechanismen noch von Erfolg begleitet ist, während die reflektorische Reizung sich bereits als wirkungslos erweist, so könnte dies möglicherweise auch auf der verschiedenen Wirksamkeit dieser beiden Reizarten beruhen und nicht auf einer ungleichen Beeinflussung der Erregbarkeit. Daß aber eine solche tatsächlich vorliegt, hat schon vor längerer Zeit Bernstein (73) in einwandfreien Versuchen nachgewiesen. Er fand, daß nach Durchschneidung des Kopfmarks bei Fröschen die Narkose (mit Chloroform) in den nahe unterhalb der Schnittstelle gelegenen Teilen des Zentralnervensystems infolge der mit der Operation verbundenen Zirkulationsstörung nur relativ langsam eintritt. Unter diesen Bedingungen nun konnte er mitunter beobachten, daß zu einer Zeit, in der die unteren Extremitäten bereits sensibel gelähmt sind, die oberen noch ihre Sensibilität besitzen, und daß ihre Reizung nun nicht bloß Bewegungen der oberen, sondern auch der sensibel gelähmten unteren Extremitäten auslöst. Auch der umgekehrte Versuch gelang in einigen Fällen: wurde durch Zerstörung der Gefäße der unteren Rückenmarkshälfte (durch Zerreißen der Pia mater) diese in ihrer Blutzufuhr beeinträchtigt und so der Eintritt der Narkose verzögert, so war mitunter zu beobachten, daß Reizung der unteren Extremitäten noch Bewegungen der oberen auslöste, während diese selbst völlig unempfindlich waren. In diesen Versuchen sind es in der Tat die gleichen, auf reflektorischem Wege zugeleiteten Reize, für welche die motorischen Mechanismen noch erregbar sind, während die sensiblen der gleichen Rückenmarksabschnitte bereits ihre Empfindlichkeit verloren haben.

Von besonderer theoretischer Bedeutung ist die von Graham Brown (349, 351) und von Storm van Leeuwen (902) festgestellte Tatsache, daß die schon früher (S. 59) erwähnten rhythmischen „Laufbewegungen in Narkose" auch in einem Stadium der Narkose fortbestehen können, in dem alle afferenten (auch die propriozeptiven) Erregungen ausgeschaltet und daher auch keinerlei Reflexe mehr auslösbar sind. Diese Beobachtungen beweisen offenbar, daß nicht bloß das Atemzentrum, für welches dies heute wohl ziemlich allgemein anerkannt wird, sondern auch die anderen motorischen Bewegungszentren eine rein automatische, von allen afferenten Impulsen unabhängige rhythmische Tätigkeit entfalten können, die mithin eine primäre und fundamentale Eigenschaft der Zentren überhaupt darstellt (vgl. im übrigen die Zusammenfassung von Graham Brown, 351).

Die bereits oben (S. 59) dargelegte Anschauung, daß die Narkose zunächst eine Synapsenblockade erzeugt, gibt ohne weiteres eine ausreichende Erklärung der primären Ausschaltung der „sensiblen Mechanismen", d. h. des früheren Erlöschens der afferenten Reizwirkung und vermag wohl auch zahlreiche andere ungleichmäßige Beeinflussungen nervöser Mechanismen verständlich zu machen. Wenn z. B. nach den Beobachtungen von Graham Brown (351) die ipsilateralen Reflexe stets länger erhalten bleiben als die kontralateralen, so erklärt sich dies wohl leicht durch die größere Anzahl der im letzteren Falle zu passierenden Synapsen.

Manche der eigenartigen in Narkose zu beobachtenden Erscheinungen von Reflexumkehr mögen einer anologen Deutung zugänglich sein. Es hat zuerst Cyon[1]) beobachtet, daß·die bei Reizung eines afferenten Nerven sonst eintretende Steigerung des Blutdruckes . in Chloralnarkose in eine Blutdruckverminderung umgekehrt werden kann; Bayliss (57) hat die gleiche (durch Chloroform bewirkte) Reflexumkehr, die nur beim Kaninchen, nicht bei der Katze zu beobachten war, genauer analysiert und gezeigt, daß sie nicht auf einer Reizung der Dilatatoren, sondern auf einer Hemmung der Konstriktoren beruht, die offenbar vor dem afferenten Neuron entsteht, da dieses durch asphyktisches Blut nach wie vor in Erregung versetzt werden kann. Es liegt also nahe, diese Erscheinung durch eine Blockade der zu den konstriktorischen Neuronen führenden Synapsen zu erklären. Ähnlich mag es sich bei der von Sherrington und Sowton (876) beobachteten Erscheinung verhalten, daß bei der dezerebrierten Katze ganz schwache elektrische Reizung eines afferenten Nerven nach Darreichung von Chloroform oder Äther nicht wie vorher eine Kontraktion, sondern eine Hemmung des Tonus des M. vasto-crureus hervorruft, wie sie sonst nur bei starker Reizung zu erhalten ist. Verzár (1004), der eine solche Reflexumkehr auch durch Ermüdung erzielen konnte, hat eine ganz analoge Erklärung für sie gegeben und dies durch einen hübschen Modellversuch veranschaulicht. Es können hier aber auch kompliziertere Erscheinungen im Spiel sein, wie sie bei Erörterung der „peripheren Hemmungen" uns noch genauer zu beschäftigen haben werden. Vom Standpunkt der Lucasschen Theorie (627) aus, die die zentralen Hemmungen durch die gleichen, hier an die Synapsen zu lokalisierenden Erscheinungen des Dekrements und des Refraktärstadiums zu erklären sucht, wie wir sie beim peripheren Nerven noch kennen lernen werden, hat auch Forbes (259) die in leichter Äthernarkose beobachteten Änderungen der Reflexreaktionen eingehend analysiert. So ergibt sich bei Berücksichtigung all dieser Momente vielleicht die Möglichkeit, die ungleiche Beeinflussung der verschiedenen nervösen Mechanismen auf die Verschiedenheit des Weges zurückzuführen, den die Erregung durch die an

---

[1]) ct. nach Sherrington und Sowton (876); a. a. O. nicht auffindbar.

sich gleichartig beeinflußten Schaltstellen zurückzulegen hat. Wir werden bei Besprechung der narkotischen Leitungsveränderung in der peripheren Nervenfaser auf diese Frage noch kurz zurückkommen.

c) Beeinflussung verschiedener Stoffwechselvorgänge in den Zentren.

Schließlich sei noch erwähnt, daß auch die einzelnen in den Zentren sich abspielenden Prozesse nicht alle in gleichem Maße durch die Narkose beeinflußt werden. So beobachteten Alexander und Cserna (22) eine verschieden starke Herabsetzung der Sauerstoffaufnahme und der Kohlensäureabgabe des Gehirns bei Einwirkung verschiedener Narkotika: Äther verminderte vornehmlich die erstere, Morphin dagegen die letztere. Nach Loebel (611) wird die durch isoliertes Nervengewebe bewirkte Glykolyse (= Milchsäurebildung aus zugesetztem Zucker) durch Narkose weniger gehemmt als die Gewebsatmung, so daß es zu einer ebenso großen Anhäufung von Milchsäure kommen kann wie bei Sauerstoffmangel. Auch die Änderungen, die die chemische Zusammensetzung der Hirnrinde unter dem Einfluß der Narkotika aufweist, zeigt nach den Untersuchungen von Tscherkes und Gorodissky (971a) für Chloroform, Äther und Chloralhydrat Verschiedenheiten, die wohl auf eine ungleiche Beeinflussung der einzelnen Stoffwechselvorgänge durch diese Substanzen zurückzuführen sein dürften. Für die Alkoholnarkose konnte Winterstein (1083), wie schon erwähnt, feststellen, daß bei einer zur völligen Aufhebung der Erregbarkeit ausreichenden Konzentration der Sauerstoffverbrauch nicht bloß nicht herabgesetzt, sondern meist sogar etwas gesteigert ist, so daß hier wieder Erregungs- und Oxydationsvorgänge eine ungleichmäßige, zum Teil sogar gegensinnige Beeinflussung erfahren können, Beobachtungen, die uns später noch zu beschäftigen haben werden. Dagegen besteht, wie Hirschberg und Winterstein (435, 1095) gezeigt haben, eine völlige Übereinstimmung in der narkotischen Beeinflussung der Erregbarkeit und des Zuckerumsatzes der nervösen Zentralorgane, welcher letztere durch Urethan und in noch stärkerem Maße durch Alkohol in narkotischer Konzentration in sehr bedeutendem Maße vermindert wird. Ähnliches gilt nach den Untersuchungen derselben Autoren (436, 1094, 1096) für den Stickstoffumsatz und nach Hecker (413) für den Phosphorumsatz des Zentralnervensystems. Dagegen erweisen sich ebenso wie beim peripheren Nervensystem (s. d.) auch hier Ruhestrom und Erregbarkeit in ihrer Beeinflussung durch Narkotika gänzlich unabhängig voneinander (Voelkel, 1011).

2. Peripheres Nervensystem.

Mehr noch als beim zentralen ist die verschiedene Wirkungsweise der Narkotika beim peripheren Nervensystem Gegenstand der Untersuchung gewesen, ja hier sogar direkt als Mittel physiologischer Analyse verwendet worden. In zweifacher Hinsicht: einmal zur Sonderung verschiedener Arten von Nervenfasern, und zweitens zur Sonderung der einzelnen bei Reizung des Nerven in ihm sich abspielenden Prozesse.

a) Beeinflussung verschiedener Nervenfasern.

Die Frage, ob ähnlich wie wir dies für die Zentralorgane festgestellt haben, auch die einzelnen Arten von Nervenfasern durch die Narkotika in verschiedenem Ausmaße beeinflußt werden, besitzt ein besonderes theoretisches Interesse wegen der Bedeutung für das Problem, ob die in den einzelnen Nervenfasern sich abspielenden Prozesse entsprechend der von den meisten Autoren vertretenen Auffassung als gleichartig, oder, entsprechend der besonders von Hering (423) aufgestellten Hypothese, als ungleichartig anzusehen sind. Denn es liegt auf der Hand, daß der Nachweis einer ungleichen Beeinflussung funktionell gesonderter Faserarten überzeugend zugunsten der letzteren Auffassung sprechen würde.

Schon bei Erörterung der Zentralorgane ist nun aber darauf hingewiesen worden, daß eine Ungleichheit in der Beeinflussung der verschiedenen Funktionen noch keineswegs auch eine solche der Erregbarkeit beweist, weil die als Index dienende Größe der Reaktion nicht bloß von der Erregbarkeit, sondern auch von der Reizgröße abhängen und daher nur bei völlig gleicher Wirksamkeit der verwendeten Reizungen als Maß der Erregbarkeit betrachtet werden kann. Es ist seltsam, daß diese, man sollte meinen selbstverständliche Voraussetzung von den meisten Autoren nicht beachtet und jede Verschiedenheit der Reizwirkung kritiklos als Beweis einer verschiedenen Beeinflussung der Erregbarkeit angesehen wurde. Freilich muß hierbei die bald zu erörternde Tatsache berücksichtigt werden, daß die Erregung, wenn auch vielleicht nicht in der narkotisierten, so doch jedenfalls in der normalen Nervenfaser, bzw. dem normalen Teil derselben, dem „Alles oder Nichts-Gesetz" unterliegt, so daß, wenn eine Erregung eine narkotisierte Strecke überhaupt zu passieren vermochte, sie jenseits dieser wieder in der vollen und normalen Intensität in das Erfolgsorgan eintritt. Bei lokaler Applikation eines lähmenden Giftes auf eine Nervenstrecke kann daher ein Ausbleiben bestimmter Reizerfolge nicht auf eine verschiedene Stärke der von den beeinflußten Nervenfasern zufließenden Erregungsimpulse zurückgeführt werden, vielmehr kann es sich, sofern nicht etwa beim Durchgange durch die narkotisierte Strecke eintretende Änderungen des Erregungsrhythmus eine Rolle spielen (s. u.), nur um Unterschiede in der zur Erzielung eines Reizerfolges nötigen Zahl erregter Nervenfasern handeln. Unter Erregungsgröße soll daher im folgenden stets die aus der Summe der Einzelfasererregungen resultierende Gesamtgröße der Erregung verstanden werden, die zum Erfolgsorgan gelangt. Daß diese innerhalb weiter Grenzen schwanken kann, dürfte kaum zu bezweifeln sein, da gerade bei lokaler Einwirkung von Narkoticis wohl niemals alle Fasern eines Nerven gleichzeitig außer Funktion gesetzt werden. Die Reihenfolge, in der dies geschieht, kann, wie wir an speziellen Beispielen sehen werden, sowohl durch die besondere anatomische Lagerung, wie möglicherweise auch durch die verschiedene Dicke der die Nerven oder deren leitende Teile umhüllenden Scheiden bestimmt werden. Nimmt doch die für die Leitung keinesfalls in Betracht kommende Bindegewebshülle der markhaltigen Fasern nach den Messungen von Ellison (243) im Durchschnitt nicht weniger als 63 vH des Gesamtquerschnitts ein (!). Daß hierbei ganz gesetzmäßige Variationen vorkommen, zeigen die Untersuchungen von Weiss (1052), nach welchen die Menge des Bindegewebes bei den afferenten und efferenten Nervenfasern entgegengesetzte Änderungen erfährt, so daß bei den motorischen Wurzeln der zentrale, bei den sensiblen der periphere Querschnitt die größere Mächtigkeit aufweist. Die Bedingungen für eine ungleich starke oder zum mindesten ungleich schnelle Beeinflussung der einzelnen Nervenfasern sind also augenscheinlich in bisher nicht genügend beachtetem Umfange gegeben.

Die ersten Beobachtungen über eine anscheinend ungleiche Beeinflussung dürften von Hooper (453) herrühren. Er fand, daß Reizung des Recurrens, gleichviel ob die Nerven mit den Zentren in Zusammenhang blieben oder durchschnitten waren, normalerweise stets eine Verengerung der Glottis, bei tief narkotisierten Tieren dagegen eine Erweiterung herbeiführt; erst bei stärkeren Reizen tritt auch in diesem Falle Verengerung ein. Diese Erscheinung zeigt offenbar eine gewisse Analogie zu dem „Ritter-Rolletschen Phänomen", das darin besteht, daß bei Reizung eines Froschischiadicus mit schwachen Strömen zunächst die Flexoren und erst bei stärkerer Reizung auch die Extensoren zu einer Zusammenziehung veranlaßt werden. In der Tat konnte später Bowditch (126) zusammen mit Hooper und anderen zeigen, daß auch dieses Phänomen in eigenartiger Weise von der Narkose betroffen wird; denn sie fanden, daß bei Einwirkung von 3 vH Äther auf den Froschischiadicus elektrische Reizung nurmehr Flexion und keine Extension hervorrief. Wir werden auf diese Erscheinung noch zurückkommen.

Vor allem ist es das anscheinend verschiedene Verhalten der sensiblen und motorischen Nervenfasern, das die Aufmerksamkeit zahlreicher Autoren auf sich gelenkt hat.

Im Jahre 1886 beobachtete Alms (24), daß bei Applikation 5 proz. Cocainlösung auf den freigelegten Plexus ischiadicus des Frosches zunächst eine Lähmung der Sensibilität eintritt, indem der Frosch auf Reizung des betreffenden Beins nicht reagiert, während an anderer Stelle des Körpers einwirkende Reize Bewegungen auch dieser Extremität hervorrufen. Der Verfasser schloß aber aus dieser Erscheinung keineswegs, wie dies spätere Autoren auf Grund analoger Beobachtungen getan haben, daß das Cocain nur auf die sensiblen Nervenfasern wirke, sondern wies auf die Möglichkeit hin, daß die sensiblen Nervenendigungen vielleicht nicht das Maximum der Erregung hervorzurufen vermögen, deren eine Nervenfaser fähig ist, so daß die in ihrer Intensität geringeren sensiblen Erregungen nicht mehr durchgelassen würden, während dies bei den stärkeren motorischen noch der Fall wäre. Diese Erklärung erscheint freilich auf Grund der oben angeführten Giltigkeit des Alles oder Nichts-Gesetzes im Bereiche normaler Nervenstrecken in dieser Form nicht mehr haltbar. Wir brauchen aber, wie schon betont, nur an Stelle der verschiedenen Intensität der in den sensiblen Nervenfasern verlaufenden Erregungen eine verschiedene Zahl noch erregbarer Nervenfasern anzunehmen, um sogleich eine ganz analoge Erklärung zu erhalten. Wenn, wofür vieles spricht, die Auslösung einer Reflexreaktion Impulse von einer größeren Zahl von Nervenfasern benötigt als die Auslösung einer Muskelzuckung, so ergibt sich sehr wohl die Möglichkeit, daß bei teilweiser Ausschaltung der Leitungsfunktion eines Nerven die von einem bestimmten Gebiete der Haut ausgehenden sensiblen Impulse ihre Wirksamkeit einbüßen, während die motorischen sie noch bewahren. Angesichts der bekannten geringen Wirksamkeit von Einzelreizen zur Reflexauslösung wäre auch an die gleichfalls schon angedeutete Möglichkeit zu denken, daß die Nervenzentren nur in Erregung geraten, wenn ihnen rhythmische Impulse von bestimmter Frequenz zufließen. Da, wie wir noch später sehen werden, in Narkose durch Verlängerung der Summationszeit eine Transposition des Rhythmus bewirkt werden kann, so könnte vielleicht diese die Schuld an dem früheren Versagen der zentralen Erfolgsorgane tragen, zu einer Zeit, in der die peripheren auch auf den verlangsamten Rhythmus noch anzusprechen vermögen. Daß jedenfalls auch die motorischen Nervenfasern von der Wirkung des Cocains betroffen werden, ergaben weitere Versuche von Alms am freigelegten Ischiadicus von Kaninchen und Fröschen; bei elektrischer Reizung oberhalb und unterhalb einer mit Cocain behandelten Partie wurde sowohl die Leitung sensibler wie jene motorischer Impulse herabgesetzt und schließlich aufgehoben, so daß bei völliger Unfähigkeit, Reflexwirkungen auszulösen, auch keine Bewegung der Muskeln durch zentrifugale Leitung mehr zu erzielen war.

In diesem letzteren Punkte nun gelangten spätere Autoren zu abweichenden Resultaten. Noch in demselben Jahre wie Alms beobachtete Kochs (527), daß bei lokaler Applikation von Cocain auf den freigelegten Ischiadicus von Fröschen und Hunden die Sensibilität bei Prüfung mittels elektrischer Reizung des Nerven peripher von der affizierten Stelle früher verschwindet als die in gleicher Weise zentral von ihr geprüfte Motilität; das gleiche ließ sich am Nervus cruralis des Kaninchens zeigen, bei welchem der sehr empfindliche Atemreflex (Steigerung der Atmungsgröße bei sensibler Reizung) bei peripherer Reizung ausblieb, während die zentral von der gelähmten Nervenstrecke applizierte Reizung noch motorisch wirksam war. Erst stärkere Dosen lähmten auch die Motilität. Der Verfasser folgerte aus seinen Versuchen, „daß Cocain, auf den Verlauf eines gemischten Nerven appliziert, zuerst die sensitive und dann die motorische Leitung vorübergehend zu lähmen imstande ist".

In analoger Weise fanden Pereles und Sachs (760), daß bei lokaler Narkose des freigelegten Froschischiadicus durch Äther-, Chloroform- oder Alkoholdampf die elektrische Reizung peripher von der Narkosekammer bereits unfähig wurde Reflexbewegungen zu erzielen, wenn die Reizung zentral von der Kammer noch Bewegungen der Pfote hervorzurufen vermochte und schlossen daraus, daß die Leitfähigkeit der sensiblen Nervenfasern früher erlicht als jene der motorischen.

Diese Schlußfolgerungen sind aber durchaus nicht berechtigt. Denn die Ursache des beobachteten Verhaltens kann ebenso wie in den ersten Versuchen von Alms an den Erfolgsorganen liegen, deren Anspruchsfähigkeit eine verschiedene sein kann, so daß bei gleich starker Beeinflussung beider Faserarten Reize, die noch stark genug sind, den Muskel zu einer Zuckung zu veranlassen, unfähig sein können, eine Reflexbewegung auszulösen. Auf diesen Gedanken sind die Autoren merkwürdigerweise nicht gekommen, obgleich sie selbst erwähnen, daß zur Erzielung einer Muskelzuckung schwächere Reize genügen als zur Erzielung einer Reflexbewegung, ja, obgleich sie sogar den Beweis für die Richtigkeit dieser Deutung selbst geliefert haben: Wenn sie nämlich statt Muskelzuckung und Reflexbewegung die von den motorischen, bzw. sensiblen Wurzeln ableitbare negative Schwankung als Index verwendeten, konnten sie keinen Unterschied in der Beeinflussung der beiden Faserarten feststellen. Statt aber die selbstverständliche Schlußfolgerung zu ziehen, daß der Unterschied der Reaktion dann eben nicht in den Nervenfasern, sondern in den Erfolgsorganen begründet sein muß, schlossen sie, daß die negative Schwankung kein so empfindlicher Index sei wie die Bewegung des Beins!

Ganz analog sind die Versuche von Dixon (221): Bei lokaler Applikation von Cocain auf den freigelegten Ischiadicus und Vagus von Kaninchen und Hunden und elektrischer Reizung oberhalb und unterhalb der vergifteten Stelle sah er die Reflexwirkung des Ischiadicus früher erlöschen als die direkte motorische Wirkung, die direkte Herzwirkung des Vagus früher als die reflektorische Wirkung auf Atmung und Kreislauf, und die Wirkung der im Ischiadicus enthaltenen Vasokonstriktoren früher als jene der Vasodilatatoren. Da weder die Anordnung der Fasern im Nervenstamme, noch Unterschiede der Scheide eine Erklärung für diese Erscheinung geben würden, so müßte sie entsprechend dem auch an den Zentralorganen zu beobachtenden Verhalten in einer Verschiedenheit der Beeinflussung der einzelnen Faserarten (vermutlich infolge verschiedener Affinität zum Cocain) gesucht werden. Auch Gottlieb (Meyer und Gottlieb, 676), der die Möglichkeit einer verschiedenen Höhe der Reizschwelle der Endapparate erörtert, sieht merkwürdigerweise in den Versuchen von Dixon einen Beweis für eine tatsächliche Verschiedenheit in dem Verhalten der Nervenfasern, obwohl es auf der Hand liegt, daß eine verschiedene Anspruchsfähigkeit der Erfolgsorgane alle Beobachtungen auch bei gleichmäßiger Beeinflussung der Nervenfasern zu erklären vermag. — Das gleiche gilt für die Angaben von Galante (326), der aus der Beobachtung, daß durch Chloralose die sensiblen Reaktionen von der Gefäßwand her aufgehoben, die Wirkung des Depressor dagegen verstärkt wurde, den Schluß zog, daß dieses Gift auf die sensiblen Gefäßnerven einerseits und den Depressor andererseits eine verschiedene, ja entgegengesetzte Wirkung ausübe.

Schwieriger zu deuten sind Versuchsergebnisse von Santesson (836, 837), der die Lokalwirkung von Cocain und Stovain auf die peripheren Nervenstämme vergleichend untersuchte. Bei lokaler Applikation auf den Ischiadicus des Frosches und Prüfung der sensiblen und motorischen Erregbarkeit durch elektrische Reizung peripher bzw. zentral von der narkotisierten Nervenstrecke sah er beim Cocain in starker Konzentration (5 vH) die sensible Leitung schneller verschwinden als die motorische, während bei schwacher Konzentration (1 vH) beide ungefähr gleich stark beeinflußt wurden. Beim Stovain hingegen, das in 1 proz. Lösung die motorische Leitung ungefähr gleich stark herabsetzt wie das Cocain, wurde diese viel rascher geschädigt als die sensible. Der Verfasser weist allerdings selbst auf die Möglichkeit hin, daß dieser Unterschied vielleicht nur ein scheinbarer war, weil wegen der Stromschleifen die motorische Leitung nicht mit so starken

Strömen untersucht werden konnte wie die sensible. Beim Kaninchenischiadicus wiederum würde die sensible Leitung durch Cocain und Stovain annähernd gleichartig beeinflußt, die motorische aber durch Cocain auffallend viel schwächer. — Der Verfasser diskutiert die verschiedenen Erklärungsmöglichkeiten dieser Unterschiede in Hinsicht auf das Problem der Gleichartigkeit der Leitung in motorischen und sensiblen Fasern. Er meint, daß unter Zuhilfenahme verschiedener Hypothesen über eine besondere anatomische Anordnung der Fasern, vermöge deren ein Teil der Fasern eine geschütztere Lage einnehme (wofür ihm freilich Anhaltspunkte zu fehlen scheinen), sowie einer ungleichen Anspruchsfähigkeit der Erfolgsorgane, die verschiedene Wirkungsweise der Gifte auf die motorische und sensible Leitung beim Kaninchen erklärbar schiene; in Anbetracht des Umstandes aber, daß beim Frosch die Verhältnisse bis zu einem gewissen Grade umgekehrt liegen, indem beim Kaninchen durch Cocain die Sensibilität stärker beeinflußt werde als die Motilität, beim Frosch durch Stovain aber die Motilität stärker als die Sensibilität, gewinne man doch den Eindruck, daß zwischen den beiden Faserarten gewisse Verschiedenheiten zu bestehen scheinen, über deren (anatomische, chemische oder rein funktionelle) Natur sich zunächst nichts aussagen lasse.

Uns scheint es eher berechtigt, aus dieser Verschiedenheit in dem Verhalten von Frosch- und Kaninchennerven gerade die entgegengesetzte Schlußfolgerung zu ziehen, daß es sich eben nicht um prinzipielle Differenzen in der Art der Nervenfasern oder des in ihnen sich abspielenden Leitungsvorganges, sondern um ganz zufällige und sekundäre Faktoren handelt, welche diese Verschiedenheit vortäuschen. Wie später noch genauer zu erörtern sein wird, verschwindet die Leitfähigkeit der einzelnen Nervenfaser ganz plötzlich, in dem Augenblicke nämlich, wo die durch die Giftwirkung erzeugte Herabsetzung der Erregungsleitung so stark geworden ist, daß die von der normalen Nervenstrecke ausgehende Erregungswelle die narkotisierte Partie nicht mehr zu durchsetzen vermag. Da bei allen diesen Versuchen aber die Leitfähigkeit nicht an der einzelnen Nervenfaser, sondern an dem ganzen Nervenstamm untersucht wird, so ist das, was man eigentlich feststellt, das Verschwinden der Leitfähigkeit derjenigen Nervenfasern, die zuletzt in entsprechendem Ausmaße von der

Giftwirkung betroffen wurden. Bei relativ langsam diffundierenden Substanzen wird es daher ganz von der zufälligen anatomischen Anordnung der Fasern und von der Diffusionsgeschwindigkeit des Giftes abhängen, ob und was für Differenzen in dem Verschwinden der Leitfähigkeit der einzelnen Faserarten auftreten, und dieser Umstand vermag, zusammen mit der verschiedenen Anspruchsfähigkeit der Erfolgsorgane alle beobachteten Unterschiede hinreichend zu erklären.

Daß eine besondere anatomische Anordnung von Nervenfasern tatsächlich elektive Giftwirkungen vorzutäuschen vermag, ergibt sich in einwandfreier Weise aus einer kleinen anscheinend in Vergessenheit geratenen Versuchsreihe von Albanese (16). Dieser ging aus von der schon erwähnten Beobachtung von Bowditch (vgl. S. 68), daß unter dem Einfluß starker Ätherlösungen die elektrische Reizung des Froschischiadicus nurmehr eine Flexion und keine Extension hervorruft. Albanese konnte nun durch einfache Experimente zeigen, daß dieses Verhalten durch eine oberflächliche Lage der die Extensoren versorgenden Nervenfasern bedingt wird, die infolgedessen zuerst von der Ätherwirkung betroffen und daher vor den Flexorenfasern außer Funktion gesetzt werden. Es gelang ihm nämlich, das gleiche Verhalten, wie es bei Ätherwirkung vorübergehend zu beobachten ist, durch oberflächliche Ätzung der Nerven mit Silbernitrat oder durch vorsichtiges Kauterisieren für viele Stunden hervorzurufen, wobei auch starke Reizung nur eine starke Beugung und gar keine Streckung auslöste. (Es liegt nahe auch die Erklärung des Ritter-Rolletschen Phänomens in dieser besonderen anatomischen Anordnung zu suchen; vielleicht werden die kompakt beisammen liegenden Flexorenfasern schon bei geringerer Stromstärke gleichzeitig in Erregung versetzt als die auf die Oberfläche verteilten Extensorenfasern, so daß die Flexoreninnervation zunächst überwiegt.)

Bier (104) hebt die außerordentliche Schnelligkeit hervor, mit der bei der Lumbalanästhesie die Unempfindlichkeit eintritt und bringt sie mit einem mehr oberflächlichen Verlauf der die Schmerzempfindung leitenden Fasern in Zusammenhang, die daher bei der Cocainisierung früher betroffen würden als die das Tastgefühl vermittelnden. Eine genauere Untersuchung des Verhaltens der Sensibilität bei der Lumbalanästhesie haben Baglioni und Pilotti (40, 41) durchgeführt und festgestellt, daß die vier Hautsinne nicht gleichzeitig verschwinden, sondern zuerst der Schmerzsinn, erst geraume Zeit nachher der Kältesinn, bald darauf der Wärmesinn, zuletzt der Drucksinn; die Rückkehr der Erregbarkeit erfolgt in umgekehrter Reihenfolge. Auch diese Autoren deuten ihre Beobachtungen unbedenklich im Sinne einer heterogenen Natur der Leitungsvorgänge in den einzelnen Nervenfasern, obwohl außer einer verschiedenen anatomischen Anordnung auch eine ungleiche Anspruchsfähigkeit der Nervenendapparate als Erklärung dienen kann. In der Tat wissen wir, daß zur Auslösung von Schmerzempfindungen im allgemeinen die stärksten Reize erforderlich sind, schwächere zur Auslösung von Temperaturempfindungen, und die schwächsten schließlich zur Auslösung von Berührungsempfindungen. Nimmt man an, daß die am leichtesten auslösbaren Empfindungen die geringste Zahl funktionsfähiger Nervenfasern zu ihrer Leitung benötigen, so ist das von den Autoren beobachtete Verhalten auch bei gleichmäßiger Herabsetzung der Erregbarkeit der verschiedenen Nervenfasern erklärbar.

Neuerdings haben Hirschfelder und seine Mitarbeiter (437, Quigley, 780) angegeben, daß eine ganze Anzahl von Phenylcarbinolen, darunter besonders das Saligenin eine ganz selektive Wirkung auf die sensiblen Nerven ausüben würden, während sie die motorischen überhaupt nicht beeinflussen. Anderweitig nicht veröffentlichte Versuche, die Teschner im Rostocker Physiologischen Institut angestellt hat, ergaben jedoch, daß zum mindesten die letztere Behauptung nicht zutrifft.

Schließlich sei noch erwähnt, daß verschiedene Autoren sogar eine ungleiche Resistenz der einzelnen Nervenabschnitte gegenüber der Wirkung der Narkotika haben feststellen wollen, die sie aus dem rascheren Absinken der Erregbarkeit am zentralen Ende motorischer Nervenfasern erschlossen (Joteyko und Stefanowska [492, 493] für Chloroform, Äther, Alkohol, Läwen [565] für verschiedene Lokalanästhetika). Diese Angaben sind nur ein anderer Ausdruck für die mehrfach gemachte Beobachtung, daß die Nervenreizung in Narkose um so früher ihre Wirksamkeit einzubüßen scheint, je länger die Strecke ist, welche die durch sie erzeugte Erregung zurückzulegen hat, ehe sie das Erfolgsorgan erreicht; diese Beobachtung, deren Deutung uns später noch ausführlich beschäftigen wird, hat aber mit einer Verschiedenheit der Eigenschaften einzelner Nerventeile auf keinen Fall etwas zu tun.

Zusammenfassend können wir also sagen, daß die Untersuchung der Wirkung der Narkotica und Lokalanästhetica auf die Nervenfasern in keinem einzigen Falle die Annahme einer verschiedenen Beeinflußbarkeit der einzelnen Faserarten erfordern, geschweige denn gar beweisen würde.

Ganz anders liegen die Verhältnisse natürlich für die Nervenendorgane, deren von der Funktionsweise der Nervenfasern abweichendes Verhalten gegenüber verschiedenen Faktoren ja lange bekannt ist und auch in der verschiedenen Beeinflußbarkeit durch narkotische Gifte zum Ausdruck kommt. Nach Gros würde hier ein Unterschied in dem Verhalten der eigentlichen Narkotika und der Lokalanästhetika feststellbar sein. Während gegenüber den ersteren die sensiblen Nervenendigungen (mit der Quaddelmethode untersucht) die gleiche Empfindlichkeit aufweisen würden wie die motorischen Nerven (357), würden sie gegenüber den letzteren empfindlicher sein (358), und schon durch die gleichen Konzentrationen beeinflußt werden, die bei Kaulquappen eine zentrale Narkose hervorrufen (359). Die Phenylurethanderivate wiederum würden nach Fromherz (299) auf den Nervenstamm eine viel stärkere Wirkung entfalten als auf die Hornhaut des Kaninchens oder die Froschhaut. Zum Teil ist die verschiedene Eignung der einzelnen Lokalanästhetika für Leitungsanästhesie einerseits und Oberflächenanästherie andererseits einfach durch die Verschiedenheit der äußeren Wirkungsbedingungen erklärbar (vgl. besonders Fromherz, 300). Übrigens scheinen auch innerhalb der sensiblen Endapparate Unterschiede zu bestehen, denn Goldscheider und Hahn (340) sahen bei subcutaner und percutaner Einwirkung von Chloroformwasser und anderen Stoffen die Kälteempfindlichkeit stärker beeinträchtigt werden als die Wärmeempfindlichkeit.

b) Beeinflussung verschiedener Nervenfunktionen.

Von viel größerer theoretischer Bedeutung als die vorangehenden Beobachtungen über eine vermeintliche verschiedene Beeinflußbarkeit einzelner Arten von Nervenfasern sind die zahlreichen Versuche, durch die man mit Hilfe einer elektiven Beeinflussung einzelner Nervenfunktionen eine Sonderung derselben zu bewirken und so einen tieferen Einblick in das Wesen der Nerventätigkeit zu gewinnen suchte. Diese Untersuchungen haben sich wieder in zweifacher Richtung bewegt: Einmal wurde versucht, die die Nerventätigkeit begleitenden Erscheinungen von dem eigentlichen Vorgang selbst zu trennen, und zweitens eine Sonderung des durch einen Reiz hervorgerufenen Erregungsvorganges von der Fortleitung desselben zum Erfolgsorgan, also eine Trennung der beiden fundamentalen Eigenschaften der „Erregbarkeit" und „Leitfähigkeit" durchzuführen.

1. „Aktionsströme ohne Aktion."

Es hat zuerst Ranke (790) kurz mitgeteilt, daß durch die Einwirkung von narkotischen Giften unerregbar gewordene Nerven noch Ruhe- und Aktionsströme zeigen können. Viel später hat Herzen (429, 430) einer analogen Beobachtung eine große theoretische Bedeutung zugeschrieben, indem er aus ihr die Schlußfolgerung ableiten wollte, daß die übliche Auffassung, die den Aktionsstrom als ein untrügliches Zeichen physiologischer Nerventätigkeit auffaßt, unrichtig sei, und daß demgemäß „Aktionsströme" und „Aktion" als zwei gesonderte Erscheinungen angesehen werden müßten. Herzen verfuhr dabei in der Weise, daß er den freigelegten Ischiadicus des Frosches in Chloralose packte; wenn die Erregbarkeit der so behandelten Nervenstrecke „ganz verloren" gegangen war, so daß auch „starke" Reize keine Zukkung mehr ergaben, schnitt er den Nerven heraus und konnte nun bei Reizung eine negative Schwankung zum Galvanometer ableiten. Mit Ausnahme von Herzens Assistenten Radzikowski (785, 786) hat keiner der folgenden Beobachter dieses Versuchsergebnis erhalten können, das von ihnen daher auf die in der Tat auffällige Mangelhaftigkeit der Methodik zurückgeführt wurde (Cybulski und Sosnowski, 193, Wedenski, 1048, Boruttau, 122). Aber auch wenn man die Richtigkeit der Beobachtungen Herzens zugibt, die von Radzikowski auch· bei Einwirkung von Äther und schwachem Chloroformdampf bestätigt wurden, würden sie in keiner Weise die Schlußfolgerung rechtfertigen, die Herzen aus ihnen gezogen hat. Denn die Erregbarkeit des Nerven war in Wahrheit durchaus nicht „ganz verloren", sondern bloß für

Reize von gewisser Intensität; dies geht klar aus der Angabe hervor (Herzen, 430, auch Radzikowski, 785), daß die Reizung zentral von der geschädigten Stelle noch eine Zuckung auslöste, die „Leitfähigkeit" also noch erhalten war, was, wie wir im folgenden sehen werden, das Bestehen einer wenn auch herabgesetzten Erregbarkeit zur notwendigen Voraussetzung hat. Da nun, wie Herzen (430) selbst darlegt, und gleich noch näher zu erörtern sein wird, die Narkotika eine Abschwächung der Erregungswelle bewirken, so ist es an sich wohl sehr denkbar, daß eine Reizung, die zu schwach ist, um eine Zuckung des Muskels auszulösen, noch stark genug sein kann, um die Ableitung eines Aktionsstromes zu ermöglichen, wie dies später von Lucas (624) in noch zu erörternden Versuchen tatsächlich erwiesen wurde.

Voelkel (1010) beobachtete einen vollkommenen Parallelismus in der Beeinflussung der Erregbarkeit und der negativen Schwankung des Nervenstromes durch Narkotika, während der Ruhestrom sich von der ersteren vollkommen unabhängig erwies (vgl. auch 2. Teil, Kap. VIII, 4).

2. Erregungsstoffwechsel ohne Erregbarkeit.

Nicht wesentlich anders als mit der Entdeckung Herzens dürfte es sich mit der Feststellung Heatons (410) verhalten, daß auch in der Narkose die Reizung noch eine Wirkung auf den Stoffwechsel auszuüben vermag. Er reizte den einen von zwei in einer sauerstofffreien Atmosphäre in Äthernarkose gehaltenen Nerven dauernd zentral von der narkotisierten Strecke mit faradischen Strömen und beobachtete, daß trotz der Wirkungslosigkeit der Reizung auf den Muskel die Erregbarkeit des gereizten Nerven nach Aufhebung der Narkose sich stärker herabgesetzt erwies, die Erstickung also rascher eingetreten war als beim ungereizten. Er folgerte daraus, daß „auch während der Narkose die dissimilatorische Stoffwechselphase durch erregende Reize noch gesteigert werden kann". Auch dieses Versuchsergebnis erklärt sich in einfachster Weise durch die Tatsache, daß Erregungswellen im Nerven ablaufen können, die zu schwach sind, um das Erfolgsorgan zu beeinflussen; es ist nicht ersichtlich, was für eine prinzipielle Bedeutung dieser Beobachtung zukommen sollte. Am isolierten Froschrückenmark konnte Winterstein (1083) eine Steigerung des Sauerstoffverbrauches durch Reizung in der Narkose nur insoweit nachweisen, als auch das Bestehen einer Reaktionsfähigkeit auf Reizung feststellbar war.

3. „Erregbarkeit" und „Leitfähigkeit".

Viel wichtiger als diese mißglückten Versuche, die Begleiterscheinungen der Tätigkeit von dieser selbst zu sondern, sind die zahlreichen Untersuchungen, die sich mit der anscheinend verschiedenen Beeinflussung von Erregbarkeit und Leitfähigkeit durch die Narkose (und andere schädigende Faktoren) befaßt haben. Hier müssen einige Worte über die Methodik und die prinzipielle Bedeutung dieser Versuche vorausgeschickt werden.

Die Erregbarkeit wird im allgemeinen bestimmt durch Feststellung der sogenannten „Reizschwelle", das ist des schwächsten Reizes, der eine eben wahrnehmbare Reaktion hervorruft, seltener durch Messung der Größe der Reaktion bei gleich bleibender Reizstärke. Nun sind wir beim Nerven offenbar nicht in der Lage, auf diese Art die Erregbarkeit einer gereizten Stelle unmittelbar zu bestimmen, weil die als Index dienende Reaktion an der Reizstelle selbst überhaupt nicht zu beobachten ist, vielmehr der durch den Reiz ausgelöste „Erregungsvorgang" erst zu dem die Reaktion ergebenden Erfolgsapparate weitergeleitet werden muß, gleichviel ob dieser Apparat im nervösen Zentralorgan, im Muskel oder schließlich in den zur Ableitung des Aktionsstromes an den Nerven selbst angelegten Elektroden zu suchen ist. Mithin wird bei dieser Art der Reaktionsprüfung stets außer der „Erregbarkeit" auch die „Leitfähigkeit" mitgeprüft. Man hat sich nun bei Untersuchung des Einflusses verschiedener Faktoren auf die Nerventätigkeit dadurch zu helfen gesucht, daß man zwei Paare von Reizelektroden verwendete, von denen die eine zentralwärts von der lokal affizierten Nervenstrecke angelegt wurde, die zweite dagegen an dieser selbst. Das erste Elektrodenpaar, bei dem der Erregungsvorgang in normalem Nervengewebe ausgelöst wird, dann aber die veränderte Nervenstrecke durchlaufen muß, um zum Erfolgsapparat zu gelangen, dient zur Untersuchung der Veränderung, welche die Leitfähigkeit des Nerven erfahren hat, das zweite soll die Veränderung der Erregbarkeit ergeben. Wenn nun aber auch die erstere Annahme zutreffend ist, so ist es die zweite doch nur bis zu einem gewissen Grade. Denn wie nahe man auch den noch in die affizierte Nervenstrecke hineinfallenden Reiz an das normale

Gewebe heranrückt, immer muß die Erregung auch noch eine Strecke veränderten Gewebes passieren, mithin auch eine Änderung der Leitfähigkeit sich geltend machen. So selbstverständlich dies zu sein scheint, so ist es doch vielfach nicht genügend beachtet worden, sonst hätte man z. B. niemals glauben können, daß sich auf diese Weise ein „Verlust" der Leitfähigkeit bei noch erhaltener Erregbarkeit feststellen lasse. — Die prinzipielle Bedeutung dieser Untersuchungen liegt vor allem in ihrem Einfluß auf unsere Vorstellungen von dem Wesen der Nervenleitung. Nimmt man entsprechend der besonders von Hermann vertretenen Auffassung an, daß die Erregungsleitung in einer Erregung eines Nerventeilchens durch den Erregungsvorgang des benachbarten bestehe, so liegt auf der Hand, daß Erregbarkeit und Leitfähigkeit auf das engste miteinander verknüpft sein müssen, und daß jedenfalls eine Erregungsleitung ohne Erregbarkeit nicht denkbar ist. Doch muß gegenüber Verworn (999, S. 120) darauf hingewiesen werden, daß diese „Undenkbarkeit" eben nur auf Grund dieser Voraussetzung besteht, die, so wahrscheinlich sie auch sein mag, doch nicht bewiesen ist.

Den Ausgangspunkt der experimentellen Untersuchungen über die Beziehungen zwischen Erregbarkeit und Leitfähigkeit bildete ein Versuch von Grünhagen (363): Der Nerv eines Nerv-Muskel-Präparates wurde durch eine Kammer gezogen und die Erregbarkeit innerhalb und (zentral) außerhalb derselben geprüft. Bei Durchleitung von Kohlensäure durch die Kammer stieg die Reizschwelle (sank die Erregbarkeit) in der Kammer, während sie außerhalb derselben unverändert blieb, obwohl der hier ausgelöste Erregungsvorgang sich durch die narkotisierte Strecke fortpflanzen mußte, um zum Muskel gelangen zu können. Daraus schloß Grünhagen, daß der Erregungs- und der Leitungsvorgang verschiedene Prozesse darstellen müssen. Szpilmann und Luchsinger (922) wiederholten und bestätigten Grünhagens Versuch außer mit Kohlensäure auch mit Äther, Chloroform, Alkohol, entdeckten aber, daß sich an das von Grünhagen allein beschriebene erste Stadium der Narkose bei weiterer Vergiftung ein zweites anschließt, bei welchem die Erregbarkeit innerhalb der Kammer stark herabgesetzt ist, aber starke Reize immerhin noch eine Reaktion auszulösen vermögen, während außerhalb der Kammer dies überhaupt nicht mehr möglich ist. Daraus zogen sie den Schluß, daß es sich durchaus nicht, wie Grünhagen geglaubt hatte, um eine Trennung von Erregung und Leitung handle, sondern, daß die beobachteten Erscheinungen von der Veränderung herrühren müßten, welche die Erregung bei ihrem Verlaufe durch den Nerven erfahre. Im normalen Nerven würde die Erregung lawinenartig anschwellen, in der narkotisierten Strecke dagegen eine fortschreitende Abschwächung, ein Dekrement, erleiden. Bei leichter Narkose wäre die Erregbarkeit in der Kammer zwar schon herabgesetzt, aber nicht in so hohem Maße, um den Durchgang der aus dem normalen Gewebe stammenden starken Erregung verhindern zu können; bei tiefer Narkose dagegen würde die von außen kommende Erregung durch das starke Dekrement zum Erlöschen gebracht werden.

Sieht man ab von der den damaligen Anschauungen entsprechenden, inzwischen als irrig erkannten und für die Erklärung im Grunde ganz belanglosen Annahme eines lawinenartigen Anschwellens der Erregung im normalen Nervengewebe, dann muß man zugeben, daß Szpilmann und Luchsinger den ganzen Sachverhalt vollkommen klar erkannt haben, und wird Werigo (1055) in der Hauptsache beistimmen, wenn er meint, daß „die Autoren, die sich später mit demselben Gegenstand beschäftigten, . . . außer einiger Verwirrung kaum etwas wesentlich Neues beigebracht" haben (S. 558). Ohne die scharfsinnige, von den beiden Forschern gegebene Erklärung zu berücksichtigen, haben die folgenden Beobachter das mit verschiedenen Stoffen bis zum Überdruß wiederholte und immer wieder bestätigte Versuchsergebnis als einen Beweis für eine Sonderung der Erregbarkeit und Leitfähigkeit angesehen, die entweder gar nicht (Efron, 240, Hirschberg, 434) oder durch eine verschiedene Beeinflussung von „Längserregbarkeit" und „Quererregbarkeit" erklärt wurde, eine Annahme, die Gad (324, 325) und seine Schüler durch komplizierte Versuchsanordnungen zu beweisen sich bemühten. Gad (325) und Piotrowski (764) haben zunächst eine verschiedene Art der Beeinflussung von Erregbarkeit und Leitfähigkeit durch Alkohol und durch Kohlensäure beobachtet, die jedoch durch die geringere narkotische Kraft der letzteren in einfacher Weise erklärbar ist; sie haben weiter feststellen wollen, daß unter der Einwirkung von Alkoholdampf die außerhalb der Narkosekammer geprüfte Leitfähigkeit bereits zu einer Zeit schnell abfällt, in welcher die

Prüfung innerhalb der Kammer noch eine Steigerung der Erregbarkeit ergibt, eine Beobachtung, die, wenn sie richtig wäre, in der Tat mit der Erklärung von Szpilmann und Luchsinger sich kaum vereinigen ließe. Aber keiner der folgenden Untersucher (vgl. Werigo, 1055, Wedensky, 1049) hat diese Beobachtung bestätigen können, die aller Wahrscheinlichkeit nach auf methodische Fehler, vermutlich auf Stromschleifen zurückzuführen ist. Bei Erhöhung der Reizschwelle am zentralen Ende ist vielmehr, wie Werigo nachwies, auch die Erregbarkeit in der Narkosekammer stets herabgesetzt.

Einen Fortschritt der Erkenntnis brachten erst die Versuche von Popielski (772) und von Werigo (1055). Der erstere beobachtete, daß bei Einwirkung von Cocain die Erregbarkeit eines Nerven um so rascher absinkt, je länger die mit Cocain behandelte Strecke ist, und schloß daraus, daß dieses Veränderungen bewirke, die der Fortbewegung des Nervenimpulses ein Hindernis setzen und eine Abschwächung desselben herbeiführen. In analoger Weise fand Werigo (mit Rajmist), der von ganz speziellen Vorstellungen aus den Einfluß der Länge der narkotisierten Strecke auf die zur „Aufhebung der Leitfähigkeit" (soll heißen zur Aufhebung des Reaktionserfolges bei Reizung am zentralen Ende) erforderliche Zeit untersuchte, daß die Narkosedauer um so länger sein muß, je kürzer die beeinflußte Nervenstrecke ist. Aber den klaren Nachweis für das tatsächliche Vorhandensein des von Szpilmann und Luchsinger postulierten Dekrements der Erregungsleitung im narkotisierten Nerven schien erst Dendrinos (212, unter Herings Leitung) zu erbringen, der zeigen konnte, daß bei einem auf eine längere Strecke mit Äther narkotisierten Nerven der Erfolg einer Reizung um so schwächer ist, je weiter vom Muskel entfernt die Reizstelle liegt, je länger also die narkotisierte Strecke ist, welche die Erregung zu durchlaufen hat.

Noll (738) beobachtete, daß die verschiedensten Narkotika (Äther, Chloroform, Aceton, Äthylbromid, Kohlensäure, Chloralose, Cocain) und auch andere Giftwirkungen (Ammoniak, Essigsäure, Kälte) die Nerventätigkeit alle übereinstimmend beeinflussen, und zwar verschieden, je nach der Intensität der zur Prüfung verwendeten Reize. Bei Verwendung starker (d. h. vor der Narkose übermaximaler) Reize würde die Leitfähigkeit rascher absinken als die Erregbarkeit, d. h. die zentral außerhalb der geschädigten

Nervenstrecke applizierte Reizung minder hohe Zuckungen erzeugen als die die geschädigte Nervenstelle treffende periphere
Reizung, bei schwachen (untermaximalen) Reizen dagegen würde
das Verhalten gerade umgekehrt sein, und die Erregbarkeit schneller
absinken als die Leitfähigkeit, so daß die peripher ausgelösten
Zuckungen niedriger wären als die zentral erzeugten. Die „Leitfähigkeit" würde mithin für starke Reize in der narkotisierten
Strecke gesteigert und für schwache herabgesetzt sein, ein „para-
doxes" Verhalten, für das der Autor keine Erklärung zu geben
versucht.

Allein dieses „paradoxe" Verhalten, das Noll unerklärlich
findet, ist bei genauerer Betrachtung gar nichts anderes als eine
neue Wiederholung des alten Versuches von Szpilmann und
Luchsinger, mit dem Unterschiede, daß als Maß der Erregbarkeit nicht die Größe der Reizschwelle, sondern die Größe der
Reaktion und statt verschiedener Narkosegrade verschiedene
Reizintensitäten verwendet wurden. Dem ersten, schon von
Grünhagen beobachteten Stadium der Narkose entspricht die
Anwendung submaximaler Reize: in der narkotisierten Strecke
ist die Erregbarkeit herabgesetzt, die Reizschwelle erhöht, und
infolgedessen erzeugen die dort applizierten Reize schwächere
Zuckungen als jene, welche die Nervenstrecke mit normaler Erregbarkeit treffen. Dem zweiten Stadium tiefer Narkose entspricht
in seiner Wirkung die Anwendung übermaximaler Reize: die
durch diese Reize zentral erzeugte Erregung ist nämlich infolge
des Dekrements der Erregungsleitung nicht mehr maximal, nachdem sie die ganze narkotisierte Strecke zurückgelegt hat, und
erzeugt infolgedessen eine schwächere Reaktion als die durch die
peripher einwirkenden übermaximalen Reize hervorgerufene Erregung, die zwar bei ihrem Eintritt in die normale Nervenstrecke
auch nicht mehr maximal, aber infolge der geringeren Länge der
mit Dekrement leitenden Strecke nicht in so hohem Maße abgeschwächt ist wie die erstere.

Das den Verwornschen diagrammatischen Darstellungen (999,
S. 125f.) nachgebildete Schema der Abb. 2 wird das Gesagte veranschaulichen: Bei submaximalen Reizen (I) verlassen die von
der zentralen Reizstelle ausgehenden Erregungen (deren Größe
durch die ausgezogene Linie dargestellt ist) die narkotisierte Strecke
mit größerer Intensität als die von der peripheren Reizstelle aus-

gehenden (gestrichelt dargestellten). Bei übermaximalen Reizen dagegen (II) ist das Verhalten gerade umgekehrt. Es sei hierbei ausdrücklich betont, daß in diesem Schema die Größe der (durch die Zahl der erregten Nervenfasern bedingten) Gesamterregung des ganzen Nervenstammes, von der die Größe der Muskelzukkung abhängt, zur Darstellung gebracht werden soll, und nicht die Größe der Erregung der einzelnen Nervenfaser, die, wie wir noch sehen werden, in den nicht narkotisierten Teilen dem „Alles oder Nichts-Gesetz" gehorcht. Denkt man sich die Erregungsgröße entsprechend vermindert, so gelangt man ohne weiteres zu einer schematischen Darstellung der Versuche von Szpilmann und Luchsinger, wie dies Abb. 3 zeigt: Bei schwacher Narkose und geringem Dekrement erreicht die durch den normalen Schwellenreiz von der zentralen Reizstelle aus erzeugte Erregung durch die narkotisierte Strecke hindurch das normale Gewebe, während die durch den gleichstarken Reiz in der narkotisierten Strecke hervorgerufene Erregung infolge

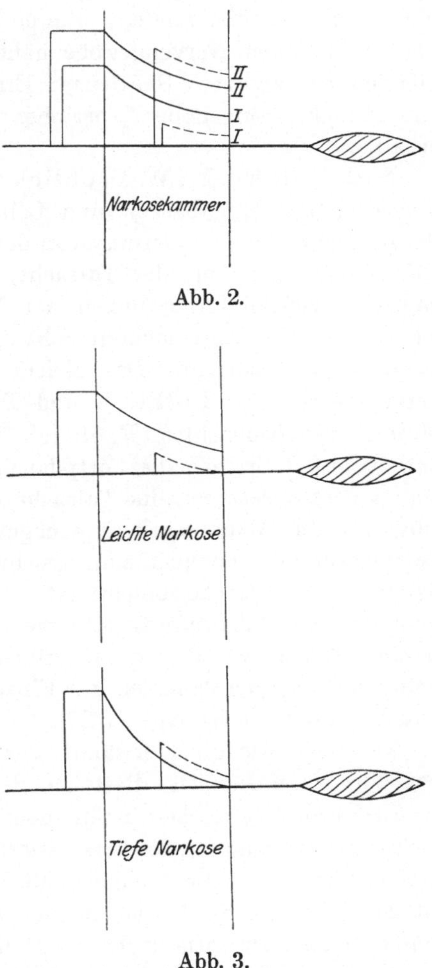

Abb. 2.

Abb. 3.

Abb. 2 u. 3. Schematische Darstellung des Verhaltens von Erregbarkeit und Leitfähigkeit der narkotisierten Nerven. Erklärung s. im Text.

der Herabsetzung der Erregbarkeit so schwach ist, daß sie noch innerhalb derselben erlischt (erstes Stadium: Reizschwelle zentral unverändert, peripher erhöht). Bei tiefer Narkose und starkem Dekrement aber vermag auch die durch den stärksten zentral applizierten Reiz erzeugte Erregung die ganze narkotisierte Strecke nicht mehr zu überwinden, während dies von einer dem (peripheren) normalen Nervengewebe näher gelegenen Stelle aus noch möglich ist (zweites Stadium: Erregbarkeit zentral erloschen [„Leitfähigkeit aufgehoben"], peripher stark herabgesetzt, aber noch erhalten).

Nach Noll hat Fr. W. Fröhlich (291) noch einmal das ganze Verhalten der Erregbarkeit und Leitfähigkeit durch Bestimmen der Reizschwellenveränderungen in der üblichen Weise untersucht, jedoch mit Ausnahme der Tatsache, daß auch Sauerstoffmangel ganz die gleichen Änderungen der Nerventätigkeit herbeiführt, wie alle vorher untersuchten Schädigungen, etwas Neues nicht festzustellen vermocht. Das gleiche Verhalten wie am Froschnerven wurde von Fröhlich und Tait (298) auch am Warmblüternerven beobachtet. Fröhlich (292) fand weiter, daß in der narkotisierten Strecke die Fortpflanzungsgeschwindigkeit der Erregung herabgesetzt ist, eine Tatsache, die bereits von Piotrowski (764) für die Alkoholnarkose nachgewiesen worden war. Diese Verringerung der Fortpflanzungsgeschwindigkeit ist auf die narkotisierte Nervenstrecke beschränkt. Sie ist schon nachweisbar, wenn die zentral geprüfte Leitfähigkeit noch unverändert erscheint, ja nach Ishikawa (462) sogar während des Erregungsstadiums, wenn die Anspruchsfähigkeit für Einzelreize in der narkotisierten Strecke gesteigert ist (vgl. S. 27).

Nachdem, wie oben erwähnt, bereits Dendrinos den Nachweis für das tatsächliche Bestehen des zur Erklärung des Szpilmann-Luchsingerschen Phänomens erforderlichen Dekrements der Erregungsleitung in der narkotisierten Strecke durch den Nachweis erbracht zu haben schien, daß die durch Reize von gleicher Intensität ausgelösten Muskelzuckungen um so schwächer sind, je weiter vom Muskel entfernt die Reizstelle liegt, glaubten Boruttau und Fröhlich (123, 124) das gleiche auch mit Hilfe der negativen Schwankung des Nervenstromes erweisen und die Abhängigkeit der Größe des Dekrements von der Länge der beeinflußten Strecke und dem Grade der Beeinflussung direkt dartun zu können. Damit

schien die Richtigkeit der Erklärung von Szpilmann und Luchsinger sichergestellt und die vermeintliche Trennung von
Erregbarkeit und Leitfähigkeit als scheinbar erwiesen.
„Könnten wir den Nerven an einem („idealen‘) Punkt durch Narkose oder Erstickung beeinflussen und die Erregbarkeit dieses
Punktes prüfen, so müßte dieselbe gleichzeitig mit der Leitfähigkeit
verschwinden" (Boruttau und Fröhlich, 123, S. 161).

Das Verhalten der Erregbarkeit und des Dekrements ist von
Lodholz (602a) und von Rehorn (799a) am erstickenden Nerven
einer genaueren Analyse unterzogen worden. Da, wie wir noch
hören werden, die bei Erstickung und bei Narkose auftretenden
Erregbarkeitsveränderungen in allen Punkten untereinander übereinstimmen, können ihre Ergebnisse wohl auch auf die Nerven-
narkose übertragen werden. Beide Autoren fanden, daß die an
ein und derselben Stelle des Nerven untersuchte „Erregbarkeit"
erst langsam und dann immer schneller, also in Gestalt einer
logarithmischen Kurve absinkt: Da aber, wie schon früher erwähnt, der Reizerfolg nicht bloß von der lokalen Erregung,
sondern auch von ihrer Weiterleitung abhängt, so kann offenbar
aus dieser Feststellung nicht ohne weiteres eine Schlußfolgerung
auf die lokale Veränderung der Anspruchsfähigkeit für Reize gezogen werden. Was nun das Dekrement anlangt, so glaubte
Lodholz aus seinen Versuchen folgern zu müssen, daß dieses
sich erst schnell und dann langsam entwickelt, also ebenfalls
den Charakter einer Exponentialkurve besitzt. Rehorn hingegen
kam durch die Analyse des Verhaltens der Erregbarkeit, die er
an fünf verschiedenen Stellen des erstickenden Nerven untersuchte, zu dem Schluß, daß das Dekrement der Erregung der
durchlaufenen Strecke proportional sei. Diese Schlußfolgerung
gründet sich jedoch auf die Annahme, daß das Verhältnis zwischen
Reizgröße und Erregungsgröße in der geschädigten Nervenstrecke
dem Weber-Fechnerschen Gesetz gehorche, eine Annahme, die
ganz willkürlich und unbewiesen ist und, wie wir später sehen werden, wahrscheinlich nicht zutrifft.

Bringt man die Verminderung der Fortpflanzungsgeschwindigkeit der Erregung mit dem Vorhandensein eines
Dekrements derselben in kausalen Zusammenhang, so wird man
erwarten müssen, daß die Leitungsgeschwindigkeit um so geringer
wird, je länger die zurückgelegte Nervenstrecke ist. Im Gegen-

satz dazu glaubte Koike (528) aus seinen Versuchen eine gleichmäßige Verminderung der Fortpflanzungsgeschwindigkeit der Erregung erschließen zu müssen. Adrian (8), der sich der später zu erörternden Methode von Keith Lucas bediente und das minimale Intervall untersuchte, in welchem ein zweiter Reiz eine wirksame Erregungswelle zu erzeugen vermag, fand dieses Intervall auch in tiefer Narkose von der Länge der durchlaufenen Strecke unabhängig, was gleichfalls für eine gleichmäßige Leitungsgeschwindigkeit spricht. Demgegenüber vertrat schon Fröhlich (297) auf Grund seiner Versuche die Auffassung, daß die Verringerung der Fortpflanzungsgeschwindigkeit ebenso wie das Dekrement progressiv sei, und neuerdings kam Achelis (5a) zu dem gleichen Ergebnis. Bei den in Katos Laboratorium angestellten, gleich näher zu erörternden Experimenten (495) dagegen, bei denen ein 11—12 cm langes Nervmuskelpräparat der japanischen Kröte Verwendung fand, ergab sich wieder (im Einklang mit Katos Theorie der dekrementlosen Leitung) eine der Tiefe der Narkose entsprechend herabgesetzte, aber völlig gleichmäßige Leitungsgeschwindigkeit.

Schließlich sei noch erwähnt, daß Lillie (596, S. 329f.) in Narkose auch die Entwicklung des Aktionsstromes verlangsamt fand und eine weitgehende Übereinstimmung zwischen dieser und der Fortpflanzungsgeschwindigkeit der Erregung beobachtete.

Katos Theorie der dekrementlosen Leitung. — Die im vorangehenden beschriebenen Versuche von Dendrinos, Boruttau, Fröhlich, Lodholz, Rehorn, die durch sorgfältige noch zu erwähnende Experimente von Adrian und Lucas zum Teil bestätigt und erweitert wurden, schienen das Bestehen eines Leitungsdekrements im narkotisierten Nerven über jeden Zweifel zu erheben. Um so überraschender wirkt es, daß vor kurzem Kato (495) mit einer Zusammenfassung zahlreicher in seinem Laboratorium ausgeführter Untersuchungen hervortrat, die ihn zu dem Ergebnis führten, daß alle vorangehenden Versuche irrig seien, und daß der narkotisierte Nerv zwar mit verminderter, aber gleichmäßiger Erregungsstärke leite. Auch wenn man sich nicht ohne weiteres zu der Auffassung Katos bekehrt, erfordert die große Zahl wohldurchdachter und sinnvoller Experimente, durch die zweifellos gewichtige Fehlerquellen aufgedeckt wurden, eine eingehende Erörterung.

Kato und seine Schüler Fukui, Harashima, Hayashi, Kajkawa, Kubo, Maki, Minami, Nakazawa, Otsuka, Tsutsumi, Uchimura bedienten sich als eines sehr geeigneten Versuchsobjekts des Ischiadicus der japanischen Kröte (Bufo vulgaris japonicus), eines Nerven, der für gewöhnlich nicht unter 10 cm lang ist; bei Verwendung eines Ischiadicus-tibialis-flexor digitorum-Präparates konnte sogar eine 14 cm lange Strecke der Narkose ausgesetzt werden. — Die Grundlage der Theorie der Dekrementleitung ist die Abhängigkeit des Reizerfolges von der Länge der im narkotisierten Zustande zu durchlaufenden Nervenstrecke. Die unter Katos Leitung mit verschiedenen gasförmigen und flüssigen Narkoticis angestellten mannigfach variierten Experimente führten nun zu dem Ergebnis, daß eine solche Abhängigkeit im Gegensatz zu den Beobachtungen aller früheren Autoren nicht besteht. Bei Verwendung gasförmiger Narkotika ist es am einfachsten die Zeit zu untersuchen, während welcher die Durchleitung des Narkotikums durch die Kammer erfolgen muß, um eine Aufhebung der Leitfähigkeit oder eine Verminderung der Zuckungshöhe des (außerhalb der Kammer befindlichen) Muskels zu erzielen. Diese Zeit wurde nun von Kato ganz unabhängig von der Länge der narkotisierten Strecke gefunden, selbst wenn die Differenz der betreffenden Nervenstrecken 11 gegen 1,8 cm betrug. Um eine möglichst gleichmäßige narkotische Beeinflussung zu sichern, wurden beide Nerven durch ein und dieselbe Kammer gezogen, die so konstruiert war, daß sie in verschiedenen Richtungen einen verschiedenen Durchmesser hatte, oder es wurde der eine Nerv im gestreckten Zustande narkotisiert, der andere in einer langen in der Narkosekammer herabhängenden Schleife. Ebensowenig wie die zur Beeinträchtigung der Muskelzuckung erforderliche Zeit unter solchen Umständen Unterschiede zeigte, die über das auch bei gleichen Bedingungen zu beobachtende Maß hinausgingen, erwiesen sich die (entsprechend dem Verfahren von Boruttau und Fröhlich) von dem Nerven abgeleiteten Aktionsströme in ihrer Beeinflussung abhängig von der Länge der narkotisierten Nervenstrecke. — Auch die früher erwähnten Beobachtungen, die den Ausgangspunkt für die Bearbeitung des ganzen Problems geboten haben, daß nämlich die Leitfähigkeit für außerhalb der Kammer applizierte Reize erloschen sein kann, während die Reizung im Inneren (wegen der kürzeren mit Dekrement zu durchlaufenden Strecke) noch wirksam ist, konnten nicht bestätigt werden; Erregbarkeit sowohl wie Aktionsströme erloschen vielmehr in Katos Experimenten bei Reizung außerhalb und im Inneren der Kammer stets zum gleichen Zeitpunkt. Wurden dem Beispiel früherer Autoren folgend innerhalb der Narkosekammer mehrere Reizstellen angebracht, so war bei Vermeidung aller Fehlerquellen (s. u.) auch hier der Erfolg der Reizung von allen Stellen aus der gleiche, die Schwellenreize stiegen gleichmäßig an, die Höhe der Muskelzuckungen sank gleichmäßig ab, gleichviel wie lang die durchlaufene Nervenstrecke war.

Fragt man nach der Erklärung dieser erstaunlichen Abweichung von den Ergebnissen aller vorangehenden Forscher, so würde sie nach Kato und seinen Mitarbeitern in der Vermeidung zweier früher nicht genügend beachteter Fehlerquellen liegen. Diese sind: 1. Die Verminderung der Konzentration des (flüssig oder gasförmig applizierten) Narkotikums nahe dem Übergang in das unnarkotisierte Gewebe, und 2. die Ausbreitung des elektrischen Stromes auf die Nachbarschaft. Es zeigte sich nämlich, daß andere Resultate erhalten werden, wenn die narkotisierte Nervenstrecke kürzer ist als 6 mm, wie dies zweifellos in vielen am Froschnerven angestellten Versuchen der Fall war. Unter diesen Bedingungen treffen, besonders bei Anwendung starker elektrischer Reize, die letzteren eine Nervenstrecke, die durch Herausdiffundieren des Narkotikums eine geringere Konzentration desselben und daher auch eine geringere Herabsetzung der Erregbarkeit aufweist. Infolgedessen wird bei einer so kleinen Kammer die zur Erzielung einer Leitungsunterbrechung erforderliche Zeit größer sein, weil erst ein stärkerer Grad von Narkose eintreten muß, und es wird die im Inneren der Kammer applizierte Reizung, die sich auf besser erregbares Nervengewebe ausbreitet, noch wirksam, die „Erregbarkeit" noch erhalten sein können, wenn die zentral außerhalb der Kammer einwirkende Reizung, die sich nicht so weit peripher ausbreitet, schon unwirksam, die „Leitfähigkeit" also aufgehoben ist. Ebenso wird aus den gleichen Gründen bei Verwendung einer längeren Narkosekammer die nahe der peripheren Austrittsstelle des Nerven einwirkende Reizung noch erfolgreich sein und so eine Abhängigkeit der Erregungsstärke von der Länge der durchlaufenen narkotisierten Nervenstrecke vortäuschen, wobei besonders zu beachten ist, daß Stromschleifen schon auf größere

Entfernung hin dieses Bereich verminderter Narkosetiefe zu treffen vermögen. Der Umfang dieser Stromschleifen ist nach Kato bisher für gewöhnlich weit unterschätzt worden. Das übliche Verfahren, zur Feststellung ihrer Ausbreitung eine Ligatur um den Nerven zu legen, würde nach ihm unrichtige Resultate ergeben, weil eine solche Ligatur nicht nur den Durchgang der Erregung, sondern (durch Änderung des Widerstandes) auch die physikalische Ausbreitung des Stromes verhindert oder einschränkt. Dies läßt sich leicht feststellen, wenn man zur Bestimmung der Stromschleifengrenze einfach eine Nervenschlinge eines zweiten Nervmuskelpräparates über den direkt gereizten Nerven hinüberhängt. Je stärker der Strom, um so größer natürlich die Ausbreitung, die sich in wirksamer Stärke von 0,7 bis auf 2,3 cm würde erstrecken können! Mit überaus sinnreicher Methodik hat Kato das allmähliche Weiterrücken der Stromschleifen und damit des Ausgangspunktes der Erregung bei wachsender Stromstärke zu messen gesucht: Da bei einem starken Reiz die Erregung von einer dem Muskel näher gelegenen Stelle ausgeht, muß auch das Latenzstadium der Zuckung kürzer sein und aus der Differenz der Latenzstadien bei verschieden starker (übermaximaler) Reizung einundderselben Nervenstelle und der bekannten Fortpflanzungsgeschwindigkeit der Erregung muß sich daher der Ausgangspunkt der wirksamen Erregung berechnen lassen. Wenn die fast beängstigend genauen Meßresultate der Katoschen Schule wirklich zuverlässig sind, so ergeben sie in der Tat einen schönen Beweis für die Richtigkeit seiner Deduktionen. — Vermittels der Stromschleifen konnte die vermeintliche Erhaltung der Erregbarkeit bei elektrischer Reizung im Kammerinneren noch tagelang nach Erlöschen der Leitfähigkeit und an mit Formalin abgetöteten Nerven demonstriert werden! Mechanische Reizung dagegen erwies sich, sofern sie nicht höchstens 3 mm von der Austrittsstelle des Nerven aus der Kammer appliziert wurde und infolgedessen noch die Strecke verminderter Narkosetiefe traf, stets in dem gleichen Zeitpunkt als unwirksam, in welchem auch die zentral zur Prüfung der Leitfähigkeit einwirkende Reizung erfolglos blieb. Das gleiche wie für den motorischen würde auch für den sensiblen Amphibiennerven gelten und ebenso auch für den motorischen Warmblüternerven (Ischiadicus des Haushuhns).

Es muß sicher zugegeben werden, daß die von Katos Schule in den Vordergrund gestellten Fehlerquellen in einem Teile der einschlägigen Experimente anderer Autoren eine beträchtliche Rolle gespielt haben können. Ob sie die abweichenden Ergebnisse wirklich alle zu erklären vermögen, besonders wenn diese von elektrophysiologisch so ausgezeichnet geschulten und erfahrenen Autoren wie Adrian und Lucas erhalten wurden, läßt sich nicht ohne weiteres entscheiden. Die Frage, ob die narkotisierte oder sonst irgendwie geschädigte Nervenstrecke mit oder ohne Dekrement leitet, ist keine belanglose Detailfrage. Sie ist, wie wir gleich sehen werden, zumal in ihren Beziehungen zu den Erscheinungen der peripheren und der zentralen Hemmung und in ihrer Anwendung auf die Synapsenleitung im Zentralnervensystem von so großer theoretischer Bedeutung, daß jede Unklarheit beseitigt werden muß, und daß eine sorgfältige Nachprüfung der Versuche Katos, die uns auch im folgenden Abschnitt noch weiter beschäftigen werden, ein unbedingtes Erfordernis darstellt.

Vor kurzem haben Davis, Forbes und ihre Mitarbeiter (208) in zunächst vorläufig in der amerikanischen physiologischen Gesellschaft mitgeteilten (und noch vor Katos Veröffentlichung begonnenen) Versuchen am Peroneus der Katze bei Anwendung von Alkoholnarkose seine Ergebnisse insoweit vollkommen bestätigt, als sie bei Ableitung von mehreren in der Narkosekammer angebrachten Elektroden die Aktionsströme mit dem Fortschreiten der Narkose ganz gleichmäßig und unabhängig von der Länge der durchlaufenen Strecke immer kleiner werden sahen. Voraussetzung für die Brauchbarkeit der Versuche war die unveränderte Größe der von der normalen Nervenstrecke jenseits der Narkosekammer abgeleiteten Aktionsströme, welche anzeigt, daß die Erregung nicht in einzelnen Nervenfasern auf dem Durchgange durch die narkotisierte Strecke erloschen ist. Es bleibt abzuwarten, wie Forbes die in früheren Arbeiten zum Teil von ihm selbst erhaltenen abweichenden Versuchsergebnisse erklären wird.

4. „Alles oder Nichts-Gesetz“

Die im Vorangehenden zusammengefaßten Beobachtungen über das Verhalten von Erregbarkeit und Leitfähigkeit ergeben noch weitere wichtige Aufschlüsse über den Einfluß, den die Narkose auf den Errregungsvorgang im Nerven ausübt. Die zuerst von Efron genauer festgestellte, von den folgenden Beobachtern bestätigte Tatsache, daß die zentral von der narkotisierten Strecke geprüfte Erregbarkeit (Leitfähigkeit) anfangs fast unverändert bleibt und dann plötzlich ganz verschwindet, daß also das Erlöschen der Erregungswelle unabhängig ist von der Stärke des Reizes, durch den diese hervorgerufen wurde[1]), läßt kaum eine andere Erklärung zu als die, daß in der normalen Nervenfaser jeder Reiz eine gleich starke Erregung erzeugt, d. h. die Erregbarkeit der Nervenfaser dem „Alles oder Nichts-Gesetz" gehorcht. Auf diese Schlußfolgerung scheinen zuerst Symes und Veley (921), die diese Erscheinung auch bei Einwirkung verschiedener Lokalanästhetika beobachteten, hingewiesen zu haben und ihre Richtigkeit ist durch Verworn und seine Schüler (999, S. 132f.) näher begründet worden. Wenn das Gesetz in vollem Umfange zutrifft, dann muß offenbar auch die abgeschwächte Erregungswelle, die eine narkotisierte Strecke passiert hat, bei ihrem Eintritt in das normale Gewebe wieder ihre ursprüngliche Höhe erreichen. Adrian (6) hat dies durch ein sinnreiches Experiment nachzuweisen gesucht. Er bestimmte die Zeitdauer der Narkose, die nötig ist, um die Leitfähigkeit eines Nerven zum Verschwinden zu bringen, wenn gleich lange, aber das einemal durch ein Stück normalen Nervengewebes unterbrochene Strecken narkotisiert werden; er fand diese Zeit im letzteren Falle erheblich größer, wie dies der Fall sein muß, wenn (Abhängigkeit der Narkosedauer von der Wegstrecke vorausgesetzt) die Erregung in dem nicht narkotisierten Zwischenstück wieder ansteigt. Der gleiche Versuch ist mit demselben Ergebnis wie am motorischen Froschnerven von Olmsted und Warner (742) auch am sensiblen Warmblüter-

---

[1]) In Widerspruch zu diesen übereinstimmenden Beobachtungen der übrigen Autoren würden die Angaben von Joteyko und Stefanowska (491 bis 493) stehen, nach welchen die zentral von der lokal narkotisierten Strecke geprüfte Erregbarkeit für Schließungsinduktionsschläge früher verschwinden würde als für Öffnungsinduktionsschläge von gleicher physiologischer Wirsamkeit. Da beide Einwirkungen noch in normalem Nervengewebe erfolgen, so hätte die Richtigkeit dieser Angabe (die wohl einer exakten Nachprüfung bedarf) eine Wesensverschiedenheit der durch Schließungs- und Öffnungserregung ausgelösten Leitungsvorgänge zur Voraussetzung, von denen die ersteren durch die Narkose stärker betroffen werden müßten als die zweiten (??).

nerven (N. popliteus der Katze) wiederholt worden. Kato (495), der ja, wie wir gesehen haben, die Abhängigkeit der Narkosezeit von der Länge der beeinflußten Nervenstrecke überhaupt in Abrede stellt, konnte auch Adrians Versuche nur dann bestätigen, wenn die geteilten narkotischen Strecken so kurz waren, daß infolge des Herausdiffundierens des Narkotikums die Narkose eine geringere Tiefe hatte als bei Beeinflussung der nicht unterbrochenen längeren Strecke. Aber die Richtigkeit der Adrianschen Schlußfolgerung, daß die Erregung beim Eintritt in die unnarkotisierte Strecke wieder ihre volle Höhe erreicht, wurde auch in Katos Laboratorium durch Ableitung der Aktionsströme bestätigt. Das abweichende Resultat von Boruttau und Fröhlich (124), die aus der Beobachtung der negativen Schwankung den Schluß gezogen hatten, daß die Erregung auch nach dem Austritt ans der narkotisierten Strecke abgeschwächt weiter läuft, erklärt sich in einfacher Weise aus der Verschiedenheit des Verhaltens des ganzen Nerven und der einzelnen Nervenfaser (vgl. Adrian, 6, Lucas, 625). Nur für die letztere gilt das „Alles oder Nichts-Gesetz" bei jeder Reizintensität. Für den ganzen Nerven gilt es erst von maximalen Reizen angefangen, weil bei submaximalen Reizen die Größe der Gesamterregung von der Zahl der erregten Nervenfasern abhängt. Wenn in einem Teile der Nervenfasern die Erregungswelle beim Durchgange durch die narkotisierte Strecke gänzlich erlischt, dann wird die von der Zahl der erregten Nervenfasern abhängige Gesamterregung auch weiter im normalen Nervengewebe geringer sein als vorher und daher eine schwächere negative Schwankung und (vgl. die S. 81 besprochenen Versuche von Noll) auch eine schwächere Muskelzuckung ergeben. Dieses ungleiche Verhalten der einzelnen Nervenfasern, von denen einige ihre Erregbarkeit früher einbüßen als andere, erklärt auch, wie schon Lodholz (602) richtig vermutet hatte und Adrian (8) im speziellen nachweisen konnte, die Erscheinung, daß die zentral geprüfte Leitfähigkeit nicht immer ganz gleichmäßig erhalten bleibt, sondern mitunter vor dem plötzlichen, dem allgemeinen Erlöschen der Erregungswelle entsprechenden Verschwinden ein leichtes Absinken zeigt, das auf dem früheren Erlöschen der Erregung einzelner Nervenfasern beruht; denn dieses Absinken der Erregbarkeit ist nur bei Prüfung mit minimalen Reizen zu beobachten, nicht aber bei solcher mit maximalen, bei denen alle Fasern des Nerven in Erregung versetzt werden. Auch die von Boruttau und Fröhlich (123, 124) behauptete Proportionalität zwischen der Größe des Dekrements und der Größe der Reizung läßt sich, wie Veszi (1006, S. 327) dargetan hat, einfach auf die Proportionalität zwischen Reizgröße und Zahl der erregten Nervenfasern zurückführen.

Es wurde schon erwähnt, daß sich die Gültigkeit des „Alles oder Nichts-Gesetzes" nicht bloß am motorischen Froschnerven, sondern auch am Warmblüternerven, und zwar sowohl am motorischen wie am sensiblen erweisen läßt, wie besonders die Untersuchungen von Forbes und Gregg (260), Adrian und Forbes (11) und Olmsted und Warner (742) ergeben haben. Untersucht man die Reizstärke, die nötig ist, um durch eine narkotisierte Nervenstrecke hindurch direkt oder reflektorisch minimale bzw. maximale Zuckungen des Muskels zu erzeugen, so findet man, daß zwar der Schwellenreiz wegen des eben erörterten ungleichzeitigen Erregbarkeitsverlustes verschieden empfindlicher Nervenfasern allmählich etwas ansteigt, daß dagegen die Größe des maximalen Reizes bei ständig absinkender Höhe der Muskelzuckungen völlig konstant bleibt (Olmsted und Warner; Reflexe vom N. popliteus auf den M. tibilias der dezerebrierten Katze).

Somit gehorchen anscheinend alle normalen Nervenfasern dem Alles oder Nichts-Gesetz. Wie aber verhält es sich innerhalb der narkotisierten Strecke? Alle Autoren stimmen darin überein, daß hier die Reizschwelle ansteigt, um so mehr, je tiefer die Narkose ist, bis schließlich auch die stärksten Reize ihre Wirksamkeit verlieren. Gilt nun aber auch hier für jede konstante Narkosetiefe das Alles oder Nichts-Gesetz, oder ist die Stärke der Erregung jetzt abhängig von der Größe des Reizes? Diese theoretisch bedeutsame Frage ist keineswegs so leicht zu entscheiden, wie es auf den ersten Blick scheinen mag. Schon Dendrinos (212) hat beobachtet (vgl. S. 81) und die Untersuchungen der Verwornschen Schule (Lodholz, 602a, Rehorn, 799a u. a., vgl. Verworn, 999, S. 135) schienen dies in vollem Umfange zu bestätigen, daß innerhalb der narkotisierten Strecke eines motorischen Nerven ein wirksamer Reiz um so stärker sein muß, je weiter zentral er einwirkt, je größer also nach der bisher üblichen Auffassung das Dekrement ist, das er zu überwinden hat. Da alle narkotisierten Teile annähernd die gleiche Erregbarkeit besitzen müssen, so scheint auf den ersten Augenblick die Schluß-folgerung bindend, daß die höhere Reizschwelle der zentral gelegenen Teile darauf beruhen müsse, daß ein stärkerer Reiz auch eine stärkere Erregung hervorruft. Es ist aber auch eine andere Erklärung möglich: Je stärker der Reiz, um so größer seine Ausbreitung; mit wachsender Reizstärke rückt daher, wie besonders Lucas (627, S. 13) ausgeführt hat, der Ausgangspunkt des eben wirksamen Schwellenreizes immer weiter gegen die Peripherie vor; um so kleiner aber ist dann offenbar die noch zu überwindende Dekrementstrecke und um so leichter kann daher die Erregungswelle in noch wirksamer Stärke das unnarkotisierte Gebiet erreichen. Für Kato (495), der ja die Existenz eines Dekrements überhaupt bestreitet, versteht sich die Gültigkeit des Alles oder Nichts-Gesetzes auch innerhalb der narkotisierten Strecke von selbst, wie dies neuerdings auch in den schon erwähnten Versuchen (vgl. S. 90) von Davis, Forbes und deren Mitarbeitern (208) gefunden wurde. Nur bei der am weitesten peripher gelegenen Reizstelle würde nach Kato infolge der Ausbreitung des elektrischen Stromes auf nicht oder minder tief narkotisierte Teile die Reizschwelle tiefer liegen und bei Verwendung mechanischer Reizung würde auch dieser Unterschied in Fortfall kommen.

Adrian (7) hat die Frage der Gültigkeit des Alles oder Nichts-Gesetzes auf anderem Wege zu lösen versucht: Durch die Narkose wird, wie gleich noch erörtert werden soll, das zur Erzielung der Summation zweier Zuckungen erforderliche Intervall verlängert. Diese Verlängerung würde nach Adrian (7) und Lucas (626) davon herrühren, daß die Erregungswelle, die durch den zweiten noch in das „relative Refraktärstadium" (s. u.) fallenden Reiz erzeugt wird, zu schwach ist, um das Dekrement der Erregung überwinden zu können. Da dies offenbar um so leichter möglich sein muß, je stärker die Erregung ist, so müßte man erwarten, daß bei Abhängigkeit der Größe der Erregungswelle von der Reizgröße eine Verstärkung des Reizes das Summationsintervall abkürzen würde. Dies war nun nach Adrians Versuchen nicht der Fall, woraus er schloß, daß auch im narkotisierten Nerven die Erregungsgröße von der Reizgröße unabhängig ist und mithin auch hier das Alles- oder Nichts-Gesetz gilt. Von der nicht ganz einfachen Erörterung, ob diese Argumentation wirklich zwingend ist, kann um so eher abgesehen werden, als

Adrian selbst auf Grund seiner später mit Forbes angestellten Untersuchungen seinen Standpunkt geändert hat. Adrian und Forbes (11) leiteten den motorischen Froschnerven durch drei mit Alkohol-Salzlösung gefüllte Kammern von je 9,5 mm Durchmesser. Die Reizung fand in der Weise statt, daß die Zuleitung des Reizstromes durch je zwei Kammern erfolgte, der Strom also von einer Kammer zur benachbarten floß. Unter diesen Bedingungen war die Möglichkeit von Stromschleifen sehr eingeschränkt. Am peripheren Ende diente die Kontraktion des Gastrocnemius, am zentralen der vom Längs-Querschnitt abgeleitete einphasische Aktionsstrom als Index. Die Erregungswelle hatte dann entweder 10 mm zum zentralen und 20 mm zum peripheren Ende zurückzulegen oder umgekehrt. Wenn die Narkose einen gewissen Grad erreicht hatte, so erwies sich bei einer bestimmten Stromstärke die Reizung nur an dem näher liegenden Ende wirksam, während sie den weiteren Weg nicht zu überwinden vermochte; dies war aber der Fall, wenn die Reizung eine entsprechende Verstärkung erfuhr. Es erscheint fast ausgeschlossen, daß dies auf Stromschleifen beruhte, denn Versuche am gequetschten Nerven ergaben, daß zu einer physikalischen Ausbreitung des Stromes auf die Nachbarkammer ein 100mal so starker Strom erforderlich war, als der, welcher die Erregung so weit verstärkte, daß sie jetzt auch das Dekrement des weiteren Weges zu überwinden vermochte. Es ist nicht ersichtlich, wie bei diesen Versuchen irgendeine der von Kato hervorgehobenen Fehlerquellen mit im Spiel sein konnte: Die Narkotikumkonzentration konnte in dem von der Lösung umspülten Nerven schwerlich eine nennenswerte Verringerung nahe der Austrittsstelle erfahren, zumal die Kammerlänge größer war als 6 mm. Auch der Einwand (s. S. 89), daß die Zerquetschung des Nerven auch die physikalische Ausbreitung des Stromes behindere, kann hier kaum zutreffen. Dies erscheint bloß in einem gasförmigen Medium möglich, wo die durch eine Quetschung oder Umschnürung des Nerven bewirkte Querschnittsverminderung den elektrischen Widerstand erhöht, nicht aber wenn der Nerv von einer Salzlösung umgeben ist, die ungefähr ebensogut leitet wie er selbst. Und so scheinen diese Versuche von Adrian und Forbes ebenso sehr zugunsten der tatsächlichen Existenz eines Leitungsdekrements zu sprechen wie für eine Abhängigkeit der Erregungsgröße von der Reizgröße innerhalb der narkotisierten Strecke. Adrian und Forbes heben aber hervor — und dies vermag vielleicht zum großen Teile die abweichenden Versuchsergebnisse der Kato-schen Schule zu erklären, daß diese Abhängigkeit erst bei einer beträchtlichen Tiefe der Narkose feststellbar ist. Vorher, und zwar auch schon zu einer Zeit, in der ein Dekrement der Erregungsleitung deutlich zu konstatieren wäre, würde die Reizschwelle innerhalb der ganzen narkotisierten Strecke gleichmäßig ansteigen. Eine Erklärung dieses Verhaltens kann das Schema der Abb. 4 geben, welches veranschaulicht, wie im normalen, dem Alles- oder Nichts-Gesetz gehorchenden Nerven die Erregungs-

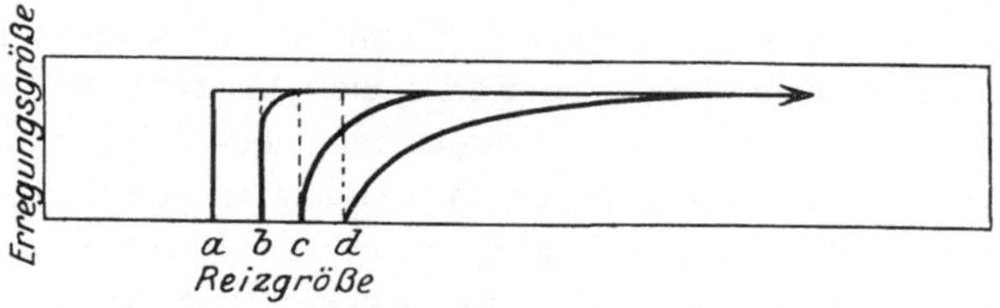

Abb. 4. Einfluß der Narkose auf die Beziehung zwischen Erregungsgröße
und Reizgröße (nach Adrian und Forbes, 11).
a normaler Nerv (Alles oder Nichts-Gesetz)
b schwaches Dekrement (leichte Narkose)
c mittleres   „   (mäßige   „   )
d starkes   „   (tiefe   „   )

größe von der Reizgröße völlig unabhängig ist, wie bei schwachem Dekrement das Bereich, innerhalb dessen eine Verstärkung des Reizes eine solche der Erregung zu bewirken vermag, zunächst ganz eng ist und wie es mit absinkender Erregbarkeit sich immer mehr verbreitert. Was für eine Stellung Forbes (s. Davis, 208) auf Grund seiner neuen, gegen das Bestehen eines Dekrements sprechenden Experimente (s. S. 90) zu seinen älteren Versuchsergebnissen einnehmen wird, bleibt abzuwarten.

Zusammenfassend können wir sagen, daß die Erregungsleitung in der normalen (motorischen und sensiblen) Nervenfaser zweifellos dem „Alles oder Nichts-Gesetz" gehorcht. Inwieweit dies auch für eine geschädigte Nervenstrecke gilt, ist noch zu entscheiden. Noch nicht widerlegte Versuche scheinen dafür zu sprechen, daß durch Narkose (ebenso wie durch andere lähmende

Einwirkungen, z. B. Erstickung, Ermüdung und dgl.) die Gültigkeit des Gesetzes aufgehoben und die Erregungsgröße in wachsendem Ausmaße von der Reizstärke abhängig wird.

Alles- oder Nichts-Gesetz und Zentrenfunktion. Der Nachweis, daß die Erregungsleitung in der normalen Nervenfaser dem Alles- oder Nichts-Gesetz gehorcht, ist von einschneidendster Bedeutung auch für die Vorstellungen, die wir uns von den in den Zentren sich abspielenden Vorgängen zu machen haben. Denn aus diesem Gesetz folgt, daß die einzelne sensible Nervenfaser unabhängig von der Stärke der die Sinnesfläche treffenden Reizung normalerweise stets nur Impulse von gleicher Größe zu den Zentren zu leiten vermag, und daß umgekehrt unabhängig von der Größe der in diesen vorhandenen Erregungen die einzelne motorische Faser auch wieder nur Impulse von stets gleicher Größe zu den Erfolgsorganen entsendet. Daraus aber ergibt sich wieder die zunächst jedenfalls überraschende und befremdliche Schlußfolgerung, daß die ganze ungeheuere Mannigfaltigkeit der Intensität unserer Empfindungen und die innerhalb weiter Grenzen zu beobachtende Abhängigkeit der Art und des Umfanges der Reflexreaktionen von der Stärke des auslösenden Reizes nicht einfach auf entsprechende Änderungen der Erregungsgröße zurückgeführt werden können, wie bisher allgemein angenommen wurde. Daß aber tatsächlich auch die reflektorisch auf dem Wege über das Zentralnervensystem dem motorischen Nerven zugeleiteten Impulse dem Alles- oder Nichts-Gesetz gehorchen, ergibt sich aus Versuchen von Olmsted und Warner (742) und — unbeabsichtigterweise — aus den von ihren Autoren ganz anders gedeuteten (s. u.) Versuchen von Szirmay und Mansfeld (921). Die ersteren beobachteten an der dezerebrierten Katze, daß bei lokaler Narkose einer Strecke des motorischen Nerven die auf den sensiblen Nerven applizierten maximalen Reize bis zum Verschwinden der Leitfähigkeit konstant blieben, mithin die Leitung über den Reflexbogen sich ebenso verhielt wie die Reizung des motorischen Nerven zentral von der narkotisierten Stelle. Szirmay fand, daß bei einer bestimmten Tiefe der Narkose des isolierten Froschrückenmarks die reflektorische Reizung ziemlich plötzlich ihre Wirkung verlor.

Diesen Beobachtungen steht andererseits die Tatsache gegenüber, daß, wie besonders aus den Untersuchungen von Sherrington und Sowton (877), Adrian und Forbes (11) und Olmsted und Warner (742) hervorgeht, Intensität und Ausmaß der Reflexreaktionen unter Umständen in so weitem Umfange mit der Stärke des auslösenden (Einzel-) Reizes variieren kann, daß dies unmöglich durch die verschiedene Zahl der gereizten Nervenfasern erklärbar ist. Eine eingehende Erörterung dieses schwierigen und noch keineswegs genügend beachteten Problems (vergl. auch Winterstein und Stüber, 1097, 918), würde uns von unserem eigentlichen Thema zu weit abführen. Es mag daher hier der Hinweis darauf genügen, daß seine Lösung wahrscheinlich in einer Transposition der Reizstärke in einen Erregungsrhythmus zu suchen ist. Wie schon früher erwähnt (S. 27), hat bereits Garten (330) beobachtet, daß Einzelreize von entsprechender Stärke im Nerven (Warmblüter, Mensch) Doppelerregungen auszulösen vermögen, und diese Erscheinung einer rhythmischen Erregung durch Einzelreize ist in den Arbeiten der oben genannten Autoren eingehend untersucht und erörtert worden. Daß nach Ishikawas (462) wohl noch nicht genügend erhärteten Angaben das „Rhythmenbildungsvermögen" des Nerven in Narkose eine Steigerung erfahren soll, ist gleichfalls schon früher erwähnt worden (S. 27). Jedenfalls ergibt sich aus diesen Beobachtungen die Möglichkeit durch einen mit wechselnder Reizstärke sich ändernden Rhythmus der Erregungswellen die verschiedene Ausbreitung und Intensität der im zentralen Schaltsystem sich abspielenden Vorgänge einer Erklärung zuzuführen.

Anhang: Mansfelds „Alles- oder Nichts-Gesetz der Narkose". Wie schon in der Einleitung betont (S. 12), ist eines der charakteristischsten Merkmale der Wirkung der Narkotika ihre weitgehende Abhängigkeit von der Konzentration. Vor kurzem nun trat Mansfeld (s. Szirmay, 921) mit der überraschenden „Entdeckung" hervor, daß diese tausendfältig gemachte Beobachtung für das Nervensystem nicht zutreffe, die Narkotika vielmehr entweder wirkungslos seien oder gleich eine maximale zu gänzlichem Erlöschen der Funktion führende Wirkung entfalten: „Alles- oder Nichts-Gesetz der Narkose". Den Ausgangspunkt dieser Theorie bilden Beobachtungen seines Schülers Somló (884, 885), daß, wenn man Nerv-Muskel-Präparate des Frosches in verschiedene Narkotika enthaltende Ringer-Lösung eintaucht und zur möglichst vollständigen Herstellung eines Konzentrationsausgleichs längere Zeit ($1^{1}/_{2}$ Stunden) wartet, die indirekte Reizung des Muskels entweder unverändert erhalten oder bei einer nur wenig höheren Konzentration völlig erloschen ist. Analoge Versuche wie diese, welche das Alles- oder Nichts-Gesetz der Narkose für die Nervenendigungen erweisen würden, wurden von Szirmay (921) am Zentralnervensystem des Frosches angestellt. Das isolierte Rückenmark wurde in die das Narkotikum enthaltende Lösung eingetaucht und dann durch Reizung der hinteren Wurzeln oder des N. ischiadicus der einen Seite die reflektorische Zuckung des Gastrocnemius der anderen Seite untersucht. Es ergab sich, daß in einer 0,02 vH Urethan enthaltenden Lösung im allgemeinen keine Narkose eintrat, während 0,03 vH innerhalb mehrerer Stunden zu völligem Verschwinden der Reizbarkeit führte. Es ist aus der Methodik nicht zu ersehen, ob auch die Nerven der Wirkung der Narkotikumlösung ausgesetzt waren. Es ist dies aber völlig belanglos, da die angewandten Konzentrationen so niedrig waren, daß eine Narkose der peripheren Nervenfasern als absolut ausgeschlossen betrachtet werden kann[1]). Dann aber sind — was merkwürdigerweise weder Mansfeld noch seine Schüler bemerkt haben — diese ganzen Versuche nichts anderes als eine Variation der im vorstehenden eingehend erörterten Experimente, bei denen die „Leitfähigkeit" einer lokal narkotisierten Nervenstrecke geprüft wurde, nur daß diese letztere im vorliegenden Falle bei Somló von den Nervenendigungen, bei Szirmay von den zentralen Schaltapparaten dargestellt war. Die zentral von der narkotisierten Strecke untersuchte Leitfähigkeit verschwindet, wie wir gesehen haben, plötzlich, sobald die Narkose eine solche Tiefe erlangt hat, daß die von der normalen Nervenstrecke ausgehenden Erregungswellen die Strecke verminderter Erregbarkeit nicht mehr passieren können; solange dies der Fall ist, bleibt ihre Wirkung unverändert erhalten. Mansfelds „Alles- oder Nichts-Gesetz der Narkose" ist also in Wahrheit gar nichts anderes als das längst bekannte

---

[1]) Es erscheint erstaunlich, daß bei dieser Konzentration überhaupt eine Wirkung zu beobachten war. Die von anderen Autoren gefundenen narkotischen Konzentrationen des Urethans für das Zentralnervensystem waren mehr als zehnmal so hoch! (vgl. S. 40).

„Alles- oder Nichts-Gesetz der Erregung", dessen Gültigkeit für die normale Nervenfaser ja eben, wie wir gesehen
haben, durch dieses plötzliche Verschwinden der Leitfähigkeit bei bestimmter Narkosetiefe bewiesen wurde!
Und es wird daher auch niemand Wunder nehmen, daß Mansfeld
sein neuentdecktes Gesetz dort nicht bestätigt fand, wo nicht der
Durchgang der Erregung durch eine narkotisierte Strecke,
sondern die Erregung im narkotisierten Organ selbst untersucht wurde (Versuche am Muskel von Somló, 885, und am Ruhestrom der Froschhaut von Csillag, 191). Eher schiene befremdlich, daß in den Versuchen von Szirmay die Reizwirkung in
Wahrheit keineswegs plötzlich verschwand, sondern meist erst,
nachdem der Schwellenreiz von anfänglich 100—200 Einheiten
im Verlaufe von zwei bis drei Stunden auf oft viele Tausende
Einheiten angestiegen war. Dieses dem Alles- oder Nichts-Gesetz scheinbar widersprechende Verhalten erklärt sich jedoch, wie
wir oben gesehen haben (vgl. S. 92), bei Verwendung von Schwellenreizen aus der ungleichzeitigen Ausschaltung der einzelnen Nervenstrecken, die bei dem zentralen Schaltapparat offenbar eine
viel größere Rolle spielen muß als bei den Versuchen am peripheren Nerven.

5. Refraktärstadium und Summation.

Eine weitere gleichfalls vorwiegend am peripheren Nervensystem studierte Beeinflussung des Erregungsvorganges durch die
Narkose besteht in der Verlängerung der Erregungsnach-
wirkung. Mit diesem allgemeinen Ausdruck soll eine Reihe von
Erscheinungen zusammengefaßt werden, die als Folgen des Ablaufes eines Erregungsvorganges zu beobachten sind, und deren
genauere Analyse erst in neuerer Zeit durch Verworn und Lucas
und deren Schüler erfolgreich durchgeführt wurde, wenn auch
noch keineswegs in allen Punkten Klarheit und Übereinstimmung
erzielt ist.

Die Nachwirkung einer durch einen Reiz erzeugten Erregung
kann sich in zweifacher Weise bemerkbar machen: einmal in einer
Abschwächung und zweitens in einer Verstärkung der Wirkung
eines darauffolgenden zweiten Reizes. Die erstere pflegt man als
„Hemmungserscheinung", die zweite als „Summations-
erscheinung" zusammenzufassen. Die genauere Untersuchung

aber hat ergeben, daß diese beide Bezeichnungen nur das äußere Erscheinungsbild, nicht aber das Wesen des Vorganges kennzeichnen, da ein und dieselbe Veränderung je nach Umständen, je nach der Stärke des zweiten Reizes und dem Zeitintervall, in welchem er eintrifft, zu einer Abschwächung oder zu einer Verstärkung dieser zweiten Reizwirkung führen, und umgekehrt wieder jede dieser beiden Erregungsnachwirkungen durch verschiedenartige Veränderungen des nervösen Substrates bedingt sein kann.

Der wirksame Reiz erzeugt im lebendigen System eine Störung des normalen dynamischen Gleichgewichts („Erregung"), die durch gegensinnige Veränderungen wieder ausgeglichen werden muß, wenn ein zweiter Reiz die gleiche Wirkung erzielen soll wie der erste. Während der Wiederherstellung des gestörten Gleichgewichtes („Erholung") wird die Anspruchsfähigkeit für einen zweiten Reiz entweder ganz erloschen (absolutes Refraktärstadium) oder herabgesetzt sein (relatives Refraktärstadium), welch letzterer Fall in einem Ansteigen der Reizschwelle bzw. einer Verringerung der Erregungsgröße, also in einer Abschwächung der zweiten Reizwirkung zum Ausdruck kommen muß. Der Grad derselben wird durch die Stärke des Reizes und durch den Zeitpunkt seines Eintreffens bestimmt sein, da es von dem letzteren abhängt, wieweit die Erholung gediehen, d. h. die vorangegangene Gleichgewichtsstörung wieder ausgeglichen ist. Andererseits lehrt die Erfahrung, daß unter der Nachwirkung einer vorangegangenen Erregung die durch den neuen Reiz erzeugte durch „Summation" eine größere Gesamtwirkung zu erzielen vermag, so daß also der erste Reiz eine Verstärkung der zweiten Reizwirkung zur Folge haben kann. Da nun auch diese wieder von der Größe der vorangegangenen Erregung und von dem Grade der Erholung, also von dem inzwischen vergangenen Zeitintervall abhängen muß, so ergibt sich, daß der Endeffekt der lokalen Reizwirkung aus der Kombination oder ablgebraischen Summation zweier entgegengesetzter Momente resultiert, des Refraktärstadiums, das die Wirkung des zweiten Reizes zu vermindern, und des Summationsphänomens, das sie zu verstärken trachtet; jeder dieser Faktoren stellt wieder die Abhängige einer Reihe durch die jeweiligen Versuchsbedingungen gegebener Variablen (Reizgröße, Reizfolge, Erregbarkeitsverhältnisse, Reaktionsgeschwindigkeit usw.) dar. Eine weitere Komplikation entsteht noch dadurch, daß bei Geweben, bei denen wie beim Nervensystem die Erregung erst noch bis zum Erfolgsorgan fortgeleitet werden muß, alle die genannten Faktoren nicht bloß am Orte der Reizeinwirkung, sondern längs der ganzen Strecke, durch welche diese Zuleitung erfolgt, einen maßgebenden Einfluß ausüben und so den schließlichen Ausfall der Reaktion mitbestimmen.

Am Nervensystem ist der Einfluß der Narkose auf die Interferenz von Reizwirkungen Gegenstand eingehender Untersuchungen gewesen. Fröhlich (293) beobachtete, daß zwei in einem bestimmten Intervall aufeinanderfolgende Reize, die sich unter normalen Verhältnissen summieren, dies in der Narkose erst dann tun, wenn das Intervall bedeutend verlängert wird. Wie oben auseinandergesetzt, kann ein zweiter Reiz erst dann wirken, wenn die Erholung bis zu einem gewissen Grade vorgeschritten ist; da nun in der Narkose ein zweiter Reiz in einem sonst wirksamen Intervall unwirksam bleibt und erst später eine (summierte) Erregung herbeiführt, so folgerte Fröhlich, daß die Erholungszeit nach vorangegangener Erregung (das „Refraktärstadium" im weiteren Sinne) durch die Narkose verlängert werde, wie dies Boruttau (122) bereits früher vermutet hatte. Diese Verlängerung des Restitutionsprozesses würde wieder das längere Bestehen eines „Erregungsrückstandes" veranlassen, auf das, wie schon in einem früheren Kapital auseindergesetzt wurde, Fröhlich das „scheinbare Erregungsstadium" der Narkose in der durch Abb. 1 (S. 24) veranschaulichten Weise zurückzuführen sucht.

Die Schlußfolgerung Fröhlichs und Verworns (999), daß eine Verlängerung der Summationszeit notwendigerweise auf einer Verzögerung des Restitutionsvorganges beruhen und so ohne weiteres ein Maß derselben darstellen müsse, ist jedoch nicht bindend, weil sie die Beeinflussung des Reizerfolges durch die Art der Erregungsleitung nicht berücksichtigt. Nach Adrian und Lucas (12) würde man zwei Arten von Summationsvorgängen voneinander zu unterscheiden haben: 1. eine Summation der „lokalen Erregungsvorgänge" am Orte der Reizung und 2. eine Summation der „Erregungswellen", welche beiden Prozesse nach der Ansicht von Lucas ganz verschiedener Natur wären. Aber auch, wenn man diese Auffassung nicht teilt, und den lokalen Erregungsvorgang, der durch den äußeren Reiz herbeigeführt wird, mit dem der Erregungsleitung zugrunde liegenden

als prinzipiell gleichartig ansieht, ergibt sich die Möglichkeit einer
Verlängerung der Summationszeit trotz unveränderter Geschwindigkeit des Restitutionsvorganges, sofern ein Dekrement der Leitung
in der Narkose vorhanden ist. In diesem Falle hängt es von
der Größe der Erregungswelle ab, ob sie die mit Dekrement leitende Nervenstrecke zu überwinden vermag oder vorher erlischt;
eine Erregungswelle, die bei dekrementloser Leitung groß genug
war, um bis zum Erfolgsorgan zu gelangen, wird es daher nicht
sein müssen, wenn die Leitung in der Narkose mit Dekrement
erfolgt. Nimmt man nun mit Adrian und Lucas an, daß die
Größe der während des Restitutionsprozesses durch einen Reiz
erzeugten Erregungswelle von dem Zeitpunkte abhängt, in welchem der Reiz eintrifft, etwa so, wie die Größe einer Extrasy-
stole des Herzens davon abhängt, bis zu welchem Grade die Diastole bereits gediehen ist, so wird begreiflich, daß zu einer Zeit,
in welcher unter normalen Umständen ein Reiz von bestimmter
Intensität eine für die Summation wirksame Erregungswelle auszulösen vermag, in der Narkose noch keine Wirkung erzielt werden kann, weil die Größe der Erregung nicht ausreicht, um das
Dekrement zu überwinden; dies wird erst eine stärkere Erregung,
wie sie ein später eintreffender Reiz erzeugt, zu tun vermögen.
Bei Leitung mit Dekrement wird somit auch bei unveränderter
Geschwindigkeit des Restitutionsvorganges die Summationszeit
eine Verlängerung erfahren. — In der Tat beobachtete Lucas
(626), daß, wenn man einen Nerven ganz gleichmäßig durch
Umspülen mit Alkohollösung narkotisiert, die Summationszeit
eine um so größere Verlängerung erfährt, je weiter zentral sie
untersucht wird, d. h. je größer das Dekrement ist, das die Erregungswelle zu überwinden hat. Somit ist nachgewiesen, daß die
Narkose die Summationszeit verlängert, nicht aber, daß
dies auf einer Verzögerung des Restitutionsprozesses beruht, die ja
in diesem Versuche zentral genau so groß sein müßte wie peripher.

Kato (495) hat auch diese seiner Lehre von der dekrementlosen
Leitung widersprechenden Versuche über die Abhängigkeit des
minimalen Summationsintervalls von dem Orte der Reizung nicht
bestätigen können. Er erklärt daher die nach ihm lediglich von
der Tiefe der Narkose abhängige Zunahme der Summationszeit
ebenso wie Fröhlich durch eine Verlängerung des Refraktärstadiums. Es ist jedoch, wie schon oben erwähnt, nicht leicht

bei Narkose des Nerven durch Umspülung mit einer Lösung die von Kato aufgedeckten Fehlerquellen zur Erklärung der abweichenden Versuchsergebnisse eines so exakten Forschers wie Lucas für ausreichend zu halten.

Wenn die Annahme von Adrian und Lucas, daß das Refraktärstadium in der Narkose keine Veränderung erfährt, zutrifft, dann kann offenbar die Verlängerung der Summationszeit niemals die Dauer des (Gesamt-) Refraktärstadiums übertreffen. Denn nach Ablauf desselben hat die durch den zweiten Reiz ausgelöste Erregung wieder die normale Stärke, und wenn sie das supponierte Dekrement nicht zu überwinden vermag, dann kann es auch die durch den ersten Reiz erzeugte Erregungswelle nicht, d. h. dann ist die Leitfähigkeit überhaupt erloschen. Tatsächlich fanden Adrian und Lucas (12), daß beim Nerv-Muskel-Präparat des Frosches das zur Summation erforderliche Minimalintervall von normalerweise etwa 3 σ in Narkose auf höchstens 20 σ ansteigt, zu welcher Zeit das relative Refraktärstadium beendet ist. Ebenso fanden Adrian und Olmsted (13) am Peroneus-Tibialis-Präparat der Katze die Summationszeit von normalerweise 1—2 σ in tiefster Narkose kurz vor Erlöschen der Leitfähigkeit bis auf 9,5 σ verlängert; und die „Erholungskurve" ergab, daß nach 8,5 σ die Erregbarkeit wieder 90 vH ihres normalen Wertes erlangt hat, das relative Refraktärstadium also zum größten Teil abgeklungen ist. Mithin erschien auch in diesen Versuchen die Verlängerung der Summationszeit ausschließlich durch das Dekrement der Erregungsleitung bedingt.

Ein abweichendes Verhalten würde nach den Untersuchungen von Cooper (186) die Kohlensäure zeigen, bei deren Einwirkung auf den Nerven die Verlängerung des Summationsintervalls die Dauer des Refraktärstadiums um das Vielfache übertreffen kann. Die Verfasserin bringt diese Erscheinung mit der Säurenatur dieser Substanz in Zusammenhang, da nach den Untersuchungen von Adrian (10) die Reaktion des umgebenden Mediums für den Ablauf des Erholungsvorganges von Bedeutung ist.

Es ist offenbar von größtem Interesse mit den Erscheinungen der peripheren Leitung jene im zentralen Abschnitt des Reflexbogens zu vergleichen. Doch sind die Verhältnisse hier noch viel weniger geklärt. Nach den an der dezerebrierten Katze ausgeführten Untersuchungen von Sherrington und Sowton (877), sowie von Adrian und Olmsted (13) ist das minimale Summationsintervall im Reflexbogen für die reflektorische Kontraktion des Tibialis anticus bei Reizung des N. popliteus normalerweise nur wenig länger als das im peripheren Nerven und beträgt 1—2,4 σ. Dieses Summationsintervall erfährt nun nach den Versuchen der letztgenannten Autoren überraschenderweise in Narkose keine Veränderung. Wird aber die Anspruchsfähigkeit des Reflexbogens statt mit zwei Reizen mit einer längeren Reizserie untersucht, so ergibt sich jetzt ein minimales Summationsintervall von erheblich größerer Länge, nämlich 5,8—8 σ. Die Erklärung dieses merkwürdigen Verhaltens würde nach Adrian und Olmsted darin liegen, daß der zweite Reiz aus noch nicht näher geklärten Gründen mit einer beträchtlichen Verspätung im motorischen Neuron anlangt, wie sich durch Registrierung der Aktionsströme direkt nachweisen ließ. Erst die bis zum Eintreffen der Erregung vergehende Zeit von mithin etwa 6 σ gibt die wahre Summationszeit im Zentralorgan. Aber auch diese erfährt in Narkose keine Zunahme, im Gegensatz zum peripheren Nerven, wo sie, wie wir gesehen haben, bis auf fast 10 σ ansteigen kann. — Wie die Erklärung dieser Erscheinungen auch sein mag, jedenfalls sprechen auch sie gegen die Annahme einer Verlängerung des Refraktärstadiums in der Narkose. Auf die Schwierigkeiten, die sich daraus für eine Zurückführung des Erregungsstadiums der Narkose auf eine Verzögerung der Restitutionsvorgänge ergeben (Prinzip der scheinbaren Erregbarkeitssteigerung), ist schon früher hingewiesen worden (vgl. S. 29).

Forbes und Olmsted (263) haben die Tatsache, daß eine partielle Narkose die subnormalen im relativen Refraktärstadium erzeugten Erregungsimpulse auslöscht, während die vollwertigen hindurchgelassen werden, dazu benutzt, um mittels teilweiser Blockade des motorischen Nerven durch Alkoholnarkose Aufschluß über die Frequenz der bei reflektorischer Reizung von den Zentren dem Muskel zufließenden Erregungssalven zu gewinnen. Bei direkter Reizung des motorischen Nerven fanden sie, daß die Blockade eine Auslöschung der Erregungswellen bewirkt, wenn diese in einem Intervall von 1,7—3 σ aufeinanderfolgen; aus den bei Reflexreizung erhaltenen Elektrogrammen glauben sie auf eine sehr hohe und unregelmäßige Entladungsfrequenz bei den verschiedenen Reflexen schließen zu sollen.

Nach Brevée (132) würde der hohe und unregelmäßige Entladungsrhythmus von den durch die Muskeltätigkeit ausgelösten propriozeptiven reflektorischen Impulsen herrühren. Denn er sah unter dem Einfluß lokaler Novokainapplikation auf das Dorsalmark dezerebrierter Katzen die Frequenz der bei direkter mechanischer Reizung desselben vom Muskel ableitbaren Aktionsströme mit fortschreitender Anästhesie immer mehr abnehmen, bis sie — nach Ansicht des Autors wegen der Ausschaltung der proprioceptiven Impulse — schließlich auf den ganz regelmäßigen und langsamen Eigenrhythmus des motorischen Neurons (50—70 pro Sekunde) zurückgeht.

Was schließlich die Erscheinung der Summation selbst anlangt, so sucht die Verwornsche Schule (vgl. 999) sie durch die Annahme zu erklären, daß die neu eintreffende Erregung sich zu dem von dem vorangehenden Reiz noch vorhandenen „Erregungsrückstand" addiert. Adrian und Lucas dagegen vgl. 12 und 627, S. 60) bringen sie in Zusammenhang mit der von ihnen entdeckten „supernormalen Phase" der Erregungsleitung, die sich an das relative Refraktärstadium anschließt und in welcher die Erregbarkeit gesteigert und die durch einen Reiz erzeugte Erregungswelle vergrößert ist. In der Tat sprechen ihre Messungen des Summationsintervalls dafür, daß der eine Summation bewirkende zweite Reiz in diese supernormale Phase hineinfallen muß und nicht in das relative Refraktärstadium, wie dies nach der Fröhlich-Verwornschen Theorie zu erwarten wäre. Auch handelt es sich dabei um eine Summation der Erregungswellen und nicht der Vorgänge am Reizort, denn die summierte Wirkung ist auch dann zu beobachten, wenn der zweite Reiz an einer anderen Stelle appliziert wird als der erste. Nach Lucas würde das „Verbindungsgewebe", durch welches der Übergang der Erregung von dem Nerven auf den Muskel oder im Zentralnervensystem von einem Neuron auf das andere erfolgt (Nervenendorgane bzw. Synapsen), mit Dekrement leiten. Infolgedessen würden die in der supernormalen Phase erzeugten stärkeren Erregungswellen besser in der Lage sein dieses Dekrement zu überwinden und würden .so eine Summation bewirken, wie umgekehrt die in der subnormalen Phase des relativen Refraktärstadiums erzeugte Abschwächung der Erregungswellen in der gleich näher zu erörtenden Weise die Grundlage der Hemmungsvorgänge bilden soll. Nach Forbes, Ray und Griffith (264) wären allerdings beide Erscheinungen auch ohne Annahme eines mit Dekrement leitenden Verbindungsgewebes erklärbar, wenn man annimmt, daß die vorangehende Reizung die Reizschwelle im Muskel bzw. im anderen Neuron erhöht; denn auch dann würde nur die größere Erregungswelle der supernormalen Phase imstande sein eine „Summations"-Erregung zu bewirken.

6. Paradoxes Stadium und periphere Hemmungen.

Die vorangehenden Feststellungen sind von besonderer Bedeutung für die Erklärung einer eigenartigen Beeinflussung des Erregungsvorganges durch die Narkose, die von Wedensky (1048, 1049) entdeckt wurde. Dieser fand, daß in einem bestimmten Stadium lokaler Narkose des Nerven, das er später als das „paradoxe Stadium" bezeichnete, faradische Reizung mit schwachen Strömen eine tetanische Kontraktion des Muskels herbeiführte, während bei starker Reizung bloß eine Anfangszuckung zu beobachten war. Ganz analoge Erscheinungen wurden mit verschiedener Reizfrequenz von Hofmann (445) am Nerv-Muskelpräparat festgestellt: Bei Reizung mit hoher Frequenz sank der so erzeugte Tetanus rasch ab, um so schneller, je höher die Frequenz war. Bei Vergiftung mit Äther, Curare Nikotin, sowie bei Ermüdung erfolgt dieses Absinken schon bei niedrigerer Reizfrequenz, und in diesem Stadium reagiert das Präparat auf wenig frequente Reizung mit einem anhaltend hohen Tetanus, auf frequente Reizung dagegen nur mit einem Anfangstetanus. Die gleichen Wirkungen konnten auch, entsprechend den Beobachtungen Wedenskys, mit verschiedenen Reizstärken erzielt werden (Hofmann, 446). Wedensky beobachtete weiter, daß auf dieses „paradoxe" Stadium ein „hemmendes" folgt, in welchem der Effekt einer in der narkotisierten Strecke erfolgenden Reizung durch gleichzeitige Einwirkung einer zweiten außerhalb oder gleichfalls innerhalb der narkotisierten Strecke applizierten „gehemmt" wird. Da dieses Stadium außer durch Narkose auch durch die verschiedenartigsten Reizmittel hervorgerufen werden konnte, bezeichnete er es mit dem allgemeinen Ausdruck „Parabiose", und führte diese auf einen eigentümlichen, „der Muskelstarre analogen" dauernden „Erregungszustand" zurück, durch den er die verschiedenen Erscheinungen zu erklären versuchte. Ein näheres Eingehen auf die komplizierten, mit allen unseren sonstigen Erfahrungen über die Natur der Narkose in Widerspruch stehenden Deduktionen des Verfassers erscheint wohl um so weniger erforderlich, als, wie wir gleich sehen werden, die Erscheinungen, auf die sie sich gründen, durch die bekannten Eigentümlichkeiten der Erregungsvorgänge recht wohl erklärbar sind.

Fröhlich (293, 295, ähnlich in neuerer Zeit auch Beritoff, 68) erklärte, entsprechend der oben erörterten Zurückführung der Vergrößerung der Summationszeit auf eine Verlängerung des Refraktärstadiums, die Wedenskyschen Erscheinungen durch die Annahme, daß in dem durch Narkose, Erstickung, Ermüdung u. dgl. erzeugten „paradoxen Stadium" von einer Reizserie stets nur der erste Reiz zur Wirkung gelangen könne („Anfangszuckung"), weil jeder folgende in das verlängerte Refraktärstadium des vorangehenden hineinfalle. Sowohl der Einfluß der Reizfrequenz wie der Reizstärke, wie schließlich auch die „peripheren Hemmungen" Wedenskys würden hierdurch in einfacher Weise verständlich: Bei geringer Frequenz findet jeder folgende Reiz bereits eine für die Wirkung ausreichende Erholung vor, bei höherer fällt er in das Refraktärstadium des vorhergehenden und bleibt unwirksam. In gleicher Weise würde eine Vermehrung der Reizstärke wirken, da die Erholungszeit nach einem starken Reiz größer sei als nach einem schwachen. Da bei gleichzeitiger faradischer Reizung an zwei verschiedenen Nervenstellen die so erzeugten Erregungswellen entweder im gleichen Zeitpunkt dieselben Nervenstellen treffen und sich dann in ihrer Stärke summieren, oder zu verschiedenen Zeiten, in welchem Falle die Frequenz der Erregungswellen vermehrt wird, so würden die hierbei zu beobachtenden Hemmungen in ihrem Mechanismus vollkommen mit der Wirkung der einfachen Frequenz- oder Intensitätssteigerung bei Reizung einer Nervenstelle übereinstimmen.

In mancher Hinsicht verwandt ist die von Hofmann (447) gegebene Erklärung, die jedoch den Sitz des Wedenskyschen Phänomens zur Gänze in die Nervenendorgane und Muskeln verlegt. Durch Ermüdung würde die Zeit, die nach jeder Erregung erforderlich ist, um die Leistungsfähigkeit des Nervenendorgans und des Muskels (bei den oben erwähnten Giftwirkungen, insbesondere die des ersteren) wiederherzustellen, eine Verlängerung erfahren. Infolgedessen würde bei genügend frequenter Reizung der zweite Reiz bereits zu einer Zeit eintreffen, in welcher die Leistungsfähigkeit noch stark herabgesetzt ist, und daher eine geringere Wirkung erzielen als nach einem längeren Intervall, eine um so geringere, je weiter die Ermüdung vorgeschritten ist. Daher der „Anfangstetanus" mit raschem Absinken der Zuckungshöhe. Mit dieser Verringerung der Leistungsfähigkeit würde auch eine Abschwächung, ein Dekrement der Erregungsleitung in den Nervenendorganen einhergehen, welches die Intensität der schwachen Erregungswellen so weit vermindere, daß sie den Muskel nicht zu erreichen oder wenigstens nicht zu erregen vermögen. Daher das Absinken der Zuckungshöhe bei Reizung mit (infolge ihrer raschen Aufeinanderfolge unwirksamen) frequenten, und das Wiederansteigen bei minder frequenten Reizen. Die analoge Wirkung der starken Reize gegenüber den schwachen würde sich schließlich durch die Annahme erklären, daß bei Anwendung schwacher Reize unter den gegebenen Bedingungen verminderter Leistungsfähigkeit und Leitung mit Dekrement überhaupt nicht jeder Reiz wirksam ist, sondern nur jeder zweite oder dritte usw., weil die unmittelbar auf einen wirksamen Reiz folgenden in das Refraktärstadium der Zuleitungswege hineinfallen. Die Reizung des Muskels erfolgt also gar nicht in dem Rhythmus der applizierten Reize, sondern in einem minder frequenten, wie dies schon frühere Autoren beobachtet hatten. Wedensky sprach geradezu von einem „Transformationsstadium". Bei größerer Reizstärke aber wird ein jeder der vorher unwirksamen Reize wirksam, so daß nunmehr auch die Reizung des Muskels mit einer größeren Frequenz erfolgt, die in der vorher erörterten Weise die Abschwächung der Wirkung herbeiführt. Somit wird die Wirkung der Erhöhung der Reizintensität auf eine solche der Reizfrequenz zurückgeführt.

Da die „Wedenskyschen „Hemmungserscheinungen" bei ganz lokaler Narkose oder Schädigung einer Nervenstrecke zu beobachten sind, also unter Bedingungen, unter denen weder Veränderungen der Nervenendorgane noch solche der Muskeln in Frage kommen, so bedurfte die Hofmannsche Vorstellung einer Abänderung, um für diese Fälle anwendbar zu sein. Als eine solche stellt sich in der Hauptsache die Erklärung dar, die Lucas (624) auf Grund seiner von Adrian (7) später weiter geführten Untersuchungen gegeben hat. Lucas fand, daß entgegen der von Fröhlich seiner Theorie zugrunde gelegten Annahme weder am Muskel selbst, noch am Nerv-Muskelpräparat bei Reizung vom Nerven aus, ein Reiz, der in das „absolute" Refraktärstadium eines vorangehenden fällt, dieses zu verlängern und so einen darauffolgenden am Reizort unwirksam zu machen vermag. Tatsächlich ergab die gleichzeitige Untersuchung des Aktionsstromes des Nerven und der Muskelzuckung, daß ein zweiter Reiz, der auf einen ersten in einem Intervall nachfolgt, das zu kurz ist, um eine Zuckung des Muskels herbeizuführen, dennoch eine durch den Aktionsstrom nachweisbare Erregungswelle erzeugt. Läßt man einen Reiz außerhalb des Refraktärstadiums eines vorangehenden gerade in dieses Intervall fallen, in welchem eine Erregungswelle erzeugt wird, die keine Muskelzuckung auslöst, so kann ein solcher Reiz, obwohl er für den Muskel unwirksam ist, dennoch die Intensität eines nachfolgenden und sonst wirksamen Reizes so weit abschwächen, daß auch er keine Muskelzuckung hervorruft. Hält man diese Beobachtungen mit den Untersuchungen über das Dekrement der Erregungsleitung zusammen, das nach Lucas auch die Ursache für die Verlängerung der Summationszeit darstellt, so würde sich die schwächere Wirkung frequenter Reize in folgender Weise erklären: bei Leitung mit Dekrement fällt bei einer bestimmten Frequenz jeder Reiz in ein Intervall, in welchem die von ihm erzeugte Erregungswelle zu schwach ist, um das Dekrement der Leitung zu überwinden, aber gleichwohl ihre Wirkung darin äußert, daß sie die folgende Erregungswelle wieder so weit abschwächt, daß sie infolge des Dekrements gleichfalls erlischt.

Sieht man genau zu, so findet man, daß die Lucassche Erklärung in dem wesentlichen Punkte mit der Fröhlichschen übereinstimmt, daß auch nach ihr unter den Bedingungen, unter denen das Wedenskysche Phänomen zu beobachten ist, jeder Reiz noch in das — allerdings relative — Refraktärstadium des vorangehenden hineinfällt; denn die Abschwächung der Intensität der Erregungswelle in einem bestimmten Intervall kann ja nur von der Nachwirkung des vorangehenden Reizes herrühren. Der Hauptunterschied der Auffassungen liegt auch hier, ebenso wie bei der Erklärung der Verlängerung der Summationszeit in der Narkose, darin, daß Fröhlich die Ursache für das Erlöschen der

Erregung in einer Verlängerung des Refraktärstadiums und in einer lokalen Interferenz der Reizwirkungen am Reizort sucht, Lucas dagegen in dem Dekrement der Erregungsleitung, welches bewirkt, daß die vom Reizorte ausgehenden Erregungswellen unter den gegebenen Bedingungen auf dem Wege zum Muskel erlöschen.

Die paradoxe Wirkung der Reizstärke im Wedenskyschen Phänomen sucht Lucas in Übereinstimmung mit Hofmann auf eine solche der Reizfrequenz zurückzuführen, durch die Annahme, daß bei schwacher Reizungsintensität der auf einen Reiz a folgende Reiz b in das (absolute) Refraktärstadium fällt und so unwirksam bleibt, während der zweitnächste Reiz wieder eine Wirkung hervorruft, so daß also der Muskel in Wahrheit nur mit der halben Frequenz gereizt wird, während bei starker Reizung auch b soweit wirksam wird, daß er das Refraktärstadium durchbricht und eine Erregungswelle erzeugt, die, zwar zu schwach, um den Muskel zu erreichen, doch wieder die Intensität der nachfolgenden so weit vermindert, daß auch sie durch das Dekrement der Leitung erlischt.

Die gleiche Erscheinung, wie sie innerhalb des peripheren Nerven durch eine mit Dekrementleitung verbundene Narkose künstlich hervorgerufen wird, könnte nach Adrian und Lucas normalerweise im „Verbindungsgewebe" (Nervenendorgane, Synapsen) sich abspielen, das schon für gewöhnlich und erst recht bei Ermüdung u. dgl. mit Dekrement leiten würde. Eine Folge von Reizen könnte Erregungswellen erzeugen, die entweder in die supernormale Phase nach Ablauf des Refraktärstadiums (s. o.) fallen und, so verstärkt, durch leichtere Überwindung des Dekrements eine Summationswirkung erzeugen, oder aber in der subnormalen Phase des Refraktärstadiums abgeschwächt sich selbst und ihre Nachfolger zum Erlöschen bringen und eine Hemmung bewirken. Und so würde wenigstens die theoretische Möglichkeit bestehen, die komplizierten Reaktionen des Zentralnervensystems zurückzuführen auf relativ einfache und gleichartige Vorgänge, die sich abspielen „an einem Netzwerk von Leitern, die ein verschiedenes Refraktärstadium besitzen, durch Regionen mit Dekrementleitung untereinander verbunden sind, leicht ermüden und einen Einzelreiz mit einer Reihe von Impulsen zu beantworten vermögen" (Adrian und Lucas, 627, S. 102). — Nach Forbes, Ray und Griffith (264) könnte übrigens, wie schon oben erwähnt (vgl. S. 107), ebenso wie die Summation auch die Hemmung vielleicht ohne Zuhilfenahme eines Dekrements erklärbar sein, wenn man annimmt, daß durch die vorangegangene Erregung eine Erhöhung der Reizschwelle eintritt, so daß die subnormalen Erregungswellen, die im relativen Refraktärstadium erzeugt werden, wirkungslos bleiben.

7. Wesen der Erregungsleitung.

Fröhlich und Verworn (vgl. die zusammenfassende Darstellung in 999) haben in sinnreicher Weise die verschiedenen Summations- und Hemmungserscheinungen auf einen im Prinzip gleichartigen Mechanismus lokaler Reizinterferenz zurückzuführen gesucht. Lucas und seine Schüler haben überzeugend dargetan, daß diese Erklärung für viele Fälle nicht zutrifft, und daß ein großer Teil der eben erörterten Erscheinungen nicht auf der lokalen Interferenz der Erregungsvorgänge am Reizort, sondern auf den Veränderungen der Erregungswelle bei ihrer Weiterleitung beruht. Die Sonderung dieser beiden Mechanismen, die in einer durch den Scharfsinn der Deduktionen wie durch die Präzision der Methodik gleich bewunderswerten Weise durchgeführt ist, nötigt nun aber unseres Erachtens durchaus nicht dazu, mit Lucas (vgl. 625), auch eine prinzipielle Verschiedenartigkeit beider anzunehmen und unsere Vorstellungen durch die unbewiesene und daher überflüssige Auffassung zu komplizieren, daß der durch den äußeren Reiz ausgelöste „lokale Erregungsvorgang" und der der „fortgeleiteten Erregungswelle" zugrunde liegende Vorgang grundverschiedene Prozesse seien. Vielmehr sind alle vorliegenden Beobachtungen sehr wohl mit der Theorie vereinbar, die das Wesen der Erregungsleitung darin sucht, daß die Erregung eines Teilchens den Reiz darstellt, der in dem benachbarten den Erregungsvorgang auslöst usf.

In einer narkotisierten Nervenstrecke setzen nach Lucas die von ihm auf das Dekrement der Erregungsleitung zurückgeführten Erscheinungen sogleich mit der Erhöhung der Reizschwelle ein; daraus glaubt er (626) folgern zu können, daß die Erhöhung der Reizschwelle auch lediglich durch das Dekrement bedingt sei und demgemäß auch gar nicht in der bisher üblichen Weise als Maß der „Erregbarkeit" dienen könne, die durch die Narkose vielleicht gar nicht beeinflußt werde. Es ist schon betont worden, daß die Bestimmung der Reizschwelle in der Tat niemals die Erregbarkeit allein mißt, sondern immer auch noch die Leitfähigkeit, eine Tatsache, deren Nichtbeachtung, wie wir gesehen haben, vielfach zu irrigen Schlußfolgerungen geführt hat. Aber auch die extreme Auffassung von Lucas ist nicht minder verkehrt. Lucas vergißt, daß in dem ersten Stadium der Narkose die Reizschwelle in der narkotisierten Strecke bereits zu einer Zeit ansteigt, in welcher sie zentral von derselben noch unverändert ist (Grünhagens Versuch), obwohl doch die von hier ausgehende Erregungswelle ein noch stärkeres Dekrement erfahren müßte als eine weiter peripher erzeugte. Dies ist nur durch die Annahme erklärbar, daß innerhalb der narkotisierten Strecke die Erregbarkeit herabgesetzt ist, und das gleichzeitige Einsetzen der Leitung mit Dekrement ließe sich, sofern es überhaupt besteht, in einfachster Weise durch die Annahme erklären, daß es eben eine Folge der Herabsetzung der Erregbarkeit darstellt. Denn wenn die Erregungsleitung darauf beruht, daß der lokale Erregungsvorgang jeweils den Reiz für die Erregung des Nachbarteilchens darstellt, dann muß, sofern unter diesen Bedingungen die Erregungsgröße von der Reizgröße abhängt, offenbar jede Herabsetzung der Erregbarkeit dazu führen, daß die Erregung von Teilchen zu Teilchen immer schwächer wird. Das Dekrement der Erregungsleitung würde nicht auf irgendeinem „wachsenden Widerstand" von rätselhafter Natur beruhen, sondern eine selbstverständliche Folge jeder Herabsetzung der Erregbarkeit sein.

Zum Schlusse möge noch darauf hingewiesen werden, daß die Vorstellung, nach welcher die Erregungsleitung in der Erregung eines Teilchens durch das benachbarte besteht, zwar selbstredend die Möglichkeit einer Erhaltung der Leitfähigkeit bei verschwundener Erregbarkeit ausschließt, nicht aber notwendig das Umgekehrte. Wenn eine Leitung mit Dekrement besteht, so wird die Erregung, die ein Teilchen dem benachbarten mitteilt, immer schwächer, und die vom Reizort ausgehende Erregungswelle erlischt um so rascher, je größer das Dekrement ist. Der Grenzfall würde offenbar dargestellt durch eine Erregung, die bereits an Ort und Stelle erlischt, d. h. wo die Erregbarkeit dermaßen herabgesetzt ist, daß durch starke äußere Reize zwar noch ein ganz lokaler Erregungsvorgang ausgelöst werden kann, dieser aber zu schwach ist, um auch nur die unmittelbar benachbarten Teilchen in Erregung zu versetzen. Es ist nicht bekannt, ob diese Denkmöglichkeit unter irgendwelchen Bedingungen im Nervensystem realisiert ist, da ihrem Nachweis unüberwindliche Schwierigkeiten entgegenstehen dürften; wohl aber werden wir bei den kontraktilen Organen Erscheinungen kennen lernen, welche in der Tat zu einer derartigen Deutung herausfordern.

Zusammenfassung.

Zusammenfassend können wir somit auf Grund der Gesamtheit der am peripheren Nervensystem angestellten Untersuchungen die Wirkung der Narkose auf den Erregungsvorgang folgendermaßen darstellen: Durch die Narkose wird — meist nach vorübergehender Steigerung bei schwacher Konzentration — die Erregbarkeit der lebendigen Substanz sowie die Größe und die Leitungsgeschwindigkeit der in ihr ablaufenden Erregungsvorgänge herabgesetzt. Viele Versuche schienen dafür zu sprechen, daß unter diesen Bedingungen an die Stelle des für die normale Nervenfaser unzweifelhaft gültigen „Alles- oder Nichts-Gesetz" eine Abhängigkeit der Erregungsgröße von der Reizgröße tritt. Wenn dies der Fall ist, dann muß die Erregung jedes Teilchens eine immer schwächere Erregung des benachbarten hervorrufen, die Erregungswelle also auf ihrem Wege eine immer größere Abschwächung erfahren (Dekrement der Erregungsleitung). Neuere Untersuchungen haben die Richtigkeit dieser Experimente zum Teil in Frage gestellt, so daß eine endgültige Entscheidung hierüber noch aussteht. Jedenfalls werden in Narkose Erregungswellen, die unter gewöhnlichen Bedingungen stark genug sind, um eine Wirkung herbeizuführen, unwirksam. So erklärt sich das etwaige Auftreten von „Aktionsströmen ohne Aktion" und von Erregungsstoffwechsel ohne Erregungserfolg, die scheinbare Trennung von Erregbarkeit und Leitfähigkeit, die Verlängerung der Summationszeit, die „paradoxen" Erscheinungen in der Wirkungsweise verschieden frequenter und verschieden starker Reize, sowie die „peripheren Hemmungen".

II. Muskelsystem.

Die Wirkungen der Narkotika auf die muskulären Organe ist in zweifacher Hinsicht von besonderem Interesse: Einmal wieder als Mittel zur Analyse des Erregungsvorganges, das manchen beachtenswerten Beitrag zur Kenntnis desselben geliefert hat, zweitens aber auch als Mittel zum Studium des Mechanismus der Narkose.

1. Herz.

Von dem ersteren Gesichtspunkte aus verdient zunächst die Wirkung auf das Herz eine kurze Erörterung, da sie mit als Argument in dem Streit um den myogenen oder neurogenen Ursprung der Herztätigkeit verwendet wurde. Schon vor langer Zeit hat Rajewski (788) beobachtet, daß das Froschherz durch Chloralhydrat in einen Zustand versetzt wird, in welchem die automatische Tätigkeit erloschen ist, das Herz dauernd in Diastole still steht, die Anspruchsfähigkeit auf äußere Reize aber erhalten ist, da diese jedesmal mit einer Kontraktion beantwortet werden. Diese Erscheinung, die nicht für das Chloralhydrat spezifisch ist, sondern auch bei anderen Narkoticis (Chloroform, Alkohol; vgl. Vernon, 984) beobachtet wurde, ist zuerst von Harnack und Witkowski (401) mit Rücksicht auf die Theorie der Herztätigkeit zum Gegenstand eingehender Untersuchungen gemacht worden. Sie beobachteten, daß unter der Einwirkung von Chlorahydrat und Monojodaldehyd (Jodal) das Herz nach einer anfänglichen Steigerung der Tätigkeit, die sie auf eine direkte Reizung der Muskelfasern zurückführten, anhaltend stillsteht, aber auf jeden mechanischen Reiz sich kontrahiert, und durch dauernd erregend wirkende Mittel, wie Physostigmin, zu rhythmischem Schlagen gebracht werden kann. Teilt man das Herz durch eine quere Ligatur in zwei durch eine Muskelbrücke miteinander verbundene Hälften, so tritt bei lokaler Applikation von Jodal auf die obere Hälfte Herzstillstand ein, bei Einwirkung auf die untere dagegen nicht, ein Beweis, daß das Jodal zunächst nur auf die automatischen Apparate der Reizerzeugung einwirkt und nicht auf die Muskelfasern. In einer späteren Arbeit hat Harnack (400) nochmals die Bedeutung dieser Versuche als Argumente zugunsten der neurogenen Herztheorie diskutiert.

Die genaue Untersuchung dieses Verhaltens durch Böhme (116) ergab, daß zu Beginn der Vergiftung mit Chloralhydrat alle Herzfunktionen, auch die (elektrisch untersuchte) Anspruchsfähigkeit für künstliche Reize, gleichmäßig abnehmen; später aber bleibt die letztere unverändert, ja wird sogar etwas gesteigert (wie dies auch unter anderen Einflüssen bei Herabsetzung der spontanen Tätigkeit des Herzens beobachtet wurde), während die automatische Funktion weiter abnimmt und schließlich erlischt. Mithin beruht die Verlangsamung, bzw. der Stillstand der Herztätigkeit durch Chloralhydrat, der durch den antagonistisch wirkenden Campher wieder aufgehoben werden kann, entsprechend den Anschauungen der vorangehenden Autoren auf einer Schädigung der Reizerzeugung, die allerdings nicht notwendig im Sinne der neurogenen Theorie gedeutet werden muß, da ja auch die myogene eine Sonderung der automatischen Funktion anzunehmen genötigt ist.

In Weiterführung dieser Versuche an der abgeklemmten Herzspitze fand nun Rohde (810), daß auch die übrigen Eigenschaften des Herzens unter der Einwirkung von Chloralhydrat eine Änderung erfahren, indem die Refraktärzeit stark herabgesetzt wird, so daß schließlich Summation von Zuckungen und Tetanus durch frequente Reizung erzielt werden kann, während umgekehrt die Fähigkeit, auf dauernde Reize (konstanten Strom, Erhöhung des Innendrucks und zuletzt auch chemische Reizung durch Kochsalzkrystalle) mit rhythmischen Kontraktionen zu reagieren, verloren geht. Somit ergibt sich als Resultat der (völlig reversiblen) Lähmung der Verlust der für den Herzmuskel sonst charakteristischen Eigenschaften, wie man ihn in anologer Weise bei Organen, die zweifellos mit Nervenzentren versehen sind, durch Ausschaltung der letzteren berbeiführen kann (Ringmuskulatur des Darmes nach Magnus, 645, Limulusherz nach Carlson, 170). Und so folgert der Verfasser aus seinen Versuchen (S. 121): „In der Tat verhält sich der Herzmuskel in der Chloralvergiftung wie ein Darmstück oder wie ein Limulusherz, die man ihrer Zentren beraubt hat: Reizbarkeit, Erregungsleitung und Kontraktilität sind in beiden Fällen erhalten, Rhythmizität auf Dauerreize und refraktäre Periode sind verschwunden. In diesem Sinn können meine Beobachtungen als Stütze der neurogenen Theorie der Herzbewegung dienen.“

Während Bornstein (121) die Beobachtungen Rohdes hinsichtlich des Summationsvermögens des vergifteten Herzmuskels durch Zurückführung auf die Bowditchsche Treppe mit der myogenen Theorie in Einklang zu bringen suchte, schloß sich Carlson (170) auf Grund von Versuchen am Limulusherzen vollkommen der Auffassung Rohdes an. Er fand, daß bei lokaler Applikation von Chloralhydrat auf das isolierte Hinterende des Herzganglions zunächst eine mit der Konzentration wachsende Reizwirkung auftritt, die sich in einer Verstärkung und Beschleunigung des Herzschlages äußert und sogar einen unvollkommenen Tetanus des betreffenden Herzabschnittes herbeiführen kann, bevor die depressorische Phase eintritt, die schließlich zu einer Einstellung der Tätigkeit des Ganglions führt. Dagegen wirkt Chloralhydrat in dem das Herz umspülenden Seewasser aufgelöst nur Erregbarkeit vermindernd ohne vorübergehende Reizung. Wegen der größeren Empfindlichkeit des Herzganglions ist bei gleichzeitiger Einwirkung der Lösung auf dieses und das Herz zuerst eine stimulierende Wirkung feststellbar (ganz entsprechend den Beobachtungen am Froschherzen). Die Lähmung ergreift die Herzteile in der folgenden Reihenfolge: Ganglion, Nerven oder Nervenendigungen, Muskeln. Die Automatie und die Reflextätigkeit des Ganglions verschwinden gleichzeitig. Die Nerven reagieren bis doppelt, der Muskel bis drei- oder viermal so lang wie das Ganglion.

Da die am Limulusherzen gewonnenen Erfahrungen keine Verallgemeinerung zulassen und das Chloralhydrat zweifellos auch auf die Muskelsubstanz selbst wirkt, so kann man nicht behaupten, daß die im vorangehenden angeführten Versuche als Beweise für die Richtigkeit der Theorie vom neurogenen Ursprung der Herztätigkeit angesehen werden können; sie beweisen bloß, daß das Chloralhydrat (wie auch die anderen Narkotika) primär auf die reizbildenden Mechanismen wirkt, durch deren Ausschaltung wohl die beschriebenen Erscheinungen ihre Erklärung finden. — In der Tat haben neue Versuche, die D'Irsay und Priest (220) in Carlsons Laboratorium am Froschherzen angestellt haben, zu wesentlich anderen Ergebnissen geführt. Sie untersuchten zunächst das Verhalten der indirekten und direkten Reizbarkeit des Nerv-Muskel-Präparates bei Durchspülung mit Ringer-Lösung, die 0,5—0,25 vH Choralhydrat enthielt, und fanden, daß zur Aufhebung der ersteren etwa ein Drittel der Durschspülungszeit erforderlich ist, die benötigt wird, um die direkte Muskelreizbarkeit zum Verschwinden zu bringen. Während dieses ersten Drittels nahm die Latenzzeit der Muskelzuckung immer mehr zu, nach Erlöschen der indirekten Reizbarkeit dagegen kaum mehr. Als sie nun, unter gleichzeitiger Registrierung des Elektrokardiogramms und des Myogramms von Vorhof und Kammer, das Verhalten des Froschherzens bei Einwirkung der obigen Lösung untersuchten, fanden sie, daß auch hier wieder in dem ersten Drittel der bis zum Eintritt des Sinusstillstands erforderlichen Durchspülungszeit charakteristische Veränderungen auftraten: Das Intervall zwischen Vorhof- und Kammerkontraktion nahm zu, die Leitung wurde also verlangsamt, und die Latenzzeit, nämlich das Intervall zwischen dem Auftreten der elektrischen und der mechanischen Erscheinungen wurde verlängert. (Die letztere Erscheinung war am Säugetierherzen für toxische Dosen von Chloralhydrat und für narkotische von Chloroform bereits von W. Frey [284] beobachtet worden.) Die Verfasser zogen daraus den Schluß, daß in dieser ersten Zeit Nervensystem u n d Muskel funktionieren, während in den letzten zwei Dritteln der Versuchszeit nur der Herzmuskel tätig ist. Darnach würden die Grundfunktionen des Herzens sowohl unter neurogener wie unter myogener Kontrolle stehen. Bei der Leitung und der Latenzperiode würde ein nervöses Moment deutlich übergeordnet sein, während sich dies bezüglich der Frequenz, des Tonus, der Reizbarkeit und der Kontraktilität nicht entscheiden ließe. Wenn man also den während der Chloralhydratvergiftung nach Ablauf des ersten Drittels der Versuchszeit bestehenden Zustand mit den Verfassern als einen solchen auffaßt, in welchem die nervösen Elemente augeschaltet sind und lediglich die muskulären fungieren, dann ergibt sich im Gegensatz zu der Deutung der zuerst angeführten Versuche, daß sowohl Automatie wie Reizleitung letzten Endes myogener Natur sind.

Bereits bei Erörterung der Versuche, das Erregungsstadium der Narkose auf eine Verzögerung der Restitutionsvorgänge zurückzuführen, ist der befremdlichen und dieser Theorie anscheinend widersprechenden Tatsache gedacht worden, daß das Refraktärstadium des Herzens, also die bis zum Wirksamwerden eines Extrareizes vergehende Zeit in Narkose, vielfach nicht verlängert, sondern im Gegenteil v e r k ü r z t gefunden wurde (vgl. S. 29). Solche Beobachtungen haben bereits Rohde (810) und

Bornstein (121a), in neuerer Zeit wieder Boesch (115a), Beritoff und Tskimanauri (69), Levi (579a) und vor allem Junkmann (494a, I. Mitt.) mit verschiedenen Narkoticis gemacht. Der letztere aber hat den sehr bemerkenswerten Gedanken geäußert, daß diese Verkürzung des Refraktärstadiums, die auch mit den oben erörterten sonstigen Wirkungen der Narkotika schwer vereinbar erscheint, in Wirklichkeit vielleicht nur eine scheinbare ist und in Wahrheit gerade umgekehrt auf einer Verlängerung der Refraktärphase eines Teiles der Herzmuskelfasern beruht. Die Versuche von Rohde (810), Bornstein (121, II. Mitt.) und neuerdings von Rößler (819) haben ergeben, daß das Herz in Narkose nicht mehr dem „Alles oder Nichts-Gesetz" gehorcht, was vermutlich davon herrührt, daß durch schwache Reize erzeugte Erregungen sich nicht mehr auf alle Teile der Herzmuskulatur ausbreiten. Es ist also sehr wohl denkbar, daß bei einer Verlängerung der Refraktärperiode einzelner Muskelpartien diese auf die normalen Herzreize noch nicht reagieren, sich daher an der spontanen Kontraktion nicht beteiligen, dafür aber auf später eintreffende Extrareize ansprechen und so eine Verkürzung der Refraktärzeit des ganzen Herzens vortäuschen, während das Refraktärstadium des sich tatsächlich kontrahierenden Herzteiles verlängert ist. An dem nicht isolierten, normal durchbluteten Herzen konnte Junkmann (494a, II. Mitt.) diese Verkürzung der Refraktärzeit durch Narkotika auch kaum mehr nachweisen.

Der erregbarkeitsvermindernde Einfluß des Chloralhydrats auf die reizbildenden Apparate erklärt nach O. Loewi (620) und Nobel (737) auch die schon von Langendorff (556) beobachtete und auf eine Schwächung der motorischen Herzganglien bezogene verstärkende Wirkung, die dieses Narkotikum auf den Effekt der Vagusreizung ausübt. Nach Loewi würde normalerweise während der durch die Vagusreizung bedingten Hemmung der Herztätigkeit eine Funktionssteigerung der reizbildenden Apparate stattfinden, die das Wiederschlagen des Herzens herbeiführt. Die durch das Chloralhydrat erzeugte Herabsetzung der Tätigkeit der letzteren Mechanismen verhindert die Wiederkehr der Herzaktion während der Vagusreizung. Eine Verstärkung der Vagushemmung ist beim Froschherzen auch für den Alkohol von Ruttgers (824) gefunden worden, der sie jedoch durch einen erregenden Einfluß auf die hemmenden Mechanismen des Herzens erklärt, während umgekehrt Äther bereits in einem Bruchteile der herzlähmend wirkenden Konzentration eine Ausschaltung des hemmenden Apparates bewirken würde. Genaue Versuche hierüber hat später Haberlandt (375) angestellt. Die Auffassung, daß es sich bei der herzhemmenden Wirkung schwacher Narkotikumkonzentrationen um eine Reizung des Hemmungsapparates handelt, wird durch neue Versuche von Rydin gestützt, der eine Verstärkung der parasympathischen Reizwirkung des Acetylcholins durch sehr kleine Dosen Chloroform, Chloralhydrat und Äther sowohl am Herzen (825) wie am Darm (826, 827) feststellen konnte (Verstärkung der Herzhemmung, Anregung der Darmperistaltik). Stärkere Dosen schwächen diese Reizwirkung ab oder heben sie sogar völlig auf.

Von allgemeinem Interesse sowohl vom Standpunkt der Theorie der Narkose (vgl. II. Teil, Kap. B, 4, a) wie vom Standpunkt der Kontraktionstheorie ist schließlich noch die Beobachtung von Rohde und Ogawa (811), daß die Vergiftung mit Chloralhydrat beim Säugetierherzen stets die Tätigkeit stärker herabsetzt als den Sauerstoffverbrauch; das Gleiche wurde von Fischer (252) bei kleinen Alkoholgaben beobachtet und von Weizsäcker (1054) am Froschherzen mit Alkoholen und Urethanen. Es besteht also kein Parallelismus zwischen diesen beiden Prozessen, ganz entsprechend den in einem früheren Abschnitt (S. 65) erwähnten Beobachtungen Wintersteins über Narkose und Sauerstoffverbrauch des isolierten Froschrückenmarks.

2. Quergestreifte und glatte Muskeln.

Seit langem ist die Tatsache bekannt, daß verschiedene narkotische Stoffe am Muskel einen starreartigen Zustand herbeiführen. Die erhärtende Wirkung des Alkohols ist bereits 1797 von Humboldt (456) an der Muskulatur von Würmern, Fröschen und Säugetieren festgestellt, die besonders auffällige, durch Chloroform hervorzurufende Starre zuerst 1849 von Coze (189) beobachtet und von Kußmaul (547, daselbst die ältere Literatur) genauer untersucht worden. Der letztere zeigte auch, daß im Gegensatze zu den Angaben von Coze und Flourens (254) auch Äther in entsprechend starker Dosis Starre hervorzurufen vermag.

Die Möglichkeit einer allgemeineren Bedeutung dieser Erscheinung hat als erster Ranke (120) erkannt. Schon Kußmaul hatte die Starre auf eine direkte Einwirkung der Narkotika auf die Muskelsubstanz bezogen. Ranke fand, daß klarfiltrierte Myosinlösung, die sonst tagelang klar bleibt, unter der Einwirkung narkotischer Dämpfe allmählich getrübt wird, am raschesten durch Chloroform, langsamer durch Äther, ganz langsam durch Alkoholdampf. Da auch klare Lösungen von Nervensubstanz eine solche Trübung erfuhren, wies Ranke auf die Möglichkeit hin, daß in dieser Analogie vielleicht der Schlüssel für das Verständnis der Wirkung der Narkotika liege. Eine klare Formulierung einer solchen Auffassung hat später Cl. Bernard (71, S. 154) gegeben. Während Kußmaul die schon von älteren Autoren und auch ihm selbst beobachtete Wiederkehr der Biegsamkeit der durch Chloroforminjektion starr gewordenen Muskeln lediglich (und in seinen Versuchen wohl auch mit Recht) auf ein der Lösung der Totenstarre entsprechendes „gänzliches Absterben" zurückführte, gab Bernard an, daß bei schwacher Konzentration eine reversible Veränderung auftritt, bei welcher der Muskel seine Erregbarkeit verliert und unter dem Mikroskop eine Trübung der Muskelfasern zeigt; diesen Zustand von „Semi-Koagulation" machte Bernard zur Grundlage seiner später noch eingehender zu erörternden Theorie der Narkose.

Die auffällige Erscheinung der chemischen Starre ist dann zuerst von Bernstein und seinen Schülern in Hinblick auf das Problem der Muskelerregbarkeit und der Beziehungen zwischen Starre und Kontraktion genauer untersucht worden. Klingenbiel (513) beobachtete am ausgeschnittenen Sartorius des Frosches, daß durch Ammoniak und durch Äther eine vorübergehende starke Kontraktion mit nachfolgender Erschlaffung, also eine chemische Reizung, aber keine Starre, durch Chloroformdampf dagegen eine dauernde Starre hervorgerufen wurde. Der nach Ammoniakeinwirkung wiedererschlaffte Muskel konnte durch Chloroform nicht mehr zum Erstarren gebracht werden. Daraus folgert der Autor, daß zum Zustandekommen der chemischen Starre zwei Faktoren erforderlich seien: 1. eine Reizung der Muskelfasern, welche die Verkürzung bedinge, und 2. die Gerinnung des Muskeleiweißes. Der durch Ammoniak unerregbar gewordene Muskel kann demgemäß auch nicht mehr in chemische Starre verfallen. Morgen (709) konnte das von Klingenbiel am Sartorius beobachtete Verhalten in ganz analoger Weise auch am Magenring des

Frosches nachweisen, mit der einzigen Ausnahme, daß Äther keine Kontraktion, sondern (vielleicht infolge einer Lähmung der im Magenring enthaltenen Ganglienzellen und einer dadurch bewirkten Verminderung des Tonus) eine Verlängerung herbeiführte, ohne daß die Reizbarkeit oder die Fähigkeit, durch Chloroform in Starre versetzt zu werden, verloren ging. Ebenso wie Fäulnis würde auch Ammoniak den chloroformstarren Muskel wieder dehnen (wahrscheinlich infolge Lösung des geronnenen Myosins). Am Sartorius beobachtete Morgen bei Einwirkung von Äther einen Verlust der elektrischen Reizbarkeit, während die Fähigkeit in Chloroformstarre zu geraten, erhalten blieb. Diese der oben geäußerten Auffassung von der Natur der chemischen Starreverkürzung widersprechende Beobachtung würde sich nach dem Autor durch die Annahme erklären lassen, daß der Muskel bloß die elektrische, nicht aber die chemische Reizbarkeit verloren habe; eine solche Annahme würde sehr wohl möglich sein, weil der elektrische Strom den Muskel bloß an zwei Stellen reize und die Erregung sich über den übrigen Muskel weiterverbreiten müsse, während die chemische Reizung an allen Punkten des Muskels angreift und so noch eine sichtbare Wirkung herbeizuführen vermag, wenn diese im ersteren Falle nicht mehr eintreten kann.

In einer zusammenfassenden Übersicht der Versuchsergebnisse seiner beiden Schüler hat Bernstein (74) seine Auffassung noch schärfer präzisiert, wonach bei der chemischen Starre zwischen der durch die chemische Reizung bedingten Verkürzung und der durch die Gerinnung des Eiweißes bedingten Veränderung zu unterscheiden sei, die nicht notwendig mit einer Verkürzung einhergehen brauche. Die Gerinnung ist nach ihm „nicht die Ursache der Verkürzung, sondern die Ursache dafür, daß die Faser nach der Verkürzung sich nicht wieder ausdehnt" (S. 181). So werde durch Ammoniak die Gerinnung oder die „Starre" im engeren Sinne herbeigeführt, nicht aber die „Starreverkürzung". Da mit der ersteren selbstredend ein Verlust der Erregbarkeit verbunden ist, so können chemische Reizmittel wie Chloroform jetzt auch keine Verkürzung mehr herbeiführen. Die widersprechende Beobachtung des Eintritts der Chloroformstarre beim elektrisch unerregbar gewordenen Äthermuskel würde in der schon von Morgen angedeuteten Weise auf dem Unterschied zwischen der ein Leitungsvermögen voraussetzenden elektrischen Reizbarkeit einerseits und der chemischen, bezw. thermischen Reizbarkeit andererseits beruhen, bei welch letzteren jeder einzelne Querschnitt beinflußt wird, so daß auch geringe Reste von Erregbarkeit noch zu einer Gesamtwirkung führen können.

Die Beobachtungen Bernsteins und seiner Schüler sind mit verschiedenen Modifikationen noch von einer Reihe von Autoren bestätigt und im großen und ganzen auch in analoger Weise gedeutet worden. Tissot (938), der nicht berücksichtigte, daß ein Muskel aus verschiedenen voneinander unabhängigen Fasern besteht und auf diese Weise die Entdeckung machte, daß „starre" Muskeln noch lange ihre Erregbarkeit bewahren, fand gleichfalls, daß elektrisch und mechanisch unerregbar gewordene Muskeln ihre chemische Reizbarkeit gegenüber Chloroform, Äther und Ammoniak bewahren, und faßte die Gerinnung ebenfalls als eine der Verkürzung durch diese chemischen Reizmittel erst nachfolgende Erscheinung auf. Auch Kemp und Waller (503) beobachteten an durch Ermüdung elektrisch unerregbar gewordenen Froschsartorien das Auftreten einer vorübergehenden Kontraktion und einer negativen Schwankung bei flüchtiger Einwirkung von Alkoholen. Tissot stellte ferner fest, daß kurzdauernde Chloroformeinwirkung auch nur eine vorübergehende Kontraktion erzeugt, so daß gar nicht zu bezweifeln ist, daß die in den vorangehenden Angaben hervorgehobenen Unterschiede in der Wirkung von Äther und Chloroform einfach auf der verschiedenen Größe der wirksamen Konzentrationen der beiden Stoffe beruhen.

Dies geht ganz klar aus den Untersuchungen von Zenneck (1117) hervor, der bei Einwirkung schwacher Lösungen stark wirksamer Stoffe wie Chloroform, ebenso wie bei den starken Lösungen schwach wirkender Stoffe wie Äther an der Kontraktionskurve des Sartorius eine „Nase", d. h. eine auf eine primäre Zusammenziehung folgende unvollkommene Erschlaffung beobachtete, an die sich dann eine weitere Verkürzung anschloß. Ganz schwach wirksame Lösungen erzeugten bloß eine Nase ohne weitere Verkürzung, d. h. also eine vorübergehende Kontraktion, an die sich mitunter sogar eine Verlängerung anschloß. Wenn Zenneck diese „Nase" nur am Sartorius, nicht aber am Biceps beobachten konnte, so erklärt sich dies wohl in einfacher Weise aus der größeren Dicke des letzteren Muskels, die die vorübergehende Kontraktion bloß der oberflächlichen Fasern nicht in einer Verkürzung des Gesamtmuskels zum Ausdruck kommen ließ.

Eine der Chloroform- und Ätherstarre der Wirbeltiermuskeln ganz analoge Erscheinung wurde von Hofmann (448, S. 441) auch an den Chromatophorenmuskeln der Cephalopoden beobachtet. Über Anregung Hofmanns am Froschsartorius angestellte Versuche von Rossi (818, kurz mitgeteilt auch bei Hofmann, 449) bestätigten und erweiterten die Angaben der früheren Autoren; 'sie erbrachten den Beweis, daß Chloroform und Äther primär als chemische Reizmittel wirken, besonders durch die Feststellung, daß die durch sie erzeugte Verkürzung um so rascher und intensiver eintritt, je größer die Erregbarkeit der Muskulatur ist. Bei Erhöhung derselben durch Vorbehandlung mit hypertonischer Kochsalzlösung ist eine Steigerung, bei ihrer Herabsetzung durch Vorbehandlung mit isotonischer Rohzuckerlösung auch eine Verminderung der Wirksamkeit der chemischen Reizmittel zu beobachten. (Da auch das einfache Liegenlassen an der Luft eine solche Erhöhung der Reizbarkeit herbeiführte, so erklärt sich damit wohl auch in einfacher Weise die Angabe Tissots, daß die „Empfindlichkeit“ der Muskeln gegen Chloroform nach dem Tode bedeutend zunehme. Umgekehrt ist eine Förderung der gewöhnlichen Totenstarre durch Narkotika von Baumann (54) beschrieben worden.) Der durch die chemische Reizung erzeugte Verkürzungsvorgang ist nach Rossi also entweder entsprechend der Auffassung Bernsteins von dem im zweiten Stadium auftretenden Vorgang von „Eiweißerstarrung“ ganz unabhängig, oder es handelt sich um das Fortschreiten eines und desselben im Anfang noch reversiblen Prozesses.

Eine etwas abweichende Auffassung äußerte Schwenker (867), der die durch chemische Substanzen erzeugte Dauerverkürzung quergestreifter Muskeln zum Gegenstand eingehender Beobachtungen gemacht und hierbei auch den Einfluß verschiedener Alkohole untersucht hat. Er fand, daß in schwachen Konzentrationen nur die narkotische Wirkung feststellbar ist, die zu einer Aufhebung der Erregbarkeit führt, während bei starken Konzentrationen Kontrakturen auftreten, und zwar auch dann, wenn die Erregbarkeit bereits geschwunden ist. Diese letztere Tatsache, die, wie schon erwähnt, bereits von einer Reihe früherer Autoren beobachtet und auch von Grützner (365) wieder beschrieben wurde, würde nach Schwenker gegen die „Reizhypothese“ und für eine direkte

Einwirkung des Alkohols auf die kontraktilen Elemente sprechen; doch wäre es auch möglich, daß zunächst bei schwacher Konzentration ein Erregungsprozess erzeugt werde, und daß das Gift dann bei starker Konzentration direkt als „Verkürzungssubstanz" wirke. Im Sinne einer Sonderung dieser beiden Wirkungsweisen (die sich, wie ersichtlich, nicht mit der von Bernstein angenommenen Trennung eines Verkürzungs- und eines Gerinnungsvorganges deckt) ließen sich nach Schwenker auch die Ergebnisse von Versuchen deuten, die Herlitzka am Physiologenkongreß zu Groningen mitgeteilt hat, nach welchen „die Veränderungen des Ruhestromes glatter Muskeln unter der Einwirkung verkürzender Substanzen (als welche Narkotika verwendet wurden) bereits verschwunden sind, wenn der Verkürzungsprozeß noch in weiterer Ausbildung begriffen ist".

Die ganze Frage ist neuerdings von Bethe (90, 91) und seinen Schülern in einer größeren Zahl von Arbeiten eingehend behandelt worden. Sie ergaben übereinstimmend, daß durch Chloroform und andere „Kontraktursubstanzen" (z. B. Natronlauge, meist auch Salzsäure, ferner Kalisalze, Bethe und Franke, 94) bei den verschiedensten Arten von Muskelgeweben, so bei dem quergestreiften Muskel des Frosches (Bethe, Fränkel und Wilmers, 93) und des Säugetiers (Schott, 851), bei der glatten Muskulatur des Frosches (Ohno, 741), des Blutegels (Saito, 830), in vielen Fällen auch der Säugetierorgane (Fränkel und Morita, 267) Kontrakturen ausgelöst werden können, wenn jede Spur mechanischer oder elektrischer Reizbarkeit, sei es durch Narkose, beim Säugetiermuskel auch durch Abkühlen, Erwärmen oder Liegenlassen in Ringer-Lösung (Schott, 851), sei es durch natürliche oder künstliche Totenstarre (Hin, 433) zum Verschwinden gebracht wurde. Ja Hin will sogar nach völliger Lösung der unter O-Abschluß eingetretenen Totenstarre ber Froschmuskeln solche Kontrakturen beobachtet haben (was von Matsuoka, 663, allerdings nicht bestätigt werden konnte). Die Kontrakturen können bei nicht allzu langer Einwirkung mehr minder reversibel sein. Alle diese Tatsachen allein würden nach Bethe schon beweisen, daß die Kontraktursubstanzen unmittelbar auf die kontraktilen Teilchen einwirken, und nicht erst durch Vermittlung einer „Erregung", also durch Auslösung der Bildung der normalen Verkürzungssubstanz ihre Wirkung entfalten. Bei der allgemeinen Herabsetzung der Erregungsvorgänge in Narkose erscheine es ausgeschlossen, daß die chemische Kontraktur, die selbst bei dem Vierfachen der narkotischen Dosis noch dieselbe Höhe erreichen und sogar einen steileren Anstieg der Kontraktionskurve bewirken kann, auf dem Wege eines Erregungsvorganges zustande komme.

Eine Reihe weiterer Experimente wurden zur Stütze dieser Auffassung ausgeführt. Wilmers (1071) tauchte die Hälfte eines in der Mitte befestigten Froschsartorius, dessen beide Enden mit Schreibhebeln verbunden waren, in Lösungen verschiedener Stoffe. Der Grundgedanke war, daß Substanzen, die eine Erregung des Muskels bewirken, eine Kontraktur beider Hälften hervorrufen müssen, da der üblichen Auffassung nach jede Erregung sich über die ganze Muskelfaser ausbreitet; unmittelbar auf kontraktile Teilchen wirkende Stoffe dagegen würden bloß die Teile der Muskulatur zur Kontraktion bringen, auf die sie direkt einwirken. In der Tat ergab sich, daß, während bestimmte Substanzen fibrilläre Zuckungen in beiden Muskelabschnitten auslösen, andere (darunter auch verschiedene Alkohole, Chloroform, Äther) eine Dauerkontraktur erzeugen, die auf den unmittelbar betroffenen Abschnitt beschränkt bleibt. Die Spannung, welche manche dieser Kontraktsubstanzen zu entwickeln vermögen, ist, wie Bethe (92) (in Übereinstimmung mit Verzár, Bögel und Szányi, 1005) fand, oft ebensogroß, ja mitunter sogar größer als die durch einen Tetanus entwickelte, und die „Tragerekorde" (Tragerekord = auf die Einheit des Querschnitts bezogenes Gewicht mal der Zeit, durch die es gehalten werden kann) sind viel größer als beim Tetanus; all das auch bei Muskeln, die vorher „unerregbar" gemacht wurden. Der bei Einwirkung der Kontraktursubstanzen zu beobachtende „Verletzungsstrom" erwies sich als frei von allen Oscillationen (E. Fischer, 251). Auch Kombinationsversuche mit nacheinanderfolgender Einwirkung verschiedener Kontraktursubstanzen würden Argumente zugunsten der Betheschen Auffassung liefern. So beobachtete z. B. Schott (851) am Mäusemuskel, daß Einwirkung von Salzsäure nach Chloroform regelmäßig eine Lösung der Kontraktur bewirkte, was gegen die Annahme spreche, daß das Chloroform seine Kontraktur erst auf dem Umwege über eine Bildung von Milchsäure als normaler Verkürzungssubstanz hervorrufe u. dgl. m.

Bethe hat durch seine Experimente zweierlei zu beweisen versucht: einmal, daß es direkt auf die kontraktilen Teilchen wirkende Kontraktursubstanzen gebe, und zweitens, daß die Milchsäure entgegen der jetzt fast allgemein vertretenen Auffassung nicht die normale Verkürzungssubstanz darstelle. Was zunächst die letztere Frage betrifft, so würde ihre Erörterung den Rahmen unserer Darstellung allzusehr überschreiten müssen. Nur eine grundsätzliche Bemerkung möge daher erlaubt sein. Selbst wenn man auf Grund der heute wohl unbestrittenen Fickschen Lehre, daß die Kontraktion des Muskels erst sekundär durch das Auftreten einer „Verkürzungssubstanz" ausgelöst wird, die Möglichkeit einräumt, daß es noch andere als die physiologische Kontraktursubstanz gebe, so bleibt doch die Tatsache bestehen, daß es vollkommen unmöglich ist, sie in physiologischer Weise zur Wirkung zu bringen. Denn die physiologische Verkürzungssubstanz entsteht ganz lokal an bestimmten Wirkungsorten. Es ist aber (um ein allerdings etwas drastisches Gleichnis zu verwenden, das einmal Hill in einer Diskussion mit Bethe gebraucht hat) offenbar keineswegs dasselbe, ob man das Benzin in den Motor des Automobils hineinbringt oder es von außen daraufgießt. Darum halten wir jeden Versuch, aus den bei äußerer Einwirkung von Stoffen zu beobachtenden Erscheinungen (etwa aus der geringeren Spannungsentwicklung des Muskels bei einer so erzeugten Säurekontraktur, Bethe, 92, Verzár und Mitarbeiter, 1005) Argumente für oder gegen die Natur der physiologischen Verkürzungssubstanz ableiten zu wollen, grundsätzlich für verfehlt.

Was nun die erste Theorie anlangt, so ergeben sich auch hier und zum Teil aus den Versuchen der Betheschen Schule selbst eine Reihe gewichtiger Einwände.

Zunächst muß auf die obige von Bernstein gegebene Erklärungsmöglichkeit hingewiesen werden, daß der Verlust der Erregbarkeit durch elektrische oder mechanische Reize nicht mit einem Verlust der Erregbarkeit überhaupt zusammenzufallen braucht, eine Auffassung, zu deren Gunsten sich noch eine Reihe weiterer Beobachtungen anführen läßt: Biedermann (100, 101, S. 383) hat festgestellt, daß beim Muskel in tiefer, die Erregbarkeit völlig aufhebender Narkose, insbesondere durch Äther, nicht bloß, wie schon Ranke (790) gefunden hatte, der Demarkationsstrom erhalten bleibt, sondern auch der bei Durchleitung eines galvanischen Stromes auftretende anodische Nachstrom nicht aufgehoben, sondern zunächst sogar beträchtlich gesteigert wird. Um nun gleichwohl die Auffassung, nach welcher diese Polarisationserscheinung der Ausdruck eines Erregungsvorganges ist, aufrecht erhalten zu können, gibt Biedermann eine Erklärung, die mit der von Bernstein geäußerten Anschauung im Grunde völlig übereinstimmt. Er weist auf die Möglichkeit von Erregungsvorgängen hin, die nicht in einer Gestaltsveränderung des Muskels (Kontraktion) ihren Ausdruck finden, weil sie infolge der völligen Aufhebung des Leitungsvermögens sich nur ganz lokal äußern können. Zur Stütze dieser Auffassung erinnert Biedermann an die Erscheinung des idiomuskulären Wulstes, sowie an die Tatsache, daß zu Beginn der Narkose, wenn also das Leitungsvermögen noch nicht völlig erloschen ist, Reizung mit galvanischen Strömen eine deutlich sichtbare Kontraktion an der Kathode herbeiführt, während am anderen Ende des Muskels jede Spur einer negativen Schwankung des Ruhestromes fehlt. Eine Lokalisierung der Reizwirkung unter dem Einfluß lähmender Gifte hat später auch Hofmann (448) an der Chromatophorenmuskulatur der Cephalopoden beobachtet, indem er bei lokaler Applikation von Chloralhydrat die sonst zu beobachtende Ausbreitung des Effektes mechanischer und chemischer Reizung ausbleiben sah, eine Erscheinung, die von ihm in ähnlicher Weise gedeutet wird. Aus dem von Wilmers (1071) beobachteten Fehlen einer Ausbreitung der Kontraktur auf nicht direkt von der Kontraktursubstanz betroffene Teile wird man um so weniger einen bindenden Schluß ziehen können, als nach Angaben von Riesser und Richter (806) sogar eine scharf lokalisierte elektrische Reizung durch Induktionsschläge bei einer ganz ähnlichen Versuchsanordnung wie der von Wilmers mitunter eine nur auf die gereizte Hälfte beschränkte Kontraktion erzeugt.

Gegen eine Übertragung aller dieser Beobachtungen auf die Fälle gänzlichen Fehlens der elektrischen und mechanischen Erregbarkeit ließe sich vielleicht einwenden, daß, da ja eine Reizung immer ein kleines Gebiet und niemals einen ideellen Punkt allein trifft, dann doch eben wenigstens diese wenn auch räumlich noch so beschränkte lokale Kontraktion nachweisbar sein müßte, während in Wirklichkeit nach Biedermanns eigenen Angaben auch bei mikroskopischer Untersuchung keinerlei Spur einer solchen zu entdecken ist. Aber Biedermann selbst hat bereits auf die subliminalen Erregungsvorgänge hingewiesen, deren Existenz durch die Summation einzeln unwirksamer Reize erwiesen wird, und die das Bestehen von Erregungsvorgängen anzeigen, die überhaupt nicht von einer Kontraktion begleitet sind. Die auch von Hofmann vertretene Annahme solcher Erregungsprozesse würde in vollem Einklange mit unsern modernen Anschauungen über den Kontraktionsprozeß stehen, nach welchen dieser erst die sekundäre (durch Änderungen der Quellbarkeit, der Oberflächenspannung oder dgl. bedingte) Folge eines primären chemischen Prozesses darstellt. Tatsächlich entsteht nach Meyerhof (692) in Narkose auf eine Reizung hin Milchsäure ohne äquivalenten mechanischen Erfolg, und nach Weizsäckers (1053, 1054) — allerdings von Gasser und Hartree (331) nicht bestätigten — Angaben würde der Muskel in 5—6 proz. Alkohollösung auf einen Reiz hin noch ein Drittel oder mehr der normalerweise gebildeten Wärme erzeugen, wenn keinerlei meßbare Spannungsentwicklung mehr stattfindet. Wirkt aber ein Reiz, wie dies beim Erwärmen oder Eintauchen in Giftlösungen der Fall ist, auf die ganze Fläche des Muskels, dann kann entsprechend den Ausführungen Bernsteins die summierte Wirkung aller dieser einzeln subliminalen Erregungsvorgänge stark genug sein, um in einer Gesamtverkürzung des Muskels zum Ausdruck zu kommen. So erklärt sich, daß durch Narkose oder sonstige Einflüsse reversibel „unerregbar" gewordene Muskeln dennoch eine chemische Starreverkürzung erfahren und in Wärmestarre verfallen können, ja daß sie durch ganz kurz dauernde Einwirkung solcher „Kontraktursubstanzen" oder thermischer Einflüsse (Jensen, 479) zu einer vorübergehenden Kontraktion veranlaßt werden können.

Wie wenig es angeht, aus dem Fehlen mechanischer oder elektrischer Reizbarkeit auf den gänzlichen Verlust einer solchen zu schließen, zeigt am besten die Beobachtung v. Freys (282), daß durch Narkotika in diesen Zustand versetzte Muskeln durch einen konstanten Strom (der weder bei Schließung noch bei Öffnung eine Zuckung auslöst!) mitunter zu einer Dauerverkürzung veranlaßt werden können. Bethes Schülerin Fraenkel (266) hat die eigenartige (auch von Scarborough, 839, in ähnlicher Weise beobachtete) ungleiche Beeinflussung der Schließungs- und Öffnungsinduktionsschläge, die unter bestimmten Bedingungen in Narkose feststellbar ist, durch die Annahme zu erklären gesucht, daß die Narkose den Muskel gegen die Steilheit des Stromes weniger empfindlich macht. Der gänzliche Verlust der Reizbarkeit durch alle Momentanreize könnte gewissermaßen einen extremen Fall dieser Beeinflussung darstellen.

Würden die Narkotika durch ihre später zu studierenden physikalisch-chemischen Eigenschaften, z. B. ihre Oberflächenaktivität, direkt an den kontraktilen Teilchen angreifen, dann müßte man erwarten, daß sie in jeder überhaupt wirksamen Konzentration eine Verkürzung auslösen. Dies ist aber nicht der Fall. Denn in schwachen Konzentrationen führen sie zu „Narkose", verhindern, wie v. Frey (283) gezeigt hat, den Eintritt der Veratrinkontraktur, ja, bewirken, wie z. B. Joachimoglu (484) bei einer großen Zahl von Chlorderivaten der Fettreihe an der Blutegelmuskulatur beobachten konnte, eine Herabsetzung des Tonus, und erst bei höheren Konzentrationen wirken sie selbst als „Kontraktursubstanzen". Liegt es da nicht viel näher anzunehmen, daß es die bei plötzlicher Applikation höherer Konzentrationen eintretende Reizwirkung ist, die erst sekundär die Verkürzung herbeiführt? Die Bedingungen der Kombinationsversuche mit sukzessiver Einwirkung verschiedener Stoffe sind viel zu kompliziert, als daß sie irgendwelche sicheren Schlüsse gestatten würden, jedenfalls aber wird man aus der Beobachtung von Bethes Schülern, daß so verschieden und entgegengesetzt wirkende Substanzen wie Chloroform, Natronlauge, Salzsäure sich unter Umständen in ihrem Effekt summieren können, doch eher den Schluß ziehen, daß sie alle erst auf dem Wege eines gemeinsamen Prozesses der Reizauslösung verkürzend wirken. Vor allem aber hat die von Bethe (92) zur Stütze seiner Auffassung herangezogene Beobachtung der Spannungsentwicklung sich als eine gefährliche Waffe gegen ihn gekehrt. Die unter Meyerhofs (693) Leitung ausgeführten Versuche von Himwich haben zunächst ergeben, daß die Muskeln von Ratten, die völlig kohlenhydratfrei fast ausschließlich von Fett ernährt wurden, eine viel geringere, manchmal kaum nachweisbare Kontraktur mit Chloroform und Coffein zeigen. Die weiteren Versuche von Matsuoka (663) erwiesen dann einen vollkommenen Parallelismus zwischen Spannungsentwicklung und Milchsäurebildung. Wo Kontrakturen ohne Spannungsentwicklung auftreten, wie beim Azetylcholin, da bleibt auch die Milchsäurebildung aus. Wird die Koffein- oder Chloroformkontraktur durch Novokain gehemmt, so fehlt sowohl Spannung wie Milchsäurebildung. Führen all diese Beobachtungen nicht fast zwingend zu der Schlußfolgerung, daß die spannungerzeugende Kontraktursubstanz dies auf dem Wege der Milchsäurebildung tut, und daß eben diese die wahre Verkürzungssubstanz ist, deren Bildung durch die Reizwirkung der Giftlösung veranlaßt wird? Auch die Beobachtungen Levis (579a), daß die am Herzmuskel der Kröte durch Chloroform ausgelöste Kontraktur bei schwachen Konzentrationen erst nach Eintritt der narkotischen Lähmung, bei starken Dosen dagegen bereits zu einer Zeit eintritt, in der der Ventrikel noch schlägt, läßt sich ungezwungen in diesem Sinne deuten.

Vor kurzem hat Pulcher (775) Untersuchungen über die Wirkung alkoholhaltiger Lösungen bei Durchspülung der Froschmuskeln angestellt und dabei die bemerkenswerte Beobachtung gemacht, daß die (bei nicht zu hoher Temperatur der Durchspülungsflüssigkeit, 776) sonst auftretende Verstärkung und Verlängerung des „tonischen Teiles" der Muskelkontraktion bei curarisierten oder durch Nervendegeneration entnervten Muskeln nicht mehr eintritt. Sollten diese Beobachtungen auf breiterer Basis bestätigt werden, so wären sie ein klarer Beweis gegen eine direkte Wirkung der Kontraktursubstanzen auf die kontraktilen Teilchen und für ihren Angriffspunkt als Reizmittel der Nervenendorgane.

Gegen diese und zugunsten der Betheschen Auffassung scheinen allerdings neue von Ritchie (809) vor kurzem mitgeteilte Versuche zu sprechen: Wenn man Frösche erst mit eisgekühlter Ringer-Lösung, die Neutralrot enthält, und dann mit chloroformgesättigter Ringer-Lösung durchspült, so tritt nach Ritchie die Muskelstarre bereits zu einer Zeit ein, in welcher der Indikator noch keinerlei Reaktionsänderung anzeigt. Die Chloroformstarre würde sogar auch dann eintreten, wenn der Muskel durch Zusatz von Ammoniak noch deutlich alkalisch reagiert. Erst nach Entwicklung der Starre würde die Säurebildung erfolgen, die daher unmöglich die Ursache der Starre sein könne. Diese würde vielmehr auf einer direkten, durch das Chloroform bedingten Störung der Grenzflächenverhältnisse zwischen den Fett- und Wasserbestandteilen verursacht sein. Aus der vorläufigen Mitteilung dieser Experimente ist nicht zu ersehen, ob der Verfasser Kontrollversuche mit tetanisierender Reizung der Muskeln angestellt hat. Es ist nämlich zu vermuten, daß auch bei dieser doch zweifellos durch die normale Verkürzungssubstanz erzeugten Kontraktion diese der nachweisbaren Säuerung vorangeht; tritt doch auch bei dem bekannten Dreserschen Vorlesungsversuch die stärkste Verfärbung der mit Säurefuchsin behandelten Muskulatur gegebenenfalls lange nach Aufhören der elektrischen Reizung ein. Denn die Säure entsteht ja zunächst lediglich an den Verkürzungsorten und kann somit schwerlich einen sogleich nachweisbaren Umschlag des Indicators veranlassen. Ritchies Versuche sind daher nichts weniger als beweiskräftig.

Frey (280) hat zwei Arten von Muskelnarkose unterschieden: Die eine, bei der die Zuckungen immer kleiner werder, und die andere, bei der sie in unveränderter oder sogar zunächst gesteigerter Höhe eine Verlängerung ihrer Dauer aufweisen. Die erste Art würde auf einer direkten Schädigung des kontraktilen Apparates der Muskelfasern beruhen, die zweite Art auf einer Verzögerung der der Erschlaffung zugrunde liegenden Restitutionsvorgänge. Denkt man sich diese beiden Arten von Narkose in entsprechender Weise kombiniert, wie dies ja für gewöhnlich sicher der Fall sein wird, so gelangt man zu einer befriedigenden Vorstellung von dem durch die Narkotika beim Muskel erzeugten Erscheinungskomplex: In schwächsten Konzentrationen bewirken die Narkotika lediglich eine verzögerte Entfernung der Verkürzungssubstanz. Dadurch wird in der früher (S. 28) erörterten Weise die Ausnutzung derselben beim Kontraktionsprozeß verbessert und so eine Steigerung der Leistung hervorgerufen („Erregungsstadium der Muskelnarkose"). Bei stärkeren Konzentrationen geht mit der Verzögerung des Restitutionsprozesses ein Absinken der Erregbarkeit einher, das die Empfänglichkeit besonders für Momentanreize und die Ausbreitung der Erregung immer mehr vermindert, bis schließlich nurmehr ganz lokale subliminale Erregungsvorgänge ablaufen. Der Muskel erscheint dann mechanisch und elektrisch unerregbar, während solche Reize, die wie der Durchgang des konstanten Stromes, die Erwärmung oder die Applikation von erregenden chemischen Stoffen den Muskel in großer Ausdehnung treffen, noch Kontraktionen der unmittelbar beeinflußten Teile auszulösen vermögen. Die immer stärkere Behinderung in der Entfernung der Verkürzungssubstanz erzeugt gleichzeitig eine Neigung zu tonischen Kontrakturen und führt schließlich zu irreversiblen Starreerscheinungen, auf deren mögliche Bedeutung für die Theorie der Narkose wir später noch zurückkommen werden.

III. Pflanzliche Organismen.

Wie schon bei der vergleichenden Betrachtung der Wirkungen der Narkotika hervorgehoben wurde, erstrecken sich diese ebenso wie bei den tierischen auch bei den pflanzlichen Organismen über alle Lebenserscheinungen, die bisher zum Gegenstand der Untersuchung gemacht wurden, und es dürfte von allgemein physiologischem Interesse sein, einen kurzen Überblick über das hier vorliegende Beobachtungsmaterial zu geben.

1. Motilität und Sensibilität.

Es ist leicht begreiflich, daß auch bei den pflanzlichen Organismen diejenigen Erscheinungen zuerst in ihrer Beeinflußbarkeit durch die Narkotika untersucht wurden, die im tierischen Organismus zuerst die Aufmerksamkeit erregten, die Erscheinungen der Motilität und Sensibilität. Schon um die Mitte des vorigen Jahrhunderts, also gleich bei Einführung der Narkose in die ärztliche Praxis, ist die lähmende Wirkung des Äthers und Chloroforms auf die mit Beweglichkeit und Empfindlichkeit begabten Pflanzen, die Mimosen, zuerst von Clemens (178) und von Marcet (656), später von Bert (75) und Bernard (72) untersucht worden. Bert konnte feststellen, daß ganz entsprechend dem, was wir für die nervösen Zentralorgane kennen gelernt haben (vgl. S. 60 f.), auch hier die Sensibilität früher beeinflußt wird als die Motilität, indem bei der Mimose die mechanische Reizbarkeit bereits zu einer Zeit aufgehoben ist, in der die periodischen Bewegungen noch fortdauern. Das von Heckel (411) und Czaja (195) untersuchte, der Bewegungslähmung vorangehende Reizstadium bei Einwirkung von Äther und Chloroform auf die Insekten fressende Drosera und Adrovandia ist schon früher erwähnt worden (vgl. S. 14).

In besonderer Hinsicht auf das Problem der Scheidung von Sensibilität und Motilität hat in neuerer Zeit Rothert (820, daselbst auch ältere Literatur) die Wirkung der Narkose auf die Reizbewegungen von Mikroorganismen studiert. Es gelang in der Tat in vielen Fällen eine „Anästhesie" zu erzielen, bei welcher die Empfindlichkeit für äußere Reize erlischt, obwohl die Beweglichkeit genügend erhalten ist, um die Ausführung der taktischen Reaktionen zu gestatten. Am häufigsten ließ sich die chemotaktische, bei einigen Formen auch die aerotaktische, osmotaktische und phototaktische Empfindlichkeit sistieren; doch erlischt die

Sensibilität nicht immer früher als die Motilität, wobei noch zu berücksichtigen ist, daß nur der Verlust der Reaktionsfähigkeit feststellbar ist, da bei Verlust der Motilität die Reaktion auch bei erhaltener Sensibilität nicht erfolgen könnte. In einzelnen Fällen konnte auch eine verschiedene Empfindlichkeit einzelner Sensibilitätsformen beobachtet werden; so gelang bei Bact. Termo eine Trennung der Proschemotaxis von der Aposmotaxis, welche letztere bereits bei geringerer Konzentration sistiert wurde. Vielfach scheint es sich bei der Lähmung der Motilität überhaupt nicht um eine eigentliche Narkose, sondern um eine sekundäre Giftwirkung gehandelt zu haben. Denn während die Sensibilität sowohl bei Einwirkung von Äther, wie von Chloroform eine deutliche Abhängigkeit von der Konzentration und nicht von der Zeitdauer zeigte, und die Lähmung entweder augenblicklich in einem bestimmten Grade oder gar nicht eintrat, war die Wirkung auf die Motilität vielfach eine progressive, also wohl durch eine wachsende Giftwirkung bedingt. Doch war eine Unterscheidung vielfach schwierig und jedenfalls konnte mitunter auch nach völligem Bewegungsstillstand eine Erholung durch Aufhebung der Narkose erzielt werden. Eine Beeinflussung der anästhesierenden Wirkung durch das Licht (s. u.) war nicht festzustellen; wohl aber konnte durch Änderung der Lichtempfindlichkeit das Optimum der Lichtintensität eine solche Verschiebung erfahren, daß daraus eine Umkehrung der Phototaxis resultierte. So wurde bei Gonium und Chlamydomonas durch schwache Konzentrationen von Chloroform die negative Phototaxis in eine positive verwandelt; bei Gonium trat als Nachwirkung der Narkose dann eine Herabsetzung des Belichtungsoptimums ein (Umkehrung der positiven, Verstärkung der negativen Phototaxis).

Eine derartige Umänderung der Lichtstimmung ist an den Schwärmsporen von Chlamydomonas pulvisculus schon früher durch Elfving (241) festgestellt worden, der bei Einwirkung von 5—10 proz. Ätherlösung ein eigentümliches Verhalten beobachtete: Die normalerweise in direktem Sonnenlicht negative Phototaxis wurde durch die Einwirkung des Äthers völlig umgekehrt, bei einer Belichtung dagegen, bei welcher die Sporen positiv phototaktisch sind, wurde der Eintritt der Ansammlung durch Äther beschleunigt. Der Verfasser glaubte hieraus schließen zu müssen, „daß durch Äther sowohl die Empfindlichkeit für schwache Reize, als auch das Vermögen, starke zu ertragen, gesteigert wird". Die durch die Herabsetzung der Lichtempfindlichkeit bedingte Verschiebung des Optimums dürfte jedoch für die Erklärung beider Reaktionen völlig ausreichen. Durch Chloroform in geeigneter Konzentration konnte Elfving die Reaktion gegen Sonnenlicht bei erhaltener Beweglichkeit in zum Teil reversibler Weise aufheben. Er beobachtete ferner, daß die Annahme der Licht- bzw. Nachtstellung, welche die Chlorophyllplatten gewisser Blätter zeigen, durch Äther verhindert wird. — Von sonstigen Beobachtungen über die Wirkung der Narkose auf die Empfindlichkeit gegen Richtung bestimmende Reize seien jene von Czapek (198) über die Beeinflussung des Geotropismus zitiert.

Über den Einfluß der Narkose auf die Protoplasmaströmung, über den schon von Farmer und Waller (250), sowie Kauffmann (498) einige Beobachtungen mitgeteilt worden waren, hat in neuerer Zeit Josing (490, daselbst auch ältere Literatur) genauere Untersuchungen ausgeführt und hierbei einen merkwürdigen Einfluß der Belichtung auf diese Wirkung festgestellt: Die Protoplasmaströmung verschiedener Pflanzen wird durch Verdunkelung an sich nur wenig beeinflußt, bei gleichzeitiger Einwirkung von Äther oder Chloroform aber tritt im Dunklen ein Stillstand der Bewegung ein, der durch Belichtung wieder behoben werden kann, so daß also die Strömung jetzt nurmehr im Licht vor sich geht. Etiolierte (im Dunkeln aufgezogene) Pflanzen verhalten sich wie normale, so daß diese eigenartige Lichtwirkung, für die eine Erklärung vom Verfasser nicht gegeben wird, nicht mit der Assimilation zusammenhängt. Schwache Konzentrationen (Äther bis zu 1vH, Chloroform 0,000125vH) riefen eine Beschleunigung, starke eine Hemmung der Bewegung hervor; durch 0,5vH Chloroform wurde diese auch im Licht zum Stillstand gebracht. Im Dunkeln hörte die Bewegung um so schneller auf, je stärker die Konzentration des Äthers war, und kehrte im Lichte um so schneller zurück, je schwächer die Konzentration war. 1—6vH Alkohol wirkte bloß beschleunigend, ohne die Abhängigkeit der Protoplasmaströmung vom Licht zu beeinflussen. Josing beobachtete ferner, daß die Empfindlichkeit der Protoplasmaströmung gegen extreme Temperaturen durch Äther herabgesetzt wurde, und daß der durch Sauerstoffentziehung bewirkte Eintritt eines Stillstandes der Bewegung eine Beschleunigung erfuhr. Diese letztere Beobachtung, auf die wir später noch zurückkommen werden, konnte von Nothmann-Zuckerkandl (739) bei gewöhnlicher Temperatur nicht bestätigt werden, sondern nur bei einer Erhöhung derselben, die die Widerstandsfähigkeit auch gegen andere Gifte verminderte. Eine stärkere Wirksamkeit der Narkotika im Dunkeln wurde auch von der letzteren Autorin beobachtet, deren quantitative Untersuchungen uns noch mehrfach beschäftigen werden.

2. Wachstum.

Cl. Bernard (72), der, wie schon erwähnt, als erster von allgemeinen Gesichtspunkten aus an das Problem der Narkose heranging und dadurch veranlaßt wurde, systematisch die verschiedenen Lebensfunktionen zu untersuchen, beobachtete, daß auch die Keimung von Pflanzensamen durch Äther oder Chloroform verhindert werden kann. Später beobachtete Elfving (241) eine Verlangsamung des Wachstums durch Äther bei Phycomyces, Kauffmann (498) eine solche bei Lupinus, Phaseolus und Penicillium. Der letztere konnte eine ungleiche Beeinflussung verschiedener Pflanzenteile feststellen, indem die höchste Konzentration, bei der die Pflanzen sich noch zu entwickeln vermochten, das Wurzelwachstum fast völlig hemmte. Quantitative Untersuchungen über die Beeinflussung der Keimung und des Wachstums durch Narkotika haben u. a. Schroeder (853) an Hafer, Traube, Marusawa und Rosenstein (964, 968) an Gerste, Thomas (932) an Weizen, Zehl (1116) an Schimmelpilzen, Kisch (507, daselbst auch ältere Literatur) an Hefezellen, Brooks (135) an Bacillus subtilis angestellt.

Anscheinend im Gegensatze zu diesen Beobachtungen und den lähmenden Wirkungen der Narkotika überhaupt steht die von Johannsen (488, 489) entdeckte Erscheinung, daß die Narkotika unter bestimmten Umständen bei geeigneter Dosierung eine mächtige Förderung des Wachstums hervorzurufen vermögen, eine Tatsache, auf Grund deren in der Gärtnerei ein eigenes Verfahren zum künstlichen Frühtreiben der Blütenpflanzen durch Ätherbehandlung ausgebildet wurde (vgl. Johannsen, 489, daselbst auch Literatur). Die besonderen Bedingungen aber, von denen diese Wirkung der Narkotika abhängt, haben Johannsen zu der Erklärung geführt, daß diese Wachstumsförderung in der Hauptsache auf einer Lähmung von Wachstumshemmungen beruht. Nach seiner Ansicht werden die Ruheperioden der Pflanzen durch Regulationserscheinungen unbekannter Art bedingt, die zunächst zu einer Abnahme der Wachstumsfähigkeit (Stadium der Vorruhe), dann zu einem völligen (oder fast völligen) Stillstand (Stadium der Mittelruhe) und dann wieder zu einer allmählichen Zunahme derselben (Stadium der Nachruhe) führen. Die Ätherisierung (oder Chloroformbehandlung) ist nun im wesentlichen nur im Stadium der Vorruhe und der Nachruhe wirksam, nicht aber zur Zeit des Wachstumsstillstandes. Das während der Nachruhe künstlich hervorgerufene Treiben kann durch regulatorische Hemmungen von selbst wieder unterbrochen werden, was nach Ansicht des Verfassers deutlich zeigt, daß die Wirkung der Betäubung nur auf einer Aufhebung einer solchen Hemmung beruht. Johannsen konnte ferner feststellen, daß auch die zur Erzielung einer Wirkung erforderliche Narkotikumkonzentration von dem Stadium abhängt, in welchem die Einwirkung erfolgt. Je früher während der Nachruhe die Ätherbehandlung vorgenommen wird, um so höher sind die Dosen, welche die stärkste Wachstumsbeschleunigung erzeugen; in einem späteren Stadium sind die mittleren Dosen die wirksamsten, noch später ist nur durch schwache Dosen eine geringe Wirkung zu erzielen, und gegen Ende der Nachruhe hat die Betäubung gar keine, oft sogar eine ungünstige Beeinflussung des Wachstums zur Folge. Diese letztere Tatsache zeigt besonders deutlich, daß es sich bei der Narkosewirkung in der Hauptsache nicht um eine direkte Beschleunigung des Wachstums handelt. Der Effekt würde sich vielmehr nach Johannsen aus dem Zusammenwirken zweier entgegengesetzter Faktoren erklären: 1. der Wirkung auf die Wachstumstätigkeit und 2. der Wirkung auf die regulatorischen Hemmungen derselben. Nur in ganz schwachen Dosen scheinen die Narkotika auf die erstere direkt anregend zu wirken, im übrigen wirken sie lähmend auf beide. Solange die Hemmungen groß sind, zu Beginn der Nachruhe, sind auch starke Konzentrationen des Narkotikums zu ihrer Unterdrückung und der Erzielung eines Wachstums erforderlich; je mehr die Hemmungen im Verlaufe der normalen Ruheperiode an Intensität einbüßen, um so geringere Dosen erzielen die stärkste Wachstumsbeschleunigung, weil sie die Hemmung aufheben, ohne das Wachstum zu beeinträchtigen, bis schließlich am Ende der Ruheperiode mit Erlöschen der Hem-

mungen auch die Narkotika ihre treibende Wirkung gänzlich einbüßen und nur noch den wachstumsschädigenden Einfluß behalten.

Die scharfsinnigen Deduktionen Johannsens scheinen uns
durch die späteren Untersuchungen (Literatur bei Weber, 1044) in
keiner Weise widerlegt zu sein, auch wenn man zugibt, daß
der Mechanismus der Hemmung noch der Aufklärung bedarf.
Weber, der unter den narkotischen Stoffen das Acetylen zum
Frühtreiben besonders geeignet fand (1042, 1043), sucht eine Erklärung des letzteren einmal auf Grund der Erstickungstheorie der
Narkose (vgl. Kap. B, 2. Teil), weil auch O-Mangel und KCN ein
solches auszulösen vermögen, andererseits in einer Permeabilitätssteigerung, die gleichfalls einer Reihe von Frühtreibungmittel gemeinsam wäre (1044). Eine exaktere Begründung dieser Hypothesen
fehlt. Gegen die erste spricht die Wirksamkeit des Wasserstoffsuperoxyds (!), gegen die letztere der Umstand, daß die Narkotika, wie
wir sehen werden (Kap. C, VIII, 2. Teil), in nicht toxischen Dosen
eine permeabilitätsvermindernde Wirkung ausüben.

Eine Steigerung von Keimung und Wachstum durch sehr
schwache Narkotikumkonzentrationen ist, wie schon früher erwähnt
wurde (S. 13f.), von zahlreichen Autoren beobachtet worden; sie
ist aber wohl sicher von der Auslösung des Frühtreibens grundsätzlich verschieden.

3. Assimilation und Respiration.

Auch die Beeinflussung der pflanzlichen Assimilation und Respiration durch die Narkotika ist zuerst von Cl. Bernard (72)
untersucht worden. Es gelang ihm, bei grünen Wasserpflanzen
(Potamogeton, Spirogyra) die in der Abgabe von Gasblasen sich
äußernde Sauerstoffausscheidung zu unterdrücken, während ihm
die allerdings nicht quantitativ untersuchte respiratorische Kohlensäureausscheidung unverändert zu sein schien. Aus dieser Lähmung der Chlorophyllfunktion und der vorhin erwähnten Hemmung der Keimung von Samen bei erhaltener Atmungstätigkeit
glaubte er schließen zu dürfen, daß durch die Narkose die „chemischen Erscheinungen der vitalen Synthese" unterdrückt würden,
nicht aber die chemischen Erscheinungen der „Destruktion", und
daß die Narkose demgemäß ein Mittel in die Hand gebe, die Erscheinungen der „Assimilation" und der „Respiration" bei den

Pflanzen voneinander zu sondern. Dieses Mittels haben sich dann
in der Tat Bonnier und Mangin (119) bedient, die gleichfalls
eine völlige Unterdrückung der Assimilation bei einer Narkotikumkonzentration beobachtet haben, bei der die Atmung in ihrer
Intensität und in der Größe des respiratorischen Quotienten unbeeinflußt blieb. Höhere Dosen würden jedoch auch eine Schädigung der Atmung herbeiführen. Von verschiedenen, zum Teil einander widersprechenden einzelnen Beobachtungen abgesehen, hat
erst in neuerer Zeit Kegel (500, daselbst auch die ältere Literatur)
die Frage nach der Wirkung der Narkose auf die Assimilation
zum Gegenstande eingehenderer, aber wenig Vertrauen erwecken-
der Untersuchungen gemacht, in denen er eine Steigerung der Assimilation nach anfänglicher Hemmung beobachtet haben will. Der
Verfasser hat zwar auf die Möglichkeit physikalischer Fehlerquellen bei der von ihm verwendeten Methode der Gasblasen-
zählung hingewiesen, ohne diese Fehlerquellen jedoch selbst genügend zu berücksichtigen. Tatsächlich hat Schroeder (853)
zeigen können, daß eine solche gesteigerte Gasentwicklung offenbar aus rein physikalischen Gründen an Pflanzen auch unter Bedingungen zu erzielen ist, die jede Assimilationstätigkeit mit
Sicherheit ausschließen (in reinem Äther oder nach vorhergehen-
der Assimilationslähmung durch Cyankali).

Die ersten wirklich exakten Untersuchungen verdanken wir
Frl. Irving (457), die mit gasanalytischer Methodik einwandfrei
die assimilationslähmende Wirkung des Chloroforms festgestellt
hat. Bei Einwirkung sehr kleiner Dosen für nur kurze Zeit konnte
eine wenigstens teilweise Reversibilität dieser Lähmung beobachtet werden, aber schon mäßige Dosen vernichteten das Assi-
milationsvermögen grüner Blätter vollkommen, starke so schnell,
daß die gleich zu erwähnende Wirkung des Chloroforms auf die
Atmung sich im Licht in gleicher Weise äußerte wie im Dunkeln.
Diese Enge der Grenzen, innerhalb deren eine Narkose der
Assimilation möglich ist, ist auch später von Körösy (532)
in Versuchen an Elodea bestätigt worden: Eine 0,002 n-Lösung
von Chloroform hatte noch keine Wirkung, 0,01 n sistierte die
Assimilation völlig; eine reversible Hemmung war nur zwischen
0,004 und 0,009 n zu erzielen.

„Ordnet man die Lebensvorgänge nach ihrer Empfindlichkeit
gegenüber hemmend wirkenden Substanzen in einer Reihe, so

steht die **Assimilation** an erster Stelle" (**Warburg**, 1033, S. 265). Sie wird schon bei Konzentrationen **gehemmt**, bei denen noch keine Wirkung auf die Gehirnganglien der Kaltblüter nachweisbar ist und bei der die Atmung der Pflanzen noch eine Beschleunigung erfährt. So hemmt z. B. Phenylurethan in einer Konzentration von 0,01 vH, die nach **Overton** (754, S. 112) etwa der Grenzkonzentration für die Gehirnnarkose der Kaulquappen entspricht, die Assimilation durch grüne Algen nach **Warburg** (a. a. O.) bereits sehr stark, während die Atmung hierbei noch bedeutend beschleunigt wird; eine Konzentration von 0,05 vH unterdrückt die Assimilation vollständig und läßt die Atmung noch unverändert. Die folgende Tabelle gibt einen Vergleich der Konzentrationen verschiedener Urethane in Millimol pro Liter, die eine 50proz. Hemmung der Assimilation bzw. Respiration einer grünen Algenart bewirken (**Warburg**, 1034):

Narkotikum	Assimilations-hemmung	Atmungs-hemmung
Methyl-Urethan	400	1200
Äthyl- „	220	780
Propyl- „	50	100
i-Butyl- „	17	43
i-Amyl- „	12	32
Phenyl- „	0,5	6

Auch für die Assimilation ist übrigens bei schwachen Konzentrationen eine erregende Wirkung beobachtet worden (**Lloyd**, 601). Die Ursache der extremen Empfindlichkeit der Assimilation gegen Narkotika würde nach **Stern** (899) wahrscheinlich darin liegen, daß das Chlorophyll in den intakten Zellen in echter lipoider Lösung enthalten ist, und daß der Assimilationsprozeß sich teils in der lipoiden, teils in der hydroiden Phase abspielt und daher durch jede Veränderung dieser Grenzfläche, wie oberflächenaktive Stoffe sie herbeiführen, stark beeinflußt wird (ähnlich auch **Medes** und **Mc Clendon**, 666. — Über Lähmung der indermediären Formaldehydbildung s. **Klein** und **Werner**, 511a).

Es ist von Interesse, im Anschluß daran zu erwähnen, daß nicht nur die assimilatorische Tätigkeit des Chlorophylls, sondern auch die Ausbildung desselben bei etiolierten und dann dem Licht ausgesetzten Pflanzen nach Beobachtungen von **Téodoresco** und **Coupin** (929), sowie von **Kauffmann** (498) durch geeignete Konzentrationen von Äther und Chloroform reversibel herabgesetzt, bzw. völlig verhindert werden kann. Inwieweit dies auch für andere pflanzliche Farbstoffe zutrifft, bedarf noch der Untersuchung, da die von Richter (804, 805) beobachtete Hemmung der Anthocyanbildung durch chemische Stoffe (Naphthalin, Thymol, Campher) nicht mit eigentlichen Narkoticis untersucht wurde.

Die Annahme Bernards, daß die Atmung durch die Narkotika überhaupt nicht beeinflußt werde, hat, wie schon erwähnt, bereits durch Bonnier und Mangin, die den schädigenden Einfluß stärkerer Konzentrationen feststellen konnten, eine Korrektur erfahren. Analoge Beobachtungen haben eine ganze Reihe von Autoren gemacht, die zugleich übereinstimmend den hier sehr auffälligen erregenden Einfluß schwacher Konzentrationen konstatierten (vgl. S. 18f.). So fand Elfving (241) eine Steigerung der Kohlensäureproduktion von Salixblättern in einer Atmosphäre, welche 4—7 vH Ätherdampf oder etwa 2,4 vH Chloroformdampf enthielt, und noch höher lag das Optimum der Atmung bei Erbsensamen, während bei Hanfsamen schon 2 vH Chloroform die Atmung verminderten. Die außerordentliche Resistenz der Atmung gegen Narkose, mit der das stärkere Hervortreten der funktionssteigernden Wirkung jedenfalls in Zusammenhang steht, ergibt sich aus der Reversibilität der Atmungslähmung bei Salixblättern, die durch 7 Stunden in einer 35 vH Ätherdampf enthaltenden Atmosphäre verweilt hatten. Steigerung bei geringen, Herabsetzung bei stärkeren Narkotikumkonzentrationen sind von Laurén (564), Markovine (657), Kosinski (533), Gerber (336), Zaleski (1114), Warburg (s. o.), Medes und Mc Clendon (666) und anderen beobachtet worden.

Irving (457), die die sorgfältigsten Untersuchungen über den Einfluß des Chloroforms auf die Atmung grüner Blätter (im Dunkeln) angestellt hat, beobachtete gleichfalls die atmungssteigernde Wirkung kleiner Dosen, die bei kontinuierlicher Einwirkung dauernd erhalten blieb; nach Aufhören der Chloroformeinwirkung kehrte auch die Atmung wieder zur Norm zurück. Mittlere Dosen riefen eine anfängliche Steigerung mit nachfolgendem Absinken unter die Norm hervor, um so rascher und stärker, je größer die Dosis war. Anfängliche Darreichung einer stärkeren Dosis hatte die gleiche Wirkung wie kontinuierliche Darreichung einer schwächeren. Starke Chloroformdosen ließen die Atmung sogleich ohne anfängliche Steigerung rasch auf Null absinken.

Neuerdings haben Osterhout (749) und seine Schüler eine größere Zahl von Arbeiten über den Einfluß der Narkotika auf die Atmung von Pflanzen mit der Indikatorenmethode ausgeführt, die die Geschwindigkeit der Kohlensäureausscheidung durch die Zeit mißt, in der ein dem Wasser zugesetzter Indikator durch die zunehmende Säuerung umschlägt. Die meisten (Haas, 374, Gustafson, 371, Brooks, 135, Thomas, 932, Ray, 794) haben, wie viele vor ihnen, eine anfängliche Steigerung und ein nachfolgendes Absinken der CO_2-Abgabe beobachtet. Nach Brooks würde die anfängliche Steigerung bei Bacillus subtilis unter Einwirkung von 7,3 proz. Äther bis zum 50 fachen des Normalwertes gehen können, jedoch merkwürdigerweise nur in Leitungswasser, nicht aber in 0,85 proz. Kochsalzlösung. Haas (374), der mit verschiedenen Narkoticis stets nur eine Atmungssteigerung beobachtete, selbst bei den höchsten Konzentrationen (z. B. 24 proz. Alkohol!), glaubte das nachträgliche Absinken nicht als narkotische, sondern als toxische Wirkung deuten zu sollen, obwohl er die Reversibilität nicht untersucht zu haben scheint. Ja, selbst nach einer (aus dem starken Absinken des elektrischen Widerstandes zu erschließenden) „Abtötung" der Pflanzen durch narkotische Gifte würde nach Versuchen von Haas (373) an Laminaria die Atmung zunächst viel größer sein als in der Norm (!). Soweit diese absonderlichen Ergebnisse nicht zum Teil durch die gewaltige Permeabilitätssteigerung der Zellen vorgetäuscht sind (s. u.), können sie wohl nur auf Fehlerquellen der Methodik beruhen. Die Indikatorenmethode mißt lediglich die Änderungen der Reaktion, und wenn Haas in der Wiederkehr der Ausgangsreaktion nach Durchleiten von Wasserstoff einen Beweis dafür sieht, daß die eingetretene Säuerung nur durch Kohlensäure und nicht durch andere Säuren bedingt war, so ist dies, zum mindesten bei Verwendung von Seewasser, wie dies in den Versuchen an Laminaria der Fall war, durchaus irrig. Denn fixe Säuren werden sich mit den Carbonaten des Seewassers umsetzen und die dadurch freigemachte Kohlensäure kann beim Durchleiten eines Gases entfernt werden. — Smith (881) erhielt bei ihren mit der gleichen Methodik angestellten Versuchen wesentlich andere Resultate: Sie beobachtete an keimenden Weizenkörnern unter dem Einfluß von Äther zunächst eine Herabsetzung der CO_2-Abgabe, dann ein Ansteigen auf mitunter mehr als das Doppelte der Norm und dann wieder eine Verminderung, die bis zu 50 vH des Normalwertes betragen konnte, aber gleichfalls noch vollständig reversibel war. Da die Verfasserin nun die Permeabilität von Pflanzenzellen für Kohlensäure unter dem Einfluß der Narkotika erst herabgesetzt und dann gesteigert fand (882), so könnte die Ursache des beschriebenen und in weiteren Versuchen (883) auch an Reis- und Haferkörnern und mit verschiedenen Narkoticis bestätigten Verhaltens ihrer Ansicht nach darin zu suchen sein, daß die Kohlensäure sich zuerst infolge des behinderten Austritts ansammle, dann aber in verstärktem Maße abgegeben werde; so könnte eine Steigerung der Atmung vorgetäuscht werden, während die Wirkung des Narkotikums vielleicht von Anfang an nur in einer Hemmung bestehe. Freilich erscheint eine allgemeine Zurückführung des Erregungsstadiums im pflanzlichen Stoffwechsel auf dieses Prinzip sicher nicht durchführbar und eine Nachprüfung der Narkotikumwirkung auf die Pflanzenatmung mit exakter gasanalytischer Methodik wäre wünschenswert.

4. Sonstige Lebensvorgänge.

Wie die Atmung, so können auch die Gärungprozesse durch die Narkose unterdrückt werden, wie wiederum Bernard als erster festgestellt hat. Die Wirkung der Narkotika, insbesondere des Alkohols, auf die Zuckergärung der Hefe ist in der Folge Gegenstand mehrfacher Untersuchungen gewesen (ältere Literatur bei Kisch, 507), die, soweit sie quantitativer Natur waren, uns wegen ihrer Bedeutung für das Narkoseproblem später noch zu beschäftigen haben werden. Hier sei nur erwähnt, daß die eine Hemmung der Gärung bewirkenden Konzentrationen größer sind als die zur Hemmung des Wachstums erforderlichen (Kisch), und daß stärkere Konzentrationen nicht bloß die Zuckergärung durch lebende Zellen, sondern auch jene durch die Zymase des Hefepreßsaftes (Dorner, 223) sowie der „Azetondauerhefe" Warburg und Wiesel, 1041) zu hemmen vermögen.

Auch andere Stoffwechselvorgänge werden durch Narkose beeinflußt. Hempel (421) fand den Eiweiß- und Zuckerumsatz von Erbsen und Lupinen durch die Einwirkung von Äther in schwachen Dosen gesteigert, in starken herabgesetzt.

Warburg und Negelein (1038) beobachteten die Hemmung der durch grüne Algen bewirkten Reduktion von Salpetersäure bei Einwirkung von Phenylurethan, Warburg und Uyesugi (1040) die Hemmung der Wasserstoffsuperoxydspaltung und der wahrscheinlich gleichfalls auf O_2-Abspaltung aus einem Peroxyd beruhenden „Blackmannschen Reaktion", d. i. des chemischen Vorganges, der bei sehr starker Bestrahlung einer grünen Zelle das Tempo der CO_2-Spaltung beherrscht (Versuche an Chlorella mit verschiedenen Urethanen). Nach Johannsen (488) wird außer der Kohlensäureassimilation auch die „Kondensation" anderer, energieliefernder Stoffe zu Reservematerialien durch stärkere Narkose gelähmt, während schwächere Konzentrationen eine Beschleunigung derselben herbeiführen. Nicht nur Assimilation und Respiration, sondern auch die übrigen Stoffwechselvorgänge werden, wie schon früher erwähnt (vgl. S. 54), in ungleichem Ausmaße von der Narkose betroffen. So beobachtete z. B. Verzár (1002) bei Bact. coli eine Hemmung der einzelnen Lebensprozesse durch Äthyl- und Methylalkohol in den folgenden Konzentrationen:

	Äthylalkohol vH	Methylalkohol vH
1. Reduktionswirkung .	2—6	2—10
2. Gasbildung	12	16 – 18
3. Indolbildung	14	20
4. Säurebildung,	16 – 18	20 – 24
5. Wachstum	18—22	30—32

Eine Hemmung des Blutens der Pflanzen ist von Wieler (1068), eine solche der Entleerung der Reservestoffbehälter im Endosperm von Puriewitsch (777), eine Hemmung des Stofftransports in den Leptomsträngen der Blattstiele von Czapek (197) festgestellt worden, Beobachtungen die sämtliche Autoren als Beweis für die Abhängigkeit der betreffenden Erscheinungen von der Tätigkeit des lebenden Protoplasmas verwertet haben.

Eine Unterdrückung der elektromotorischen Erscheinungen an Blättern wird von Querton (779) angegeben, eine solche des Leuchtens von Leuchtbakterien von Zirpolo (1118); ebenso ein Sistieren der merkwürdigen von A. Gurwitsch entdeckten „mitogenetischen" (d. i. auf Entfernung Mitosenbildung anregenden) Strahlung der Zwiebelsohle bei Chloralhydratnarkose;

dagegen würde die anscheinend rein physikalische Leitung dieser Strahlen auch durch tiefnarkotisierte Wurzeln ungestört erfolgen (L. Gurwitsch, 370).

Mirande (698) entdeckte; daß die Narkotika eine Blausäureentwicklung bei Glucoside enthaltenden Pflanzen bewirken, eine Erscheinung, die von Guignard (366) und Heckel (412) bestätigt und von Armstrong (29) zum Gegenstande später noch zu erwähnender theoretischer Betrachtungen über das Wesen der Narkose gemacht wurde.

Die Untersuchungen über den Einfluß der Narkose auf die Oberflächenspannung, Viskosität und Permeabilität werden uns gleichfalls später zu beschäftigen haben (vgl. 2. Teil, C, Kap. IV, V, VII u. VIII).

5. Die Widerstandsfähigkeit trockener pflanzlicher Organismen gegen narkotische Gifte.

Zum Schlusse sei noch mit einigen Worten die schon lange bekannte merkwürdige Erscheinung berührt, daß trockene pflanzliche Organismen in dem als „latentes Leben" bezeichneten Zustande (Samen, Sporen usw.) eine ganz erstaunliche Resistenz wie gegen andere Faktoren so auch gegen die Giftwirkung der Narkotika, selbst in höchsten Konzentrationen, zeigen. So hat schon Bernard (72, S. 95) die Keimfähigkeit getrockneter Hefe nach $1^1/_2$ jährigem Aufenthalt in absolutem Alkohol erhalten bleiben sehen; das gleiche fand in neuerer Zeit Kurzwelly (546, daselbst auch ältere Literaturangaben), der die eingehendsten Untersuchungen über diesen Gegenstand angestellt hat, bei im Exsiccator getrockneten Samen von Sinapsis alba. Giglioli (338) konnte von Luzernensamen, die mehr als 16 Jahre in absolutem Alkohol aufbewahrt worden waren, noch $^2/_3$, von solchen, die in alkoholischer Sublimatlösung gehalten waren, noch $^1/_5$ wieder zum Keimen bringen. Die Widerstandsfähigkeit der Bakteriensporen gegen Alkohol und andere Desinfektionsmittel ist vom Gesichtspunkte der Antisepsis Gegenstand mehrfacher Untersuchungen gewesen Literaturangaben bei Kurzwelly). Coupin (188) sah trockene Weizen- und Kleesamen einen 26 tägigen Aufenthalt in Chloroform- oder Ätherdampf ohne jede Schädigung der Keimfähigkeit ertragen; Schmid (844) konnte die gleiche Erscheinung bei Lepidiumsamen nach 2 monatlichem Verweilen in Chloroformdampf beobachten, und Becquerel (59) sah an Erbsen-, Lupinen-, Klee-, Luzernen- und Weizensamen sogar nach 1 jähriger Aufbewahrung in einer Chloroform- oder Ätherdampfatmosphäre die Keimfähigkeit zum größten Teile erhalten bleiben. Nach Kurzwelly sind die genannten Narkotika in flüssigem Zustande noch unschädlicher als in dampfförmigem. So wurden z. B. Aspergillussporen durch Chloroformdampf in 121 Tagen getötet, während sie in flüssigem Chloroform noch nach 1 Jahr, in flüssigem Äther noch nach 642 Tagen gänzlich ungeschädigt blieben.

Diese überraschende Resistenz ist nicht nur bei gewöhnlicher, sondern auch bei hohen Temperaturen zu beobachten, die für sich allein unter gewöhnlichen Lebensbedingungen rasch eine Abtötung bewirken würden. Nach Kurzwelly bewahrt trockene Hefe nach 15 stündigem Kochen in siedendem Alkohol die Keimfähigkeit ohne jede Schädigung, die gleiche Resistenz zeigt Bacillus subtilis. Schubert (855) sah in speziell hierauf gerichteten Untersuchungen die Keimfähigkeit trockener pflanzlicher Organismen selbst nach vielstündigem Erhitzen in siedendem Äthyl- und Amylalkohol, sowie Chloroform erhalten bleiben; so hielten z. B. Trifoliumsamen, Phycomyces nitens, Sporen von Bacillus mesentericus einen Aufenthalt in siedendem Alkohol durch 48 Stunden, manche Laubmoose durch 20 Stunden aus.

Die genauere Untersuchung dieses Verhaltens hat nun aber ergeben, daß es sich hierbei keineswegs um eine absolute, ja vielleicht nicht einmal um eine gesteigerte Widerstandsfähigkeit des Protoplasmas selbst handelt, wie noch von Coupin, Kurzwelly u. a. angenommen wurde, sondern im wesentlichen einfach um eine Undurchgängigkeit der den getrockneten Organismus umgebenden Hüllen in völlig wasserfreiem Zustande, wodurch das Eindringen und damit selbstredend jede Wirkung der narkotischen Gifte verhütet wird. Rabe (782) fand die Resistenz getrockneter Keimlinge gegen absoluten Alkohol und Benzin geringer als die der ungekeimten Samen gleicher Art, was durch das raschere Eindringen der Gifte nach Platzen der Samenschalen leicht erklärbar wird. Schmid beobachtete, daß die Samen von Pisum sativum, Lepidium sativum, sowie die Früchte von Triticum sativum, die in unversehrtem (getrocknetem) Zustande einen 24 stündigen Aufenthalt in Chloroformdampf zum größten Teile ohne Schädigung der Keimfähigkeit ertrugen, nach gänzlicher oder teilweiser Abtragung der Samenhüllen bzw. Fruchtschalen unter den gleichen Bedingungen ausnahmslos zugrunde gingen. Ebenso fand Becquerel, daß trockene Samen von Erbsen, Lupinen, Luzernen, Klee, Weizen, die in unbeschädigtem Zustande einen 8 tägigen Aufenthalt in absolutem Alkohol und, wie oben erwähnt, einen einjährigen in Chloroform- oder Ätherdampf zum größten Teile zu überdauern vermochten, nach künstlicher Durchbohrung der Samenhülle ausnahmslos ihre Keimfähigkeit einbüßten. Eine Ausnahme machten nur die Bohnen, die auch in unverletztem Zustande sich gegen Alkohol nicht resistent erwiesen; aber diese Ausnahme bestätigte die Regel, da sowohl durch die Veränderung der Gewebsteile wie durch die Jodoformprobe das Eindringen des Alkohols bei diesen Samen bewiesen werden konnte. In voller Übereinstimmung mit diesen Versuchen sah auch Schubert in seinen oben erwähnten Experimenten die Resistenz nach Entfernung der Samen- oder Fruchthüllen stark absinken, während er umgekehrt durch Eintauchen in unlösliche Imprägnationsmittel bei Moospflänzchen eine vorher nicht vorhandene Widerstandsfähigkeit zu erzeugen vermochte. In Versuchen an geschälten Helianthusfrüchten, die in mit Sudan gefärbten Alkohol eingelegt wurden, konnte er direkt zeigen, daß dort, wo sich ein Eindringen des Alkohols feststellen ließ, auch die Keimfähigkeit verloren war. Ähnliche Versuche mit gleichem Ergebnis hat später Rippel (807) an Sinapsis alba und Vicia vaba angestellt. Es ist also nicht zu bezweifeln, daß das Protoplasma der pflanzlichen Organismen auch im Zustande des latenten Lebens für die Giftwirkung der Narkotika empfänglich ist und nur durch die Undurchgängigkeit der Hüllen im Zustande völliger Trockenheit vor ihr bewahrt wird.

E. Die Wirkung von Narkotikakombinationen.

Wenn im folgenden die aus der gleichzeitigen Einwirkung verschiedener Narkotika sich ergebenden Effekte einer Erörterung unterzogen werden sollen, so kann dies dem Zwecke des Buches entsprechend auch wieder nur von theoretischen und nicht von praktischen Gesichtspunkten aus erfolgen. Es ist aus dem Grunde von Bedeutung, dies hervorzuheben, weil hier noch viel mehr als auf anderen Gebieten der Narkose die letzteren es gewesen sind, die vor allem zur Aufrollung und Behandlung der vorliegenden

Probleme geführt haben. Der Wunsch, die Narkose möglichst zweckentsprechend und unschädlich zu gestalten, die narkotischen Wirkungen einzelner Stoffe zu erhöhen und dabei die gefährlichen oder doch lästigen Nebenwirkungen nach Möglichkeit auszuschalten, haben zur Erprobung immer neuer Kombinationen geführt, die zum Teil rein empirisch und wahllos, zum Teil auf Grund ganz unzulänglicher Vorstellungen und erst in neuerer Zeit von rationelleren Gesichtspunkten aus zusammengestellt wurden.

1. Ältere Untersuchungen.

Auch hier ist wieder Cl. Bernard (71, S. 225) in der Forschung vorangegangen durch die (gleichzeitig auch von Nusbaum in München gemachte) Entdeckung und eingehende Untersuchung der verstärkenden Wirkung, die das Morphium auf die Chloroformnarkose ausübt. Er beobachtete, daß nach längerer Chloroformeinatmung die nach ihrer Aufhebung fast schon schwindende Narkose bei Injektion geringer Morphiummengen wiederkehrt, und daß umgekehrt nach Verabreichung einer Dosis Morphium eine viel geringere Menge Chloroform zur Herbeiführung der Anästhesie ausreicht. Er erklärte die Erscheinung durch Summation der Wirkungen beider Stoffe, eine Annahme, die mit der erregbarkeitssteigernden Wirkung des Morphins nur scheinbar in Widerspruch stände, indem durch die letztere Substanz das Nervensystem eben auch für die Wirkung des Chloroforms empfänglicher gemacht würde.

Die ersten Versuche, durch Kombination zweier Narkotika schädliche Wirkungen zu vermindern und die narkotische zu verstärken, reichen allerdings noch weiter zurück, merkwürdigerweise bereits in die erste Zeit der Einführung der Inhalationsnarkose in die medizinische Praxis, indem schon im Jahre 1850 der Wiener Zahnarzt Weiger (zit. nach Honigmann, 452, daselbst auch die übrige ältere Literatur) mit Mischungen von Chloroform und Äther experimentierte. In systematischer Weise und von bestimmten, allerdings recht seltsamen Gesichtspunkten aus hat Schleich (843) als erster Narkotikakombinationen zusammengestellt, die ganz bestimmte physikalische und damit auch physiologische Eigenschaften aufweisen sollten. Von der Vorstellung ausgehend, daß ein Narkotikum um so leichter aufgenommen und wieder abgegeben werde, je flüchtiger es sei, d. h. je niedriger sein Siedepunkt liege,

und daß es daher am zweckmäßigsten wäre, ein Narkotikum mit
dem Siedepunkt bei Körpertemperatur zu verwenden, glaubte er
(in offenbarem Widerspruch mit elementaren physikalisch-chemischen Tatsachen) durch Mischung von Chloroform, Äther und
Petroläther Kombinationen herstellen zu können, welche diesen
Anforderungen entsprechen sollten und in der chirurgischen Praxis
tatsächlich längere Zeit hindurch vielfach Verwendung gefunden
haben.

Das Verdienst, als erster eine exakte quantitative Vergleichung
der Wirkung einer Narkotikumkombination mit jener der Komponenten versucht zu haben, gebührt Honigmann (452). Er ließ
mit einem von Kionka angegebenen Apparate die Versuchstiere
dosierbare Mischungen von Chloroform- und Ätherdampf einatmen,
gemäß dem vornehmlich durch die Untersuchungen von Bert
(vgl. 2. Teil, Kap. C, I, 1) erwiesenen Grundsatze, daß die Intensität einer Narkose nicht von der absoluten Menge des Narkotikums, sondern von seiner Konzentration, mithin bei der Inhalationsnarkose von dem Partiardruck des Narkotikums in der Einatmungsluft abhängt. Er kam bei seinen Versuchen zu dem Ergebnis,
daß beide Stoffe ihre narkotische Wirkung gegenseitig sehr beträchtlich verstärken; entsprach z. B. die durchschnittliche narkotische Chloroformkonzentration einem Chloroformgehalt des
Luftgemisches von x vH und die Ätherkonzentration einem Gehalt
von y vH, so waren bei gleichzeitiger Anwendung beider nicht
etwa, wie dies zu erwarten gewesen wäre, $(x/2 + y/2)$vH erforderlich, sondern es genügten schon $(x/10 + y/17)$vH zur Erzielung eines
gleichen Narkosegrades. Die Resultate von Honigmann haben
allerdings in dieser Form einer späteren Kritik nicht standgehalten. Gegen die Zuverlässigkeit der angewendeten Methodik
wurden verschiedene Einwände erhoben, so von Kochmann (521)
und schon vorher von Madelung (644), der vor allem hervorhob,
daß die bei Honigmann während des Versuches erfolgenden
Änderungen des Narkotikumgehaltes über die Sättigung der Gewebe (und damit die tatsächlich wirksame Narkotikumkonzentration) keine bestimmten Schlüsse zulassen. Übrigens ist Kionka
(506) selbst durch Nachrechnung der Honigmannschen Daten
später zu dem Ergebnis gelangt, daß zwar „unter Umständen"
eine Wirkungsverstärkung wahrnehmbar war, daß aber bei Zugrundelegung sämtlicher Mittelwerte bei der Kombination von

Chloroform und Äther fast genau die Hälfte der durchschnittlich narkotisch wirkenden Einzeldosis eines jeden Stoffes, also $(x/2 + y/2)$vH zur Erzielung einer Narkose benötigt wurde. Es trat also im allgemeinen nur eine Addition und keine Potenzierung der Wirkung ein.

Auch Overton (754, S. 143) gibt an, in zahlreichen Versuchen an Kaulquappen bei Kombination zweier indifferenter Narkotika meist eine ziemlich genaue Addition, bisweilen sogar eine Abschwächung der Wirkung beobachtet zu haben, und ebenso sah Waller (1018) bei Mischung von Alkohol, Chloroform und Äther in physiologisch äquivalenten Mengen am isolierten Froschsartorius eine reine Summation der Wirkungen eintreten. Zu dem gleichen Ergebnis gelangte auch Madelung (644), der bei seinen mit konstanten Gasgemischen angestellten Versuchen fand, daß bei Anwendung einer Kombination von Chloroform und Äther von jedem Narkotikum ungefähr $1/2$ der wirksamen Minimaldosis der Komponenten erforderlich sei. (Bei Zugrundelegung nicht der minimalen, sondern der Durchschnittswerte würde sich allerdings nach den Berechnungen von Damköhler (203) aus seinen Versuchen eine geringe Wirkungsverstärkung ergeben.) Dagegen konnte Madelung durch Vorbehandlung mit Morphium-Scopolamin eine erhebliche Verstärkung der Inhalationsnarkose, z. B. von Äther erzielen. Besonders deutlich war diese Verstärkung beim Lachgas, das in einer Mischung mit 20vH Sauerstoff beim Kaninchen für sich allein gar keine Narkose erzeugte, dagegen nach obiger Vorbehandlung tiefe Narkose hervorrief. Das gleiche war mit einem Gemisch von 20vH Kohlensäure und 80vH Sauerstoff der Fall.

Aus dem Stadium empirischen, meist von rein praktischen Gesichtspunkten ausgehenden Experimentierens in das systematischer wissenschaftlicher Forschung trat die Untersuchung des Problems der Mischnarkose, als fast gleichzeitig einerseits Bürgi auf Grund seiner Versuche ein allgemeines Gesetz der Wirkung der Kombinationen von Narkoticis, ja von Arzneimitteln überhaupt, aufstellen zu dürfen glaubte, und andererseits Fühner mit der Analyse der physikalisch-chemischen Wirkungsbedingungen begann, die durch die Kombination von Narkoticis geschaffen werden. — Wir wollen uns entsprechend dem Gegenstande dieses Buches natürlich im wesentlichen bloß an die mit narkotischen

Giften angestellten Untersuchungen halten, müssen aber immerhin zur Klarlegung der Verhältnisse den Kreis unserer Betrachtungen etwas erweitern und außer den eigentlichen „indifferenten" Narkoticis auch die narkotischen Alkaloide und einige andere Stoffe mitberücksichtigen.

2. Theorie von Bürgi.

Bürgi (150, 151) ging bei seinen Untersuchungen der leichteren Dosierbarkeit wegen von nicht gasförmigen Narkoticis aus, die entweder per os oder subkutan gegeben wurden, und wählte als Maßstab die minimal narkotische Dosis, die beim Kaninchen eben eine ausgesprochene Narkose erzeugt, ein an sich natürlich etwas schwankendes Kriterium, das aber auf Grund zahlreicher Experimente in genügend übereinstimmender Weise festgestellt werden konnte. Er fand nun bei den zuerst zur Untersuchung verwendeten Kombinationen von Scopolamin mit Urethan, Morphium mit Urethan und Scopolamin mit Morphium, daß das für sich allein selbst in starken Dosen (0,4 g und mehr pro kg Tier) unwirksame Scopolamin schon in ganz kleinen Mengen (0,001 bis 0,0001 g pro kg) eine bedeutende Verstärkung der Wirkung des Urethans herbeizuführen vermag, so daß dessen Minimaldosis unter Umständen auf $2/3$ des Normalwertes herabgesetzt wurde. Ähnlich konnte bei Kombination von Morphium mit Urethan schon mit viel geringeren Gaben als der Minimaldosis des einzelnen Stoffes entsprach, eine völlige Narkose erzielt werden, z. B. mit $1/80$ Nm (Nm = narkotische Minimaldosis Morphium) $+ 1/2$ Nu (Nu = narkotische Minimaldosis Urethan) oder mit $2/5$ Nm $+ 1/25$ Nu. Bei Anwendung der intravenösen Injektion war die minimal narkotische Konzentration nicht als Maßstab verwendbar, weil hier schon sehr kleine Dosen eine ausreichende, aber sehr rasch vorübergehende Wirkung entfalten, so daß unter Umständen wegen des ungleichzeitigen Eintritts der Wirkungen zweier Mittel diese „aneinander vorbeigehen" können, ohne daß überhaupt eine richtige Kombination der Wirkungen erfolgt. Es wurden daher hier starke Dosen verwendet und die Dauer der Narkose als Maßstab der Wirkung genommen. Unter diesen Bedingungen stimmten die Ergebnisse auch für die intravenöse Injektion mit den eben genannten überein, und Kombinationen von Morphium mit Urethan oder mit Chloralhydrat ergaben eine 3—4mal so lange Narkose als einer einfachen Addition der Wirkungen entsprochen hätte.

Diese Beobachtungen veranlaßten den Verfasser, zunächst die Wirkung zu untersuchen, welche bei ein und demselben Mittel die Verteilung desselben auf mehrere Dosen herbeiführt (Bürgi, l. c., Beinaschewitz, 61); es ergab sich, daß in der Tat auch dadurch eine beträchtliche Verstärkung der Wirkung zu erzielen war. So erzeugten z. B. 0,9 g Urethan (stets pro kg Körpergewicht gerechnet) auf einmal gegeben, eine ganz schwache Narkose von 50 Minuten Dauer, dagegen 0,3 g in Intervallen von je 10 Minuten eine ausgesprochene Narkose von 2 Stunden 25 Minuten Dauer; während 0,6 g Urethan auf einmal gegeben keine Narkose erzeugten, riefen noch 0,1 g in zwei Dosen narkotische Erscheinungen hervor. Die Erklärung dieser Tatsache glaubte Bürgi in der Annahme zu finden, „daß erstens die Zelle in zwei bzw. drei Zeiteinheiten mehr von einem Medikament aufnehmen kann als in einer, und daß zweitens bei einmaliger Verwendung großer Mengen relativ viel von dem pharmakologischen Effekt verloren geht, weil ein verhältnismäßig kleinerer Teil der verwendeten Dosis mit der Zelle in Berührung tritt als bei wiederholter Einfuhr geringer Quantitäten bzw. Zeitdosen" (151, S. 23). Bei größeren Intervallen tritt diese verstärkende Wirkung nicht mehr zutage und schließlich findet eine Abschwächung der Wirkung statt; die besten Resultate gaben Intervalle von 5 Minuten; längere als 15 Minuten ergaben keine Verstärkung mehr. — Schreiner (852) bestätigte an Hunden die Beobachtungen von Bürgi und Beinaschewitz mit Morphium, Chloralhydrat und im allgemeinen auch mit Urethan, lehnte jedoch die Bürgische Erklärung mit dem Hinweise darauf ab, daß auch bei einmaliger Verabreichung einer Dosis das Gift nicht plötzlich an den Zellen vorbeigehe und daher genügend Zeit zur Aufnahme bestehe. (Nach ihm würde die stärkere Wirkung fraktionierter Dosierung darauf beruhen, daß jede Dosis als sekundären Effekt eine „Selbstvertiefung" nach sich zieht; eine zweite Dosis, die gerade in diesem Zeitpunkt eintrifft, also weder zu früh, wenn diese Selbstvertiefung noch nicht erfolgt ist, noch zu spät, wenn die Wirkung der ersten Dosis schon abzuklingen beginnt, würde sich daher zum ersten Einzeleffekt und der durch ihn erzeugten Selbstvertiefung addieren. Das Bestehen einer solchen „Selbstvertiefung" wird durch eine anscheinend etwas mißverstandene Angabe Schmiedebergs (845, S. 32) begründet, nach welcher der durch kleine Mengen von Schlafmitteln eingeleitete Schlaf sich weiter von selbst vertieft. Das Unberechtigte einer Übertragung dieser Beobachtung auf den vorliegenden Fall liegt wohl auf der Hand.)

In analoger Weise wie die Wirkung fraktionierter Dosierung wäre nun nach Bürgi auch die verstärkende Wirkung einer Kombination verschiedener Narkotika zu erklären durch die Annahme, daß (abgesehen von der durch die Kombination bereits bedingten Verteilung der Dosis, die auch bei gleichzeitiger Applikation infolge des ungleichzeitigen Wirksamwerdens beider Mittel verstärkend wirken könnte) „eine Zelle aus zwei verschiedenen Narkotika, für die sie verschiedene Rezeptoren, d. h. chemisch verwandte Molekülgruppen hat, in der Zeiteinheit mehr an pharmakologisch wirksamer Substanz aufnehmen kann als aus der doppelten Menge jedes einzelnen. Zwei chemische Reaktionen treten dann gleichzeitig in Kraft. Wenn diese Anschauung richtig ist, müssen sich Substanzen, die den gleichen Zellrezeptor haben, in ihrer pharmakologischen Wirkung nur addieren, Substanzen mit verschiedenen Rezeptoren gegenseitig verstärken" (151, S. 62). — Dies die Theorie von Bürgi über die kombinierte Wirkung von Arzneimitteln in ihrer ursprünglichen Fassung.

Von diesem Gesichtspunkte aus ließ nun Bürgi in einer großen Zahl von Arbeiten die Wirkung verschiedener Arzneimittelkombinationen untersuchen und glaubte in den Ergebnissen dieser Arbeiten eine volle Bestätigung seiner Theorie sehen zu können. So ergab z. B., wie schon erwähnt, die Kombination von Morphium oder Scopolamin mit Urethan oder Chloralhydrat eine bedeutende Wirkungsverstärkung (Kaninchen: Hauckold, 406, Lindemann, 597, Hammerschmidt, 391, Häni, 394; Frösche: Kegulliches, 501), ebenso auch indifferente Narkotika kombiniert mit Bromsalzen (Klammer, 511) und mit hypnotisch wirkenden Alkaloidgemischen (Rappoport, 792, Bojarski, 117, Bredenfeld, 129, Lüthi, 632). Dagegen ließ die Kombination von Narkoticis der Fettreihe, die nach Bürgi jedenfalls ähnliche „Zellrezeptoren" besitzen müßten, so von Urethan, Chloralhydrat und Paraldehyd im allgemeinen nur eine einfache Addition erkennen

(Saradschian, 838); die bei subkutaner Applikation hier und da auftretende geringgradige Verstärkung (Herabsetzung der Minimaldosis auf etwa $^4/_5$) konnte durch die oben erörterte Verteilung der Dosis infolge ungleicher Resorptionsgeschwindigkeit ausreichend erklärt werden (Katzenelson, 497).

Ebenso sollte die Kombination der gleichfalls an demselben Orte angreifenden Opiumalkaloide (Zeelen, 1115), ferner die Kombination von Methyl- und Äthylurethan, sowie von Methyl-, Äthyl- und Propylalkohol (Griliches, 355) stets nur eine Summation und keine Verstärkung oder Potenzierung der Wirkung ergeben; auch an anderen, nicht narkotisch wirkenden Substanzen wurden ähnliche der Theorie entsprechende Ergebnisse gewonnen. Es ist, wie Bürgi in seiner ersten Mitteilung (151) betont, für die Theorie gleichgültig, ob die verschiedenen Rezeptoren sich in ein und derselben Zelle oder in verschiedenen Zellen befinden; ja, die Gültigkeit dieser Theorie für Stoffe, für welche das letztere wahrscheinlich ist, so für die Gifte Scopolamin und Morphium, die der Besonderheit ihrer Wirkung nach vermutlich verschiedene Teile des Zentralnervensystems angreifen, würde sogar ein besonderer Vorteil dieser Auffassung sein, gegenüber der an sich nichtssagenden Vorstellung, daß eine Zelle durch die Einwirkung eines Giftes für die Wirkung eines zweiten auf irgendwelche Weise „empfindlicher" gemacht würde (vgl. auch Bürgi, 155).

In ihrer ursprünglichen, vollkommen im Banne der Ehrlichschen Seitenkettentheorie stehenden Diktion war die Theorie von Bürgi einer Reihe naheliegender Einwände ausgesetzt, die ihn alsbald nötigten, ihr eine wesentlich allgemeinere Fassung zu geben. Die Annahme „chemisch bindender Zellrezeptoren" mochte als vorläufige Vorstellung für Substanzen wie Toxine usw. zulässig sein, über deren chemische Natur sich zunächst nichts aussagen ließ, nicht aber für chemisch wohlbekannte Stoffe, deren charakteristisches Kennzeichen zum Teil gerade in ihrer großen chemischen Indifferenz und in der Gleichartigkeit ihrer Wirkung bei verschiedenartigstem chemischen Aufbau liegt, wie dies bei den indifferenten Narkoticis der Fall ist. Bürgi (152—155) änderte daher später seine Theorie folgendermaßen ab: „Ein Gemisch von zwei Narkotika verursacht immer dann einen Effekt, der über dem Additionsergebnis liegt, wenn seine zwei Glieder verschiedene pharmakologische Angriffspunkte haben; bei gleichem Angriffspunkt der zwei Komponenten erzielt die Kombination nur ein Additionsergebnis" (152, S. 879) und gab ihr später die allgemeine Fassung (158, S. 40), „daß bei Kombination zweier Medikamente aus derselben Hauptgruppe immer dann eine Potenzierung der Wirkung entsteht, wenn die zwei Mittel verschiedenen Untergruppen angehören. Sind sie Glieder der gleichen Untergruppe, so tritt nur eine Addition der Einzeleffekte ein". Dementsprechend sollte auch der Ausdruck „Rezeptoren" im weitesten Sinne verstanden werden, gleichgültig, ob es sich um chemische Bindung oder um Lösung oder Adsorption oder dgl. handle.

Aber trotz dieser wachsenden Unbestimmtheit der Theorie mehrte sich die Zahl der Beobachtungen, die auch in diesen allgemeinen Rahmen sich nicht einfügen lassen wollten. Schon Madelung (644), der anscheinend unabhängig von Bürgi bei seinen oben erwähnten Versuchen zu dem Ergebnis gelangt war, daß Narkotika mit gleichem Angriffspunkt sich nicht zu verstärken, sondern in ihrer Wirkung bloß zu addieren scheinen, hatte hervorgehoben, daß eine solche Verstärkung auch nicht durch alle andersartigen Narkotika herbeigeführt werde; so konnte er z. B. durch Vorbehandlung mit den bekanntlich auch narkoseartig wirkenden Magnesiumsalzen keine Verstärkung der Stickoxydulwirkung erzielen.

In zahlreichen Versuchen ist von Bürgi und seinen Mitarbeitern beobachtet worden, daß mitunter verschwindend kleine Mengen eines Stoffes (dessen narkotische Wirkungen manchmal gar nicht bekannt waren) hinreichen, um die durch ein anderes Mittel erzeugte unvollkommene Narkose zu vervollständigen; daß diese Erscheinung durch seine Theorie schwer erklärbar ist, hat Bürgi (153) selbst zugestanden. In noch höherem Maße gilt dies für die gleichfalls bereits in seinem Laboratorium beobachtete Tatsache, daß bei manchen Kombinationen kleinere Gaben eines Narkotikums mit der gleichen Dosis eines zweiten vereint, eine stärkere Wirkung hervorrufen als größere. So sah Saradschian (838) bei gleichzeitiger Einwirkung von 0,25 g Urethan und Paraldehyd in steigenden Mengen die Dauer der Narkose zuerst ab- und dann allmählich zunehmen. Ebenso beobachtete später Fühner (308) in der Kombination von Urethan und Morphium-Scopolamin eine tiefe Narkose bei Verabreichung kleinerer Dosen der letzteren Substanz, während größere Gaben keine Narkose, sondern Erregung bewirkten. Das gleiche Verhalten wurde für Scopolamin auch von Bürgis Schülern Lewin (580) in der Kombination mit Chloralhydrat und von Bermann (70) in einer solchen mit Luminal beobachtet; und ebenso fand Giesel (337) bei der Kombination von Cannabis-Tinktur mit Urethan größere Dosen der letzteren Substanz weniger wirkungsverstärkend als kleine.

Ein besonders lehrreiches Beispiel gegen die Verallgemeinerung von Bürgis Vorstellungen boten die Alkaloide des Opiums. Schon Gottlieb und Eeckhout (347) hatten beobachtet, daß beim Frosch das Opium unverhältnismäßig stärker wirkt als seinem Morphiumgehalt entspricht, daß also die Wirkung des letzteren durch die Nebenalkaloide sehr bedeutend gesteigert wird. Der Einwand Zeelens (1115), daß es sich dabei nicht um eine Wirkungspotenzierung gehandelt habe, wurde völlig widerlegt durch die genaueren Untersuchungen von Caesar (167) und Straub (916, 917), welche ergaben, daß diese stärkere Wirkung des Opiums der Hauptsache nach auf dem Gehalt an Narkotin beruhe, das, für sich allein unwirksam, die narkotische und toxische Wirkung des Morphiums potenziert. Und nicht genug damit, daß hier augenscheinlich eine Potenzierung durch der gleichen „Untergruppe" zugehörige Gifte zu beobachten ist, hängt auch diese Potenzierung in ganz überraschender Weise von der Konzentration der beiden Stoffe ab: Bei gleichen Morphiummengen zeigt nach Caesar die Wirkungskurve bei Zusatz wachsender Mengen von Narkotin drei Wendepunkte. Das erste Optimum liegt bei 1 M + 0,2 N, das zweite größere bei 1 M + 1 N; bei der Mischung von 1 M + 0,5 N erscheint das letztere völlig wirkungslos, das Gemisch wirkt, wie wenn das Morphium allein vorhanden wäre! Diese Beobachtungen zeigen, wie kompliziert die Verhältnisse in Wahrheit liegen können, und wie wenig sie in ein so einfaches Schema wie das von Bürgi hineinzupassen brauchen.

Issekutz (464), der gleichfalls die Wirkung der Kombination von Opiumalkaloiden untersuchte, fand bei Verwendung der letalen Dosis als Index, daß die Alkaloide mit gleicher chemischer Zusammensetzung sich einfach addieren, die chemisch verschiedenartig zusammengesetzten sich deutlich potenzieren, obgleich beide derselben pharmakologischen Gruppe zugehören. Wenn Bürgi

(156, 159) in diesen Beobachtungen sogar eine Bestätigung seiner Theorie sehen zu dürfen glaubte, so wendet Issekutz (465) demgegenüber mit Recht ein, daß er dann ganz willkürlich, je nach dem Ausfall des Experimentes die Einteilung der Gruppe vornehme, da das von Zeelen beobachtete Fehlen einer verstärkenden Wirkung bei den Opiumalkaloiden als Beweis für die reine Summation der zu derselben pharmakologischen Gruppe gehörigen Stoffe betrachtet wurde, während jetzt die verstärkende Wirkung von Verbindungen, die zu chemisch verschiedenen Gruppen gehören, gleichfalls als Beweis für die Richtigkeit der Theorie gelten sollte; es erscheint demgegenüber besonders seltsam, wenn Bürgi (162, S. 560) noch neuerdings darüber klagt, es sei „leider immer noch notwendig zu betonen", daß seine Regel sich „nicht auf chemische, sondern auf pharmakologische Gleichheit bzw. Ungleichheit der Arzneien" beziehe. — Daß übrigens die chemische Verschiedenheit, die natürlich mit dem gleichen pharmakologischen Angriffspunkt sehr wohl vereinbar ist (man denke nur an die indifferenten Narkotika!), auch nicht das Maßgebende für das Resultat der Kombinationswirkung zu sein braucht, erhellt in klarer Weise aus den Untersuchungen von Issekutz (465) über den Synergismus von Lokalanästheticis, bei denen unter anderem die Kombination Cocain + Eucain ebenso wie die Kombination Cocain + Novocain eine einfache Addition, dagegen die Kombination Eucain + Novocain eine beträchtliche Steigerung der lokalanästhetischen Wirkung auf die Froschhaut ergaben. In analoger Weise fand Issekutz (467) in späteren Versuchen keine Steigerung der narkotischen Wirkung des Magnesiumsulfats durch Chloral, Paraldehyd, Urethan, Hedonal, Luminal, auch nicht durch Morphin und Narkophin, wohl aber Potenzierung bei Kombination mit Scopolamin. Schließlich sei noch erwähnt, daß Takahashi (924) (dessen Versuche Gordonoff [344] mit anderer Methodik allerdings nicht zu bestätigen vermochte) bei Kombination von Morphin mit Kodein, also zwei chemisch und pharmakologisch nahe verwandten Stoffen, eine hochgradige Potenzierung hinsichtlich der stopfenden Wirkung beim Koloquinthendurchfall an Katzen beobachtet hat (so daß schon ein Viertel der minimal wirksamen Morphiumdosis mit $^1/_{40}$ bis sogar $^1/_{400}$ der minimal wirksamen Kodeindosis kombiniert, noch deutliche Stopfwirkungen hervorrief), während bei derselben Kombination in der Wirkung auf das Zentralnervensystem keine Potenzierung feststellbar war, wohl gleichfalls eine überaus drastische Widerlegung der Allgemeingültigkeit der Bürgischen Theorie.

Auch Kochmann (521, 523) und seine Mitarbeiter kamen bei ihren systematischen Untersuchungen von Mischnarkosen der Inhalationsanästhetica untereinander sowie mit anderen hypnotischen Substanzen unter Anwendung genauer Dosierungsvorrichtungen (521) zu Resultaten, die der Lehre von Bürgi zum Teil völlig widersprechen (Zusammenfassung der Ergebnisse in 523): Ähnlich, wenn auch nicht so ausgesprochen wie Caesar und Straub für Morphium und Narkotin (s. o.), fand Damköhler (203) die Wirkung der Kombination von Chloroform und Äther abhängig von der Konzentration der beiden Stoffe, und konnte auch hinsichtlich der Beeinflussung der verschiedenen Funktionen komplizierte, nicht durch eine einfache Regel erklärbare Verhältnisse feststellen. Während nämlich die Kombination im Verhältnis von 1:2 oder 1:8 (im flüssigen Zustande) eher eine Abschwächung der Wirkung herbeiführte, zeigte das Mischungsverhältnis von 1:6 (−7) eine deutliche Potenzierung, die sich jedoch nicht auf die tödliche und auch nicht auf die eben zur Beseitigung der Schmerzreaktionen nötige Dosis, sondern nur auf das Erzielen eines Verschwindens der Reflexerregbarkeit bezog. Hierzu muß jedoch bemerkt werden, daß bei Verwendung des Funktionsausfalles von Nervenzentren als Kriterium eine Wirkungspotenzierung nach Storm van Leeuwen (904) dadurch vorgetäuscht werden kann, daß die einzelnen Zentren durch verschiedene Narkotika nicht in der gleichen Reihenfolge außer Funktion gesetzt werden, was z. B. für Äther und Chloroform nach seinen Versuchen der Fall wäre. Stange (891) wieder fand, daß das Morphium seine verstärkende Wirkung auf die Narkose durch Chloroform oder Äther nur für die (gerade chirurgisch besonders wichtige) leichte Narkose (das Stadium der „Operationsreife") geltend macht, daß dagegen zur Erzielung einer tiefen Narkose, ebenso wie eines letalen Effektes, die gleiche Konzentration erforderlich ist wie ohne Morphium, so daß sich dieses hierbei überhaupt ohne Einfluß erweist. Gerade das Umgekehrte würde nach Ludewig (628) für das Scopolamin gelten, und nach Barten (47) für Chloralhydrat und Veronal, ebenso wie für Paraldehyd, dessen verstärkende Wirkung sich aber wieder von jener der beiden anderen zu derselben pharmakologischen Gruppe gehörigen Stoffe unterscheidet.

Handelte es sich in den bisher erwähnten Untersuchungen ebenso wie in jenen der Bürgischen Schule stets um eine vorübergehende Narkose, so wurden in einer Anzahl weiterer Arbeiten die Wirkungen untersucht, die sich aus dem Synergismus zweier narkotischer Gifte bei dauernder Anwesenheit in dem umgebenden Medium ergaben. Solche Versuche sind natürlich nur an niederen Organismen oder isolierten Organteilen durchführbar. Schon vor Bürgis Arbeiten hatte Zehl (1116) die Beeinflussung der Giftwirkung durch verschiedene Faktoren, darunter auch das Zusammengreifen zweier Gifte, an Schimmelpilzen untersucht. Nach Feststellung der toxischen Grenzkonzentration für jedes einzelne Gift wurde eine Kombination zweier Hälften solcher Minimaldosen verwendet. Als Resultat ergab sich bald eine glatte Summation, bald eine Verstärkung, bald wieder eine Abschwächung der Giftwirkung in einer durchaus nicht unter einem einheitlichen Gesichtspunkte begreifbaren Weise. So ergab z. B. Chloroform und Äther in Kombination mit Metallsalzen stets Summation, Chloroform oder Amylalkohol mit Vanillin eine Verminderung der Giftigkeit. Chloralhydrat ergab mit Vanillin oder Amylalkohol einfach Addition, dagegen mit Phenolderivaten Verstärkung, Chloroform mit Äther kombiniert eine Verminderung der Giftigkeit u. dgl. m. — Daß bei Kombination zweier Gifte auch eine Abschwächung der Wirkung einzutreten vermag, d. h. die Summe der Wirkungen geringer sein kann als, als der Addition der Einzeleffekte entsprechen würde, ist übrigens auch in Bürgis Laboratorium von Saradschian (838) bei indifferenten Narkoticis gelegentlich beobachtet worden und wird uns noch in einer Reihe von Fällen wieder begegnen.

Breslauer und Woker (131) schlossen aus ihren zahlreichen mit 12 verschiedenen Narkotikagemischen angestellten Versuchen an dem Ciliaten Colpidium colpoda, daß auch Stoffe, welche der gleichen Gruppe angehören, z. B. verschiedene Urethane oder verschiedene Alkohole eine Steigerung der Wirkung erkennen lassen, während andererseits (z. B. bei Kombinationen zwischen Chloralhydrat, Paraldehyd und Urethan) auch Abschwächungen zu beobachten sein sollen. Allerdings war die von den Verfasserinnen verwendete Methodik, aus der Art der Bewegung auf die

Intensität der Giftwirkung zu schließen, für einigermaßen exakte quantitative Vergleiche wenig geeignet. Tatsächlich will Kissa (510) in Bürgis Laboratorium in ihren gleichfalls an Colpoden angestellten Versuchen, bei denen der Bewegungsstillstand als Kriterium der Narkose verwendet wurde, diese Resultate durchaus nicht haben bestätigen können; sowohl bei Kombinationen von Urethanen unter sich, wie bei solchen von Alkoholen unter sich und schließlich solchen von Äther und Chloroform wäre nach ihr niemals eine Potenzierung, sondern höchstens eine rein additive Wirkung, im Durchschnitt sogar häufig eine wenn auch nicht beträchtliche Abschwächung der Wirkung zu beobachten. Gegen die Brauchbarkeit der Versuche von Kissa hat Woker (1101) wieder verschiedene Einwände erhoben. Bei Untersuchung der Wirkung auf die Pulsationsfrequenz der kontraktilen Vakuolen von Vorticellen haben Woker (1100) und Galina (328) bei Kombination von Methyl-, Äthyl- und Propylalkohol eine deutliche Wirkungsverstärkung, bei einer solchen von Chloralhydrat mit Äthylalkohol und Urethan, sowie von Urethan und Paraldehyd eine Abschwächung des narkotischen Effektes beobachtet.

Warburg (1023, 1027) sah bei Kombination von Urethanen und Alkoholen bei roten Gänseblutkörperchen teils reine Addition, teils Wirkungsverstärkung hinsichtlich ihres oxydationshemmenden Einflusses eintreten, das letztere auch bei Narkoticis, bei denen, wie z. B. bei Butylurethan und Phenylharnstoff, die Wirkungsstärke der Konzentration parallel geht, und daher die später noch zu erwähnende Zurückführung der Verstärkung auf die einfache Konzentrationssteigerung nicht möglich ist. Die Kombination von Urethanen und Alkoholen mit Cyankalium ergab dagegen merkwürdigerweise fast durchweg eine Verminderung der oxydationshemmenden Wirkung der letzteren Substanz, also eine „Hemmung der Blausäurewirkung“, die 20—50 vH betragen konnte (1027). Der Effekt der Kombination von Cyankali mit Narkoticis hängt augenscheinlich in hohem Maße von den verwendeten Konzentrationen beider Komponenten ab; denn Nothmann-Zuckerkandl (739) beobachtete bei der Kombination von Alkohol oder Äthylurethan (nicht aber von Chloroform oder Chloralhydrat) mit KCN eine Verstärkung der hemmenden Wirkung auf die Protoplasmaströmung von Vallisneria. Krehan (536) sah die permeabilitätsteigernde Wirkung von KCN auf die pflanzliche

Plasmahaut durch sehr schwache Lösungen verschiedener Alkohole
sowie von Chloroform verstärkt, durch starke Dosen dagegen antagonistisch beeinflußt werden; diese letztere Kombinationswirkung, auf die wir noch zurückkommen werden, war bei geeigneter Dosierung auch besonders deutlich in der wechselseitigen
Beeinflussung des Wurzelwachstums von Lupinenkeimlingen feststellbar, das sowohl durch Alkohol wie durch KCN in entsprechender Konzentration gehemmt werden kann, während die Einwirkung unwirksamer Dosen der einen Substanz die Wirkung für
sich allein wirksamer Dosen der anderen zu vermindern oder
auch ganz aufzuheben vermag. In ähnlicher Weise beobachtete
auch Meyerhof (685), daß schwach hemmende Narkotikumdosen
die stark hemmende Wirkung von KCN auf den Atmungsvorgang nitrifizierender Bakterien abschwächen. In Versuchen über
Mischhämolyse mit verschiedenen Gruppen chemischer Stoffe sahen
Führner und Greb (315) teils Verstärkung, teils Summation,
teils (am häufigsten) Abschwächung auftreten; eine Verstärkung
wurde unter anderem bei Kombination von Chloralhydrat mit
Urethan und mit Alkohol, also gerade bei Substanzen „mit gleichem Angriffspunkt" beobachtet, mithin durchweg Resultate, die
mit der Bürgischen Lehre in Widerspruch stehen.

Bürgi (158, 159) hat gegenüber dieser Art von Versuchen eingewendet, daß hier ganz andere Verhältnisse gegeben seien, als die,
welche seiner Theorie zugrunde gelegt sind. Denn diese hat, wie
eingangs erörtert, die Aufnahme der Gifte aus dem Blute
durch die Zellen zur Voraussetzung, wie sie unter den bei
der menschlichen Narkose üblichen Bedingungen bei Zuführung
des Narkotikums während einer beschränkten Zeit erfolgt, nicht
aber, wie hier, die dauernde Einwirkung einer Giftlösung durch
lange Zeit, wobei die Gelegenheit zu einem völligen Ausgleich gegeben ist und die Schnelligkeit der Aufnahme keine Rolle spielt.
Gerade auf Grund dieser Argumentation nun hat Kochmann
(524, Zusammenfassung in 522) Versuche unternommen, um festzustellen, ob bei dauernder Einwirkung der Gifte, wie sie bei
Wassertieren unschwer durchführbar ist, in der Tat die von Bürgi
beobachteten Gesetzmäßigkeiten nicht mehr gelten, wie dies zu
erwarten wäre, wenn sie wirklich durch die Geschwindigkeit der
Aufnahme der Gifte durch die Zellen bedingt würden. Allein Versuche, bei denen Carassius vulgaris und Kaulquappen von Rana

usca durch 36 Stunden in Giftlösungen gehalten wurden, ergaben auch hier, ganz entsprechend den Beobachtungen Bürgis bei der gewöhnlichen Narkose, für die Kombination von Urethan und Chloralhydrat eine einfache Addition, dagegen in Verbindung mit Morphium und Scopolamin, sowie für die Kombination der beiden letzteren Mittel eine zum Teil sehr starke Potenzierung. Ebenso fand Zorn (1119) bei Untersuchung der Kombination von Giften in ihrer erregbarkeitslähmenden Wirkung auf den in die Giftlösung eingetauchten Ischiadicus des Nerv-Muskel-Präparates von Rana fusca, daß Cocain in Verbindung mit einer größeren Zahl von verwandten Alkaloiden nur eine Addition und keine Potenzierung ergab, während eine solche bei Kombination von Cocain mit Kalium sulfuricum oder Kalium chloratum oder von Novocain mit Kalium sulfuricum eintrat. Andererseits aber ergab die Kombination von Cocain oder Novocain mit Kalium nitricum wieder nur eine einfache Addition. Neuerdings beobachtete Somló (884) gleichfalls am Nerv-Muskel-Präparat bei Kombination von Äther und Chloroform eine vom Mischungsverhältnis abhängige Abschwächung der Wirkung, alles Versuche, die von keinem Gesichtspunkte aus eine völlige Übereinstimmung mit der Bürgischen Theorie ergeben. Ja, unter Verwendung eines bestimmten Reflexes als eines wirklich exakten Index der Narkosetiefe hat Storm van Leeuwen (906, 912) auch die ersten Versuche von Bürgi über die Kombinationswirkung von Morphium und Opium mit Urethan sowie von Scopolamin und Morphium (913) nicht zu bestätigen vermocht und keine Wirkungspotenzierung beobachtet. Wenn Bürgi (162) daraufhin neuerdings das Kaninchen als gänzlich ungeeignet für die Untersuchung von Morphinwirkungen bezeichnet, so stellt er damit die Versuche als wertlos hin, auf die er seine ganze Lehre ursprünglich begründet hat!

So kann man bei Prüfung der Argumente, mit denen Bürgi (156—162) seine Lehre gegenüber all diesen Einwänden zu verteidigen suchte, auch wenn man einzelnen Ausführungen die Berechtigung nicht versagt, sich· nicht des Eindrucks erwehren, daß hier vielfach ein Circulus vitiosus vorliegt, indem der Verfasser (z. B. bei den Opiumalkaloiden) auf Grund seiner Theorie aus der Wirkung der Kombination von Giften erst auf deren Zugehörigkeit zu bestimmten pharmakologischen Untergruppen schließt, während doch die Theorie durch die letztere erst bewiesen werden sollte, und daß auch sonst vielfach auf dialektischem Wege widersprechende Tatsachen in das trotz stetig wachsender Verallgemeinerung immer noch zu enge Bett seiner Lehre gepreßt werden sollen. So lehnt Bürgi, wie schon erwähnt, die Versuche von Zehl, Breslauer und Woker und anderen in Hinblick auf die Art der Einwirkung der Gifte ab und betont, daß bei unbegrenzt langer Einwirkung x oder y für sich allein ebenso stark wirken werden, wie $x/2 + y/2$ und ein Unterschied bloß in der Schnelligkeit der Wirkung zu beobachten sein wird; andererseits weist er gegenüber den zuletzt angeführten Versuchen von Kochmannn auf die Möglichkeit hin, daß bei Vorhandensein verschiedener Zellrezeptoren und bei dauernder Giftwirkung größere Giftmengen gebunden und somit Potenzierungen beobachtet werden können; er wertet mithin ein und dieselbe Methodik ganz verschieden, je nachdem, ob die mit ihr erhaltenen Ergebnisse mit seiner Theorie in Einklang oder in Widerspruch stehen. Da schließlich Bürgi selbst mehrfach betont, daß auch andere Momente eine Potenzierung von Wirkungen bedingen und überhaupt den Effekt von Giftkombinationen mitbestimmen können, so dürfte sich bei objektiver Sichtung des bisher vorliegenden Materials das Tatsächliche der Bürgischen Theorie dahin zusammenfassen lassen, daß derselben pharmakologischen Gruppe zugehörige Substanzen bei ihrer Kombination sich häufig einfach addieren, während bei Kombination von zu verschiedenen Untergruppen gehörigen Giften auch Potenzierungen auftreten können. Ahnlich unbestimmt, wenn auch immer noch zu präzise, ist die Fassung, zu der Bürgi selbst (162, S. 557) sich neuerdings hat entschließen müssen.

Diese Regel — denn höchstens um eine solche und keineswegs um ein „Gesetz" kann es sich handeln, wie dies Bürgi (vgl. 154, 155) ursprünglich glaubte — mag vielleicht als Leitmotiv für die Auswahl neuer Arzneikombinationen von Nutzen sein[1]), eine größere theoretische Bedeutung wird man ihr keinesfalls zusprechen können. In Wirklichkeit sind eben die Verhält-

---

[1]) Auch das anscheinend nur in beschränktem Umfange. Bezeichnet doch Riesser (zit. nach Bürgi, 162, S. 564) die Vorliebe der Firmen, gestützt auf das „Bürgische Kombinationsgesetz" neue Präparate herauszugeben, als „den schlimmsten Unfug auf dem modernen Arzneimarkt".

nisse außerordentlich kompliziert. Mit Recht betont Fühner (307), daß aus der Kombinationswirkung zweier Narkotika sich zunächst überhaupt kein Schluß auf das quantitative Geschehen im Zentralnervensystem ziehen läßt, weil erst festzustellen ist, ob überhaupt ein Synergismus in der zentralen Wirkung vorliegt. Denn es wäre z. B. bei der Kombination Morphium-Urethan sehr wohl denkbar, daß das letztere dem ersteren als Vehikel dient und ihm so einfach verbesserte Resorptionsbedingungen im Gehirn schafft. Aus diesem Grunde ist auch die Annahme Bürgis (151), man könnte bis dahin verborgene z. B. narkotische Eigenschaften bestimmter Substanzen durch die verstärkende Wirkung nachweisen, die sie bei ihrer Kombination mit anderen ausüben, durchaus unrichtig, weil eine solche verstärkende Wirkung auf den verschiedensten Wegen, durch Änderungen der Löslichkeitsverhältnisse, der Permeabilität u. dgl. zustande kommen kann, die mit der spezifischen pharmakologischen Wirkung der betreffenden Substanz gar nichts zu tun haben müssen.

Woker (1100) und Woker und Weyland (1102) haben (allerdings unter Zugrundelegung ganz spezieller Vorstellungen, die auf der später zu erörternden Mansfeldschen Narkosetheorie fußen) darauf hingewiesen, daß vom Gesichtspunkte derartiger Löslichkeits- und Permeabilitätsänderungen ein Verständnis für Bürgis Regel gewonnen werden könne; denn im allgemeinen werden nur chemisch verschiedene und nicht zu derselben Gruppe gehörige Stoffe sich gegenseitig beeinflussen und daher in ihrer Wirkung verstärken oder aber auch abschwächen, während die chemisch nahe verwandten Stoffe sich meist gegenseitig unbeeinflußt lassen und daher in ihrer Wirkung einfach addieren werden. Jedenfalls dürfte schon das bisher Gesagte hinreichen, um zu zeigen, daß nur durch ein spezielles Studium des Mechanismus, auf welchem der Synergismus zweier Gifte beruht, eine wirklich nutzbare Aufklärung gewonnen werden kann.

3. Erklärung von Kombinationswirkungen.

Wenden wir uns nun diesem speziellen Studium zu, so ist zunächst zu beachten, daß schon die Abhängigkeit der Wirkung von der Konzentration, die uns später noch genauer zu beschäftigen haben wird, in vielen Fällen besondere Kombinationswirkungen zu erklären vermag. Schon Warburg (1027) hat darauf aufmerksam gemacht, daß eine Wirkungsverstärkung bei Kombination zweier Stoffe von vornherein in allen Fällen zu erwarten sein wird, in welchen die relative Wirkungsstärke der einzelnen Substanz mit steigender Konzentration wächst, wie dies nicht selten der Fall ist. So wie hier die Konzenstrationssteigerung die Wirkung „verstärkt" und nicht bloß summiert, wird dies auch das Hinzutun eines zweiten wirksamen Stoffes zu tun vermögen. Ein solches Verhalten ist z. B. von Meyerhof (685) für die hemmende Wirkung der Narkotika auf den Atmungsvorgang nitrifizierender Bakterien beobachtet worden, die mit steigender Konzentration stark zunimmt. So hemmten z. B. 42 Millimol i-Butylurethan 10 vH und 50 Millimol Propylurethan 0 vH, beide zusammen aber 75 vH. Diese „Wirkungspotenzierung" ist jedoch in Wahrheit nur eine scheinbare, denn wenn man die Konzentration des i-Butylurethans um die in ihrer Wirkung den 50 Millimol Propylurethan äquivalente Menge von 25 Millimol i-Butylurethan gesteigert hätte, so hätte die Hemmung auch 75 vH betragen.

Neuerdings haben besonders Storm van Leeuwen und Le Heux (908, 910) klargelegt, wie die Beziehungen, die zwischen der Konzentration der Gifte (Giftdosis) und ihrer Wirkung bestehen und in der „Konzentrationswirkungskurve" ihren Ausdruck finden, für den Erfolg der Kombinationswirkung von ausschlaggebender Bedeutung sein können. Wie noch später genauer erörtert werden soll (vgl. 2. Teil, Kap. C, II), zeigt die Konzentrationswirkungskurve im allgemeinen zwei Typen: Entweder sie ist (wie vielfach bei den indifferenten Narkoticis) eine Gerade, d. h. die Wirkung ist der Giftdosis proportional, oder sie ist eine logarithmische Kurve, bei der der Wirkungszuwachs mit steigender Konzentration des Giftes immer geringer oder immer stärker wird (vgl. die Abbildungen 7 und 8 im 2. Teil). Gehören nun die beiden zu kombinierenden Gifte zum Typus 1, dann wird offenbar im allgemeinen nur eine Addition zu erwarten sein, gleichviel ob sie denselben oder einen verschiedenen Angriffspunkt haben. Das gleiche wird der Fall sein, wenn die Wirkungskurven der beiden Gifte vom Typus 2 in ihrem Verlaufe übereinstimmen und beide denselben Angriffspunkt haben. Ist dieser aber verschieden, dann kann unter Umständen auch bei gleichem Verlauf ihrer dem 2. Typus angehörigen Wirkungskurven eine Potenzierung zustande kommen, weil dann jedes Gift gegebenenfalls mit dem steileren Teile seiner Wirkungskurve zur Geltung kommen kann, während einer Steigerung der Dosis eines Giftes allein ein geringerer Wirkungszuwachs entsprechen würde. Gehört schließlich von den beiden kombinierten Giften das eine dem Typus 1 und das andere dem Typus 2 an, oder sind die Konzentrationswirkungskurven sonst in ihrem Verlaufe wesentlich verschieden, dann ist offenbar gleichfalls das Zustandekommen einer Wirkungspotenzierung denkbar, gleichviel ob die Gifte denselben oder einen verschiedenen pharmakologischen Angriffspunkt besitzen. Angesichts der vielen die Wirkung mitbestimmenden Faktoren aber wird, wie Storm van Leeuwen ausdrücklich betont, eine bestimmte Vorhersage der Kombinationswirkung auch dann nicht möglich sein, wenn die Wirkungskurven beider Komponenten bekannt sind.

Eine in gewissem Sinne scheinbare Wirkungspotenzierung kann, wie Gros und Kochmann (362) gezeigt haben, dadurch entstehen, daß durch die Kombination zweier Mittel auf irgendeine Art der Eintritt der Lähmung im Vergleich zu den Einzelwirkungen beschleunigt wird. Faßt man nun einen bestimmten Zeitpunkt nach Applikation des Giftes ins Auge, so erhält man eine Wirkungsverstärkung, da um diese Zeit eine gleiche Wirkung nur durch stärkere Einzeldosen jedes Giftes zu erzielen wäre. Die Verfasser schlagen vor, diesen Potenzierungsmechanismus, den sie z. B. am Nerv-Muskel-Präparat des Frosches bei Kombination von Novocainchlorid mit Kaliumsulfat beobachten konnten, als „Zeitpotenzierung" zu bezeichnen, im Gegensatz zu der auch bei Ausschluß der Zeit als Versuchsfaktor feststellbaren „Konzentrationspotenzierung".

Eine andere Art von „Zeitpotenzierung" kann offenbar auch dadurch zustande kommen, daß die Ausscheidung eines Mittels durch die gleichzeitige Anwesenheit eines zweiten verzögert wird. Auf diese Weise erklärt Le Heux (566, 567) die von Meltzer und Auer (671) beobachtete bedeutende Wirkungsverstärkung der Äthernarkose durch Magnesiumsulfat, die es, wie auch neuerdings wieder von Gwathmey und Hooper (372, daselbst auch ausführliche Literaturzusammenstellung über die Kombinationswirkung von Magnesiumsalzen mit verschiedenen Narkoticis) bei intravenöser Injektion beider Mittel gefunden wurde, ermöglicht, mit einem Bruchteil der sonst nötigen Ätherzufuhr auszukommen.

Denn bei direkter Untersuchung des Äthergehaltes des Blutes konnte Le Heux weder bei Verwendung eines isolierten Reflexes der dezerebrierten Katze, noch bei Benutzung des Atemstillstandes junger Hunde als Kriterium der Narkosetiefe eine solche Wirkungsverstärkung beobachten. Der bei Zufuhr von Magnesiumsulfat benötigte Äthergehalt war vielmehr größer und niemals kleiner als der einfachen Summation beider Mittel entsprochen hätte. Das Gleiche war auch bei Kombination von Magnesiumsulfat mit Chloralhydrat der Fall.

Eine weitere Möglichkeit von Wirkungspotenzierung ergibt sich aus der wechselseitigen physikalisch-chemischen Beeinflussung zweier Gifte. Es ist das Verdienst von Fühner, die ersten Schritte auf diesem Wege gemacht zu haben. Fühner (305, 306) beobachtete, daß beim Zusammengießen gesättigter wäßriger Lösungen von Äther und Chloroform eine milchige Trübung entsteht, aus der sich allmählich Tropfen einer Mischung von Äther und Chloroform am Boden ausscheiden, daß mithin diese Narkotika sich durch eine dem Aussalzen analoge Erscheinung gegenseitig aus ihren Lösungen verdrängen. Die hierdurch etwa bedingten Verschiebungen des Teilungskoeffizienten (vgl. 2. Teil, C, Kap. I u. IV) könnten eine Erklärungsmöglichkeit für eine gegenseitige Wirkungsbeeinflussung dieser und anderer Narkotikakombinationen abgeben. Die direkte Untersuchung des Teilungskoeffizienten zwischen Wasser und Öl ergab nun allerdings, daß bei Chloroform-Äthermischungen eine solche Verschiebung nur bei stark konzentrierten Lösungen eintritt, degegen bei den in der Narkose im Blute vorhandenen Konzentrationen zu geringfügig ist, um irgendwie in Betracht zu kommen. Zu dem gleichen Ergebnis gelangte gleichzeitig auch Madelung (644), der den Einfluß eines Zusatzes von Äther auf die Verteilung von Chloroform zwischen den roten Blutkörperchen (die, wie man annahm, wegen ihres größeren Lipoidgehaltes die Hauptmenge enthalten sollen, vgl. 2. Teil, C, I, 2) und dem (die wäßrige Phase darstellenden) Serum untersuchte und in den bei der Narkose wirksamen Konzentrationen eine Änderung der Verteilung nicht nachzuweisen vermochte. Doch fand Storm van Leeuwen (905, 907), der die Wirkung der Kombination von Äther und Chloroform auf die Reflexerregbarkeit von Hunden und Katzen unter Bestimmung des Narkotikumgehaltes des Blutes und der nervösen Zentralorgane untersuchte, in den Kombinationsversuchen die Differenz zwischen dem Gehalt des Blutes und des Gehirns größer als in den Versuchen mit einem Narkotikum allein. Er konstatierte ferner eine leichte Abschwächung der Wirkung, die besonders im Zentralnervensystem selbst dadurch in Erscheinung trat, daß sein Narkotikumgehalt größer war als der Summe der Einzeldosen entsprochen hätte, und weist mit Rücksicht auf die Versuche von Fühner, auf die Möglichkeit hin, daß dieses Verhalten durch eine (vielleicht auf Verdrängungserscheinungen beruhende) Änderung des Verteilungsmodus der Narkotika bedingt sein könnte (vgl. auch Anhang und 2. Teil, C, Kap. I, 2).

Wie dem auch sei, jedenfalls konnte Fühner (307, 316) in vielen anderen Fällen in organischen Lösungsmitteln eine beträchtliche Erhöhung der Löslichkeit eines Narkotikums durch Beimischung eines zweiten und damit eine Verschiebung des Teilungskoeffizienten zugunsten des organischen Lösungsmittels feststellen, die eine Wirkungspotenzierung sehr gut zu erklären vermag. So konnte der Teilungskoeffizient zwischen Wasser und Chloroform (das hier als organisches Lösungsmittel diente) für Morphium durch Zusatz von 5 vH Urethan von 3 auf 10, durch Zusatz von 5 Vol. vH Äthylalkohol auf etwa 22 verschoben werden. Die im allgemeinen beobachtete einfache Summation beim Synergismus der indifferenten Narkotika und ihre mitunter feststellbare Wirkungsvertärkung durch Morphium würde mit diesen Beobachtungen gut in Einklang zu bringen sein. Selbstredend wird eine derartige Erklärung nicht für alle Fälle zutreffen. So beobachtete Fühner (309), daß die Giftwirkung des Methylvioletts auf das Froschherz (Erzeugung von Herzstillstand) sowohl durch Glycerin wie durch Alkohol verstärkt, d. h. der Eintritt des Herzstillstands beschleunigt wird. Das Glycerin steigert die Resorptionsgeschwindigkeit, der Alkohol dagegen verlangsamt sie, und die verstärkende Wirkung des ersteren beruht in der Tat einfach auf dieser Erhöhung der Resorptionsgeschwindigkeit, die des Alkohols dagegen auf einem echten „Synergismus“; denn im ersteren Falle wurde die Menge Methylviolett im Herzen ziemlich unverändert gefunden, im zweiten dagegen stark vermindert.

Auch die gleich nachher bei Erörterung der antagonistischen Giftwirkungen zu erwähnende „adsorptive Verdrängung“ kann unter Umständen zu gewaltigen Wirkungspotenzierungen Anlaß geben. So haben Storm van Leeuwen und Szent-Györgyi (914) beobachtet, daß das Bindungsvermögen des Blutserums für Pilocarpin durch Zusatz von Äther bereits in einer Konzentration, wie sie der bei der Narkose auftretenden entsprach, bedeutend vermindert, die Giftigkeit des dadurch freigemachten Pilocarpins (gemessen in seiner Wirkung auf den isolierten Darm) daher erheblich gesteigert wird. Ein solches Freiwerden durch adsorptive Verdrängung kann auch die Wirkungsverstärkung von Fermenten durch schwache Narkotikumkonzentrationen erklären, wie sie v. Euler und Blix (248) für Katalase, v. Euler und Löwenhamm (249) für Vergärung von brenztraubensauren Salzen durch Hefe, Lesser und Zipf (577) für die Zuckerbildung durch Leberkatalase gefunden haben.

Diese Beispiele zeigen in schöner Weise, wie mannigfaltig die Ursachen einer gegenseitigen Beeinflussung zweier Stoffe sein können. Traube und Onodera (967) haben auf die Möglichkeit hingewiesen, derartige direkte Beeinflussungen auf stalagmometrischem Wege durch Untersuchung der Oberflächenspannung festzustellen und haben einige Versuche auch mit Narkoticis in dieser Hinsicht angestellt. Eine ausführliche Erörterung der verschiedenen Möglichkeiten, die sich physikalisch-chemisch aus der wechselseitigen Beeinflussung zweier Gifte in ihrer Wirkung auf lebende Zellen ergeben können, haben an der Hand von Versuchen über die desinfizierende Wirkung verschiedener Giftkombinationen Frei und Krupski (274) gegeben.

Mansfeld (652) wollte die Frage untersuchen, ob die durch das Zusammenwirken zweier narkotischen Gifte erzeugte potenzierte Wirkung auch dann bestehen bleibt, wenn die Wirkung des einen der beiden Narkotika nachträglich wieder ausgeschaltet wird. Er bediente sich zu diesem Zwecke der Kombination von Urethan mit Magnesiumsalzen, die beim Kaninchen eine starke Wirkungspotenzierung hervorrufen würde, und glaubte in der Tat feststellen zu können, daß diese auch dann bestehen bleibt, wenn die Magnesiumwirkung entsprechend den Beobachtungen von Meltzer und Auer (669, 670) durch Injektion von Calciumchlorid aufgehoben wird, so daß bloß die für sich allein gegeben unwirksame Urethandosis zurückbleibt. Mansfeld schloß aus diesen Versuchen, „daß die potenzierte Wirkung des Magnesiums darauf beruht, daß sie die Verteilung des Urethans im Organismus derart verändert, daß mehr Urethan in die giftempfindlichen Elemente gelangt als in der Norm". In analoger Weise will er nach Abdunsten des mitdargereichten Äthers ein Zurückbleiben einer verstärkten Wirkung von Chloralhydrat und sein Schüler Hamburger (390) eine solche von Morphium beobachtet haben. Ganz abgesehen davon, daß eine solche Erscheinung, wenn sie wirklich bestände, durch Annahme einer geänderten Verteilung nicht erklärt würde, weil mit der Entfernung des einen Narkotikums auch die Verteilung wieder eine dementsprechende Änderung erfahren müßte, haben alle diese Versuche einer Nachprüfung durch Le Heux (566) nicht standgehalten. Bei Verwendung eines bestimmten Reflexes als exakten Index der Narkosetiefe und direkter Untersuchung des bei der Narkose im Blute vorhandenen Narkotikumgehaltes ließ sich bei der Kombination der genannten Narkotika keinerlei Wirkungspotenzierung feststellen und eine kritische Betrachtung der Mansfeldschen Versuche ergab, daß auch bei diesen eine solche nicht nachgewiesen war.

Hertwig und Lipschitz (427) beobachteten an Spermatozoen eine Steigerung der Giftwirkung von m-Dinitrobenzol durch kleine Narkotikumdosen (Alkohol, Chloralhydrat). Lipschitz erklärt diesen potenzierenden Synergismus, der die Giftwirkung einzeln wenig wirksamer Gaben beider Substanzen auf das vielfache verstärkt, in der folgenden Weise: Die durch kleine Narkotikumdosen gesteigerte Zellatmung würde eine Beschleunigung der Reduktion der Nitroverbindung und so eine raschere Anhäufung des giftigen Reduktionsproduktes (Nitrophenylhydroxylamin) zur Folge haben. Wenn auch ein Beweis für die Richtigkeit dieser Deutung nicht erbracht ist, zumal der umgekehrte Versuch, ob bis zur Herabsetzung der Atmung narkotisierte Spermatozoen die Giftwirkung des Dinitrobenzols länger zu ertragen vermögen, nicht angestellt wurde, so zeigen doch diese Beobachtungen wieder, wie kompliziert die Verhältnisse beim Zusammenwirken verschiedener Gifte liegen können, und wie unmöglich es schon a priori sein muß, hier zu allgemein gültigen Gesetzen im Sinne von Bürgi gelangen zu können. Nur die systematische Untersuchung des jeder einzelnen Wirkungskombination zugrunde liegenden Mechanismus, wie sie durch die eben besprochenen Arbeiten angebahnt wurde, kann hier eine Aufklärung bringen, die unter Umständen nicht bloß praktisch pharmakologisches Interesse zu bieten, sondern auch für die Theorie der Narkose Bedeutung zu gewinnen vermag.

Anhang: Antagonistische Beeinflussung narkotischer Wirkungen.

Im Anschluß an die Erörterung der Wirkung von Narkotikakombinationen sei noch kurz der Erscheinung gedacht, daß die narkotischen Wirkungen bis zu einem gewissen Grade auch einer antagonistischen Beeinflussung durch andere Gifte zugänglich sind. Es können hierbei für uns natürlich nicht jene Fälle in Betracht kommen, in denen irgendwelche Begleiterscheinungen einer Allgemeinnarkose, wie Herzschwäche, Blutdrucksenkung u. dgl. durch andere Agenzien gebessert oder behoben werden, deren Angriffspunkt vielleicht an ganz anderer Stelle gelegen ist, sondern nur jene Beobachtungen, welche eine Verminderung bzw. Beseitigung der narkotischen Lähmung selbst ergeben haben.

Die gegensinnige Beeinflussung, welche die Wirkung alkoholischer Getränke durch schwarzen Kaffee erfährt, ist allgemein bekannt. Sie wurde schon vor langer Zeit durch Binz (110) direkt nachgewiesen, der von zwei durch Alkoholinjektion tief narkotisierten Hunden den einen nach Verabreichung von 0,05 g Coffein bereits nach 5 Minuten umherlaufen sah. Storm van Leeuwen (901) hat eine antagonistische Wirkung des Coffeins auch gegenüber dem Chloroform hinsichtlich der Beeinflussung der Reflexerregbarkeit beobachtet. Nach U. Mosso (712) würden durch eine letale Dosis Chloralhydrat in tiefen Schlaf versenkte Tiere nach Injektion von 0,01—0,02 g Cocain pro kg nach wenigen Minuten wieder wach werden. Schmiedeberg (845, S. 166) beschreibt eine analoge gegensinnige Beeinflussung der Paraldehydnarkose durch Pikrotoxin. Gottlieb (346) beobachtete, daß Kaninchen, die durch Paraldehyd oder durch Chloral völlig narkotisiert waren, durch Injektion von 3 mg Pikrotoxin (weniger sicher auch durch Campher) innerhalb kurzer Zeit ganz aufgeweckt wurden, so daß sie sich spontan umherbewegten, während die Kontrolltiere noch in tiefer Narkose verharrten. Köppen (531) konnte allerdings eine derartige Wirkung an im Chloralschlaf befindlichen Tieren durch Pikrotoxin nicht erzielen, sah aber in zwei Versuchen bei Verabreichung von Coriamyrtin eine solche dauernde Aufmunterung eintreten. Nach Nebelthau (716) kann die narkotische Kraft verschiedener schlafmachender Agenzien, so der Säureamide oder des Chloralhydrats durch Eingabe von primären oder sekundären Amiden (Methylamin, Äthylamin usw.) aufgehoben werden. Airila (15) beobachtete das gleiche für Cocain, Coffein, Ephedrin und β-Tetrahydronaphthylamin an mit Chloralhydrat, Corral (187) für das letztgenannte Erregungsmittel auch an mit Urethan und Äther narkotisierten Tieren. An großhirnlosen Kaninchen konnte Morita (710) die erweckende Wirkung bloß für Ephedrin und β-Tetrahydronaphthylamin feststellen, nicht aber für Cocain und Coffein, deren erregende Wirkung rein kortikal wäre.

Durch Campher kann, wie Böhme (116) gezeigt hat, das durch Chloralhydrat stark verlangsamte Froschherz zu beschleunigter Tätigkeit veranlaßt, häufig auch ein stillstehendes wieder zum Schlagen gebracht werden, und zwar nicht infolge einer Veränderung der Anspruchsfähigkeit, sondern infolge einer direkten gegensinnigen Einwirkung auf die reizerzeugenden Apparate, auf die das Chloralhydrat seine lähmende Wirkung zuerst entfaltet (vgl. S. 115 f.). Am isolierten Säugetierherzen konnten Rohde und Ogawa (811) die durch Vergiftung mit Chloralhydrat bedingte Abschwächung der Herztätigkeit und Verschlechterung der Sauerstoffausnutzung durch gleichzeitige Einwirkung von Adrenalin zum großen Teil aufheben. Ebenso konnten Fröhlich und Pollak (289) am künstlich durchströmten Rattenherzen durch Campherzusatz eine Abschwächung der Chloroformwirkung erzielen.

Schließlich sei noch auf den merkwürdigen von Meltzer und Auer (669, 670) entdeckten Antagonismus zwischen den Calciumsalzen und den narkotisch wirkenden Magnesiumsalzen hingewiesen. Die Gesamtheit der durch $MgSO_4$ bewirkten Hemmungs- oder Lähmungserscheinungen kann durch intravenöse Injektion eines Calciumsalzes innerhalb weniger Augenblicke beseitigt werden. Ebenso ruft umgekehrt, wie Meltzer und Gates (671), Starkenstein (892) u. a. zeigen konnten, eine durch Verabreichung von Natriumoxalat bewirkte Verarmung an Calcium eine bedeutende Verstärkung der Magnesiumwirkung hervor.

Im Vorangehenden ist bereits verschiedentlich auf die bei Kombination auch gleichsinnig wirkender Gifte mitunter zu beobachtende Abschwächung der Wirkung hingewiesen worden Ein besonders bemerkenswerter Fall dieser Art wird von der Kombinationswirkung der Narkotika und des Cyankaliums dargestellt. So sahen, wie schon erwähnt (vgl. S. 160), Warburg (1023, 1027) und neuerdings auch Meyerhof (685) die in geeigneter Konzentration selbst oxydationshemmend wirkenden Urethane und Alkohole die oxydationshemmende Wirkung der Blausäure um 20—50 vH vermindern, und Krehan (536) konnte bei entsprechender Dosierung eine antagonistische Beeinflussung des Wurzelwachstums der Keimlinge von Lupinus albus durch Alkohol und Cyankalium feststellen, die in geeigneter Konzentration jedes für sich allein eine Wachstumshemmung bewirken. So hob Alkohol in der für sich allein unwirksamen Konzentration von 0,1 vH die wachstumshemmende Wirkung einer m/3000 KCN-Lösung völlig auf, während umgekehrt eine für sich allein unwirksame m/50000 bis m/60000 KCN-Lösung die irreversibel wachstumshemmende Wirkung einer 3 proz. Alkohollösung um 25 vH, und jene einer innerhalb 24 Stunden gleichfalls irreversibel toxischen 2 proz. Alkohollösung sogar um 50 vH verminderte.

Nach Buytendijk (166) kann auch die schädigende Wirkung von Cyankalium auf die Lebensdauer von Daphnien durch schwache Dosen Äthylalkohol oder Äthylurethan aufgehoben werden. Nach Lipschitz und Gottschalk (600) wird die Reduktion von m-Dinitrobenzol durch Froschmuskulatur sowohl durch Narkotika (Alkohole, Ketone, Urethane) wie durch Blausäure gehemmt. Die Kombination beider aber ergab stets eine schwächere Wirkung als der Summe der beiden Komponenten entsprach, oft sogar eine geringere Hemmung als durch eine Komponente allein. So betrug z. B. die Hemmung durch 12 vH Äthylurethan 90 vH, durch 0,3 vH KCN 62 vH, durch beide zusammen 82 vH; oder durch 4 vH Äthylurethan 30 vH, durch 0,6 vH KCN 59 vH, durch beide zusammen 55 vH. Also auch hier ganz entsprechend den Versuchen von Krehan eine Hemmung des starken Giftes durch schwächere Konzentrationen des zweiten. Ebenso ergibt die Kombination von Chinin mit Urethanen oder Alkoholen nach Rona, Airila und Lasnitzki (812) stets eine Verminderung der hemmenden Wirkung, die jede Substanz für sich allein auf Invertase ausübt.

Alle diese Versuche bieten aus dem Grunde ein besonderes Interesse, weil sie ein Licht auf den sonst schwer begreiflichen Mechanismus antagonistischer Beeinflussung narkotischer Wirkungen werfen. Denn während es ohne weiteres verständlich ist, daß die Narkotika, die ganz allgemein die Erregbarkeit der lebendigen Substanz herabsetzen, auch eine durch Giftwirkung herbeigeführte Steigerung der Erregbarkeit zu vermindern bzw. aufzuheben vermögen, ist es durchaus nicht selbstverständlich, daß auch umgekehrt eine narkotische Lähmung durch Substanzen, die die Erregbarkeit bestimmter Gewebe specifisch steigern, behebbar sein soll, wie dies im Vorangehenden mehrfach erwähnt wurde. Denn wir besitzen sonst keinen Anhaltspunkt dafür, daß leichter erregbare Gebilde schwerer, d. h. erst durch höhere Konzentrationen narkotisiert würden, eher schiene das Gegenteil der Fall zu sein. Der Umstand nun, daß mitunter auch gleichsinnig wirkende Substanzen sich antagonistisch zu beeinflussen vermögen, macht es in hohem Maße wahrscheinlich, daß es sich auch in anderen Fällen gar nicht um einen echten Antagonismus, d. h. um eine gegensinnige Beeinflussung chemischer Reaktionen handelt, sondern um eine Abschwächung der Wirkung des Narkotikums infolge einer Verminderung seiner Konzentration am Wirkungsorte, sei es durch Änderungen der Löslichkeit, sei es durch Adsorptionsverdrängungen, wie dies besonders für die Kombination von Cyankalium und Narkoticis glaubwürdig dargetan wurde und wie dies auch in den Versuchen von Rona (s. o.) zweifellos der Fall war. Vielleicht beruht, wie Baumecker (55) annimmt, auch der Antagonismus des in mancher Hinsicht gleichsinnig wirkenden Calcium und Magnesium auf einer solchen gegenseitigen Verdrängung an ihren Wirkungsorten, wobei das Verhältnis $\frac{\text{Ca}}{\text{Mg}}$ das für die Wirkung maßgebende zu sein scheint (Stransky, 915, s. auch Wiechmann, 1064). Ein besonders klares Beispiel eines „Entgiftungsmechanismus" durch adsorptive Verdrängung hat Wieland (1065) gegeben: Er konnte zeigen, daß die Vergiftung des Froschherzens durch Desoxycholsäure, ebenso wie die nach längerer Durchspülung mit Ringerlösung zu beobachtende „Ermüdung" beseitigt oder wenigstens weitgehend gebessert werden kann, wenn man zur Durchspülungsflüssigkeit oberflächenaktive Stoffe (darunter auch Äther, Campher) hinzusetzt. Da auch bloße Tierkohle diese erholende Wirkung zu erzielen vermag, ist kaum zu bezweifeln, daß es sich bei diesen wie wohl auch bei vielen der früher zitierten antagonistischen Beeinflussungen einfach um adsorptive Verdrängungen handelt. Daß die Narkotika tatsächlich solche zu bewirken vermögen, ist wie wir sehen werden, von Michaelis und Rona (695), Rona und Toth (815) und vor allem von Warburg (1035) direkt experimentell erwiesen worden. Die Bedeutung dieser Versuche für die Theorie der Narkose wird uns später noch ausführlich zu beschäftigen haben (vgl. 2. Teil, C, VII).

Zweiter Teil.

Theorien über den Mechanismus der Narkose.

A. Spezielle Theorien der Hirnnarkose.

Die „Allgemein-Narkose" ist, wie wir gesehen haben (vgl. S. 36), eine Narkose der nervösen Zentralorgane. Es ist daher begreiflich, daß alle älteren Vorstellungen über den Mechanismus der Narkose, auch jene, die sich einer allgemeineren Anwendbarkeit zugänglich erwiesen haben, zunächst Spezialtheorien der Hirnnarkose gewesen sind. Die Versuche, die Allgemeinnarkose auf einen besonderen, im Gehirn lokalisierten Mechanismus zurückzuführen, sind auch dann nicht gänzlich aufgegeben worden, als die allgemeine Narkotisierbarkeit aller lebendigen Substanz erkannt war. Wenn nun wohl auch kein Zweifel darüber bestehen kann, daß eine das Wesen der narkotischen Wirkungen erfassende Theorie nicht auf die Ganglienzellen des Gehirns beschränkt sein darf, so braucht man doch dem Bestreben, einen besonderen Mechanismus der Hirnnarkose aufzufinden, insofern eine gewisse Berechtigung nicht völlig abzusprechen, als eine jede Theorie der Narkose sich mit der Tatsache der größeren Empfindlichkeit der nervösen Zentralorgane abfinden muß. Von diesem Gesichtspunkte aus mögen zunächst die auf Veränderungen im Gehirn selbst sich beziehenden Narkosetheorien eine kurze Erwähnung finden.

Wie zur Erklärung des natürlichen, so wurden auch zu jener des „künstlichen Schlafes", als den man in naiver Analogisierung oberflächlich ähnlicher Zustände die Narkose oft auch in neuester Zeit noch aufzufassen pflegt, früher vielfach Änderungen der Blutversorgung des Gehirns herangezogen, die bald in einer Vermehrung, bald wieder in einer Verminderung der normalen Blutfülle bestehen sollten. Schon Bernard (71), der die ältere Literatur über diesen Gegenstand zusammengestellt hat, konnte im Tierexperiment das rein Akzidentelle beider Erscheinungen nachweisen. Nach Entfernung eines Teiles der Schädeldecke konnte er beim Kaninchen während der Unruhe infolge der Einatmung des Narkotikums zuerst das Auftreten einer Hyperämie beobachten, die sich jedoch ebensogut auch ohne Narkose durch andere Erregungen, z. B. durch Schmerzreize hervorrufen ließ. Während der eigentlichen Narkose trat dann eine Anämie ein, die jedoch offenbar ebensowenig die Ursache der Narkose war, wie etwa die nach Alkoholgenuß zu beobachtenden Veränderungen der Blutversorgung den Alkoholrausch erzeugen. Analoge Beobachtungen sind bald darauf auch von Wilhelm (1069) und Binz (109) gemacht worden, die vor allem feststellten, daß die Anämie erst nach längerem Bestand der Narkose eintritt, mithin unmöglich deren Ursache darstellen kann. (Weitere Literaturangaben siehe auch bei Bradbury, 127.)

Ebenso nebensächlich und unabhängig von dem Mechanismus der Narkose wie die Änderungen der Blutversorgung sind, wie gleichfalls Bernard (71) bereits betonte, die durch gewisse Anwendungsweisen der Inhalationsnarkose bedingten anfänglichen asphyktischen Erscheinungen, die einige Autoren zur Erklärung der Narkose hatten verwenden wollen. Auf eine solche Erstickungstheorie der Narkose lief übrigens nach Bernard im Grunde auch die vasomotorische Theorie hinaus, nach der die Funktionsunfähigkeit der nervösen Organe durch Anämie oder aber durch Blutstauung bedings sein sollte.

Die Theorien von Bibra und Harleß (98) und die spätere von Hermann (424), die in der auflösenden Wirkung der Narkotika für Fette und fettartige Substanzen das Wesen der Narkose suchten, waren ursprünglich gleichfalls reine Theorien der Hirnnarkose, wenn auch ihre weitere Anwendbarkeit sie zu Vorläufern der modernen Lipoidtheorie machten, als die sie uns später noch ausführlich zu beschäftigen haben werden.

Die mikroskopische Untersuchung der Ganglienzellen hat zuerst Binz zum Ausgangspunkt von Betrachtungen über die Wirkungsweise der Narkotika gemacht, wenn auch v. Bibra und Harleß (98) bereits über histologische Veränderungen des Nervengewebes unter der Einwirkung von Ätherdämpfen berichteten. Binz (109, 112, 112a) und sein Schüler Wilhelm (1069) wollten an

Zupfpräparaten frischer Hirnstücke eine mikrochemische Einwirkung schlafmachender Stoffe wie Morphin, Chloralhydrat, Chloroform, Äther, nicht aber zum Teil nahe verwandter, aber anders wirkender Stoffe, wie Atropin, Coffein usw. beobachtet haben, in Gestalt einer Trübung des Protoplasmas und eines Dunklerwerdens der Zwischensubstanz der Ganglienzellen. Auf Grund dieser Beobachtungen stellten sie die Hypothese einer besonderen Affinität der schlafmachenden Mittel zu der Substanz der Hirnrinde auf, die diese durch „Herabsetzung der Dissoziation der lebendigen Materie im Sinne Pflügers ... unfähig mache, die Funktionen des Wachzustandes auszuüben" (109). Die spätere (112, 112 a) Deutung dieser histologischen Veränderungen (die übrigens Pohl (768) in den bei der Narkose wirksamen Konzentrationen von Chloroform nicht festzustellen vermochte), als eine Art leichten Gerinnungsvorganges, und der Hinweis auf die Versuche von Ranke (790, 791), der durch Zusatz narkotischer Stoffe zu klar filtrierten Lösungen von Muskel- und Nervensubstanz Trübungen erhalten hatte, leitet auch diese ursprünglich speziell für die Hirnnarkose ersonnenen Vorstellungen zu allgemeinen Theorien hinüber, nämlich zu der schon von Ranke angedeuteten, von Bernard (71, 72) aufgestellten „Gerinnungstheorie der Narkose", die uns im modernen Gewande der „Ausflockung kolloider Substanzen" später wieder begegnen wird.

Im Gegensatz zu diesen einer allgemeineren Anwendbarkeit zugänglichen Vorstellungen ist in neuerer Zeit noch eine Theorie der Hirnnarkose aufgestellt worden, die die ganz spezielle Struktur dieses Organs zur Grundlage hat; es ist dies die „Dendritentheorie der Narkose", die wegen der ansprechenden Art, mit der sie eine Erklärung mancher physiologischen und pathologischen Erscheinungen zu bieten schien, sich trotz ihrer mangelhaften Fundierung anfänglich eines gewissen Beifalls erfreute, heute aber bereits ziemlich allgemein der wohlverdienten Vergessenheit anheimgefallen ist und mehr der Vollständigkeit halber hier kurz Erwähnung finden soll. Es scheint zuerst Rabl-Rückhard (783) die Hypothese ausgesprochen zu haben, daß die verschiedenen geistigen Tätigkeiten auf einer verschiedenartigen Verknüpfung der Ganglienzellen vermittels einer amöboiden Beweglichkeit der Dendritenfortsätze und die Schlafzustände auf einer partiellen

Bewegungslähmung derselben beruhen. Lépine (572) und Duval (235, 236) erklärten dann die Schlafzustände durch eine Unterbrechung der Ganglienzellenverbindungen infolge einer Retraktion der Dendriten, die durch Reize zu einer Wiederausdehnung veranlaßt würden, und boten so die hypothetische Grundlage für ein große Zahl hauptsächlich dem Institut Solvay entstammender experimenteller Arbeiten; in diesen wurde durch histologische Untersuchungen des Gehirns unter verschiedenen Bedingungen die angebliche Kontraktilität oder „Plastizität" der Neurone und die Bedeutung dieses durch das Auftreten von Varikositäten an den Dendriten gekennzeichneten „moniliformen" Zustandes festzustellen gesucht. Indem wir bezüglich der Literatur auf die Zusammenstellungen von Bradbury (127[I]) und auf die kritischen Erörterungen von Verworn (993) verweisen, seien hier bloß die Arbeiten von Demoor (210, 211), Querton (778) und vor allem Stefanowska (894—896) besonders erwähnt, in denen die Beobachtungen über die histologischen Veränderungen der Dendriten unter dem Einfluß narkotischer Gifte und die darauf fußenden theoretischen Vorstellungen eine ausführliche Behandlung erfahren haben. Auch Lugaro (629) beobachtete besonders unter dem Einfluß von Chloroform und Morphium anscheinend ähnliche histologische Veränderungen der Dendriten, die er jedoch gerade in entgegengesetztem Sinne deutete wie die erwähnten Autoren: Die Varikositäten würden nicht kontrahierte, sondern expandierte Ausläufer darstellen; im normalen Zustande würden die Dendriten kontrahiert sein, so daß nur wenige Assoziationen zwischen den Neuronen beständen, während im natürlichen und im künstlichen Schlafe unter dem Einfluß der Stoffwechselprodukte, bzw. der Narkotika, die Dendritenknospen ihr Kontraktionsvermögen verlieren und so eine zu Gedankenkonfusion und Bewußtlosigkeit führende allgemeine Verbindung der Neurone herstellen würden. Ebenso beschrieb Wright (1105, 1106) als Folgen langdauernder Äther- und Chloroformnarkosen an Kaninchen und Hunden charakteristische Veränderungen der Ganglienzellen, deren Nißlsche Granula ihre Affinität zu Methylenblau verlieren und deren Dendriten ein moniliformes Aussehen annehmen sollten. Er führte dieses jedoch nicht auf eine Retraktion, sondern auf pathologische Veränderungen biochemischer Natur zurück, die längere Zeit nach der Narkose wieder völlig verschwinden würden.

12*

Während die vorangehenden Autoren ihre Hypothesen auf eine angebliche amöboide Beweglichkeit oder ein Kontraktionsvermögen der Ganglienzellenausläufer gründeten, glaubte Ramon y Cajal (789) die für die Ganglienzellen von ihm bestrittene Beweglichkeit den Neurogliazellen zusprechen zu sollen, die, ähnlich wie die Pigmentzellen, zu verschiedenen Zeiten ein verschiedenes Aussehen bieten würden. Darauf baute er die Hypothese auf: „Die Neuroglia der grauen Substanz dürfte einen Isolier- und Schaltapparat der Nervenströme darstellen, letzteren im Zustande der Tätigkeit, ersteren im Zustande der Ruhe." Durch ihre Expansion würden diese Zellen die einzelnen Neurone voneinander sondern und isolieren, durch ihre Kontraktion dagegen die Verbindung derselben bewirken; auf die erstere Art würde sich „das Wesen der geistigen Ruhe und des Schlafes, sowohl des natürlichen wie des künstlichen (Narkotika, Hypnotismus)" erklären. Ähnliche seltsame Vorstellungen hat auch Schleich (843, S. 89) geäußert.

Es braucht wohl kaum näher dargelegt zu werden, daß alle diese phantasievollen Hypothesen auf Grund von Ergebnissen histologischer Fixier- und Färbetechnik eine arge Kompetenzüberschreitung der morphologischen Forschung darstellen, und daß die scharfe Ablehnung, die sie bereits kurz nach ihrer Aufstellung durch Verworn (993) erfahren haben, auch ganz unabhängig von der Frage nach einer kontinuierlichen oder diskontinuierlichen Verbindung der einzelnen Neurone ihre volle Berechtigung behält. Überdies wollen Weil und Frank (1050) durch Anwendung verschiedenartiger Modifikationen der Golgischen Methode am Nervensystem normaler und vergifteter Tiere den direkten experimentellen Nachweis geführt haben, daß alle die mikroskopischen Veränderungen, die die Grundlage der erwähnten Theorien bilden, in Wahrheit lediglich von der Behandlungsweise der Präparate abhängen und daher Kunstprodukte darstellen.

Auch die Wiederbelebung dieser Dendritentheorie im modernen Gewande, wie sie H. E. und E. F. Armstrong (29) auf Grund der Vorstellung versucht haben, daß osmotische Einflüsse eine Anschwellung und Verkürzung der Dendriten und dadurch eine Leitungsunterbrechung herbeiführen, bedarf wohl keiner weiteren Diskussion. Breslauer und Woker (131) äußerten gelegentlich die Ansicht, es könnte eine durch die Narkotika bedingte Ver-

mehrung (!!) der Oberflächenspannung dahin wirken, daß „entgegen
den die normale Zellstruktur erhaltenden Einflüssen . . . nach
dem Gesetz der Minimumflächen der unter dem Einfluß eines
Narkotikums stehende Protoplast Tropfenform anzunehmen strebt"
(S. 286), was bei den Ganglienzellen zu einer Unterbrechung der
nervösen Leitung führen würde; auch diese Hypothsese braucht
wohl nicht ernsthaft erörtert zu werden, zumal die Narkotika
bekanntlich oberflächenspannungsvermindernd wirken. Gleichfalls nur als eine Spezialtheorie der Hirnnarkose wäre schließlich der
von Cloetta und Thomann (181) geäußerte Gedanke zu werten,
daß der Narkose eine Störung des Calcium-Kalium-Gleichgewichts
im Gehirn zugrunde liege, die sie aus einer Verminderung des
Gehaltes des Blutes an diesen Ionen in Narkose erschließen
wollen. Es kann nicht nachdrücklich genug betont werden, daß
die Allgemeinheit der narkotischen Wirkungen unbedingt Theorien
erfordert, die auf alle Formen der lebendigen Substanz anwendbar erscheinen.

B. Die Erstickungstheorie der Narkose.

1. Grundlagen der Theorie.

Schon im vorangehenden Abschnitte haben wir gesehen, daß
der Gedanke an kausale Beziehungen zwischen Narkose und Erstickung bereits aus der ersten Zeit allgemeiner Anwendung der
Narkose stammt. Aber diese Beziehungen wurden in rein äußer-
lichen Momenten (Behinderung der äußeren Atmung, Änderung
der Blutversorgung des Gehirns) gesucht, die, wie leicht zu zeigen,
mit dem eigentlichen Vorgang der Narkose nichts zu tun haben.
Demgegenüber sucht die von Verworn (994) zuerst im Jahre 1903
aufgestellte Erstickungstheorie der Narkose einen inneren Zusammenhang zwischen den beiden Erscheinungen herzustellen und
die narkotische Lähmung auf eine Behinderung der in den Zellen
selbst sich abspielenden Oxydationsvorgänge zurückzufüren.

Die erste Anregung zu diesen Vorstellungen stammt allem
Anscheine nach aus Versuchen, die Winterstein (1072) einige
Jahre vorher über die Wirkung der Kohlensäure auf die Nervenzentren angestellt hatte. Er beobachtete, daß Strychninfrösche,
die in einem Gasgemisch von hohem Kohlensäuredruck und normalem Sauerstoffgehalt gelähmt worden waren, sich in einer
Atmosphäre von reinem Wasserstoff nicht wieder erholten, und

wies auf die Erklärungsmöglichkeit hin, daß die Kohlensäure nicht bloß den Zerfall der lebendigen Substanz, die „Dissimilation", sondern auch den Wiederaufbau oder die „Assimilation" derselben lähme, von der Hermann-Pflüger-Vewornschen Biogenhypothese ausgehend, nach welcher der aufgenommene Sauerstoff zunächst in das Molekül der lebendigen Substanz assimiliert werde. Der Entscheidung dieser Frage dienten weitere Versuche von Winterstein (1073) auf Grund des folgenden von Verworn ersonnenen Gedankenganges: Wird durch Narkose auch die Sauerstoffassimilation gelähmt, dann dürfen Nervenzentren, die durch Sauerstoffentziehung in asphyktische Lähmung versetzt wurden, sich nicht wieder erholen, wenn die Zufuhr von Sauerstoff bei gleichzeitiger Einwirkung des Narkotikums erfolgt. Die Versuche wurden mit der von Verworn (992) bei seinen Untersuchungen über die Erstickung und Wiedererholung der Nervenzentren verwendeten Durchspülungsmethode in der Weise angestellt, daß (mit Strychnin vergiftete) Frösche bis zum Eintritt asphyktischer Lähmung mit sauerstoffarmer Kochsalzlösung durchspült und dann durch Durchleitung einer das Narkotikum enthaltenden Salzlösung narkotisiert wurden. Hierauf erfolgte in Narkose durch eine erfahrungsgemäß zur Erholung ausreichende Zeit die Sauerstoffzufuhr, indem sauerstoffreiches und mit dem Narkotikum (in der zur Erhaltung der Narkose erforderlichen Konzentration) versetztes Blut durchgeleitet wurde, worauf nach Verdrängung des Blutes wieder die Aufhebung der Narkose durch sauerstoffarme Salzlösung erfolgte. Die mit Chloroform, Äther, Alkohol und Kohlensäure angestellten Versuche ergaben übereinstimmend, daß unter diesen Bedingungen die Erstickungslähmung bestehen bleibt und erst bei Zufuhr von Sauerstoff ohne Narkose verschwindet, daß also die Narkose in der Tat die Wiedererholung von der asphyktischen Lähmung auch in Anwesenheit von Sauerstoff verhindert, oder entsprechend den Vorstellungen der Biogenhypothese „die Sauerstoffassimilation lähmt". Versuche ganz analoger Art und mit völlig übereinstimmendem Ergebnis wurden von Fröhlich (290) am peripheren Froschnerven und von Nagai (713) am Flimmerepithel angestellt und hierdurch die Allgemeingültigkeit dieser Beobachtungen erwiesen.

Die Behinderung der Erholung erstickter Zellen durch die Narkose bildet die Grundlage der Erstickungstheorie von Verworn, der zuerst in seiner „Biogenhypothese" die Narkose durch eine „Blockade des Biogenmoleküls" infolge einer chemischen Anlagerung des Narkotikums an den Sauerstoff zu erklären versuchte. Diese würde vielleicht in ähnlicher Weise erfolgen, wie bei den von A. v. Baeyer studierten salzartigen Vereinigungen organischer Sauerstoffverbindungen mit komplexen Säuren, z. B. bei der Verbindung von Äther mit Ferrocyanwasserstoffsäure, deren Bestand in analoger Weise von dem Partiardruck des Äthers abhängt, wie dies bei der Narkose der Fall ist.

2. Weiterentwicklung der Argumente. Analogien zwischen Narkose und Erstickung.

Zahlreiche, zum großen Teil in Verworns Laboratorium angestellte Untersuchungen, welche die genauere Analyse dieses Erscheinungskomplexes bezweckten, veranlaßten mannigfache Modifikationen dieser Vorstellungen, deren prinzipielle Richtigkeit sie jedoch zu erweisen schienen. Die Arbeiten von H. v. Baeyer (33) und von Bondy (118), welche die vorhin erwähnten Untersuchungen Verworns über Erstickung und Erholung der Nervenzentren des Frosches weiterführten, sowie die Untersuchungen von H. v. Baeyer (34) und von Fröhlich (290) über das Sauerstoffbedürfnis des peripheren Froschnerven hatte diese Autoren zu der Vorstellung geführt, daß sowohl im peripheren wie im zentralen Nervensystem Sauerstoffreserven in besonderen „Depots" vorhanden seien, aus denen der Sauerstoff mit einer von der Temperatur abhängigen Geschwindigkeit zu den Orten des Verbrauchs diffundiere. Dieser Reservesauerstoff würde es sein, der die Erregbarkeit des Nervensystems nach Ausschluß äußerer Sauerstoffzufuhr bis zu seiner Aufzehrung erhalte und dessen Wiederanhäufung bei Sauerstoffzufuhr die Wiederkehr der Erregbarkeit nach asphyktischer Lähmung bewirke. Da diese Erholung bei gleichzeitiger Narkose ausbleibt, so würde durch die Narkotika die Anhäufung des Sauerstoffs in den Depots auf irgendwelche Weise verhindert werden, nicht aber das Entweichen desselben bei Erniedrigung des Partiardrucks; denn die Versuche von Bondy und von Fröhlich lehrten, daß die Erstickung bei Sauerstoffentziehung in Narkose mit etwa der gleichen Geschwindigkeit eintritt wie ohne dieselbe.

Die bei höherer Temperatur zu beobachtende Wärmelähmung der Nervenzentren des Frosches würde, da sie auch bei Abkühlung nur in Gegenwart von Sauerstoff zu beheben ist, nach Winterstein (1074) gleichfalls auf Erstickung infolge einer im Verhältnis zum gesteigerten Verbrauch unzulänglichen Sauerstoffzufuhr beruhen. In Übereinstimmung damit sahen Winterstein (1076) und später auch Fröhlich und Kreidl (288) diese Wärmelähmung bei gleichzeitiger Einwirkung eines Narkotikums bereits bei niedrigerer Temperatur eintreten oder umgekehrt die Wirkung des Narkotikums mit Erhöhung der Temperatur zunehmen, eine Erscheinung, die der erstere im Sinne der Behinderung der Sauerstoffatmung durch die Narkose deutete. In analoger Weise beobachtete Mansfeld (649), daß bei Kaulquappen eine an sich unwirksame Paraldehydkonzentration bei Verminderung des Sauerstoffdruckes eine tiefe, meist tödliche Narkose herbeiführte, daß mithin Sauerstoffmangel und Narkose sich in ihrer Wirkung zu summieren scheinen. Beide Versuche können freilich nicht als beweisend betrachtet werden, da Winterstein mit Alkohol experimentierte, dessen Teilungskoeffizient zwischen Öl und Wasser nach H. Meyer (674) bei Steigerung der Temperatur ansteigt, so daß die beobachtete Wirkungsverstärkung einfach auf einer Erhöhung der wirksamen Konzentration infolge geänderter Verteilung des Narkotikums beruhen könnte (vgl. Kap. C, I u. IV); andererseits kann die Summation zweier schädlicher Einflüsse, wie Mansfeld selbst zugibt, auch bei ganz verschiedener Wirkungsweise stattfinden. In der Tat konnte Nothmann-Zuckerkandl (739) bei derartigen Versuchen mit kombinierter Einwirkung von Narkose und Sauerstoffmangel auf die Protoplasmaströmung in Pflanzenzellen im Gegensatze zu Josing (490, vgl. S. 96) eine Wirkungsverstärkung nur bei erhöhter Temperatur beobachten, unter Bedingungen, unter denen eine allgemeine Verminderung der Widerstandsfähigkeit auch gegenüber andersartigen Giften feststellbar war. Eher ließen sich zugunsten der Erstickungstheorie einige neuere Beobachtungen von Davidson (207) anführen, nach welchen die Wirkung verschiedener Narkotika (Stickoxydul, Acethylen, Äthylchlorid) durch Steigerung des Sauerstoffdruckes eine Abschwächung erfährt (vgl. auch die später zu erörternden Versuche von Wieland, S. 1066).

Aus der Beschleunigung der Wärmeerstickung durch die Narkose hatte Winterstein (1076, S. 342) die Schlußfolgerung gezogen, „daß die Narkose den Bedarf an Oxydationsprozessen

nicht oder wenigstens nicht in demselben Maße herabsetzt wie
die Ausführbarkeit derselben". Als logische Konsequenz dieser
Auffassung würde sich ergeben, daß jede Narkose zu einer allmählich immer mehr wachsenden Erstickung führen müßte. Eine
Bestätigung der Richtigkeit dieser Annahme glaubte Winterstein in der Beobachtung zu finden, daß bei Crustaceen und bei
Medusen eine anfänglich unvollständige Alkoholnarkose allmählich
im Verlaufe von Stunden zu einer vollständigen Lähmung führte.
Am Froschnerven hat über Veranlassung Verworns Heaton (410)
diese Frage näher untersucht und glaubte tatsächlich feststellen
zu können, daß Nerven, die durch eine zur Erstickung bei Sauerstoffmangel ausreichende Zeit unter Sauersoffzufuhr fortgesetzt in Narkose gehalten wurden, bei Aufhebung der letzteren
sich nur in Anwesenheit von Sauerstoff zu erholen vermögen, also
durch die bloße Narkose in Anwesenheit von Sauerstoff und
in annähernd der gleichen Zeit in einen Lähmungszustand geraten,
wie er durch Sauerstoffentziehung herbeigeführt wird. In gleichem
Sinne schienen Winterstein (1083) einige analoge am isolierten
Froschrückenmark angestellten Versuche zu sprechen. Nach
Ishikawa (461) würden Amöben sich von jeder Narkose überhaupt nur in Anwesenheit von Sauerstoff erholen können. Heaton
folgerte aus seinen Versuchen, „daß die dissimilatorische Phase
des Ruhestoffwechsels sich in der Narkose ungefähr ebenso schnell
abspielt, wie bei der Erstickung". Ja, diese dissimilatorische Stoffwechselphase sollte sogar in Narkose durch Reizung trotz Fehlens
jeden äußeren Reizerfolges eine Steigerung erfahren können, denn
andauernd elektrisch gereizte Nerven würden auch in Narkose
rascher ersticken als ungereizte (Erklärung s. 1. Teil, S. 77). Wir
werden jedoch später sehen, daß alle diese Schlüsse, die übrigens,
wie Wintersein (1083, S. 99) näher dargelegt hat, die Erstickungstheorie der Narkose selbst in ein unlösliches Netz von Wider-
sprüchen verstricken, einer strengen Kritik nicht standhalten und
durch einwandfreie Experimente widerlegt werden.

Sehr überzeugend zugunsten einer Wesensverwandtschaft von
Narkose und Erstickung sprachen dagegen die zahlreichen in einem
früheren Abschnitt (vgl. 1. Teil, D, I, 2, b) bereits ausführlich
erörterten Untersuchungen von Fröhlich (291—298) und Boruttau (123, 124) über die Veränderungen der Erregbarkeit und
Leitfähigkeit des Nerven bei toxischen Schädigungen einer Nerven-

strecke, welche bis in alle Einzelheiten eine völlige Analogie der Wirkung der Narkose und der durch Sauerstoffmangel erzeugten Erstickung ergaben, Analogien, die Fröhlich (296) auch in dem Verhalten des Zentralnervensystems und des Herzmuskels hervorhob. Das Gleiche gilt auch für die Umkehr der elektrotonischen Erscheinungen, die in der Narkose ebenso wie bei der Erstickung des Nerven zu beobachten sind (Frizzel, 287, Thörner, 933). Baglioni (39, S. 78) hat festgestellt, daß die motorischen Mechanismen des Froschrückenmarks eine größere Resistenz aufweisen als die sensiblen, und zwar übereinstimmend sowohl gegen Erstickung wie gegenüber Narkose, da in beiden Fällen zuerst die sensiblen gelähmt werden (vgl. S. 62). Mansfeld hat weitere Analogien in der Wirkung von Narkose und Sauerstoffmangel beobachtet: Schon Engelmann (246) hatte gefunden, daß sowohl Narkotika wie Sauerstoffmangel eine „negative Schwankung des Ruhestromes" der Froschhaut hervorrufen. Alcock (19) hatte festgestellt, daß Chloroform den Ruhestrom der Froschhaut aufhebt, wenn es auf die Außenfläche, nicht aber, wenn es auf die Innenfläche der Froschhaut appliziert wird. Mansfeld (650) beobachtete die gleiche Wirkung bei Sauerstoffentziehung, und zwar auch hier nur, wenn die Außenfläche von dieser betroffen wurde. Auch auf die Keimung von Kürbissamen übt nach Mansfeld (651) temporäre Sauerstoffentziehung einen analogen Einfluß (erst Hemmung, später Beschleunigung) aus, wie die Einwirkung verschiedener Narkotika. Das gleiche würde nach Weber (1042—1044) für das künstliche Frühtreiben der Pflanzen gelten, das sowohl durch Narkotika wie Äther und Acetylen, wie auch durch Sauerstoffentziehung und das oxydationshemmende Cyankalium hervorgerufen werden kann (vgl. jedoch die Ausführungen auf S. 138). Nach den (von anderer Seite nicht bestätigten) Untersuchungen von Mansfeld und Müller (655) würde die bei Sauerstoffmangel zu beobachtende Steigerung der Stickstoffausscheidung nach Exstirpation der Schilddrüse ausbleiben, der Sauerstoffmangel also auf dem Wege über die Schilddrüse die Eiweißzersetzung beeinflussen. E. Hamburger (385) will unter Mansfelds Leitung nun ein ganz analoges Verhalten auch für die unter Einwirkung von Chloroform eintretende Erhöhung des Eiweißzerfalls beobachtet haben.

Schon Winterstein (1076, S. 347) wies auf die Übereinstimmung hin, die in dem Auftreten eines der Lähmung vorangehen-

den Erregungsstadiums bei der Erstickung ebenso wie bei der
Narkose der Warmblüter besteht und suchte beide auf die gleichen
Wirkungen der Oxydationshemmung zurückzuführen. H. J. Hamburger erblickte bei seinen älteren Untersuchungen (386) über
Phagocytose (deren methodische Zuverlässigkeit allerdings von
Venema [982] bestritten wurde) in der Beschleunigung derselben
durch schwache Narkotikumkonzentrationen ein Argument gegen
die Erstickungstheorie und wies auf die Möglichkeit hin (S. 168),
daß die Auflösung lipoider Substanzen in der Oberflächenschicht
der Phagocyten vielleicht die Verhältnisse der Sauerstoffaufnahme
verändere und durch Beschleunigung der Oxydationsprozesse
die beobachtete anfängliche Verstärkung der Phagocytose herbeiführe; in späteren Versuchen aber konnte er feststellen, daß unvollständige Sauerstoffentziehung (387), ebenso wie Spuren des
oxydationshemmend wirkenden Cyankaliums (388) eine deutliche
Verstärkung der Phagocytose herbeiführen, und suchte nunmehr
in völliger Übereinstimmung mit der Verwornschen Theorie
auch die anfängliche Beschleunigung der Phagocytose bei Einwirkung von Narkoticis in schwacher Konzentration und das Exzitationsstadium der Narkose überhaupt (389) durch eine Verminderung der Sauerstoffatmung zu erklären.

Bei Versuchen über Gewöhnung von Seetieren an höhere
Temperaturen war Montuori (703, 704) zu dem überraschenden
Ergebnis gelangt, daß bei ganz allmählich im Verlaufe von Tagen
erfolgender Erhöhung der Außentemperatur nicht eine Steigerung,
sondern eine Herabsetzung des Sauerstoffverbrauches eintritt,
unter gleichzeitiger Erhöhung der Widerstandsfähigkeit
gegen Erstickung. In weiteren Versuchen beobachtete nun Montuori (705) an Kaulquappen, daß unter diesen Bedingungen gleichzeitig auch die Widerstandsfähigkeit gegen Narkose ansteigt, so
daß zur Erzielung einer vollständigen Narkose (durch Alkohol,
Äther, Chloroform und Chloralhydrat) eine größere Konzentration
des Narkotikums erforderlich ist, und auch die letale Dosis eine
Erhöhung erfährt. Diese Steigerung der Widerstandsfähigkeit
war keine allgemeine (denn gegen Strychninvergiftung zeigten
die erwärmten Tiere eine geringere Resistenz als die Kontrolltiere),
sondern war spezifisch gegen Narkotika, was nach dem Verfasser
für das Bestehen enger Beziehungen zwischen dem Vorgang der
Erstickung und der Narkose spricht.

Auch im Bereiche des intermediären Stoffwechsels fehlt es nicht an Analogien zwischen den beiden Erscheinungskomplexen. So faßt Loewi (619, S. 774) die Gesamtheit der Giftwirkungen der Chloroformgruppe dahin zusammen, daß deren „chemische Symptome völlig analog denen der Gifte sind, die wie Blausäure, Phosphor usw. die Oxydationsfähigkeit der Zellen selbst herabsetzen". Wie verschiedene autolytische Prozesse durch Sauerstoffmangel eine Verstärkung zu erfahren scheinen, so wird (nach Chiari, 174) die Leberautolyse durch narkotische Dämpfe beschleunigt. Die von Lesser (575, 576) studierte Verstärkung der Glykogenhydrolyse bei Sauerstoffmangel ließe sich mit der von Bang (43) beobachteten Vermehrung der Zuckerbildung in der überlebenden Froschleber bei Einwirkung von Narkoticis in Parallele setzen. Auch die durch Narkotika erzeugte Hyperglykämie glaubt Oppermann (745) als Folge der verminderten Oxydationskraft der Gewebe deuten zu sollen, eine Auffassung, zu deren Gunsten Pawel (759) verschiedene übereinstimmende Wirkungen von Narkose und Sauerstoffmangel, wie Erhöhung des Eiweißzerfalls, Absinken des respiratorischen Quotienten, anführt.

Aus der Pflanzenphysiologie sei noch die Beobachtung Richters (804, 805) zitiert, daß verschiedene Substanzen, wie Naphthalin, Thymol, Campher, die nach ihm im weiteren Sinne zu den Narkoticis zu rechnen wären, ebenso wie Sauerstoffmangel die Anthocyanbildung bei Keimlingen und Blüten hemmen oder völlig unterdrücken können.

Auch Beobachtungen über die Beeinflussung der Lichtwirkung durch Narkotika sind im Sinne der Erstickungstheorie gedeutet worden. Hausmann und Kolmer (408) hatten beobachtet, daß ein Zusatz von Äthylalkohol die sensibilisierende Wirkung von Eosinlösungen auf Paramäcien verlangsamt. Da nun die Giftwirkung photodynamischer Stoffe unbedingt an die Gegenwart von Sauerstoff gebunden ist (vgl. die Zusammenstellung der einschlägigen Angaben bei Tappeiner, 925), also vermutlich auf dem Ablauf von Oxydationsprozessen beruht, so ließen sich die erwähnten Beobachtungen leicht durch eine oxydationshemmende Wirkung der Narkotika erklären. Szücs und Kisch (923, sowie Kisch, 508), welche von diesem Gesichtspunkte aus weitere Versuche über die photodynamische Wirkung fluorescierender Stoffe anstellten, konnten jedoch keine Abschwächung, sondern stets nur eine Verstärkung der Giftwirkung unter dem Einfluß von Narkoticis beobachten. Dagegen fand Kisch (508), daß die Giftwirkung, die das Licht auf in destilliertem Wasser gehaltene Spirostomum ausübt, durch Alkohol und Chloroform innerhalb gewisser Grenzen aufgehoben werden kann, und glaubt die Ursache hierfür in der oxydationshemmenden Wirkung der Narkotika suchen zu sollen, durch welche die im Licht verstärkte Giftwirkung des hohen Sauerstoffdrucks des destillierten Wassers vermindert würde. Bei der obligat anaeroben Opalina ranarum war eine solche Schutzwirkung der Narkose nicht feststellbar.

3. Die oxydationshemmenden Wirkungen der Narkose.

So bemerkenswerte Resultate die bisher erwähnten Untersuchungen auch ergeben haben, so leiden sie doch an dem Übelstande, daß die aus ihnen geschöpften Vorstellungen über die Beeinflussung der Oxydationsvorgänge durch die Narkose nicht durch direkte Untersuchung derselben gewonnen, sondern lediglich indirekt aus der Beobachtung der Erregbarkeitsverhältnisse und aus Analogien in der Wirkung von Narkose und Sauerstoffmangel abgeleitet und daher mit einer gewissen Unsicherheit behaftet sind, ja, wie wir sehen werden, sich in der Tat zum Teil als gänzlich irrig erwiesen haben. Es schien daher eine der wichtigsten Stützen der Erstickungstheorie der Narkose zu sein, daß in neuerer Zeit oxydationshemmende Wirkungen narkotischer Gifte in einer großen Zahl von Fällen auch direkt quantitativ nachgewiesen werden konnten.

Die Pflanzenphysiologie hatte schon mehrfach Gelegenheit gehabt, unter dem Einfluß verschiedener Narkotika, vor allem Äther und Chloroform, eine Herabsetzung des Gaswechsels, meist nach vorangehender Steigerung, zu beobachten (vgl. S. 18 f. u. 141 f.). Bei tierischen Organismen besteht die Schwierigkeit, die Verminderung des Gaswechsels infolge Einschränkung der Muskeltätigkeit in der Narkose von einer direkten Oxydationshemmung zu unterscheiden. Doch konnte zuerst Winterstein (1076) an Medusen eine von der Bewegungslähmung unabhängige Herabsetzung des Sauerstoffverbrauches in Kohlensäurenarkose feststellen; später beobachtete Thunberg (934) an zerriebenen Muskeln eine Verminderung der Sauerstoffaufnahme und Kohlensäureabgabe bei Einwirkung von Äthylurethan und Chloralhydrat,

Rohde und Ogawa (811) am überlebenden Säugetierherzen eine von der Pulsverlangsamung unabhängige Herabsetzung des Sauerstoffverbrauches bei Einwirkung von Chloralhydrat; vor allem haben Warburg und seine Mitarbeiter in einer Reihe wichtiger Untersuchungen (976, 1020—1022, 1027, 1030—1032, 1035, 1036, 1041), auf die wir später noch mehrfach zurückkommen werden, an Seeigeleiern, Vogelblutkörperchen, Hefezellen, Bakterien und verschiedenen Gewebszellen höherer Tiere, die oxydationshemmenden Wirkungen einer großen Zahl von Narkoticis und die quantitativen Beziehungen zwischen dieser Hemmung und der Konstitution und Konzentration der Narkotika studiert und einen weitgehenden Parallelismus zwischen der narkotischen und der oxydationshemmenden Kraft der verschiedenen Stoffe beobachtet. Am peripheren Nerven (Scherennerven von Libinia canaliculata) haben Tashiro und Adams (927), am Gehirn des Hundes Alexander und Cserna (22) sowie Gayda (332), am Gehirn des Kaninchens Yamakita (1109), am isolierten Froschrückenmark Winterstein (1083), am Herzganglion von Limulus polyphemus Garrey (329) Oxydationsverminderungen durch Narkose feststellen können (über Grahes Versuche an Schnecken [352] vgl. Winterstein, 1082, S. 151).

Außer durch die Herabsetzung des Gaswechsels bei der Gewebsatmung ist die oxydationshemmende Wirkung der Narkotika auch noch durch andere Stoffwechseluntersuchungen festgestellt worden. So beobachteten Baer und Meyerstein (32), welche die Oxydation von Buttersäure und Oxybuttersäure zu Acetessigsäure in der künstlich durchbluteten Leber unter dem Einfluß verschiedener Agenzien untersuchten, und ebenso Joannovics und Pick (485), die das Jodbindungsvermögen der Äther-Alkoholextrakte der Leber normaler und einer längeren Narkose unterworfener Hunde miteinander verglichen, eine starke Herabsetzung der Oxydationsvorgänge in der Leber unter dem Einfluß narkotischer Mittel. Auch die eigenartigen Atmungsvorgänge der nitrifizierenden Bakterien werden durch indifferente Narkotika gehemmt, jene der Nitritbildner sogar in besonders intensiver Weise (Meyerhof, 685, 686).

Von besonderer Bedeutung für die Frage nach dem Mechanismus der Oxydationshemmung und daher später noch zu erörtern sind die Untersuchungen von Vernon (986—989, 991) sowie von

Batelli und Stern (48—51) über die meist allerdings irreversible Hemmung verschiedener Oxydasenwirkungen durch indifferente Narkotika. In die gleiche Kategorie der Lähmung von Oxydations- bzw. Dehydrierungsprozessen gehört auch die von Herter (426) und die von Moldavan und Weinfurter (700) unter dem Einfluß von Äther- bzw. Chloroformnarkose beobachtete Verminderung der Reduktionskraft der Hirnrinde, die die Autoren mit der Ehrlichschen Methode der intravitalen Injektion küpenbildender Farbstoffe festgestellt zu haben glauben; ferner die Hemmung der Nitroreduktion und der Methylenblaureduktion unter dem Einfluß von Alkoholen und Urethanen (Lipschitz und Gottschalk, 600, Grönvall, 356, Svensson, 919 u.a.m.).

4. Widerlegung der Erstickungstheorie.

Die unzweifelhafte Feststellung, daß die Narkose Oxydationshemmungen zu bewirken vermag, bedeutet nun aber keineswegs einen Beweis für die Richtigkeit der Auffassung, daß die narkotische Lähmung nichts anderes sei als eine Folge solcher Hemmungen. Soll die Behinderung der Sauerstoffatmung die Grundlage für eine allgemeine Theorie der Narkose bilden können, so müssen offenbar zwei Bedingungen erfüllt sein: 1. die Oxydationsprozesse müssen stets allein oder wenigstens zuerst durch die Narkose beeinflußt werden, und 2. alle durch Narkose beeinflußbaren Lebensvorgänge müssen auf Oxydationsprozessen beruhen. Mit diesen beiden Vorraussetzungen steht und fällt augenscheinlich die ganze Erstickungstheorie der Narkose.

a) Sonderung von Narkose und Oxydationshemmung.

Betrachten wir zunächst die erstgenannte Bedingung, so ergibt sich alsbald eine Reihe von Tatsachen, die mit ihr in direktestem Widerspruch stehen. Schon im ersten Teile haben wir mehrfach gesehen, daß die einzelnen Zellfunktionen in ganz verschiedenem Ausmaße von der Narkose betroffen werden können, und daß, wie Bernard (72) zuerst feststellte, bei den Pflanzen die Beeinflussung der Respiration eine so geringfügige ist im Vergleich zu jener der Assimilation, daß die Narkose geradezu als Mittel zur Trennung der assimilatorischen und respiratorischen Funktion verwendet wurde (vgl. S. 138f.). In ganz analoger Weise hat Warburg (1020) beobachtet, daß Phenylurethan in einer Konzentration, welche Zell- und Kernteilung befruchteter Seeigeleier unterdrückt, nur eine geringfügige Herabsetzung der Oxydationsprozesse herbeiführt, die somit unmöglich als die Ursache der Entwicklungshemmung betrachtet werden kann. Von dieser Beobachtung ausgehend, haben Loeb und Wasteneys (608) vergleichende Untersuchungen über die Oxydationshemmung durch Cyankali und durch Narkotika an Seeigeleiern angestellt und gefunden, daß KCN die Oxydationsprozesse auf etwa $^1/_3$ herabsetzen muß, um die Furchung zu unterdrücken, während eine Anzahl Narkotika (Chloralhydrat, Chloroform, Äthylurethan, verschiedene Alkohole) dies bereits in Konzentrationen tun, in denen sie die Oxydationsvorgänge nicht merklich beeinflussen. Sie haben ferner (609) an Fundulusembryonen festgestellt, daß Cyankali erst bei Herabsetzung des Sauerstoffverbrauches auf $^1/_{14}$ eine Lähmung bewirkt, während durch Chloroform die Reaktion der Embryonen gegen Salzsäure (durch die sehr lebhafte Bewegungen ausgelöst werden) ohne Herabsetzung der Oxydationsprozesse unterdrückt werden kann. An der Medusenart Gonionemus wurde durch Äthylurethan der Gaswechsel zwar stark vermindert (vermutlich vor allem wegen des Fortfalles der Muskelspannung), aber auch hier war eine dreimal so starke Herabsetzung der Oxydationsvorgänge erforderlich, um durch KCN die gleiche Reaktionslosigkeit herbeizuführen wie durch Äthylurethan. Durchaus entsprechend beobachtete später v. Issekutz (469) bei Kaulquappen in tiefer Narkose mit Äthylurethan oder Äthylalkohol eine geringere Herabsetzung des Sauerstoffverbrauchs als bei Einwirkung nicht lähmender Dosen von Cyankalium. Er sah ferner den Sauerstoffverbrauch der Kaulquappen mit dem Sauerstoffgehalt des Wassers ansteigen und konnte bei (durch Chloroform, Äther oder Amylenhydrat) tief narkotisierten Tieren in sauerstoffreichem Wasser einen höheren Sauerstoffverbrauch feststellen als bei den nicht narkotisierten und lebhaft schwimmenden Tieren in sauerstoffarmem Wasser. In allen diesen Fällen also konnte die Herabsetzung der Oxydationsgeschwindigkeit, soweit eine solche überhaupt vorhanden war, nicht die Ursache der durch Narkose bewirkten Lähmung darstellen. Schon früher hatte Loeb (605) beobachtet, daß verschiedene Giftwirkungen auf das befruchtete Seeigelei durch Hemmung der Oxydationsvorgänge aufgehoben werden können; zu diesen Giften, deren schädigender Einfluß durch Oxydationshemmung vermittels eines Zusatzes von Cyannatrium oder Durchleitung von Wasserstoff gemildert wurde, gehörten nun auch die Narkotika, deren Wirkung mithin in diesen Fällen offenbar nicht auf einer Oxydationshemmung beruhen konnte, da ja umgekehrt gerade diese die Schädigung aufhebt.

Am Froschmuskel beobachtete Weizsäcker (1054), daß zur Aufhebung der Kontraktilität durch Cyankalium und Cyannatrium 10—12 mal so hohe Konzentrationen erforderlich waren wie zu fast völliger Hemmung der Oxydationen, während umgekehrt Alkohole und Urethane in $^1/_2$—$^1/_3$ der zur völligen Oxydationshemmung nötigen Konzentration bereits die Reizbarkeit aufhoben. Rohde und Ogawa (811) sahen unter dem Einfluß lähmender Gifte, darunter Chloralhydrat, die Tätigkeit des Herzens stets stärker absinken als seinen Sauerstoffverbrauch. Auch die vorhin erwähnten Beobachtungen von Vernon und Batelli und Stern über die oxydasezerstörenden Wirkungen der Narkotika können in keiner Weise zugunsten der Erstickungstheorie verwertet werden, da — ganz abgesehen von der Irreversibilität der Erscheinung — die wirksamen Konzentrationen durchwegs um das Vielfache, bei den Alkoholen z. B. um das 20fache höher sind als die narkotischen (Vernon, 988). Nach Thunberg (934) würde auch die gleichmäßige Beeinflussung der Sauerstoffaufnahme und der Kohlensäureabgabe bei der Muskelatmung gegen die Verwornsche Theorie einer primären Behinderung der ersteren sprechen. Löhner (622) fand die Reihenfolge, in der einzelne Protozoenarten durch Wärmelähmung, Erstickung und Narkose reaktionslos werden, in jedem Falle verschieden, was auf eine ungleiche Ursache aller Lähmungsformen hinweist. Zugunsten der Auffassung, daß die Narkose nicht durch die Oxydationshemmung bewirkt wird, sondern hier zwei voneinander unabhängige Beeinflussungen vorliegen, führt Warburg (1025) ferner die über seine Anregung angestellten Versuche von Usui (976) an, aus denen hervorgeht, daß die Oxydationsprozesse im Zentralnervensystem gegen Narkose nicht empfindlicher sind als die anderer Zellen, wie dies auf Grund der leichteren Narkotisierbarkeit der nervösen Organe zu erwarten wäre. Dieser Einwand gegen die Erstickungstheorie der Narkose erscheint freilich wenig beweiskräftig, da eine gleich große Behinderung der Oxydationsprozesse einen sehr verschiedenen Einfluß auf die Organfunktion ausüben kann. Tatsächlich wissen wir ja, daß das Zentralnervensystem gegen Sauerstoffmangel empfindlicher ist als alle anderen Organe und daher durch eine viel geringere Oxydationshemmung bereits außer Funktion gesetzt werden muß.

Aber auch für das Zentralnervensystem ergaben neuere Untersuchungen eine weitgehende Sonderung von Oxydationshemmung und narkotischer Lähmung. Alexander und Cserna (22) untersuchten den Einfluß der Narkose mit Äther, Morphium und Magnesiumsulfat auf den Gaswechsel des Gehirns curarisierter Hunde und beobachteten in allen Fällen eine sehr starke Herabsetzung desselben; diese betraf beim Äther die Sauerstoffaufnahme viel stärker als die Kohlensäureabgabe, während es sich beim Morphium gerade umgekehrt verhielt, was nach den Autoren für eine völlige Verschiedenheit des Mechanismus der beiden Narkosearten sprechen würde. Die Beurteilung dieser Versuchsergebnisse wird allerdings durch die Möglichkeit einer indirekten Beeinflussung des Gaswechsels durch eine verschieden starke Beeinträchtigung der Tätigkeit der einzelnen Hirnteile erschwert, zumal Alexander und Révécs (21, 23) in früheren Untersuchungen gezeigt hatten, daß schon optische Reize eine beträchtliche Steigerung des Gehirngaswechsels herbeiführen können. Aber auch die neueren Untersuchungen von Yamakita (1109) über den Gaswechsel des Gehirns narkotisierter Kaninchen ergeben eine weitgehende Unabhängigkeit der narkotischen Lähmung von der Verminderung des Sauerstoffverbrauchs. Dieser blieb z. B. bei Chloroformnarkose noch lange nach dem Erwachen herabgesetzt und war bei Einwirkung von Skopolamin-Morphium trotz ganz schwacher Narkose stark vermindert. Das Gleiche lehren die am isolierten Froschrückenmark angestellten Versuche von Winterstein (1083): Während die Narkose mit Äthylurethan stets eine beträchtliche Herabsetzung des Sauerstoffverbrauches herbeiführt, veranlaßt Äthylalkohol in einer zur völligen Aufhebung der Erregbarkeit ausreichenden Konzentration, sowohl in Lösung wie in Dampfform, keine Verminderung, sondern meist eine leichte Steigerung desselben. Ebenso beobachtete Niwa (736) bei Einwirkung von Cocain auf Nervenfasern bei einer Konzentration und Einwirkungsdauer, bei der bereits eine Herabsetzung der Erregbarkeit vorhanden war, noch eine Steigerung der Kohlensäurebildung. Lauter klare Beweise, daß Erregbarkeit und Oxydations-

geschwindigkeit weitgehend voneinander unabhängig
sind, und daß eine Verminderung der letzteren durch die Narkose, wo sie überhaupt stattfindet, eine sekundäre Erscheinung
darstellt, die mit dem Mechanismus der narkotischen Lähmung
in keinem Zusammenhange steht. Dagegen bleibt die Steigerung der Oxydationsprozesse, die durch Reizung des
Rückenmarks sonst hervorgerufen wird, in der Narkose aus, bzw.
erfolgt nur insoweit, als die Erregbarkeit erhalten geblieben ist
(Winterstein, 1078, 1083). Die entgegenstehenden Angaben Heatons (410), daß die Erstickungszeit des Froschnerven bei andauern-
der elektrischer Reizung auch in bis zu völliger Reaktionslosigkeit geführter Narkose eine Verkürzung erfährt, erklärt sich in
einfachster Weise durch die Annahme, daß durch die Reizung des
Nerven eine Erregung veranlaßt wurde, die aber infolge der narkotischen Verminderung der Erregungsleitung zu schwach war, um
eine Reaktion des zugehörigen Muskels auslösen zu können (vgl.
die genaueren Darlegungen auf S. 77).

Beobachtungen über eine allmählich eintretende spontane
Vertiefung der Narkose, sowie über Unvollständigkeit der Erholung in sauerstofffreiem Medium nach länger dauernder Narkose
hatten, wie oben erwähnt (S. 185), zu der Auffassung geführt,
daß im Verlaufe der Narkose allmählich ein nur in Anwesenheit
von Sauerstoff wieder behebbarer Zustand von Erstickungslähmung eintritt. Die Feststellung, daß in tiefer Alkoholnarkose
eine jede Oxydationshemmung gänzlich fehlen kann, mußten eine
solche Deutung in hohem Maße unwahrscheinlich machen. Zur
Aufklärung dieses Verhaltens untersuchte Winterstein (1084) zunächst den Einfluß, den die Narkose auf die Säurebildung im
Froschrückenmark ausübt. Wie Langendorff (557) beobachtet
hat, ruft die Erstickung eine Ansammlung von Säure in den
Nervenzentren hervor, die bei rechtzeitiger Erholung durch Sauerstoffzufuhr wieder schwindet. Damit war ein Weg zu einer einfachen Entscheidung der Frage gegeben, ob in der Narkose eine
Erstickung eintritt, da in diesem Falle in Narkose trotz ausreichender Sauerstoffversorgung eine Säurebildung stattfinden müßte.
Die Versuche lehrten nun, daß dies durchaus nicht der Fall ist.
Obwohl die Narkose, wie dies nach den früher (vgl. S. 183) erwähnten Versuchen von Fröhlich und Bondy zu erwarten war,
die Säurebildung bei Sauerstoffentziehung in keiner Weise

verhindert, war bei ausreichender Sauerstoffzufuhr eine solche auch bei lang dauernder Narkose niemals zu beobachten. Die Unvollständigkeit oder das Fehlen einer Erholung von der Narkose bei Sauerstoffabschluß ist, wie Winterstein näher dargelegt hat, sowohl in seinen eigenen wie in Heatons Versuchen ausreichend durch die Annahme erklärbar, daß die noch von der Narkose herrührende Herabsetzung der Erregbarkeit sich mit der durch die Sauerstoffentziehung bedingten summierte.

Die oft zu beobachtende allmähliche Zunnahme der Lähmungs-tiefe in Narkose kann offenbar durch alle Schädigungen veranlaßt werden, wie sie die ungleichmäßige Beeinflussung der verschiedenen Stoffwechselvorgänge, die für viele Fälle nachgewiesen ist, hervorzurufen vermag (vgl. die Ausführungen auf S. 35). Daß sie nicht unbedingt notwendig ist, ergibt sich aus einer Reihe von Beobachtungen: Schon Martin (659) hielt einen Hund ohne Schaden durch 72 Stunden in Narkose durch Stickoxydul von Atmosphärendruck. Storm van Leeuwen (901) sah die Reflexerregbarkeit in Chloroformnarkose auf dem von der Konzentration des Narkotikums abhängigen Niveau konstant bleiben; Overton (754, S. 83) vermochte Kaulquappen mit Äther, Krogh (538) Frösche mit Äthylurethan, Ellis (242) Tauben mit Barbital tagelang in Narkose zu halten, was bei Eintritt einer Erstickung natürlich nicht hätte möglich sein können. Zur Gewinnung völliger Klarheit stellte Winterstein (1084) an Fröschen sowohl mit der Durchspülungsmethode wie nach dem von Krogh angegebenen Verfahren Versuche mit langdauernder Narkose an, zu deren Aufhebung das das Narkotikum enthaltende Blut durch sauerstofffreie Kochsalzlösung verdrängt wurde, um den Eintritt der Erholung unter Sauerstoffabschluß zu untersuchen. Es ergab sich, daß selbst nach neuntägiger tiefer Urethannarkose die Verdrängung des Blutes durch die sauerstofffreie Lösung genügte, um innerhalb 1—2 Minuten Erregbarkeit und spontane Bewegungen zurückkehren zu lassen. Versuche über die Oxydationsgeschwindigkeit, über die Säurebildung und über das Verhalten der Erregbarkeit führen somit übereinstimmend zu dem Schluß, daß die Narkose an sich in keiner Weise zu einer Erstickung führt.

Auch der vorhin (S. 187) erwähnte Versuch Hamburgers, das Erregungsstadium der Narkose im Sinne der Erstickungstheorie zu deuten, auf Grund der Beobachtung, daß sowohl Phagocytose wie Atemzentrum durch leichte Sauerstoffentziehung, sowie durch Spuren des oxydationshemmenden Cyankaliums angeregt werden, ist als verfehlt zu betrachten, da, wie wir früher (vgl. S. 18f.) gesehen haben, auch die Oxydationsprozesse selbst ein solches „Erregungsstadium" der Narkose aufweisen, indem die Narkotika in schwacher Konzentration keine Herabsetzung, sondern eine Steigerung der Oxydationsgeschwindigkeit zu bewirken pflegen. — Wintersteins (1084) Gaswechselversuche am isolierten Froschrückenmark haben ferner ergeben, daß die Sauerstoffatmung nicht bloß unter normalen Bedingungen, sondern auch nach vorangegangener Erstickung, durch die Alkoholnarkose in keiner Weise behindert wird. Desgleichen lehrten die Versuche über Säurebildung, daß die im Verlaufe einer Erstickung angesammelte Säure bei nachträglicher Sauerstoffzufuhr in Narkose ebensogut verschwindet wie ohne Narkose, daß diese also auch die oxydative Entfernung der angesammelten Erstickungsstoffe nicht verhindert. Daraus folgt, daß die (auch in Wintersteins neuen Versuchen wieder bestätigte) Unfähigkeit erstickter Organe sich in Narkose bei Sauerstoffzufuhr zu erholen, also die Beobachtung, welche die Grundlage der ganzen Erstickungstheorie gebildet hat, nicht einfach durch eine Störung der Oxydationsprozesse erklärt werden kann, sondern kompliziertere Deutungen erfordert. So weisen alle diese Versuche darauf hin, daß zwischen den Oxydationsvorgängen und jenen, welche der Erregbarkeit zugrunde liegen, noch andersartige Prozesse zwischengeschaltet sein müssen, die durch die Narkose beeinflußt werden. In welcher Richtung wir diese Vorgänge vielleicht suchen dürfen, kann erst später erörtert werden.

b) Narkose anoxybiotischer Vorgänge.

Noch überzeugender vielleicht als durch die im Vorangehenden besprochenen Beweise für eine Sonderung der Oxydationshemmung von der narkotischen Lähmung wird die Erstickungstheorie der Narkose widerlegt durch die Beobachtungen über Narkose anoxybiotischer Vorgänge, denn es liegt auf der Hand, daß der Nachweis einer solchen einer jeden Theorie der Narkose den Boden entzieht, die den Ablauf von Oxydationsprozessen zur Voraussetzung hat.

Auf den ersten Blick schiene es, als würde die Erstickungstheorie bereits durch die einfache Tatsache widerlegt, daß die Narkose viel rascher eine Lähmung des Organismus herbeiführt als die Entziehung des Sauerstoffs. Aber dieser naheliegende Einwand ist, wie schon Verworn (997) hervorhebt, natürlicht nicht entscheidend, weil die Narkose die Oxydationsprozesse direkt und unmittelbar hemmt, während die Sauerstoffentziehung bloß die Zufuhr weiteren Sauerstoffs verhindert, nicht aber die Verwertung des im Organismus noch vorhandenen. Die Narkose muß mithin eine akute, die Sauerstoffentziehung dagegen nur eine — je nach dem vorhandenen Sauerstoffvorrat — mehr oder minder langsame Erstickung erzeugen. Mithin läuft die Entscheidung auf das grundlegende Problem hinaus, ob die in einem sauerstofffreien Medium zu beobachtende Lebenstätigkeit durch aufgespeicherten Sauerstoff oder durch anoxybiotische Lebensvorgänge ermöglicht wird, und die ganze Erstickungstheorie der Narkose steht und fällt mit der von Verworn gemachten Annahme eines Sauerstoffvorrates in den verschiedenen Geweben. Nun hat aber Winterstein (1077) auf mikrorespirometrischem Wege am isolierten Froschrückenmark den direkten Nachweis geführt, daß irgendwelche „SauerstoffDepots“, für deren Existenz gerade hier besonders zahlreiche Argumente zu sprechen schienen (vgl. S. 183), nicht vorhanden sind, und daß das längere Überleben nach Aufhören der Sauerstoffzufuhr daher nur auf anoxybiotischen Vorgängen beruhen könne. Das gleiche folgerte Lesser (574) aus der auf kalorimetrischem Wege gewonnenen Feststellung, daß in einem sauerstofffreien Medium die Wärmeproduktion von Fröschen so stark absinkt, daß deren Ursprung nicht in Oxydationsprozessen gesucht werden kann. Dieses Ergebnis bezieht sich allerdings, da es sich um Untersuchungen des Gesamtstoffwechsels handelt, im wesentlichen jedenfalls auf die Muskulatur. Weder bei dieser, noch bei den Nervenzentren des Kaltblüters also kann der rasche Eintritt der narkotischen Lähmung durch eine „akute“ Erstickung erklärt werden.

Mathers (660) hat beobachtet, daß das Ganglion des Limulusherzens, das nach den Untersuchungen Newmanns (719) isoliert in ausgekochtem Seewasser gleich gut zu funktionieren vermag wie bei Sauerstoffzufuhr, durch Äther ebenso narkotisiert wird wie andere sauerstoffbedürftige Gewebe. Nothmann-Zuckerkandl

(739) hat darauf hingewiesen, daß die Protoplasmaströmung von Nitella, die nach Versuchen von Kühne erst nach wochenlangem Sauerstoffmangel zum Stillstand kommt, durch die Narkose ebenso rasch gehemmt wird wie bei anderen Pflanzen, und Warburg und Wiesel (1041) haben gezeigt, daß durch die Narkotika sowohl die Gärung wie die Vermehrung der Hefezellen gehemmt wird, bei denen die Unabhängigkeit der Lebenstätigkeit von der Sauerstoffatmung ja längst erwiesen ist. Zur Ergänzung und Vervollständigung dieses Tatsachenmaterials hat Winterstein (1082) einige Versuche an tierischen Organismen ausgeführt, die normalerweise dauernd anoxybiotisch leben, bei denen daher die Annahme eines Sauerstoffvorrates völlig sinnlos wäre, nämlich den Askariden. Wie zu erwarten war, konnte sowohl mit Alkohol wie mit Chloroform eine völlige und reversible Lähmung herbeigeführt werden. Ja, beim Alkohol genügte zur Erzielung der Narkose die gleiche Konzentration von etwa 5 Vol. vH, die bei direkter Einspülung Narkose des Zentralnervensystems beim Frosch oder des Säugetierherzens bewirkt. Der langsamere Eintritt der Narkose sowie der Erholung findet in der Erschwerung der Diffusion durch die dicke Cuticularsubstanz seine selbstverständliche Erklärung. In ungefähr gleichzeitig und unabhängig davon angestellten Versuchen gibt Kisch (508) allerdings an, daß er bei der vermutlich gleichfalls anoxybiotisch lebenden Opalina ranarum keine Narkose herbeiführen konnte; aber abgesehen davon, daß ihm dies auch bei dem obligat oxybiotischen Spirostomum nicht gelang, hat er seine Versuche lediglich mit Alkohol angestellt, der nach seinen Angaben in der Konzentration, in welcher er eine Verlangsamung der Bewegung herbeiführt, bereits irreparable Schädigungen (vielleicht durch Wasserentziehung) veranlaßt. Offenbar konnte also hier die narkotische Konzentration, die nach den Angaben Overtons (vgl. S. 52) für Protozoen zum Teil um das mehrfache höher liegt, gar nicht erreicht werden. Versuche mit anderen, stärkeren Narkoticis hätten zweifellos auch hier das gleiche Resultat gezeitigt wie bei den Spulwürmern und allen übrigen Formen lebendiger Substanz. In der Tat haben spätere Untersuchungen von Veszi (1007) ergeben, daß auch obligat anoxybiotische Bakterien, wie Bacillus oedematis maligni und Bacillus gangraenae sacrophysematos bovis (mit Äther) gut narkotisierbar sind.

Mit dem Nachweis narkotischer Lähmungen bei Fehlen jeglicher Oxydationshemmung und dem Nachweis der Narkotisierbarkeit dauernd anoxybiotisch lebender Organismen dürfte die Erstickungstheorie der Narkose wohl endgültig widerlegt sein.

Anhang: Wielands Erstickungstheorie der „betäubenden Gase".

Gleichwohl hat neuerdings Wieland (1066) versucht, diese Theorie für eine kleine Gruppe „betäubender Gase", nämlich für das Stickoxydul und das Acetylen, zu retten, die sich in ihrem Wirkungsmechanismus von den übrigen indifferenten Narkoticis unterscheiden würden. Den Ausgangspunkt seiner Theorie bildet ein Versuch, der ergab, daß ein Frosch in einer zur Hälfte aus Stickoxydul und zur Hälfte aus Sauerstoff bestehenden Atmosphäre dauernd munter blieb, während er in einer solchen von $^1/_2$ Stickoxydul und $^1/_2$ Wasserstoff bald Zeichen veränderten Reaktionsvermögens und nach $1^1/_2$ Stunden völlige Reaktionslosigkeit zeigte. Er beobachtete ferner, daß anscheinend im Gegensatz zu Wintersteins oben besprochenen Versuchen an Ascariden diese durch Stickoxydul bei Atmosphärendruck nicht narkotisiert wurden, vielmehr auch bei tagelanger Durchleitung dieses Gases unbeeinflußt blieben. Ebenso wirkte Stickoxydul auch auf den Froschmuskel und das Froschherz lediglich wie ein indifferentes Gas, und ein Froschherz, das durch Überschichten der in der Kanüle enthaltenen Durchspülungsflüssigkeit mit Paraffinöl weitgehend erstickt war, erfuhr bei Durchleitung von Stickoxydul durch die Lösung eine Besserung seines Zustandes und nicht eine Verstärkung der Kohlensäurevergiftung. Auf diese Beobachtungen begründet Wieland die Vorstellung, daß das Stickoxydul nur durch eine Oxydationshemmung unbekannter Art narkotisch wirke. Da es sich von indifferenten Gasen durch seine sehr viel größere Wasserlöslichkeit unterscheidet (sein Absorptionskoeffizient ist bei 5° etwa 50 mal größer als der des Stickstoffs), suchte er nach einem zweiten durch diese physikalische Eigenschaft gekennzeichneten Gas und fand es im Acetylen, dessen Wasserlöslichkeit noch größer ist als die des Stickoxyduls. Tatsächlich beobachtete er auch bei ihm eine Wirkungslosigkeit auf anoxybiotische oder gegen Sauerstoffentziehung wenig empfindliche Lebensvorgänge (Ascaris, Paramäcium,

Zuckergärung der Hefe, Froschmuskeln, Froschherz). Freilich ergab sich, daß das Acetylen auch in Anwesenheit von Sauerstoff Narkose erzeugte, bei Fröschen in einer Konzentration zwischen 47 und 65 vH, bei weißen Mäusen in einer solchen von über 50 vH einer Atmosphäre.

Bei näherer Betrachtung aller dieser Experimente sucht man vergebens nach einem auch nur einigermaßen befriedigenden Argument für die Wielandsche Theorie. Da ein Frosch bei Zimmertemperatur in einer O-freien Atmosphäre innerhalb 1 bis 2 Stunden zu ersticken pflegt (im Sommer meist noch früher), erscheint es wenig verwunderlich, daß er dies auch in Anwesenheit von Stickoxydul tut. Und selbst wenn man auf Grund einer späteren Angabe Wielands (1067), durch die er sich gegen diesen naheliegenden Einwand zu verteidigen sucht, annimmt, es sei auch der oben zitierte Versuch (im Juni) an einem Kaltfrosch bei niederer Temperatur angestellt, so ist doch die Summationswirkung narkotischer und asphyktischer Lähmung, wie wir bereits gesehen haben, längst bekannt und auch ohne weiteres selbstverständlich. Da ferner, wie gleichfalls längst bekannt, das Stickoxydul ein sehr schwaches Narkotikum ist, das auch beim Menschen und den höheren Tieren erst bei einem Druck von etwa 1 Atmosphäre narkotisch wirkt (vgl. Tabelle auf S. 42), so ist es in keiner Weise befremdlich, wenn Spulwürmer und erfahrungsgemäß erst bei hohen Narkotikumkonzentrationen zu lähmende Organe, wie die Muskeln, bei diesem Stickoxyduldruck noch nicht beeinflußt werden. Wieland selbst konnte die Angaben Weinlands (1051) bestätigen, daß die Spulwürmer bei einem Kohlensäuredruck einer Atmosphäre zum mindesten nicht geschädigt werden; dann müßte also auch die Kohlensäure (die ein stärkeres Narkotikum ist als Stickoxydul) zu der Gruppe der betäubenden Gase zu rechnen sein. Wenn schließlich die Austreibung der Kohlensäure durch das minder wirksame Stickoxydul eine Besserung der Tätigkeit des Froschherzens herbeiführte, so ist auch dies in keiner Weise befremdlich oder einer besonderen Erklärung bedürftig.

Vollends unbegreiflich erscheint es, wie Wieland auch in seinen Acetylenversuchen eine Stütze seiner Auffassung zu finden vermochte, obwohl dieses selbst bei einem Sauerstoffdruck von über 40 vH noch gut narkotisch wirkt! Wieland gibt an, daß in den Versuchen an weißen Mäusen bei Mischung mit Luft die

Wirkung des Acetylens stärker war als bei Mischung mit Sauerstoff, und schloß daraus auf eine Abhängigkeit dieser Wirkung vom Sauerstoffdruck. In Wahrheit aber konnte er mit Acetylenkonzentrationen bis zu 50 vH weder mit Luft noch mit Sauerstoff eine Narkose erzielen, und erst bei Konzentrationen über 50 vH, wenn also der Sauerstoffgehalt des Luftgemisches unter 10 vH sank, war ein Einfluß des Sauerstoffdruckes erkennbar. Überflüssig zu betonen, daß dann — zumal bei einem so lebhaft respirierenden Tier wie der Maus — die Wirkung des Sauerstoffmangels sich zu der narkotischen addieren mußte. Aber auch der wirkliche Nachweis eines Einflusses erhöhten Sauerstoffdrucks würde nichts beweisen, wenn nicht gezeigt wird, daß er für die Gruppe der „betäubenden Gase" spezifisch ist. Davidson (207) z. B. will auch beim Äthylchlorid eine Abschwächung der Wirkung durch erhöhten O-Gehalt der Luft beim Menschen festgestellt haben.

Wenn Schoen (848) in dem von ihm beobachteten auffällig hohen Sauerstoffgehalt des venösen Blutes bei Acetylennarkose des Menschen (18 Vol. vH) ein Zeichen einer besonders starken Herabsetzung der Gewebsatmung und damit eine Stütze der Wielandschen Auffassung sehen will, so fehlt es erstens auch hier an Kontrollversuchen mit anderen unter gleichen Bedingungen verabreichten Narkoticis und zweitens erscheint dies um so weniger beweiskräftig als nach seinen Angaben die angewandte Narkose sich durchweg nur auf das Gehirn erstreckt haben soll und die Reflexerregbarkeit gesteigert war! — Auch die Beobachtung von Fuerst (302), daß die aus der narkotischen Konzentration in der Atmungsluft und der Wasserlöslichkeit bei der betreffenden Temperatur errechnete Acetylenkonzentration im Blut bei der Maus und beim Frosch völlig übereinstimmt, zeigt auf das klarste, daß Vorgänge des Sauerstoffmangels keine Rolle spielen können, da sonst die Empfindlichkeit der Maus unvergleichlich größer sein müßte als die des Frosches, dessen große Widerstandsfähigkeit gegen Sauerstoffentziehung ja längst bekannt ist.

Für das Stickoxydul hatte schon früher Bock (115) die völlige Unabhängigkeit seiner Wirkung von dem Sauerstoffdruck — natürlich sofern dieser die für die Atmung erforderliche Höhe hat — in schlagenden Experimenten dargetan. Er fand bei Ratten die zum Atemstillstand führende Stickoxydulkonzentration innerhalb eines Sauerstoffdruckes von 173—984 mm Hg unverändert. In einem Versuche erzeugte er Narkose bei einem Druck von 778 mm N_2O und 142 mm O_2; dann wurde reiner Sauerstoff bis zu einem Gesamtdruck von 1786 mm eingepumpt, während der Stickoxyduldruck unverändert blieb; die Narkose zeigte nicht die geringste Veränderung! Daß die geringe Wirksamkeit des Stickoxydul lediglich von seiner schwachen narkotischen Kraft herrührt, ergibt sich auf das klarste aus den Versuchen von Bart (46). Dieser fand, daß bei niedriger Temperatur (3—10°), bei der doch der Sauerstoffbedarf besonders gering ist, Frösche — offenbar infolge der größeren Löslichkeit des Gases — auch schon bei einem Stickoxyduldruck von weniger als einer Atmosphäre ($^6/_7$—$^{19}/_{20}$ Atmosphären) in Anwesenheit von Sauerstoff ($^1/_7$ — $^1/_{20}$ Atm.) völlig narkotisiert sind, während eine entsprechende Mischung von z. B. $^{19}/_{20}$ Atm. Wasserstoff und $^1/_{20}$ Atm. Sauerstoff keine Lähmung erzeugt. Kaulquappen wurden in O-gesättigtem Wasser bei 2,6—3,6 Atm., der fakultative Anoxybiont Hämopis (bei 21°) bei etwa 8,4 Atm., Spulwürmer (bei 39°) bei 12 Atm., alle möglichen Bakterien bei 20—30 Atm. Stickoxydul narkotisiert (Bart, 45), durchwegs Drucke, bei denen Stickstoff ohne jede Wirkung blieb.

Wir müssen daher sagen, daß auch nicht der leiseste Anlaß vorliegt, für das Acetylen oder das Stickoxydul oder sonstige „betäubende Gase" einen anderen Wirkungsmechanismus anzunehmen als für alle übrigen indifferenten Narkortika.

5. Der Mechanismus der Oxydationshemmung.

Mit der Widerlegung der Erstickungstheorie und mit der Erkenntnis, daß die Oxydationshemmung, wo sie überhaupt besteht, nur eine Teilerscheinung und nicht die Ursache der Narkose darstellt, hat die Frage nach dem Mechanismus der Oxydationshemmung begreiflicherweise viel an Interesse verloren. Gleichwohl dürfte es schon aus dem Grunde nicht überflüssig sein, auf die hierüber geäußerten Vorstellungen näher einzugehen, weil sie, wie wir später sehen werden, mit den allgemeinen physikalisch-chemischen Theorien der Narkose zum Teil in engstem Zusammenhange stehen.

a) Chemische Bindung. — Bereits früher (vgl. S. 183) ist erwähnt worden, daß Verworn (994, 996) in Analogie zu

A. v. Baeyers Oxoniumtheorie die Narkose durch eine „Blockade des Biogenmoleküls" zu erklären suchte, bedingt durch eine vom Partiardruck des Narkotikums abhängige Anlagerung desselben an den Sauerstoff des Biogenmoleküls. Zu der analogen Vorstellung einer von dem Partiardruck des Narkotikums abhängigen labilen Eiweißverbindung gelangten Moore und Roaf (706, 707) auf Grund ihrer später zu erörternden Untersuchungen über die Absorption von Narkotikumdämpfen durch Serum und Gewebsexakte, und auch Sherrington und Sowton (875) deuteten ihre Beobachtung, daß das Chloroform in einer Salzlösung für das Herz etwa 12 mal so giftig ist als im Blut und daher im ersteren Falle eine viel größere Lösungstension besitzt, in diesem Sinne. Die gleiche Anschauung äußerten für das Stovain Baglioni und Pilotti (42), welche beobachteten, daß Lösungen, die etwa eine Stunde mit den Ischiadicis von Fröschen in Berührung gewesen waren, eine deutliche Abnahme der Giftigkeit erfuhren, so daß die Aufhebung der Leitfähigkeit eines neuen Nerven in ihnen langsamer eintrat als in frischen Lösungen. Das Entgiftungsvermögen der Nervensubstanz wurde durch vorheriges Kochen aufgehoben.

Diese Vorstellung, die, sofern man gewöhnliche chemische Verbindungen im Auge hat, in Anbetracht der außerordentlichen Verschiedenheit des chemischen Aufbaues und der völligen chemischen Indifferenz eines großen Teiles der Narkotika als Grundlage einer allgemeinen Theorie der Narkose offenbar ungeeignet erscheint, hat nun in neuerer Zeit durch Mathews (661) eine Wiederbelebung in modernem physikalisch-chemischem Gewande erfahren: Der Kern seiner Hypothese liegt in der Annahme, daß das Wesen der Narkose in einer Molekularverbindung der Narkotika mit dem Protoplasma bestehe. Die Molekularverbindungen (zu denen der Verfasser auch alle Vereinigungen von gelöster Substanz mit dem Lösungsmittel rechnet) würden bedingt sein durch besondere Valenzen, deren Zahl man ermittelt, indem man von der (aus der Größe der Kohäsionskraft berechneten) Zahl der Gesamtvalenzen die den üblichen chemischen Verbindungen zugrunde liegenden Atom- oder Hauptvalenzen abzieht; der Verfasser hat sie aus diesem Grunde als Restvalenzen („residual valences") bezeichnet. Alle Narkotika würden über solche Restvalenzen verfügen, in der Mehrzahl der Fälle, so bei den Äthern, Alkoholen, Estern, am Sauerstoffatom. Aus der Allgemeinheit der

Oxydationsprozesse, denen meist eine molekulare Bindung des Sauerstoffs vorausgehen soll, würde sich ergeben, daß das Protoplasma zu einer Verbindung mit Sauerstoff besonders geeignete Rezeptoren besitze; diese seien — wegen der mangelnden Neigung, sich mit anderen C-Atomen zu vereinigen — wahrscheinlich nicht im Kohlenstoffatom, sondern in dem mit gleichsinnig angeordneten Restvalenzen versehenen Sauerstoffatom selbst zu suchen. Die reizbare Substanz des Protoplasmas würde daher — ganz entsprechend der Biogenhypothese — von einem Oxyd oder Peroxyd dargestellt, wahrscheinlich der Molekularverbindung eines Protoplasmastoffes mit dem Sauerstoff (nach Art des Oxyhämoglobins). Der Reiz veranlaßt eine Umlagerung der instabilen Molekularverbindung, infolge deren die Oxydation eintritt, durch welche direkt oder indirekt Kohlensäure frei gemacht wird. Die Narkotika nun würden sich mittels ihrer Restvalenzen mit dem Sauerstoffrezeptor des Protoplasmas verbinden. So würde an Stelle der reizbaren Sauerstoff-Protoplasmaverbindung eine Narkotikum-Protoplasmaverbindung entstehen und die Zelle ihre Reizbarkeit einbüßen; bei der durch Herabsetzung des Partiardrucks bedingten Dissoziation der Verbindung würde die Reizbarkeit wiederkehren. — Ohne hier auf die physikalisch-chemischen Grundlagen der Theorie näher einzugehen (die übrigens den neueren physiologischen Erkenntnissen von dem stufenweisen Abbau der Brennstoffe ebensowenig Rechnung trägt, wie die Biogenhypothese), wollen wir nur nochmals darauf hinweisen, daß mit der Erkenntnis der völligen Unabhängigkeit der narkotischen Lähmungserscheinungen von dem Ablauf von Oxydationsprozessen eben einer jeden Theorie die Grundlage entzogen wird, die, auf welche Art es auch sei, die Erscheinungen der Narkose mit dem speziellen Mechanismus der Oxydation untrennbar verquickt.

b) Sauerstoffentziehung. — Eine gewisse Verwandtschaft mit diesen Hypothesen besitzen jene Vorstellungen, welche die narkotischen Lähmungen durch die Annahme zu erklären suchen, daß die Narkotika durch ihre Oxydation der lebendigen Substanz den Sauerstoff entziehen und so eine Erstickung herbeiführen. Diese Vorstellung ist zuerst von Baglioni (36) für eine Reihe von Substanzen geäußert worden, die allerdings nicht den Narkoticis im engeren Sinne zugerechnet werden können. Zu ihnen würde eine Gruppe dem Phenol verwandter Stoffe (Ben-

zol, Toluol, Xylol) gehören, welche die Eigentümlichkeit besitzen,
beim Frosch zuerst lähmend zu wirken und dann nach allmählichem Verschwinden der Lähmung klonische Zuckungen auszulösen. Diese Wirkung will Baglioni eben durch die Annahme
erklären, daß sie im Organismus oxydiert werden, hierbei durch
Bindung des hierzu erforderlichen Sauerstoffs vorübergehend eine
Erstickungslähmung erzeugen, während das resultierende Oxydationsprodukt (z. B. Phenol) dann die charakteristische klonischerregende Wirkung auslöst. Ähnlich würde es sich mit einer weiteren Gruppe von Substanzen (Benzylalkohol, Benzaldehyd, Benzolsäure) verhalten, die um so schwächer lähmend wirken, je
mehr Sauerstoff sie bereits enthalten; die beiden ersten würden,
da sie im Organismus zu Benzoesäure oxydiert werden, vielleicht
gleichfalls ihre narkotische Wirkung dadurch ausüben, daß sie
den Biogenmolekülen der Nervenzentren Sauerstoff entziehen.
Wegen der spezifischen Affinität dieser Stoffe zum Zentralnervensystem würde ihre Wirkung sich im wesentlichen auf dieses beschränken, und der Verfasser will nicht behaupten, daß alle Narkotika auf diese Weise ihre lähmende Wirkung entfalten.

Während Baglioni seine Hypothese, der übrigens durch den
Nachweis eines temporär anoxybiotischen Lebens der Nervenzentren natürlich gleichfalls der Boden entzogen wird, zunächst
nur für bestimmte Substanzgruppen aufstellte, glaubte merkwürdigerweise Bürker (163, 164), der später im Prinzip ähnliche
Vorstellungen geäußert hat, auf diesen Vorbehalt verzichten zu
dürfen. Von der Beobachtung ausgehend, daß bei der Elektrolyse Narkotika enthaltender Lösungen eine Sauerstoffzehrung auftritt, deren Intensität einen gewissen Parallelismus zu der Wirkungsstärke des Narkotikums aufweisen würde, und daß Oxydationsprodukte in der Anodenflüssigkeit, bzw. dem Anodengas
nachweisbar sind, stellte er die Theorie auf, daß die in den Lipoiden der Zelle sich ansammelnden Narkotika den Sauerstoff zu
ihrer eigenen Oxydation mit Beschlag belegen und so eine Erstickung der Zelle herbeiführen. Schon Höber (441, 4. Aufl., S. 461)
hat eine treffende Kritik dieser Hypothese gegeben. Ganz abgesehen davon, daß nicht recht einzusehen ist, wie die bei der
Elektrolyse beobachteten Erscheinungen ohne weiteres mit vitalen
Vorgängen in Parallele gesetzt werden können, müßte man nach
dieser Theorie erwarten, daß die am leichtesten oxydablen Nar-

kotika die kräftigste Wirkung entfalten. Es ist bekannt, daß dies nicht der Fall ist; daß z. B. der gewöhnliche Alkohol, der im Körper fast völlig oxydiert. wird, ein schwaches Narkotikum darstellt, während Äther, Chloroform Chloralhydrat zu weitaus größtem Teil unzersetzt wieder ausgeschieden werden, andere, wie die Kohlensäure, überhaupt nicht weiter oxydabel sind. Überdies wäre gerade das charakteristische Zeichen der Oxydationshemmung, die Herabsetzung des Sauerstoffverbrauches, durch diese Theorie gar nicht erklärbar. Denn wenn die Erstickung bloß dadurch zustande käme, daß der zugeführte Sauerstoff anderweitig verwendet wird, dann wäre zum mindesten keine Herabsetzung, sondern eher sogar eine Steigerung des Sauerstoffkonsums zu erwarten.

c) **Permeabilitätsänderungen.** — Größere Beachtung hat eine von Mansfeld (649—651) aufgestellte Hypothese gefunden. Sie geht aus von der später noch eingehend zu erörternden Lipoidtheorie der Narkose (welche die Lipoidlöslichkeit der Narkotika für das maßgebende Moment ihrer Wirkung ansieht) und schlägt eine Brücke von dieser zur Erstickungstheorie durch die Annahme, daß den Lipoiden wegen ihres hohen Sauerstoffabsorptionsvermögens eine große Bedeutung für die Sauerstoffversorgung der Zellen zukäme. Mansfeld (649) argumentiert nun weiter: „Die Physik lehrt uns, daß jede Lösung weniger Gase absorbiert als das Lösungsmittel selbst."... „Die Narkose wäre demnach eine partielle Sauerstoffarmut der Nervenzellen, verursacht dadurch, daß dieselben den ihnen zu Gebote stehenden Sauerstoff nur in unzureichender Menge aufnehmen können." Demgegenüber muß darauf hingewiesen werden, daß die Physik eine Verminderung der Gasabsorption in Lösungen durchaus nicht als ein allgemeines Gesetz lehrt, sondern lediglich als eine besondere Eigentümlichkeit der Elektrolyte. Die Anwendung des Henry-Daltonschen Gesetzes auf verdünnte Lösungen ließe vielmehr, wie bereits Höber (a. a. O.) in seiner Kritik hervorgehoben hat, gerade umgekehrt erwarten, daß zwei in Lösung befindliche Stoffe einander nicht beeinflussen. In der Tat ergaben die physikalischen Spezialuntersuchungen (Literatur bei Winterstein, 1082) im allgemeinen keine oder nur eine geringfügige Verminderung der Gaslöslichkeit, besonders bei Lösungen von Kolloiden. Was speziell die Narkotika anlangt, so fand Knopp (517), daß Chloralhydrat selbst in starken Konzentrationen die

Löslichkeit der Gase im Wasser nicht herabsetzt, und ebenso sahen Moore und Roaf (706) das Gasabsorptionsvermögen von Blutserum und Hämoglobinlösungen durch Zusatz von Chloroform keine Verminderung erfahren. Zur Stütze seiner Hypothese ließ Mansfeld von E. Hamburger (384) direkte Untersuchungen über den Einfluß von Narkoticis auf das Gasabsorptionsvermögen von Öl anstellen, deren Resultate seine Vorstellungen in überraschender Weise zu bestätigen schienen. Allein die Nachprüfung dieser in sich widerspruchsvollen und schon ihren absoluten Werten nach absurden Ergebnisse durch Winterstein (1082) lieferten ein durchaus negatives Resultat und damit den Nachweis, daß sie lediglich durch Mängel der Methodik vorgetäuscht waren.

Mit der Widerlegung der Mansfeldschen Theorie fällt auch die von Breslauer und Woker (131) geäußerte Hypothese, daß bei der Narkose infolge der geringen Löslichkeit des Narkotikums im Protoplasmakörper an der Berührungsfläche zwischen diesem und der lipoiden Plasmahaut eine Entmischung stattfinde, die zur Bildung eines feinen, den Durchtritt des Sauerstoffs verhindernden Narkotikumhäutchens führe (vgl. auch Woker, 1100, und Woker und Weyland, 1102). Den direkten experimentellen Beweis für die Unhaltbarkeit der auf eine Verminderung des Sauerstoffabsorptions- oder Diffusionsvermögens gegründeten Hypothesen lieferte eine Beobachtung von Meyerhof (680), der unter Verwendung von Rongalitweiß als Indikator an Seeigeleiern zeigen konnte, daß bei einer Narkose durch Phenylurethan, bei der die Sauerstoffatmung etwa auf die Hälfte herabgesetzt war, das Eindiffundieren des Sauerstoffs in die Zellen mit der gleichen Schnelligkeit erfolgte wie in normalem Seewasser.

Auf etwas anderem Wege hat Lillie (584) Änderungen der Zellpermeabilität zur Erklärung der Oxydationshemmung heranzuziehen gsucht. Später noch zu besprechende Versuche hatten ihn, ebenso wie eine Reihe anderer Autoren zu der Erkenntnis geführt, daß die Narkose eine Verminderung der Zellpermeabilität herbeiführt; diese würde nun nach ihm die Kohlensäurediffusion und dadurch den im Zellinnern herrschenden Kohlensäuredruck beeinflussen, der seinerseits wieder die Intensität der Oxydationsprozesse reguliere. Eine Steigerung der Zellpermeabilität, wie sie gemäß der Membrantheorie einer jeden Reizung zugrunde liegt, würde ein erhöhtes Herausdiffundieren der Kohlensäure und so

nach dem Massenwirkungsgesetz durch Beseitigung des Reaktionsproduktes zu einer Steigerung der die Kohlensäurebildung bewirkenden Oxydationsvorgänge führen, während die durch die
Narkotika bewirkte Verminderung der Permeabilität den entgegengesetzten Erfolg nach sich ziehe. Einer solchen Annahme steht
aber schon die große Diffusionsgeschwindigkeit der Kohlensäure
entgegen, ebenso wie die schon von Warburg (1020) hervorgehobene weitgehende Unabhängigkeit der Oxydationsprozesse von
der Kohlensäuretension. — In einer späteren Arbeit versuchte
Lillie (585) die Oxydationshemmung in der Narkose einfach als
sekundäre Folge des Ausbleibens der den Sauerstoffverbrauch bedingenden Erregungsvorgänge zu deuten; aber auch dieser Erklärungsversuch muß in Anbetracht der Tatsache zurückgewiesen
werden, daß diese Oxydationshemmung auch an isolierten Ge-
websstücken und Organpartikeln, ja, wie wir gleich sehen werden, sogar an Gewebsextrakten nachweisbar ist, bei denen Erregungsvorgänge irgendwelcher Art überhaupt keine Rolle mehr
spielen können.

Vernon (988) hat auf Grund der lähmenden Wirkung der
Narkotika auf die Indophenoloxydase, die seiner Auffassung nach
mit der Lipoidlöslichkeit in Zusammenhang stehen würde, die
nicht näher begründete Hypothese geäußert, daß diese hemmende
Wirkung vielleicht von der Auflösung von Lipoidmembranen abhänge, welche die Gewebsoxygenase und Peroxydase zusammenhalten und ihre gemeinsame enzymatische Tätigkeit ermöglichen.
— Vom Standpunkte der Lipoidtheorie aus ließe sich schließlich
für das Verständnis des Mechanismus der Oxydationshemmung
noch die Auffassung von Fränkel und Dimitz (271) anführen,
nach welcher die sauerstoffgierigen Phosphatide in den Zellen als
Sauerstoffüberträger fungieren sollen. Auch Palladin und Stanewitsch (757) sprechen den Lipoiden eine Bedeutung für den At-
mungsprozeß (bei Pflanzen) zu, auf Grund der Beobachtung, daß
die Kohlensäureausscheidung von Weizenkeimen, die durch verschiedene Extraktionsmittel abgetötet wurden, im allgemeinen um
so stärker absinkt, je mehr Lipoide durch die betreffenden Mittel
extrahiert werden.

d) Antikatalyse. — Von der Vorstellung ausgehend, daß
die in den Zellen sich abspielenden Oxydationsvorgänge an kataly-
satorische Enzyme gebunden seien, hat Winterstein (1076) den

Gedanken geäußert, daß die Narkotika als Antikatalysatoren oder Paralysatoren im Sinne von Bredig (130) fungieren, indem sie die Wirksamkeit der genannten Enzyme beeinträchtigen bzw. aufheben. Dieser Vorstellung hat sich in neuerer Zeit anscheinend auch Verworn (997) angeschlossen und vor allem Traube (952, 955, 956), der den noch allgemeineren Ausdruck Bradyatoren wählte, der es offen läßt, ob die reaktionsverzogernde Wirkung der Narkotika eine direkte negative Katalyse oder, wie oben angenommen, die Behinderung einer positiven Katalyse darstellt. Nun muß aber zugegeben werden, daß mit dieser Erkenntnis für das Verständnis zunächst nicht viel gewonnen ist, da es sich im Grunde bloß um Ausdrücke für die Tatsache der verminderten Oxydationsgeschwindigkeit handelt, und die Antikatalyse ein großes Gebiet von Erscheinungen umfaßt, die auf mannigfache Weise zustande kommen können. Gerade hier aber, in der Frage nach dem Mechanismus dieser Antykatalyse haben die neueren Untersuchungen wichtige Fortschritte gezeitigt, die zugleich einen klaren Einblick in die Beziehungen der Oxydationshemmung zu den allgemeinen Erscheinungen der Narkose gewähren.

Ehe wir auf diese Untersuchungen eingehen, die wir vor allem Warburg verdanken, sei erwähnt, daß Burge, der in zahlreichen Arbeiten einen weitestgehenden Parallelismus zwischen Oxydationsgröße und Katalasegehalt zu erweisen sucht, dementsprechend auch die narkotische Oxydationshemmung mit einer Verminderung des letzteren in Zusammenhang bringt. Er und seine Mitarbeiter (145—147, 149) wollen gefunden haben, daß nach Darreichung von Äther, Chloroform, Chloralhydrat, Stickoxydul, Magnesiumsulfat bei Hunden, Katzen, Kaninchen der Katalasegehalt des Blutes (gemessen an der innerhalb einer bestimmten Zeit aus Wasserstoffsuperoxyd entwickelten Sauerstoffmenge) proportional der Tiefe der Narkose und der Schnelligkeit ihres Eintritts immer mehr abnimmt und während der Erholung wieder ansteigt. Diese auch in vitro zu beobachtende Abnahme würde nicht auf einem Unwirksamwerden der Katalase durch das Narkotikum, sondern auf einer direkten Zerstörung derselben beruhen, da die Entfernung des Narkotikums in vitro die Wirksamkeit des Blutes in bezug auf seine Fähigkeit, Wasserstoffsuperoxyd zu zerlegen, nicht wieder herstellt. Umgekehrt würde während des Erregungsstadiums der Narkose auch eine Steigerung des

Katalasegehaltes feststellbar sein. Auch bei einzelligen Organismen würde nach Burge (148) der Grad ihrer Narkotisierbarkeit und der Beeinflussung ihres Katalasegehaltes durchaus parallel gehen. Reimann und Becker (801) haben bei Bestimmungen am Menschen vor und unmittelbar nach dem Aufhören der Narkose den Katalasegehalt in 65 vH der Fälle eine Abnahme, in 35 vH aber eine Zunahme erfahren sehen; nach ihnen wäre die von Burge verwendete Methode überhaupt viel zu ungenau, so daß Schwankungen von 50 vH, ja selbst 100 vH bei Wiederholung der Bestimmung an ein und demselben Individuum nicht selten zu beobachten seien und daher völlig in die Fehlergrenzen hineinfielen. Aber auch wenn man davon absieht, ist der Beweis, daß die etwa auftretenden Änderungen des Katalasegehaltes das Primäre darstellen, in keiner Weise geliefert. Da nach Burge der Katalasegehalt des Blutes auf dem Wege des Splanchnicus durch die Leber kontrolliert würde, in der ihre Bildung erfolgen soll, so könnten die Änderungen des Katalasegehaltes ja auch die Folge und nicht die Ursache der narkotischen Erregung bzw. Lähmung darstellen. Daß es vollends unmöglich ist, nun gar mit Burge das Wesen der Narkose in solchen Änderungen des Katalasegehaltes zu suchen, bedarf nach den vorangehenden Ausführungen wohl keiner weiteren Erörterung.

Warburg und Wiesel (1041) haben die bemerkenswerte Tatsache aufgedeckt, daß die oxydationshemmende Wirkung der Narkotika in auffälliger Weise ihrer Fähigkeit parallel geht, in Hefepreßsaft Niederschläge hervorzurufen. Hierbei waren nicht bloß die Unterschiede in der fällenden Kraft der verschiedenen Narkotika von der gleichen Größenordnung wie die Unterschiede in der Wirkung auf lebende Zellen, sondern auch die absoluten Werte der niederschlagbildenden Konzentrationen lagen nur wenig über den zur Hemmung der Oxydation in den lebenden Zellen erforderlichen und fielen sogar teilweise mit ihnen zusammen. Diese Beobachtungen führten Warburg (1026) ursprünglich zu der Vorstellung, daß die Wirkung der Narkose auf die Atmung in der Ausflockung oder doch Verminderung des Dispersitätsgrades eines Atmungsenzyms beruhe, das normalerweise in großer Oberflächenentwicklung an den Zellmembranen adsorbiert sei. — Batelli und Stern (48, 51) beobachteten, daß verschiedene Gewebe Bernsteinsäure zu oxydieren vermögen; diese Fähigkeit würde herrühren von besonderen Substanzen, die sie als Oxydone bezeichnen, und die sich von den Oxydasen dadurch unterscheiden, daß sie erst nach Zerstörung der Zellstruktur in wässerige Extrakte übergehen und ferner durch Trypsineinwirkung und Erwärmung leicht vernichtet werden. Die Narkotika bewirken oberhalb einer gewissen Konzentration eine Verminderung bzw. völlige Aufhebung dieser Oxydonwirkung; außerdem besitzen sie die Fähigkeit, die in wässerigen Gewebsextrakten enthaltenen Nucleoproteide zu fällen. Auch diese beiden Wirkungen nun, die oxydonzerstörende und die nukleoproteidfällende, zeigen einen weitgehenden Parallelismus. Die fällend wirkenden Konzentrationen sind jedoch um das vielfache höher als die narkotischen und die Fällungen wohl sicher irreversibel. Diese beiden Momente machen es, wie später noch genauer erörtert werden soll, in hohem Maße unwahrscheinlich, daß Ausflockung oder Dispersitätsverminderung als solche zur Erklärung reversibel narkotischer Hemmungen herangezogen werden können, und lassen vermuten, daß das ausschlaggebende Moment in der Adsorption des Narkotikums liegt, die, wie wir sehen werden, der Ausflockung wahrscheinlich vorangeht und durch Umhüllung der Fermentteilchen diese ihrer Wirkung beraubt.

Warburg (1028) konnte nachweisen, daß sich aus wässerigen Extrakten von Säugetierlebern nach Filtration durch Berkfeld-Kerzen völlig strukturfreie Flüssigkeiten gewinnen lassen, welche noch eine Sauerstoffatmung besitzen, die ungefähr 4 vH der Atmung der intakten Leberzellen beträgt, und zu der letzteren in etwa dem gleichen Größenverhältnis steht, wie die Preßsaftgärung zu der Gärung der lebenden Hefezellen. Auch diese Extraktatmung nun wurde durch die Narkotika, und zwar wieder in der üblichen Reihenfolge ihrer narkotischen Wirkungsstärken gehemmt, nur daß viel größere Konzentrationen hierzu erforderlich waren. Die Struktur macht also — vermutlich vor allem durch die besondere Art der Oberflächenentwicklung — die Oxydationsfermente empfindlicher gegen die Narkotika (Warburg, 1030).

Wie Meyerhof später gezeigt hat, wird auch die Atmung abgetöteter Zellen [Acetonpulver von Staphylokokken (687), Acetonhefe (688)] und von Hefemacerationssaft (688) durch Narkotika gehemmt, sowie die durch Zusatz von hexosephosphorsaurem Natrium erregte Atmung des (sonst nicht atmenden) Ultrafiltrationsrückstandes dieses Hefemacerationssaftes (689).

Daß es sich bei dieser Wirkung der Narkotika um eine Antikatalyse handelt, wird weiter in hohem Maße wahrscheinlich durch die Entdeckung Warburgs (1031), daß die Oxydationsgeschwindigkeit in einer aus Seeigeleiern hergestellten atmenden Flüssigkeit durch Zusatz kleiner Mengen eines Eisensalzes sehr bedeutend, unter Umständen um 100 vH gesteigert werden kann, und daß der bei Eisenzusatz auftretende Mehrverbrauch an Sauerstoff durch Äthylurethan um fast genau den gleichen Bruchteil gehemmt wird wie die übrige Atmung. Das eindringlichste Argument zugunsten der Richtigkeit seiner Ansicht, daß „die Verbrennungen in sauerstoffatmenden Zellen Oxydationskatalysen an Oberflächen sind und durch indifferente Narkotika gehemmt werden, weil sich diese Stoffe an den Oberflächen anreichern und hier das Adsorptionsmilieu verändern", hat schließlich Warburg (1029) an einem „völlig leblosen" Modell durch den Nachweis geliefert, daß „Oxalsäure bei 38° an der Oberfläche von Blutkohle zu Kohlensäure und Wasser verbrennt, und daß die Geschwindigkeit dieser Reaktion in ähnlicher Weise durch indifferente Narkotika verlangsamt wird, wie die Oxydationsgeschwindigkeit in Zellen". Dasselbe ist nach neueren Untersuchungen Warburgs (1035) auch bei der Oxydation von Aminosäuren an Blutkohle der Fall. (Vgl. auch die Versuche von Ray [795—797] über die Oxydation organischer Säuren, die in Anwesenheit von H_2O_2 und $Fe_2(SO_4)_3$ vor sich gehen und unter dem Einfluß der Narkotika — zum Teil sogar nach anfänglichem „Erregungsstadium" [Steigerung der Oxydationsgeschwindigkeit] — vermindert würde [s. auch S. 20].)

Die folgende tabellarische Zusammenstellung von Beispielen aus den von Warburg gefundenen Werten zeigt die überraschende Übereinstimmung in der hemmenden Wirkung, welche Narkotika auf die Zellatmung und auf die Modellatmung ausüben:

Hemmung der Oxydationsgeschwindigkeit durch Urethane.

Substanz	Konzentration in Gew.-Proz.	Hemmung in Prozent	
		Oxalsäure-Kohle	Rote Vogel-blutzellen
Methylurethan	10	60	60
Äthylurethan	5	65	88
Phenylurethan	0,05	90	55

Nach Warburgs vortrefflichen Untersuchungen dürfen wir den Mechanismus der Oxydationshemmung in der Narkose wohl bis zu einem gewissen Grade als geklärt betrachten. Sie führen mit hoher Wahrscheinlichkeit zu der Auffassung, daß die Narkotika als Antikatalysatoren wirken, welche durch Veränderung des Adsorptionsmediums die Oberflächenentwicklung und damit die Wirksamkeit von Atmungsenzymen einschränken. Dieser unspezifischen Oberflächen-Antikatalyse der Narkotika steht die spezifische Antikatalyse gegenüber, wie sie beispielsweise die Blausäure durch ihre chemische Verbindung mit dem sauerstoffaktivierenden Eisen ausübt (Warburg, 1037).

Mit dieser Erkenntnis aber verknüpft sich eine zweite, nicht minder wichtige. Wenn die Narkotika die Adsorptionsflächen verändern, dann müssen diese Vorgänge offenbar nicht bloß die Atmungsenzyme, sondern eine Unzahl anderer Zellprozesse in mehr oder minder gleichem Ausmaße betreffen. In der Tat fällen die Narkotika, wie wir noch sehen werden, Kolloide verschiedenster Art; in der Tat hemmen sie, wie dargelegt wurde, in den Zellen die verschiedenartigsten, auch von der Atmung gänzlich unabhängigen Prozesse, in den Hefezellen z. B. die Gärung. Und wie die „Strukturwirkungsstärke" (Warburg) der Narkotika für die Atmung der lebenden Zellen eine viel größere ist als die Wirkung auf die Extraktatmung, so ist nach den Untersuchungen von (Warburg und) Dorner (223) in ganz der gleichen Weise auch die Gärungshemmung in der lebenden Hefezelle stets eine größere als im Hefepreßsaft. Und so gelangen wir durch das Studium des Mechanismus der Oxydationshemmung zu dem gleichen Ergebnis wie durch das Studium der narkotischen Wirkungen überhaupt: Die Oxydationshemmung ist keine spezifische Wirkung und noch weniger eine Ursache der Narkose. Sie ist eine Teilerscheinung der allgemeinen physikalisch-chemischen Veränderungen, welche die Narkotika in den lebenden Systemen hervorrufen.

Die Natur dieser Veränderungen und die Eigentümlichkeiten der Narkotika, welche ihre Wirkungsweise bedingen, werden wir im folgenden näher zu ergründen versuchen.

C. Die physikalisch-chemischen Theorien der Narkose.

Die Allgemeinheit der narkotischen Wirkungen, die sich, wie wir gesehen haben, auf alle Formen der lebendigen Substanz und auf alle Lebensvorgänge erstrecken, drängt gebieterisch zu der Auffassung, den Mechanismus dieser Wirkungen in physikalisch-chemischen Veränderungen allgemeinster Art zu suchen, und nicht, wie dies bei den vorangehend erörterten Vorstellungen der Fall war, in spezifischen Beeinflussungen bestimmter Organe oder bestimmter Prozesse. Den natürlichen Ausgangspunkt für das Bestreben, solche allgemeine physikalisch-chemische Veränderungen aufzudecken, bildet das Studium der Gesetze, welche die Verteilung der Narkotika im Organismus beherrschen, und die Untersuchung der Beziehungen, die zwischen ihrer Konzentration und ihrer Giftwirkung bestehen.

I. Die Verteilung der Narkotika im Organismus und die Beziehungen zwischen ihrer Konzentration im umgebenden Medium, im Blute und in den Geweben.

1. Die dynamische Verteilung.

a) Verteilung zwischen Atmungsluft und Blut.

Während manche Gifte infolge ihrer besonderen Affinität zu bestimmten Geweben von diesen in weitgehender Unabhängigkeit von der Giftkonzentration der Umgebung gespeichert werden, ist die Grundtatsache, welche die Verteilung der Narkotika im Organismus beherrscht, der Parallelismus, der zwischen ihrer Anhäufung in den Geweben und ihrer Konzentration in der Umgebung besteht. Es liegen also hier Verhältnisse vor, die eine weitgehende Ähnlichkeit mit den Erscheinungen des Gasaustausches im Körper zeigen, und wohl mit Recht hat Overton (754, S. 19) darauf hingewiesen, daß diese Analogie es gewesen sein dürfte, die gerade Paul Bert, den Erforscher der Gesetze des Gasaustausches, dazu geführt hat, in der relativen Konzentration der Narkotika in der Atmungsluft den die Intensität der Narkose bestimmenden Faktor zu suchen.

Bert (80, 81, 84, 85) zeigte, daß man bei schwachem Gehalt der Einatmungsluft an Chloroform ungeheuere Mengen desselben die Lunge passieren lassen kann, ohne eine andere Erscheinung zu bewirken, als ein Absinken der Temperatur, und daß nur bei einem bestimmten Minimalgehalt der Luft an Narkotikum eine Narkose erzielt werden kann (bezüglich der absoluten Werte vgl. 1. Teil, C, 1). Die Konzentration des Narkotikums in der Einatmungsluft würde daher das für die Tiefe der Narkose allein maßgebende Moment darstellen, und Bert (80) sprach die Hoffnung aus, daß mit einem Verfahren, welches eine absolute Konstanz dieser Konzentration sichere, die Narkose durchgeführt werden könne, ohne daß man sich um den Kranken überhaupt weiter zu kümmern und seinen Zustand zu berücksichtigen brauche. Die Erfahrung hat gelehrt, daß diese Hoffnung eine trügerische war, ja, daß alle die zahlreichen und komplizierten, zur Erhaltung einer bestimmten Narkotikumkonzentration konstruierten Apparate für den Menschen nur in sehr beschränktem Umfange brauchbar sind, weil die Narkose zunächst einmal mit toxischen Dosen eingeleitet werden muß, wenn sich ihr Eintritt nicht endlos in die Länge ziehen soll (vgl. Ritschel und Stange, 808, Kochmann, 523). Der Konzentrationsausgleich zwischen Atmungsluft und Geweben, der ja natürlich die Voraussetzung für eine Beherrschung der Narkosetiefe durch den Narkotikumgehalt der Atmungsluft bildet, erfolgt also offenbar mit großer Langsamkeit. Selbstredend kann und muß die zur Einleitung der Narkose dienende toxische Narkotikumkonzentration in dem Maße, in welchem der Ausgleich fortschreitet, immer mehr vermindert werden, wenn der gleiche Narkosegrad erhalten bleiben soll. Wenn Deckers (209) auf Grund dieser von ihm experimentell genauer belegten, im übrigen aber längst bekannten und ohne weiteres einleuchtenden Tatsache die prinzipiellen Grundlagen der Bertschen Theorie anzweifeln zu müssen glaubt, so ist dies natürlich gänzlich unbegründet.

Die Geppertschen Schüler Schwinning (868), Hölscher (451), Günter (369) und Dunker (232) kamen bei ihren Versuchen allerdings zu dem Ergebnis, daß bei einer durch längere Zeit fortgesetzten Inhalationsnarkose mit Äther bzw. Chloroform eine völlige Absättigung des Tierkörpers eintritt, was sie daraus erschlossen, daß der Narkotikumgehalt der Exspirationsluft schließlich den der Inspirationsluft annähernd erreichte (vgl. auch Harcourt, 398). Allein aus den mitgeteilten Daten ergibt sich, daß zwar nach $^3/_4$—1stündiger Narkose der Äther- bzw. Chloroformgehalt der Ausatmungsluft etwa 80—90 vH desjenigen der Einatmungsluft betrug, daß aber ein weiteres Ansteigen desselben nur äußerst langsam erfolgte, so daß auch nach $2^3/_4$ Stunden nur in den wenigsten Versuchen kein Unterschied mehr feststellbar war. Berücksichtigt man noch, daß durch den schädlichen Raum der Lunge die tatsächliche Differenz zwischen Einatmungsluft und Alveolarluft eine Verringerung erfahren muß, und daß die Zwischenschaltung des Blutes den Unterschied gegenüber dem Gehalt der Gewebe noch weiter vergrößert (s. u.), so besteht die Möglichkeit, daß auch diese Versuche von einem völligen Ausgleich aller Konzentrationen noch weit entfernt waren.

Vor allem haben die eingehenden Untersuchungen von Tissot (939) ergeben, mit wie überraschender Langsamkeit dieser Ausgleich vor sich geht. Er fand, daß, wenn man beim Hund manuell sehr frequente Atembewegungen ausführt, völlige Narkose bereits bei viel geringerer (halb so großer!) Chloroformkonzentration in der Einatmungsluft zu erzielen ist als unter gewöhnlichen Bedingungen. Nach Bert würde für den Hund die narkotische Konzentration 8 g Chloroform auf 100 Liter Luft betragen (vgl. S. 38). Bei Durchleitung eines solchen Gemisches durch das Blut würde dieses bei völliger Sättigung nach Tissot 0,09 Gew.-Proz. Chloroform enthalten, während der bei der Inhalationsnarkose bei dieser Chloroformspannung tatsächlich zu beobachtende Chloroformgehalt des Blutes nur 0,035—0,04 vH (nach Magos, 646, beim Kaninchen sogar oft nur halb so viel) beträgt, und bereits ein Gehalt von 0,055—0,07 vH tödlich ist! Es ist also völlig unmöglich, aus dem Narkotikumgehalt der Atmungsluft mit nur einiger Sicherheit denjenigen des Blutplasmas zu berechnen, wie dies Overton zu tun versucht hat (vgl. S. 37).

Würde bei der gewöhnlichen Inhalationsnarkose eine völlig gleichmäßige Durchtränkung aller Gewebe mit dem Narkotikum entsprechend dem Dampfdruck desselben erfolgen, so müßte der Narkotikumgehalt des aus der Lunge kommenden arteriellen Blutes genau so groß sein wie derjenige des in die Lunge zurückströmenden venösen Blutes. Die am Hunde mit Chloroformnarkose ausgeführten Versuche Tissots lehren, daß das keineswegs der Fall ist, daß vielmehr das arterielle Blut auch nach mehrstündiger Dauer der Narkose immer noch einen Teil seines Chloroformgehaltes an die Gewebe abgibt und daher chloroformärmer zur Lunge zurückkehrt, während umgekehrt nach Aufhören der Narkose das venöse Blut noch lange einen größeren Chloroformgehalt aufweist als das arterielle. So betrug beispielsweise 20 Minuten vor Beendigung einer Narkose (von nicht angegebener Dauer) der Chloroformgehalt des arteriellen Blutes 53,2, derjenige des venösen Blutes 48,1 mg auf 100 ccm, 4 Minuten nach Aufhören der Narkose 28,4 bzw. 32,5 und nach 45 Minuten 5,8 bzw. 7,7 mg. Da die Diffusion des Chloroforms um so langsamer erfolgt, je langsamer die Blutzirkulation ist, so beobachtet man die größte Differenz bei tiefer Narkose mit starker Herabsetzung des Blutdrucks und daher auch der Strömungsgeschwindigkeit, wie die folgenden Versuche von Tissot zeigen, in denen der Chloroformgehalt des Blutes im mg auf 100 ccm Blut angegeben ist:

	Leichte Narkose mit hohem Blutdruck (12—13,5 cm Hg)		Tiefe Narkose mit sehr niedrigem Blutdruck (5—6 cm Hg)	
Arterielles Blut .	38,7 mg	43,0 mg	67,2 mg	105,2 mg
Venöses Blut . .	35,3 „	38,8 „	43,2 „	57,3 „
Differenz	3,4 mg	4,2 mg	24,0 mg	47,9 mg

Selbst nach achtstündiger Narkose war in einem Versuche der Ausgleich der Chloroformspannungen noch nicht beendet, wie aus dem immer weiter gehenden Ansteigen des Chloroformgehaltes des Blutes hervorgeht. Dieser betrug bei Inhalation von 4 mg Chloroform auf 100 Liter Luft nach 1 Stunde 42 Min.: 27,0, nach 1 St. 50 Min.: 30,5, nach 5 St. 15 Min.: 36,7, nach 6 St. 56 Min.: 42,4 und nach 8 St. 21 Min.: 46,2 mg auf 100 ccm; erst jetzt war der Ausgleich der Konzentrationen fast völlig beendet, da 100 ccm Blut bei Durchleiten des gleichen Chloroformgemisches in vitro 48 mg aufnahmen.

Ebenso langsam, nach Magos (646) sogar noch langsamer als die Aufnahme, erfolgt auch die vollständige Entfernung des Narkotikums nach Aufhören der Narkose. Zwar wird die Hauptmenge schnell abgegeben, so daß nach Nicloux (721) der Chloroformgehalt des Blutes innerhalb 5 Minuten bereits auf etwa die Hälfte absinkt, dann aber wird die Abgabe immer langsamer und ist erst nach 7 Stunden annähernd beendet (vgl. auch Buckmaster und Gardner, 142). Nach Büdinger (143) sollen die letzten Spuren Chloroform im menschlichen Atem noch 5 Tage nach der Narkose nachweisbar sein! Die Abgabe von Äther erfolgt in analoger Weise, aber rascher als die von Chloroform (Nicloux, 726, 728), wie die folgende Tabelle zeigt:

Zeit nach Beendigung der Ätherinhalation in Minuten	Äthergehalt des Blutes in mg pro 100 ccm	
	arteriell	venös
0	115	102
3	71,5	92
5	63	80,5
15	52,5	58,5
30	35	40
60	25	27,5

Auch hier ist das für die Chloroformnarkose bereits oben beschriebene Verhalten zu beobachten, daß in den ersten Minuten nach Einatmung freier Luft eine Kreuzung der Kurven des Narkotikumgehaltes ($\rightleftarrows$) erfolgt, indem dieser während der Narkotikuminhalation im arteriellen, nach Aufhören derselben im venösen Blute höher ist. Das gleiche Verhalten ist von Camus und Nicloux (169) auch beim Chloräthyl gefunden wurden, daß außerordentlich schnell aus dem Blute verschwindet. Mit der viel rascheren Ausscheidung des Äthers im Vergleich zu der des Chloroforms wird es wohl zusammenhängen, daß man nach Deckers (209) bei Fortführung einer mit Chloroform eingeleiteten Narkose mit Äther die Konzentration desselben in der Einatmungsluft stark herabsetzen kann, nicht aber umgekehrt jene des Chloroforms nach vorangegangener Äthernarkose.

Die Aufnahme und Ausscheidung des Äthers ist in neuerer Zeit zum Gegenstande einer größeren Zahl von Untersuchungen gemacht worden (Gramén 353, Shaffer und Ronzoni 872, 816, Haggard 377, 382), die im allgemeinen zu gut übereinstimmenden Resultaten geführt haben. Es ist festgestellt, daß die Aufnahme des Ätherdampfes durch das Blut in vivo wie in vitro mit hinreichender Genauigkeit den Gasgesetzen gehorcht, also der Konzentration proportional ist. Die Schnelligkeit der Aufnahme und Abgabe hängt außerdem in erster Linie von der Größe des Atemvolumens ab. Durch Beimengung eines geringen Prozentsatzes Kohlensäure zur Atmungsluft kann daher Aufnahme und Ausscheidung erheblich beschleunigt werden (Ronzoni, 816;

Haggard 379, 382). Der Kreislauf ist, wohl infolge der relativ großen Wasserlöslichkeit des Äthers, soweit die Aufnahme durch den Gesamtorganismus in Betracht kommt, von erheblich geringerer Bedeutung. Die letzten Spuren werden auch beim Äther mit außerordentlicher Langsamkeit ausgeschieden; das zeigen besonders die am Menschen angestellten Versuche von Gramén, der noch nach 48 Stunden meßbare Mengen (0,08 mg vH) im Blute nachzuweisen vermochte, während Nicloux (726) geglaubt hatte, daß schon nach zwei Stunden jede Spur von Äther aus dem Blute verschwunden sei.

Nach Herstellung eines völligen Ausgleichs ist nach Haggard (378) der Äthergehalt in Blut und Gewebe als Ganzes genommen annähernd gleich, so daß der Gehalt des Blutes multipliziert mit dem Körpergewicht die Gesamtmenge des aufgenommenen Äthers ungefähr richtig wiedergibt. Aber innerhalb der Gewebe besteht, wie wir noch sehen werden, eine ungleiche Verteilung, und infolge der Verschiedenheit der Blutversorgung erfolgt in ihnen auch die Sättigung mit ungleicher Schnelligkeit (s. u.).

Aus allen vorliegenden Daten geht übereinstimmend hervor, daß die Ausscheidung der indifferenten Narkotika, sofern sie im wesentlichen durch die Ausatmung erfolgt, in Gestalt einer Exponentialkurve vor sich geht, indem der Konzentrationsabfall der jeweiligen Konzentration proportional ist. Eine mathematische Ableitung dieses Verhaltens haben für den Äther Haggard (379) und für das Aceton Widmark (1061) gegeben, dessen experimentelle Ergebnisse mit den theoretisch berechneten in sehr guter Übereinstimmung stehen. Bezeichnet c_o die Anfangskonzentration bei Aufhören der Narkotikumzufuhr, dann ist die zur Zeit t vorhandene Konzentration $c_t = c_o \cdot e^{-\alpha t}$ (worin α eine von der Natur des Narkotikums abhängige Eliminationskonstante bedeutet). Aus den von Nicloux mitgeteilten Daten ergibt sich nach Widmark, daß dieses von ihm für das Aceton verifizierte Exponentialgesetz auch für Chloroform und Äther gilt. Nur in der ersten Zeit nach Aufhören der Narkotikumzufuhr erfolgt der Konzentrationsabfall im Blut rascher als berechnet, jedenfalls deshalb, weil infolge des gleich noch zu erörternden unvollkommenen Ausgleiches der Konzentrationen zwischen Blut und Geweben zunächst auch noch ein Abströmen des Narkotikums in die letzteren stattfindet. Für die Ausscheidung des Acetons durch die Lunge gilt die Gleichung $c_t = c_o \cdot e^{-\frac{V \cdot \lambda}{m} \cdot t}$, worin V die alveolare Ventilation, λ den Teilungskoeffizienten $\frac{\text{Luft}}{\text{Blut}}$, t die Zeit und m das sogenannte „reduzierte Volumen" bezeichnet, d. i. das Gesamtvolumen, auf das die im Körper vorhandene Menge des Narkotikums verteilt zu denken ist. Eine analoge Formel würde auch für die Ausscheidung durch den Harn gelten, wobei an Stelle der alveolaren Ventilation das Volumen des in der Zeiteinheit durch die Nieren ausgeschiedenen Harns und an Stelle von λ der Teilungskoeffizient $\frac{\text{Blut}}{\text{Harn}}$ tritt. Zu ähnlichen Ergebnissen gelangten für die Acetonausscheidung auch Briggs und Shaffer (134). — Auch die Resultate von Schoen und Sliwka (847—849) über Aufnahme und Ausscheidung des Acetylens beim Tier und beim Menschen stehen grundsätzlich mit dem Vorangehenden in Übereinstimmung, nur das beim Acetylen offenbar infolge seiner hohen Wasserlöslichkeit der Ausgleich relativ sehr rasch eintritt, so daß schon nach 10 Minuten Zufuhr eine Sättigung von mehr als 90 vH im Blute erreicht wurde und 5 Minuten nach Aufhören der Zufuhr schon 90 vH der vorhandenen Menge abgegeben waren. Auch hier war für die Schnelligkeit des Ausgleichs die Lungenventilation von ausschlaggebender Bedeutung; ihre Verflachung durch Morphium bewirkte eine erhebliche Verzögerung. — Hierher gehört wohl auch die von Hesse (432) genauer studierte Erscheinung, daß im Hochgebirge eine raschere Abgabe flüchtiger Narkotika erfolgt als im Flachlande, offenbar infolge ihrer durch den geringen Luftdruck und die stärkere Lungenventilation bedingten schnelleren Abdampfung. Merkwürdigerweise ergab sich aber auch, daß zur Erzielung der Narkose (mit Bromäthyl und Bromoform) in der Höhenluft, sowie bei Sauerstoffmangel unter gewöhnlichem Druck eine höhere Narkotikumkonzentration in der Einatmungsluft und im Blute erforderlich ist als unter gewöhnlichen Bedingungen, eine Erscheinung, die wohl nur durch eine Änderung der statischen oder dynamischen Verteilung erklärbar erscheint und noch einer näheren Aufklärung bedarf.

Wesentlich anders als die der jeweiligen Konzentration proportionale Aufnahme bzw. Ausscheiduug flüchtiger Narkotika erfolgt die Akkumulation bzw. Elimination von Stoffen, die im Körper selbst mit einer bestimmten Geschwindigkeit umgesetzt werden, die innerhalb beträchtlicher Grenzen von der vorhandenen Menge unabhängig ist, wie dies z. B. bei der Oxydation des Alkohols geschieht. In einem solchen Falle erfolgt, wie Widmark und Tandberg (1063) zuerst theoretisch abgeleitet haben, und wie dann experimentell für den Methylalkohol von Widmark und Bildsten (1062) und für den Äthylalkohol von Olow (744) gezeigt wurde, nach Aufhören der Zufuhr die Konzentrationsverminderung nicht in einer logarithmischen Kurve, sondern gradlinig, entsprechend der Gleichung $c_t = c_o - \beta t$, worin β die Umsetzungskonstante bedeutet. Ist b die (bei kontinuierlicher Zufuhr) dem Körper in der Zeiteinheit einverleibte Menge, dann wird die zur Zeit t im Körper vorhandene Menge $y = (b - \beta)\, t$ sein und es muß offenbar von dem Größenverhältnis zwischen b und β abhängen, ob die Menge konstant bleibt $(b = \beta)$, zunimmt $(b > \beta)$ oder abnimmt $(b < \beta)$. — Mit der ständigen oxydativen Beseitigung eines Teiles des Alkohols hängt es zweifellos zusammen, daß die Anreicherung des Körpers mit Methyl- und Äthylalkohol bei Einatmung ihrer Dämpfe besonders langsam erfolgt, wie die Untersuchungen von Loewy und von der Heide (621) dargetan haben. Andererseits beruht der von Biehler (103) festgestellte geringere Anstieg und raschere Abfall der Alkoholkonzentration im Blut nach Verabreichung gleicher Dosen im Hochgebirge oder in verdünnter Luft auf der schnelleren Alkoholausscheidung durch die Lungen (s. o.).

Bei Wassertieren (Dorschen) erfolgte nach einigen vorläufig mitgeteilten Versuchen Hansens (396) die Aufnahme des Alkohols, der in einer Konzentration von 1,5 — 2 Prom. dem umgebenden Seewasser zugesetzt war, offenbar gleichfalls in einer Exponentialkurve, da in der ersten Stunde schon etwa $^1/_4$ des erst nach etwa 8 Stunden nahezu erreichten Maximalgehaltes der Gewebe nachweisbar war. Von der 14. Stunde an blieb der Gehalt ganz konstant, war aber, auf den Wassergehalt der Organe umgerechnet, stets geringer als in dem umgebenden Wasser, ein Defizit, das offenbar auf einem dynamischen Gleichgewicht zwischen dem ständigen Alkoholverbrauch und der Zufuhr beruhte.

b) Verteilung zwischen Blut und Gewebe.

Ebensowenig wie der Ausgleich zwischen Lungenluft und Blut ist nach Tissot (940) bei der gewöhnlichen Inhalationsnarkose der Konzentrationsausgleich zwischen Blut und Gewebe ein vollständiger, so daß auch die Konzentration eines Narkotikums im Blut durchaus keinen zuverlässigen Maßstab der Tiefe der Narkose darstellt. Je rascher die Narkose herbeigeführt wird, um so höher wird der Narkotikumgehalt des Blutes sein, denn um so kürzer war die Zeit, die zur Herstellung des Ausgleichs zur Verfügung stand. So kann nach Tissot bei einer rasch zum Tode führenden Narkose der Chloroformgehalt des Blutes bei Eintritt der Narkose 70—75 mg auf 100 ccm Blut betragen, während er bei etwas vorsichtigerer Dosierung nur 40—44, und bei ganz langsam durch Auftropfen oder durch Einatmung eines Gasgemisches von geringem Chloroformgehalt herbeigeführter Narkose im Moment des Verschwindens des Kornealreflexes sogar nur 34—35 mg, mitunter noch weniger zu betragen braucht.

Von besonderer Bedeutung für die Schnelligkeit des Ausgleichs ist die Menge des vorhandenen Depotfetts (Ronzoni, 816; Haggard, 378), das, wie wir gleich sehen werden, von leicht fettlöslichen Narkoticis große Mengen zu absorbieren vermag; dadurch wird der Ausgleich sowohl bei der Aufnahme wie bei der Abgabe verzögert, zumal (wie besonders für den Alkohol von Vollmering, 1012, gezeigt wurde) die Absättigung des Fettes — offenbar infolge seiner schlechten Vaskularisation — ganz besonders langsam erfolgt. So erklärt sich wohl auch die Angabe von Magos (646), daß beim Kaninchen die Aufnahme von Chloroform aus der umgebenden Atmosphäre innerhalb der ersten Stunde mit fast gleichmäßiger Geschwindigkeit (4—8 mg per Kilogramm und Minute) weitergehen kann.

Auch die Verteilung der Narkotika auf die einzelnen Gewebe muß, ganz abgesehen von dem gleich zu erörternden spezifischen Absorptionsvermögen der letzteren eine ungleiche sein, je nach der Geschwindigkeit, mit der die einzelnen Narkotika, sei es infolge von Verschiedenheiten der Blutversorgung, sei es infolge solcher der Diffussionsbedingungen in sie eindringen, solange kein vollkommener Ausgleich hergestellt ist. So beobachtete Archangelsky (28) für das Chloralhydrat, daß in der ersten Zeit nach Einführung des Giftes der Gehalt des Blutes größer war als der des Gehirns, während sich in einem späteren Stadium das Verhältnis umkehrte. Das Aceton hingegen schien mit besonderer Geschwindigkeit in das Gehirn einzudringen; dieses enthielt stets mehr als das Blut, aber der Unterschied war am deutlichsten bei schwacher Narkose und wurde immer geringer, je länger die Narkose fortgesetzt wurde.

Besonders eingehend sind diese Verhältnisse wieder von Haggard (380) für die Äthernarkose im Gehirn untersucht worden. Der Löslichkeitskoeffizient von Hirngewebe ist nach ihm etwa der gleiche wie der des Blutes, der sich wieder von dem des Wassers nur wenig unterscheidet. Da aber das Gehirn eine sehr viel bessere Blutversorgung besitzt als andere Gewebe, so wird es rascher einen höheren Sättigungsgrad erreichen, was ja vom praktischen Gesichtspunkte aus, besonders bei kurzdauernden Narkosen, eine sehr wünschenswerte Erscheinung darstellt. Theoretisch ist dies aus dem Grunde von Bedeutung, weil in allen Versuchen, in denen kein vollständiger Konzentrationsausgleich abgewartet wurde (und das ist wohl meistens der Fall), die Untersuchung der Narkotikumverteilung auf die einzelnen Organe eine besondere Speicherung des Narkotikums im Gehirn vortäuschen kann, die in Wahrheit bloß darauf beruht, daß das Gehirn in der Narkotikumabsorption den anderen Organen vorauseilt. So fanden z. B. auch innerhalb des Nervensystems Nicloux und Yovanowitsch (731, 731a) zu Beginn der Narkose den Chloroformgehalt des Zentralnervensystems größer als den der peripheren Nerven, während er nach vorgeschrittenem Konzentrationsausgleich in den letzteren, vor allem im Vagus, einen fünfmal so hohen Wert erreichen konnte! Wir werden auf diese Tatsachen, die ebenso wie die oben erwähnte Gleichheit des Löslichkeitskoeffizienten von Gehirn, Blut und Wasser für Äther von großer Bedeutung für die Lipoidtheorie sind, später noch zurückkommen.

Das Gehirn erreicht also nach Haggard in Äthernarkose ziemlich rasch den Sättigungsgrad des arteriellen Blutes, dem sich daher auch das Blut der Vena jugularis interna rascher nähert als das Blut im rechten Herzen. Der Äthergehalt des ersteren stellt ein Maß für den Sättigungsgrad des Gehirns, der des letzteren für die Sättigung des Körpers im allgemeinen dar. Nach Aufhören der Ätherzufuhr kehrt sich das Verhalten zunächst um: Das Blut der Vena jugularis interna, das den Äther aus dem besser mit dem Narkotikum gesättigten Gehirn abführt, weist einen höheren Äthergehalt auf und zeigt daher eine größere Differenz gegenüber dem des arteriellen Blutes als das gemischte venöse Blut; aber nur für kurze Zeit, dann wird infolge der besseren Blutversorgung des Gehirns das Narkotikum aus diesem rascher entfernt und die Differenz zwischen dem Äthergehalt des Jugularisblutes und dem des arteriellen Blutes wird wieder kleiner als zwischen diesem und dem des gemischten venösen Blutes. Der folgende an einem Hunde angestellte Versuch Haggards zeigt in sehr instruktiver Weise dieses charakteristische Verhalten der Ätherkonzentrationen in fast gleichzeitig entnommenen Blutproben aus der Arteria femoralis, der Vena jugularis interna und dem rechten Herzen:

Zeit in Minuten	Äthergehalt des Blutes in g pro Liter		
	Femoralis	Rechtes Herz	Jugularis interna
I. Einatmung von Luft mit 0,3 g Äther pro Liter			
0	0	0	0
2	0,46	0,09	0,18
10	0,84	0,46	0,67
20	1,15	0,78	1,09
30	1,41	1,12	1,38
II. Ätherdarreichung wird abgestellt			
2	0,96	1,00	1,26
10	0,48	0,57	0,52
30	0,18	0,22	0,19

2. Die statische Verteilung.

Gehen wir nunmehr von der Untersuchung der dynamischen zu jener der statischen, unter der Voraussetzung eines völligen Konzentrationsausgleiches zu beobachtenden Verhältnisse über, so dürfte es am zweckmäßigsten sein, die genau bekannten Erscheinungen der Gasabsorption zum Ausgangspunkt zu nehmen; denn diese scheinen, wie schon erwähnt, mit jenen der Narkotikumaufnahme eine große Ähnlichkeit aufzuweisen, wenn auch die direkte Übertragung der dort abgeleiteten Gesetzmäßigkeiten auf die Verteilung der Narkotika, wie wir noch sehen werden, keineswegs unbedingt zulässig zu sein braucht.

a) Theoretische Vorbemerkungen. — Bringen wir eine Flüssigkeit mit einem Gas in Berührung, so erfolgt eine Gasabsorption, deren Größe nach dem Henry-Daltonschen Gesetz dem Partiardruck des betreffenden Gases proportional ist und im übrigen von dem besonderen und mit der Temperatur veränderlichen Absorptions- oder Lösungsvermögen der betreffenden Flüssigkeit abhängt, das wir durch den Absorptionskoeffizienten zum Ausdruck zu bringen pflegen. Nach Herstellung völligen Ausgleiches, bei welchem weder eine Aufnahme, noch eine Abgabe von Gas durch die Flüssigkeit erfolgt, bezeichnen wir ihren Gasdruck als gleich dem des umgebenden Gases. Die in der Volumeinheit enthaltene Gasmenge wird offenbar bei gleichem Gasdruck je nach dem Absorptions- oder Lösungsvermögen eine ganz verschiedene sein; eine Flüssigkeit mit dem doppelten Absorptionsvermögen wird die doppelte, eine solche mit dem halben nur die halbe Menge des betreffenden Gases enthalten wie eine andere unter sonst gleichen Bedingungen. Ganz dasselbe Verhalten wird nun auch dann zu beobachten sein, wenn wir eine für einen bestimmten Druck mit einem Gas gesättigte Flüssigkeit mit einer zweiten, mit ihr nicht mischbaren in Berührung bringen, etwa so, wie dies bei der Gewebsatmung mit dem Blutplasma und der durch die Kapillarwand von ihm getrennten Zellsubstanz geschieht. Dann wird das Gas aus der einen Flüssigkeit bis zum Druckausgleich in die andere hinüberwandern, und die zum Schluß in der Volumeinheit enthaltene Gasmenge oder die Gaskonzentration wird wieder dem spezifischen Absorptions- oder Lösungsvermögen jeder Flüssigkeit entsprechen, so daß die Flüssigkeit mit dem doppelten Lösungsvermögen die doppelte Gasmenge enthält usw. Ein jedes Gas wird sich mithin auf zwei miteinander nicht mischbare Flüssigkeiten nach Maßgabe des Lösungsvermögens einer jeden verteilen, und da in jeder die aufgenommene Menge dem Gasdruck oder der Gaskonzentration proportional ist, wird das Verhältnis der Löslichkeiten oder der Konzentrationen, das man als den „Verteilungsquotienten" oder „Teilungskoeffizienten" bezeichnet, für eine gegebene Temperatur eine konstante Größe darstellen. — Die Übertragung der Gasgesetze auf die Theorie der Lösungen ergibt ohne weiteres die Gültigkeit dieses aus dem Henryschen Gesetz abgeleiteten „Verteilungssatzes" für jede beliebige Molekülart, sofern nicht mit der Auflösung eine

Änderung des Molekularzustandes (durch Dissoziation, Polymerisation usw.) einhergeht. Ganz allgemein also wird ein Stoff
sich zwischen zwei miteinander nicht mischbare Lösungsmittel
(bzw. zwischen Lösungsmittel und Dampfraum) so verteilen,
daß seine Konzentrationen den Löslichkeiten proportional sind
und daß der Teilungskoeffizient oder das Verhältnis dieser Konzentrationen konstant bleibt. (Gesetz von Berthelot und Jungfleisch, 86.)

Übertragen wir nun diese Lehren auf die Untersuchung der
Aufnahme und Verteilung der Narkotika, zunächst einmal unter
der (auf ihre Zulässigkeit später noch zu prüfenden) Voraussetzung,
daß es sich hierbei um einfache, dem Henryschen Gesetz unter-
worfene Lösungsvorgänge handle, so werden wir erwarten dürfen,
daß jede Zelle aus dem umgebenden Medium eine der Konzentration
des Narkotikums in demselben proportionale Menge aufnimmt,
deren absolute Größe von dem besonderen Absorptionsvermögen der Zellsubstanz und von der Temperatur abhängt.
Die Bedeutung der letzteren hat, wie schon früher (vgl. S. 33)
erwähnt, Overton (754, S. 26) nachdrücklich hervorgehoben und
darauf hingewiesen, daß z. B. bei gleichem Äthergehalt der Luft
die Konzentration des Äthers nach Herstellung völligen Gleichgewichts im Blutplasma eines Frosches bei der Umgebungstempe-
ratur von 15° ungefähr dreimal so hoch sein wird als in dem Blutplasma eines Säugetiers mit einer Körpertemperatur von 38°, ein
Moment, das gewiß bei vergleichender Betrachtung der Wirkung
von narkotischen Giften auf verschiedene Organismen nicht außer
acht gelassen werden darf. Auch der Teilungskoeffizient zwischen
Zellsubstanz und umgebender Lösung kann, wie wir noch sehen
werden, durch die Temperatur Änderungen, und zwar in verschiedenem Sinne erfahren. Aber auch bei gleicher Temperatur
werden die einzelnen Zellarten aus dem nämlichen umgebenden
Medium, etwa dem Blutplasma, ganz verschiedene Narkotikummengen aufnehmen müssen, wenn ihr Lösungsvermögen und daher
der Teilungskoeffizient zwischen Blutplasma und Zellsubstanz ein
verschiedener ist. Die Untersuchungen haben nun ergeben, daß
dies tatsächlich der Fall ist, und ohne auf die fraglichen Ursachen
dieser Verschiedenheiten hier einzugehen, die uns später noch
genauer beschäftigen werden, wollen wir im folgenden die wichtigsten einschlägigen Beobachtungen zusammenstellen.

b) Absorptionsvermögen der Gewebe. — Zunächst sei erwähnt, daß das Absorptions- und Lösungsvermögen der Gewebe für Narkotika größer sein kann als das des Wassers oder einer mit ihnen isotonischen Salzlösung. Für das Blutserum nahm Overton (754, S. 87) an, daß das Lösungsvermögen ganz allgemein demjenigen einer Salzlösung von gleicher molekularer Konzentration gleichzusetzen sei. Dies trifft für Narkotika von größerer Wasserlöslichkeit auch offenbar zu. Denn Haggard (377) ebenso wie Shaffer und Ronzoni (872) fanden den Teilungskoeffizienten von Äther für Blut/Luft ein wenig kleiner als jenen für Wasser/Luft. Das gleiche ist nach den Untersuchungen von Schoen (848) beim Acetylen der Fall, wobei auch Unterschiede der einzelnen Blutarten vorzuliegen scheinen. Denn Schoen und Sliwka (849) fanden die Löslichkeit des Acetylens im Kaninchenblut nicht unbeträchtlich geringer als im Menschenblut. Auch beim Aceton stimmen die von Briggs und Shaffer (134) in Wasser und Blut gemessenen Teilungskoeffizienten gegen Luft miteinander überein. Dagegen würde nach Moore und Roaf (706) der Teilungskoeffizient Dampfraum/Lösung beim Chloroform bei 40° für Salzlösung etwa 4,6, für Serum 7,3 und bei 15° für Salzlösung etwa 8,8, für Serum 17,3 betragen. Neuerdings aber fand Magos (646) in zwei Versuchen bei Durchleitung Chloroform-haltiger Luft den Chloroformgehalt des Blutes und des Serums ungefähr ebensogroß wie den der Ringerlösung. Moore und Roaf (707) geben für das maximale Lösungsvermögen einiger Narkotika in Wasser und Blutserum bei 15° die folgende Zusammenstellung:

Maximales Lösungsvermögen in Gew.-Proz. bei 15° C.

Narkotikum	Wasser	Serum
Chloroform	0,95	4,0
Äther	8,0	11,0
Äthylacetat	7,9	10,0
Amylalkohol	2,4	8,0 (oder mehr)
Amylacetat	0,25	1,5
Benzol	0,15	0,6
Xylol	0,016	0,2

Ein analoges Verhalten wie das Serum würde nach Moore und Roaf (707) auch mit physiologischer Kochsalzlösung verdünnter Gewebsbrei (Gehirn, Herzmuskel, Leber) zeigen, und zwar würde, was mit Hinsicht auf die Lipoidtheorie besonders bemerkenswert erscheint, dieses hohe Aufnahmevermögen für Narkotika zum großen Teil durch die Eiweißkörper bedingt sein und nicht durch die Lipoide; denn Lipoid-Salz-Emulsionen von dem gleichen Lipoidgehalt wie die Gewebe nahmen, besonders bei höherer Konzentration, bedeutend weniger Chloroform auf. Diese Resultate bedürfen wohl alle einer Nachprüfung, da sie mit den oben angeführten kaum vereinbar erscheinen. Beim Trional und Sulfonal würde nach Aiello (14) sogar umgekehrt die Löslichkeit in Wasser erheblich größer sein als die (bei etwas höherer Temperatur untersuchte) Löslichkeit im Serum (0,50 und 1,38 vH in Wasser von 16°, gegen 0,10 und 0,15 vH in Serum von 22°), und beim Äther ist, wie schon erwähnt, nach Haggard (380) der Löslichkeitskoeffizient von Hirngewebe kaum größer als der des Blutes oder des Wassers, d. h. Hirnbrei zeigt beim Schütteln mit ätherhaltiger Luft etwa den gleichen Äthergehalt wie diese letzteren.

c) Verteilung der Narkotika. — Was nun die Verteilung der Narkotika im Tierkörper anlangt, so ist der Wert der vorliegenden Angaben vielfach dadurch beeinträchtigt, daß wir nicht genügend darüber orientiert sind, ob wir es bei ihnen wirklich mit einer statischen Verteilung zu tun haben, oder noch die im vorangehenden erörterten Faktoren der dynamischen Verteilung infolge unvollkommenen Ausgleiches der Konzentrationen mitwirken. Denn alle Angaben beziehen sich auf die Narkose der Warmblüter, während an Kaltblütern, bei denen am leichtesten in langandauernden Versuchen ein statisches Gleichgewicht der Konzentrationen zu erzielen ist, bisher kaum Untersuchungen ausgeführt wurden.

Aus älterer Zeit bereits liegt eine Angabe von Lallemand, Perrin und Duroy (552) vor, nach der Alkohol in Gehirn und Leber in weit größerer Menge sich ansammeln würde als im Blute. Doch hat Schülinus (856) diese mit unzureichender Methodik gewonnenen Ergebnisse nicht unbedingt bestätigen können, sondern je nach der seit der Alkoholaufnahme verstrichenen Zeit ein wechselndes Verhalten beobachtet. Pauly und Bonne (758) fanden bei Untersuchung der Organe eines auf der Höhe schwerer Alkoholvergiftung Verstorbenen im Blut 0,33 vH, in der Leber 0,21 vH, im Gehirn aber 0,47 vH. Auch Gréhant (354) fand mit

genauer Methodik bei akuter Alkoholvergiftung eines Hundes im
Gehirn einen etwas höheren Prozentgehalt (0,41) als in anderen
Organen (Niere: 0,39, Leber und Muskeln: 0,33 vH). Sabbatani (829), der zum Nachweis des Alkohols die Veränderungen
des Gefrierpunkts der Organe benutzte, fand diese am größten im
Gehirn, und zu dem gleichen Ergebnis gelangten Testoni (930)
und Brandino (128) in mit derselben Methodik an Kaninchen
angestellten Versuchen. Da jedoch, wie wir später sehen werden,
die Narkotika Veränderungen der Grenzflächenpermeabilität der
Zellen bewirken, brauchen die unter ihrem Einfluß zu beobachtenden Änderungen der molekularen Konzentration im Zellinnern
nicht durch die Anwesenheit des Narkotikums bedingt zu sein
und sind daher nicht ohne weiteres als Index seiner Verteilung
verwertbar. Auch die Angaben Kurés und seiner Mitarbeiter
(545), die die Verteilung des Alkohols nach intraperitonealer
Injektion innerhalb der einzelnen Teile des Gehirns durch Bestimmung des spezifischen Gewichts festzustellen versuchten, und
den Gehalt am geringsten im Großhirn, größer im Kleinhirn und
bei weitem am größten in Brücke und Kopfmark fanden, können
nicht als zuverlässig betrachtet werden. Auffällige Ergebnisse erhielt v. Jaksch (475), der den Acetongehalt der Organe zweier
Tiere untersuchte, die nach mehrstündiger Einatmung von Aceton-
dampf zugrunde gegangen waren: Während der eine Versuch am
Kaninchen keine besonderen Unterschiede ergab, betrug in dem
zweiten an der Katze angestellten Versuch der Acetongehalt des
Gehirns 0,6 vH gegenüber 0,1 vH in den übrigen Organen (Leber,
Lunge, Darm, Niere). Auch Archangelsky (28) fand in seinen
an Kaninchen angestellten Versuchen den Acetongehalt des Gehirns stets und zum Teil beträchtlich höher als den des Blutes
und der Leber (s. o.). Ebenso fand Frantz (272) beim Kaninchen
nach kurzdauernder Einatmung ziemlich konzentrierten Ätherdampfes den Gehalt des Gehirns in zwei Versuchen nahezu doppelt
so groß (0,061 vH) als den des Blutes (0,036; 0,037 vH) und viermal so hoch als den der Leber (0,016; 0,015).

Alle diese Versuche sagen jedoch aus den vorhin erwähnten
Gründen nichts sicheres über die statische Verteilung dieser Narkotika aus, da die Art ihrer Durchführung das Bestehen eines
völligen Ausgleiches zur Zeit der Untersuchung wenig wahrscheinlich macht, zum Teil sogar sicher ausschließt. Sofern ihre Me-

thodik überhaupt in dem Sinne als zuverlässig betrachtet werden kann, daß die gewonnenen Daten sich auch wirklich auf den Narkotikumgehalt zu dem gleichen Zeitpunkt beziehen, würden sie nur die eine bemerkenswerte Schlußfolgerung zulassen, daß einzelne Gewebe, vor allem das Gehirn, manche Narkotika mit größerer Geschwindigkeit aufzuspeichern vermögen, wie dies bereits früher erörtert wurde (vgl. S. 224).

Die ersten genaueren Daten über statische Verteilung eines Narkotikums verdanken wir Pohl (768), der die (für die Entwicklung der Lipoidtheorie bedeutungsvolle) Angabe machte, daß Chloroform innerhalb des Blutes selbst sich nicht gleichmäßig verteile, sondern vorwiegend an die roten Blutkörperchen gebunden sei. Er fand den Gehalt der letzteren 2,5—4mal, Nicloux (723) später sogar 7—8mal so groß als den des Plasmas. Nach van Dessel (214) allerdings würden beide Angaben unrichtig sein und auf irrtümlicher Berechnung und Fehlern der Methodik beruhen. van Dessel selbst will sowohl in vitro bei Chloroformzusatz zum Blut wie in vivo bei Blutentnahme in Chloroformnarkose den Gehalt des Blutserums sogar etwas größer gefunden haben als den der Körperchen. Auch Magos (646) fand, wie schon erwähnt (S. 228) bei Durchleitung chloroformhaltiger Luft in freilich nur einer Bestimmung den Chloroformgehalt des Blutes nicht nennenswert größer als den des Serums (und der Ringerlösung), was jedenfalls gegen ein besonderes Aufnahmevermögen der Blutkörperchen sprechen würde. Andererseits wieder geben Apitz und Kochmann (27), die die Bindungsgröße des Chloroforms und des Äthylalkohols an die roten Blutkörperchen während der Hämolyse untersuchten, an, daß die an die Blutkörperchen gebundene Menge sich zu der Konzentration in der umgebenden Lösung für das Chloroform wie 6,8 : 1, für den Alkohol wie 1,7 : 1 verhielt, Zahlen, die mit den Verteilungswerten zwar nicht direkt vergleichbar sind, aber ihnen doch wohl nahe stehen müßten. Chloräthyl würde nach Camus und Nicloux (169) etwa in der dreifachen, Äthylen nach Nicloux und Yovanovitch (732) im Mittel gleichfalls in der dreifachen, Chloralhydrat nach Archangelsky (28) in der doppelten Menge, Aceton in noch höherem Prozentsatz in den Erythrocyten vorhanden sein als im Plasma. Sicher aber ist ein derartiges höheres Aufnahmevermögen der Blutkörperchen durchaus nicht für alle Narkotika nachweisbar. Nach den Untersuchungen von Hedin (414), der mit sinnreicher Methodik durch Bestimmung der Gefrierpunktserniedrigung die Verteilung einer großen Zahl von Stoffen auf Plasma und geformte Bestandteile studiert hat, würden Urethan, Paraldehyd, die einwertigen Alkohole (Methyl- bis Amylalkohol) sich ungefähr gleichmäßig auf beide verteilen. Äther sah er in größerer Menge von den Blutkörperchen aufgenommen werden. Auch nach Nicloux (727) würde der Äther keine elektive Affinität zu den Blutkörperchen besitzen. Er fand die absoluten Mengen ungefähr gleich im Plasma und in den Körperchen, mit einem leichten Überschuß in den letzeren; bei Berücksichtigung der relativen (in dem gleichen Volumen enthaltenen) Menge aber würde nach ihm ein deutlicher Überschuß zugunsten des Plasmas vorhanden sein. Diese Angaben enthalten jedoch einen inneren Widerspruch, da das Volumen der Blutkörperchen gleich oder geringer ist als das des Plasmas, mithin einem absolut größeren Gehalt der ersteren an Narkotikum erst recht auch ein relativ größerer entsprechen müßte (in Übereinstimmung mit Hedin). Das Ergebnis von Nicloux kann also wohl nur durch unzureichendes Zentrifugieren zu erklären sein; tatsächlich ist in den von ihm angeführten Daten das Volumen der Blutkörperchen meist größer als das des Plasmas. Leuze (579) fand in Versuchen an Kaninchen mit Inhalation flüchtiger Bromderivate ebenso wie in Versuchen in vitro den Verteilungsquotienten Plasma/Körperchen beim Bromoform nicht viel größer als 1, während von Bromäthyl und Brompropyl von den Blutkörperchen etwa 2—3mal so viel aufgenommen wurde als vom Plasma. Da das Volumen der Blutkörperchen nach seinen Angaben im allgemeinen 34 vH des Gesamtblutes betrug, so war mithin auf das gleiche Volumen bezogen das Narkotikumbindungsvermögen der Körperchen bei weitem größer als das des Plasmas, im letzteren Falle etwa 4—6mal so groß. Nach Miles (696) wieder würde der Alkoholgehalt des Plasmas zu dem der Blutkörperchen im Verhältnis von 2:1 stehen, also ein den obigen Angaben gerade entgegengesetztes Verhalten zeigen. Wir sehen, daß alle diese Angaben so widerspruchsvoll sind, daß es unmöglich ist, daraus irgendwelche Schlußfolgerungen zu ziehen, und daß eine erneute Untersuchung mit exakter Methodik dringend erwünscht erscheint.

Pohl (768) untersuchte in einem Versuche auch den Chloroformgehalt des Gehirns bei der Narkose und fand ihn bedeutend größer als den des Blutes (0,0418 gegen 0,015 vH). Gumtow (368) und Hölscher (451), welche mit einem Narkoseapparat arbeiteten, der eine genaue Regulierung des Chloroformgehaltes der Atmungsluft ermöglichte, konnten diese Angabe jedoch nicht bestätigen, und Hölscher führt sie auf die große Unregelmäßigkeit des Chloroformgehaltes des Blutes bei Verwendung der gewöhnlichen Maskennarkose zurück. Beide Autoren fanden den Chloroformgehalt des Gehirns geringer als den des arteriellen Blutes, dem er jedoch nach längerer Narkose sehr nahe kommen würde, wie die folgenden Resultate von Hölscher zeigen, die den Chloroformgehalt in Milligramm auf 100 g Substanz wiedergeben (erster Versuch am Kaninchen, die drei anderen am Hund):

Versuch	Blut	Gehirn
1	38,0	32,2
2	40,7	33,4
3	34,4	29,1
4	33,5	30,1

Auch der Chloroformgehalt der Leber würde nach den Versuchen von Gumtow (368) und Günter (369) nach länger dauernder Narkose fast genau mit dem des Blutes übereinstimmen, wie die folgenden Versuche Günters zeigen (in denen allerdings der Chloroformgehalt der Exspirationsluft durchwegs etwas geringer war als der der Inspirationsluft, also noch kein völliges Gleichgewicht bestand; Versuch 1—3 am Hunde, 4 am Kaninchen):

Versuch	Blut	Leber
1	30,9	28
2	27,6	27
3	30,4	29
4	29,0	27,7

Nur der Chloroformgehalt der Muskeln würde nach den allerdings nicht so zuverlässigen Bestimmungen von Gumtow in beträchtlichem Maße von dem des Blutes abweichen, und zwar deutlich niedriger sein.

Nicht völlig übereinstimmend mit diesen Resultaten sind jene von Tissot (939, 940), der diese Verhältnisse am eingehendsten studiert hat und der in Hinblick auf die von ihm erwiesene Langsamkeit, mit der sich der Konzentrationsausgleich vollzieht, Versuche mit sehr lange dauernder Narkose anstellte, um so die statische Verteilung möglichst unbeeinflußt von den Diffusionsbedingungen untersuchen zu können. In dem schon oben (S. 218) erwähnten, durch mehr als 8 Stunden fortgesetzten Versuch, in welchem schließlich der Chloroformgehalt des arteriellen Blutes mit 46,2 mg auf 100 Teile Blut sich von dem Zustande völliger Sättigung, der 48 mg entsprochen hätte, nur mehr geringfügig unterschied, betrug der Chloroformgehalt des Gehirns 32,0, des verlängerten Marks 48,0, der Leber 23,3 und der Muskeln 23,5 mg auf 100 g Substanz.

Der Chloroformgehalt der einzelnen Organe würde hiernach bei völliger Sättigung sehr ansehnliche Differenzen aufweisen, unter denen der außerordentlich hohe Chloroformgehalt des Kopfmarks, der mehr als doppelt so groß war als der der Leber und der Muskeln und auch beträchtlich höher als der des Gehirns, besonders auffällig erscheint. Diese letztere Tatsache konnte Tissot noch in einer Reihe an Hunden angestellter Versuche, in welchen nach möglichst langsam eingeleiteter Narkose der Chloroformgehalt von Blut, Gehirn und Kopfmark im Momente des Verschwindens des Kornealreflexes untersucht wurde, bestätigen, wie die folgende Zusammenstellung zeigt:

Chloroformgehalt in Milligramm auf 100 g Organ			
1	2	3	4
Blut 39,4	35,4	31,7	38,3
Gehirn 29,2	25,0	23,1	30,1
Kopfmark . . . 37,6	31,2	29,7	44,4

Durchweg war der Choroformgehalt des Kopfmarks ungefähr ebenso groß wie der des Blutes und beträchtlich größer als der des Gehirns.

Diese merkwürdige Erscheinung wurde auch von Nicloux (722, 731, 731a) festgestellt, der den Chloroformgehalt einer größeren Anzahl von Organen im Momente des Todes untersuchte (s. u.) und denjenigen des Kopfmarks und den ungefähr gleichen des Rückenmarks rund $1^1/_2$ mal so groß fand wie den des Gehirns.

Für das Chloralhydrat hatte bereits früher Archangelsky (28) in einem Versuche am Hunde beobachtet, daß der Giftgehalt des Rückenmarks sich fast dreimal so hoch erwies wie der des Gehirns (0,12 gegen 0,044 vH). Dagegen fand Storm van Leeuwen (905) in Versuchen an Katzen für Chloroform und Äther im Gehirn etwa den gleichen oder einen noch etwas höheren Narkotikumgehalt als im Rückenmark (im Mittel 38 mg Chloroform und 111 mg Äther auf 100 g Rückenmark und 39 mg Chloroform und 117 mg Äther auf 100 g Gehirn), und in Versuchen an jungen Hunden, die bis zum Eintritt des Atemstillstandes narkotisiert wurden, war der Narkotikumgehalt des Hirnstammes sogar bedeutend höher als der des Rückenmarks (im Mittel 68 mg Chloroform und 156 mg Äther gegenüber 51 mg Chloroform und 131 mg Äther). Doch war der Konzentrationsausgleich in diesen Versuchen sicher kein so vollkommener wie in jenen von Tissot, da der Narkotikumgehalt des venösen Blutes meist nicht unbeträchtlich hinter jenem des arteriellen zurückblieb.

Die weiße Substanz des Gehirns enthält nach Frison und Nicloux (285) nach langdauernder Narkose stets bedeutend mehr Chloroform als die graue, was die Verfasser (286) auf den verschiedenen Gehalt an durch Choroform extrahierbaren Substanzen zurückführen; denn das Verhältnis zwischen dem Gehalt an letzteren und der von der frischen Substanz gebundenen Chloroformmenge war ungefähr konstant (0,40—0,43 für die weiße gegenüber 0,43 bis 0,47 für die graue Substanz).

In der Muskulatur beobachtete auch Nicloux die niedrigsten Werte, die höchsten im Fettgewebe, wo in einem Versuche an der Ziege (Nicloux, 725) der gewaltige, den des Blutes um das Vielfache übertreffende Wert von fast 315 mg beobachtet werden konnte. Sehr auffällig aber erscheinen hier die riesigen Differenzen in den verschiedenen Arten von Fettgeweben: So ergab das der Nierenkapsel anhaftende Fett in einem Versuche 132, in einem zweiten 87,5 mg, während die betreffenden Werte für das Unterhautfettgewebe nur 37 bzw. 10 mg betrugen. Der Autor glaubt diese Differenzen auf die Verschiedenheiten der Gefäßversorgung zurückführen zu sollen, die sich freilich in solchem Umfange wohl nur bei sehr unvollständigem Konzentrationsausgleich bemerkbar machen können; allerdings ist dieser, wie schon erwähnt (S. 223), beim Fettgewebe am schwierigsten zu erzielen.

Nicloux (725) beobachtete ferner an der Ziege, daß der Chloroformgehalt der Milch bedeutend größer war als der des Blutes und konnte in Versuchen an Meerschweinchen (724) in der Leber des Fetus einen höheren Chloroformgehalt feststellen als in derjenigen der Mutter. Bei Verabreichung von Alkohol beim Menschen fand Olow (743) nach Ablauf von 40 Minuten den Gehalt des fetalen Blutes stets gleich dem des mütterlichen. In Versuchen mit Äthernarkose beobachtete Nicloux (728) selbstverständlich durchweg absolut höhere Werte für den Äther- als für den Chloroformgehalt; auch hier zeigten Muskeln und Hautfett den geringsten, Nierenfett und nervöse Zentralorgane den höchsten Äthergehalt; dagegen war ein Unterschied zwischen Gehirn und Kopfmark nicht feststellbar; der Äthergehalt beider blieb hinter dem des Blutes etwas zurück. Ähnliche Resultate erhielt auch Storm van Leeuwen (903) an dekapitierten Katzen.

Die folgende Tabelle gibt eine Übersicht der von Nicloux (722, 728) beim Hunde im Moment des Todes gefundenen Werte für den Chloroform- und Äthergehalt der einzelnen Organe in Milligramm auf 100 g Substanz; daß sie offenbar keinem völligen Konzentrationsausgleich entsprachen, wurde bereits erwähnt und geht für das Chloroform auch aus dem beträchtlichen Unterschied zwischen arteriellem und venösem Blut hervor.

Organ	Chloroform-gehalt	Zahl der Versuche	Äthergehalt	Zahl der Versuche
Arterielles Blut . . .	70; 64	2	161—175	5
Venöses Blut	52,5; 49	2	160—169	3
Leber.	47—52,5	4	102—139	5
Niere.	39—46,5	4	125—140	4
Milz	31—38	4	107—132	5
Muskel	15—24,5	3	100—120	4
Herz	39—41	3	131—149	5
Gehirn	46—59	4	153—163	5
Kopfmark	75—85	3	151—158 (1mal 167)	6
Rückenmark	80,5; 83	2		—
Fett { Unterhaut . . .	10; 37	2	93; 118	2
Fett { Bauch . . .	72—165	3	135—363	4
Fett { Nierenkapsel . .	87,5—194	3	314—460	4

Neuerdings haben Nicloux und Yovanovitch (729, 730) mit einer Mikromethode erneut den Chloroformgehalt der einzelnen

Organe in verschiedenen Stadien der Narkose beim Hunde bestimmt und diese Untersuchungen auch auf periphere Nerven
ausgedehnt. Sie stellten bei diesen ein ganz überraschend hohes
Narkotikumbindungsvermögen fest, das das aller übrigen Organe
übertraf. Von den Bestimmungen sei jene bei tötlicher Narkose
wiedergegeben; auch hier war der Ausgleich der Konzentrationen
keineswegs ein vollständiger.

Organ	Chloroformgehalt in Milligrammprozent
Arterielles Blut	56,7
Venöses „	50,8
Leber	46,1
Niere	43,6
Milz	22,2
Muskel	25,1
Herz	40,0
Lunge	25,5
Großhirn	52,5
Kleinhirn	55,8
Kopfmark	75,5
N. ischiadicus	76,3
N. vagus	166,0 (!)
Nierenfett	138,0

Wie die Tabelle zeigt, wurde der Narkotikumgehalt des Bluts
außer von jenem des Nierenfetts nur von dem des Kopfmarks
und der Nerven übertroffen, von denen der Vagus einen dreimal so hohen Gehalt aufwies! Bemerkenswert ist auch in allen
Versuchen der sehr viel höhere Narkotikumgehalt des Herzens
im Vergleich zu dem der Skelettmuskeln.

In weiteren Versuchen haben die Autoren (731, 731a) ganz
speziell den Chloroformgehalt der einzelnen Teile des Nervensystems bestimmt. Auch hier seien wieder die Ergebnisse zweier
Versuche mit tötlicher Narkose (an Hunden) wiedergegeben.

Teile des Nervensystems	Chloroformgehalt in Milligrammprozent	
Vagus, zentrales Stück . .	243,5	161
„ peripheres „ . .	245	—
N. brachialis	95,5	83
„ ischiadicus	75,2	70
„ phrenicus	215,5	180

Teile des Nervensystems	Chloroformgehalt in Milligrammprozent	
Rückenmark	52,4	59
Kopfmark	52,7	57,4
Gehirn, weiße Substanz . .	46	52
„ graue „ . .	28,4	48
Kleinhirn	27,4	—
Brustganglien des Sympathi-cus	—	155
Splanchnicus und Gangl. semilunare	—	166
Oberes Brustganglion . . .	—	145

Auch diese Versuche zeigen wieder den erstaunlich hohen
Narkotikumgehalt der peripheren Nerven, vor allem des Vagus
und Phrenicus, sowie ferner der sympathischen Ganglien. In einem
Versuch mit gleichzeitiger Morphiuminjektion war der Gehalt des
Nervensystems, vor allem der peripheren Nerven, sehr viel geringer. Dies erklärt sich aber wohl einfach aus dem Umstande,
daß der Tod infolge der kombinierten Wirkung beider Gifte hier
schon bei geringerem Chloroformgehalt eintrat.

Ferner sei eine Zusammenstellung von Werten wiedergegeben,
die Storm van Leeuwen (905) in einer Versuchsreihe an jungen
Hunden mit bis zum Atemstillstand durchgeführter Chloroform-
und Äthernarkose erhielt (gleichfalls in Milligramm auf 100 g
Substanz); auch hier war, wie die Differenz zwischen arteriellem
und venösem Blut zeigt, der Konzentrationsausgleich kein vollständiger.

Organ	Chloroform-gehalt	Zahl der Versuche	Äthergehalt	Zahl der Versuche
Arter. Blut (Carotis)	44, 53	2	131—162	5
Ven. Blut (Cava sup.)	34—38	5	125 148	5
Hirnstamm . . .	60 73	4	125—180	5
Rückenmark . . .	49—57	5	115—165	4
Herz	43—56	5	85—118	4
Niere	37—54	5	85—121	4

Bei seinen vergleichenden Untersuchungen über die Wirkungs-
stärke des Chloroforms und des Tetrachlorkohlenstoffs hat
Fühner (313) auch eine Anzahl von Bestimmungen über die
Verteilung dieser beiden Narkotika auf die einzelnen Organe von

Meerschweinchen ausgeführt. Da aber diese Versuche von einstündiger Dauer in einer abgeschlossenen Atemflasche durch die beginnende Erstickung kompliziert waren und da über den Grad des Konzentrationsausgleichs nichts Bestimmtes ausgesagt werden kann, so sind die Ergebnisse nur mit Vorbehalt als Ausdruck einer wirklichen statischen Verteilung verwertbar. In auffälligem und schwer erklärbaren Gegensatz zu den vorangehenden Resultaten enthielt das Blut weit weniger Narkotikum als alle übrigen Organe mit Ausnahme des Magen-Darmkanals. Den höchsten Chloroformgehalt zeigte das Herz und die zusammen mit der Milz untersuchte Niere, während beim Tetrachlorkohlenstoff außer diesen Organen noch das Gehirn und höchst merkwürdigerweise die Lunge sich durch ihren besonders hohen Gehalt auszeichneten. — Bei Untersuchung der Verteilung von Jodäthylurethan und -allophanat fand v. Issekutz (471) im Gehirn nur $^1/_4-^1/_{10}$ der im Blut und in der Leber nachweisbaren Menge.

Für den Alkohol dürften die hinsichtlich des Konzentrationsausgleichs am ehesten verwendbaren Daten von Carpenter und Babcock (171) herrühren, welche Hennen durch 2—29 Stunden in einem mit Alkoholdampf von verschiedener Konzentration gesättigten Raum hielten. Bezogen auf den Alkoholgehalt des Bluts = 100 ergaben sich für den Gesamtkörper der Wert 70 und für die einzelnen Organe die folgenden Durchschnittswerte:

Herz und Lunge	86	Milz	75
Gehirn	84	Leber	72
Nieren	79	Haut	56
Verdauungskanal	78	Fett	11.
Muskeln	78		

Neuerdings hat Hansen (395) über die Verteilung von Alkohol, Aceton, Äther und Chloroform auf die einzelnen Organe beim Kaninchen sehr umfängliche Untersuchungen angestellt, auf deren Bedeutung für die Lipoidtheorie der Narkose wir noch ausführlich zurückkommen werden. Ihr Wert wird leider erheblich beeinträchtigt durch die Unübersichtlichkeit der Versuchsbedingungen, die das Urteil über die Vollständigkeit des Konzentrationsausgleichs sehr erschweren. Nur beim Äther und in einem Teile der Alkoholversuche erfolgte die Aufnahme des Narkotikums (die übrigens auch nur beim Äther bis zu wirklicher und zwar hier gleich bis zu tötlicher Narkose durchgeführt wurde) durch Inhalation. Da aber die vergleichende Bestimmung des Narkotikumgehalts des arteriellen und venösen Bluts unterlassen wurde, so kann auch hier nur die stundenlange Dauer der Versuche als Argument für das Bestehen eines statischen Gleichgewichts angeführt werden. In den übrigen, vor der Tötung noch durch Morphiuminjektion komplizierten Versuchen wurde das Narkotikum entweder intravenös injiziert (Alkohol, Aceton), in welchem Falle die ständige Ausscheidung durch die Lungen als störender Umstand ins Gewicht fällt, oder gar subcutan oder durch Magensonde einverleibt (Alkohol, Aceton, Chloroform), in welchem Falle zu dieser Komplikation noch die unübersehbaren Bedingungen der Resorptionsgeschwindigkeit hinzutreten. In den Versuchen mit Verabreichung bestimmter Alkoholmengen fällt auf, daß der prozentige Alkoholgehalt sämtlicher Organe (mit Ausnahme des Körperfetts) in drei von vier Versuchen höher, zum Teil sogar beträchtlich höher war, als sich bei gleichmäßiger Verteilung des Alkohols auf die ganze Körpermasse berechnen würde; ein Umstand, der gegen die Zuverlässigkeit der Resultate spricht, gerade beim Alkohol, bei dem infolge der ständigen Ausatmung und Verbrennung im Organismus ein größeres Defizit zu erwarten gewesen wäre (wie es in den oben erwähnten Versuchen von Carpenter und Babcock sowie in späteren Versuchen Hansens [396] an Dorschen [vgl. S. 222] auch vorhanden war).

Da sich eine Reihe bemerkenswerter Schlußfolgerungen aus Hansens Untersuchungen ableiten lassen (Schlußfolgerungen, die sich freilich, wie wir sehen werden, mit den von dem Autor selbst gezogenen durchaus nicht decken), so seien im folgenden die wichtigsten Versuchsergebnisse in tabellarischer Zusammenstellung wiedergegeben (s. Tabellen I—IV S. 241 u. 242).

Aus den in diesen Tabellen angeführten Daten seien folgende besonders hervorgehoben: Daß der Narkotikumgehalt der Fettgewebe bei den in Fett schlecht löslichen Stoffen wie Alkohol und Aceton am niedrigsten, bei den gut fettlöslichen wie Äther und Chloroform am größten unter allen Organen ist (er beträgt im Durchschnitt beim Alkohol $1/8$, beim Aceton $3/5$, beim Äther 3 mal und beim Chloroform 12 mal so viel wie der des Blutes), erscheint wohl ohne weiteres verständlich. Auffällig ist der niedrige Gehalt der Leber an Alkohol und Aceton, eine

I. Verteilung des Alkohols auf die Organe (Gehalt in Promille) nach Hansen.

(Versuch 1 mit subcutaner und intravenöser, Versuch 2—4 mit intravenöser Injektion von 10proz. Alkohol; und zwar Versuch 1 und 2 je 1 g Alk. abs. pro Kilogramm, Versuch 3 2,43 g pro Kilogramm, Versuch 4 1,5 g pro Kilogramm. — Versuch 5—8 Einatmung von Alkoholdampf.)

Organ	1	2	3	4	5	6	7	8
Carotisblut . .	0,23	1,22[1]) 1,32[2])	3,11	2,35	1,76	—	1,75	3,81[1]) 4,78[2])
Hirnhemisphären .. .	0,23	1,23[3]) 1,11[4])	2,66[3]) 2,62[4])	—	1,85[3]) 1,68[4])	3,27	1,62	3,86
Corp. quadrigemina . .	0,27	1,21	2,67	—	—	—	—	3,71
Cerebellum . .	0,34	1,21	2,30	—	1,84	3,44	1,67	3,73
Med. oblongata	0,33	1,12	2,59	—	—	3,11	—	3,23
„ cervicalis.	—	1,09	2,50	—	—	—	—	—
Leber. . . .	0,04	1,07	2,52	1,79	1,44	2,47	0,95	2,80
Niere	0,27	—	2,73	—	—	—	—	—
Milz	0,24	1,44	2,51	—	—	—	1,60	3,44
Herz	—	1,17	2,80	—	—	—	—	—
Muskeln . . .	—	1,29	2,84	—	—	—	1,41	—
Verschiedene Fettgewebe .	0,03	0,13	0,44	0,31	0,23	0,37	0,17	0,25—0,5

[1]) Zu Beginn, [2]) am Ende der Verblutung. [3]) Vorwiegend graue, [4]) vorwiegend weiße Substanz.

II. Verteilung des Acetons auf die Organe (Gehalt in Promille) nach Hansen.

(Versuch 1 und 2 subcutane Injektion von 10proz. Aceton, 1 bzw. 2 g pro Kilogramm; Versuch 3 intravenös, Versuch 4 durch Magensonde 20proz. Aceton, je 2,5 g pro Kilogramm.)

Organ	1	2	3	4
Carotisblut. . . .	0,89	1,70	2,33	2,24
Hirnhemisphären .	0,74	1,49	2,09	2,07
Kleinhirn	0,74	1,50	1,90	1,90
Kopfmark	1,16	—	1,81	2,16
Leber	0,33	0,79	1,43	1,14
Niere.	0,61	1,30	1,84	1,83
Milz	0,80	—	1,90	1,80
Herz	0,71	1,47	1,43	—
Muskulatur . . .	0,75	1,44	1,92	1,89
Verschiedene Fettgewebe	0,29	0,77	0,77	1,09—1,23

III. Verteilung des Äthers auf die Organe (Gehalt in Promille) nach Hansen.

(Sämtliche Versuche mit Inhalation bis zum Atmungsstillstand.)

Organ	1	2	3	4	5	Mittel
Venöses Blut	0,99	0,85	1,04	1,14	1,07	1,02
Großhirn	1,15	0,98	1,27	1,12	1,06	1,22
Kleinhirn	1,17	—	1,29	1,22	1,10	1,20
Vierhügel	—	—	1,45	—	—	—
Kopfmark	—	—	1,43	1,20	1,37	1,33
Halsmark	—	—	1,72	1,50	—	1,61
Leber	1,04	0,69	1,11	1,09	1,03	0,99
Niere	1,03	0,79	1,02	1,09	0,96	0,98
Milz	0,61	0,56	1,09	—	0,95	0,80
Herz	0,94	—	1,35	1,17	1,15	1,15
Muskulatur	0,62	0,54	0,92	0,86	0,82	0,75
Verschiedene Fettgewebe (Mittelwerte)	1,94	1,53	5,05	4,95	5,38	—

IV. Verteilung des Chloroforms auf die Organe (Gehalt in Promille) nach Hansen.

(Versuch 1, 3 und 4 wiederholte subcutane Injektionen von insgesamt 6, 8 und 14 ccm Chloroform im Verlaufe von etwa 6 Stunden; in Versuch 2 5 ccm durch Magensonde; in Versuch 3 und 4 außerdem durch Magensonde 20 proz. Alkohol [3 g pro Kilogramm], bzw. 10 proz. Aceton [2 g pro Kilogramm].)

Organ	1	2	3 Chloroform	3 Alkohol	4 Chloroform	5 Aceton
Blut	0,30	0,12—0,18	0,22	—	0,18	1,90
Großhirn	0,30	0,16	0,16	2,89	0,14	—
Kleinhirn . . .	0,27	0,19	0,16	—	—	—
Kopfmark . . .	0,39	—	—	—	—	—
Leber	0,34	0,29	0,15	1,87	0,24	0,87
Niere	0,29	—	0,23	2,47	—	1,71
Milz	—	0,18	—	—	—	—
Herz	0,46	0,15	0,21	2,57	0,27	—
Muskulatur . . .	0,21	0,08	0,13	2,40	0,09	1,56
Verschiedene Fettgewebe . . .	3,61	2,44—3,31	1,24—2,34	0,37	2,10 (Mittel)	0,66

Erscheinung, die der Verfasser auf einen größeren Umsatz dieser Stoffe in der Leber zurückzuführen sucht.

Besonderes Interesse verdient der Narkotikumgehalt der einzelnen Teile des Zentralnervensystems. Hansen legt (als begeisterter Vertreter der Lipoidtheorie) großes Gewicht darauf, daß der Alkoholgehalt der weißen Substanz in zwei Versuchen etwas geringer gefunden wurde als der der grauen (s. Tabelle I, Nr. 2 und 5) und sieht darin das Gegenstück zu dem oben (S. 235) erwähnten größeren Chloroformgehalt der weißen Substanz, wie er von Frison und Nicloux gefunden und auf den größeren Lipoidgehalt der letzteren zurückgeführt wurde. Der Alkohol mit seinem niedrigen Teilungskoeffizienten muß dementsprechend in geringerer Menge auftreten. Hansen vergißt dabei nicht nur zu erwähnen, daß in Versuch 3 der Alkoholgehalt der weißen und der grauen Substanz fast gleich groß war, sondern auch, daß das Blut mit seinem verschwindend kleinen Lipoidgehalt keineswegs einen entsprechend größeren, sondern mehrfach sogar einen geringeren Alkoholgehalt aufweist als das Zentralnervensystem. Auf die Verschiedenheit des Lipoidgehaltes will Hansen auch die Beobachtung zurückführen, daß er (entsprechend den Versuchen Nicloux' mit Chloroform und entgegen jenen mit Äther, s. S. 234) den Äthergehalt und (in einem Versuch) den Chloroformgehalt des Kopfmarks größer, den Alkoholgehalt dagegen kleiner fand als den des Gehirns. Er übersieht hierbei wieder, daß in Versuch 3 der Alkoholgehalt des Kopfmarks etwas kleiner war als der der weißen Hirnsubstanz, obwohl diese unter allen Umständen den größeren Markscheiden- und Lipoidgehalt aufweisen muß und daher weniger Alkohol enthalten sollte. Immerhin dürfte die Beobachtung, daß bei den gut wasser- und schlecht fettlöslichen Narkoticis wie Alkohol und Aceton die Reihenfolge des Narkotikumgehaltes in der Richtung Großhirn → Kleinhirn → Kopfmark → Halsmark abzusinken, bei den schlecht wasser- und gut festlöslichen Narkoticis wie Äther und Chloroform dagegen in dieser Richtung anzusteigen scheint, wohl mit einer Verschiedenheit der Verteilung dieser Stoffe auf wässerige und nicht wässerige Phase der Gewebe in Zusammenhang zu bringen sein. Wir werden auf alle diese Fragen bei Erörterung der Lipoidtheorie der Narkose noch genauer zurückkommen.

Schließlich sei noch bezüglich der Bromderivate erwähnt, daß Gensler (335) den Prozentgehalt des Gehirns von tiefnarkotisierten Hunden an Neuronal, Bromural und Adalin im Mittel etwa doppelt so groß fand wie den der Gesamtheit der übrigen protoplasmatischen Gewebe (einschließlich Blut). Hingegen fand Redonnet (798) bei Meerschweinchen noch intramuskuläre Injektion von Neuronal und Bromural die größte Menge stets im Blut. Leuze (579) wieder, der an Kaninchen die Verteilung durch Inhalation aufgenommener flüchtiger Bromderivate untersuchte, fand bei allen (Bromoform, Bromäthyl, Brompropyl, Dibromäthylen) den Gehalt des Gehirns weitaus größer als den des Blutes. Für Blut $= 1$ betrug der Gehalt des Gehirns 1,66—1,99, der der Leber 0,57—0,98. — In merkwürdigem Gegensatze zu der oben (S. 232) erwähnten sehr viel größeren Aufnahme des Bromäthyls durch die Blutkörperchen zeigte die Verteilung zwischen Gehirn und Blut und zwischen Leber und Blut beim Bromäthyl gegenüber dem Bromoform keine beträchtlichen Unterschiede.

Zusammenfassend müssen wir sagen, daß das bisher über die statische Verteilung der Narkotika vorliegende Beobachtungsmaterial außerordentlich widerspruchsvoll ist, was wohl zum großen Teil davon herrührt, daß es sich in Wahrheit vielfach nicht um eine statische, sondern wegen der Unvollständigkeit des Konzentrationsausgleichs um eine dynamische Verteilung gehandelt hat, deren Ergebnis, wie im vorigen Abschnitt gezeigt wurde, von einer Reihe von Faktoren (Blutversorgung, Zeit der Untersuchung usw.) abhängt.

d) Beeinflussung der Verteilung durch verschiedene Faktoren. — Die Gesamtheit dieser Beobachtungen lehrt jedenfalls, daß auch nach Herstellung völligen Ausgleiches die Verteilung der Narkotika auf die einzelnen Gewebe eine sehr ungleichmäßige sein wird, je nach dem Wert, den der Teilungskoeffizient Blut / Zellsubstanz für jedes Gewebe annimmt. Hierzu kommt noch, daß dieser Teilungskoeffizient keine völlig konstante Größe darstellt, sondern durch verschiedene Bedingungen, so durch den später noch zu erörternden Einfluß der Temperatur und vielleicht auch der Konzentration, sowie durch Variieren der Zusammensetzung des Blutes und der Gewebe eine Änderung erfahren kann. Auch die gleichzeitige Anwesenheit eines zweiten Narkotikums scheint, wie wir früher gesehen haben, die Verteilung beeinflussen zu können (vgl. 1. Teil, E, 3).

Mansfeld (647) hat die interessante Beobachtung gemacht, auf die wir bei Erörterung der Lipoidtheorie noch zurückkommen werden, daß hungernde Kaninchen gegen die (auf die Einheit des Körpergewichts bezogen) gleiche Dosis Chloralhydrat, Paraldehyd und Morphin bedeutend empfindlicher sind als normale, so daß bei den letzteren kaum wirksame Mengen bei ihnen schon tödliche Vergiftungen zu erzeugen vermögen. Da bei den schwächer narkotisch wirksamen Substanzen Äthylalkohol, Amylenhydrat, Äthylurethan keine Wirkungsverstärkung zu beobachten war, es sich also nicht um eine allgemein größere Empfindlichkeit der durch Hunger geschwächten Tiere handeln konnte (vgl. Mansfeld, 648 und Cloetta, 179) so erklärte er dieses Verhalten durch die Annahme, daß infolge der im Hunger bekanntlich sehr viel stärkeren Fettverarmung der übrigen Gewebe im Vergleich zu der des Gehirns die Verteilung der in Fett bzw. Lipoiden gut löslichen Narkotika zugunsten des Gehirns verschoben würde, während bei den in Wasser leicht löslichen Stoffen keine merkliche Wirksamkeitsveränderung eintrete. In der Tat will Mansfeld (653) in gemeinsam mit Fejes ausgeführten Versuchen gefunden haben, daß der Chloralhydratgehalt des Gehirns, der 30 Minuten nach Verabreichung des Narkotikums (per os) beim normalen und beim hungernden Tier ungefähr den gleichen Prozentanteil (10—11 vH der verabfolgten Gesamtdosis betrug, in der Folge beim normalen Tier absank, beim hungernden dagegen weiter anstieg, so daß er nach $1^1/_2$ Stunden beim letzteren etwa doppelt so hoch war als beim ersteren (15,5 gegen 7,4 vH). Es würde also beim hungernden Tier tatsächlich eine viel größere Speicherung von Chloralhydrat im Gehirn stattfinden als beim normalen; beim Alkohol hingegen war kein deutlicher Unterschied feststellbar.

In gewissem Sinne ein Gegenstück zu diesen Beobachtungen bilden Versuche über den Einfluß künstlicher Einverleibung von Fettsubstanzen in die Blutbahn auf die narkotische Dosis. Reicher (800, S. 248), der nach lange fortgesetzter Narkose ein Ansteigen des Fett- und Lipoidgehaltes im Blute beobachtete, äußerte vermutungsweise den Gedanken, daß es sich hierbei vielleicht um eine Art Abwehrmaßregel handeln könne, vermöge deren der Organismus durch Bindung des Giftes im Blute die Wirkung abschwäche. Auf Grund ähnlicher Überlegungen hat Nerking (718) untersucht, ob durch künstliche Zufuhr von Lipoiden die Wirkung der Narkotika eine Änderung erfahren könne, und glaubte in der Tat bei verschiedenen Narkoticis eine Abschwächung der Wirkung durch Injektion von Lecithin feststellen zu können. Seine an Kaninchen und Ratten ausgeführten Versuche sind freilich wenig beweiskräftig, da die von ihm verwendeten Kriterien (Menge des zur Erzielung eines bestimmten Narkosegrades erforderlichen Inhalationsnarkotikums, Zeit und Art des Munterwerdens der einzelnen Versuchstiere) als ganz unzuverlässig bezeichnet werden müssen. Ähnliche Versuche, jedoch mit Verabreichung des Narkotikums per os hat später Salzmann (835) an Katzen angestellt, und bei Zusatz von Fett in Form von Rahm bei Alkohol, Amylenhydrat und Paraldehyd eine deutliche Verzögerung und Abschwächung, bei mäßigen Dosen sogar eine völlige Aufhebung der narkotischen Wirkung beobachtet. Da es sich hierbei jedoch aller Wahrscheinlichkeit nach einfach um eine starke Verzögerung der Resorption des Narkotikums gehandelt haben dürfte, so kommen diese Versuche für das eigentliche Problem der Verteilung im Organismus kaum in Betracht. Kramer (535), der die Versuche von Nerking in exakterer Weise, nämlich mit intravenöser Injektion von physiologischer Salzlösung wiederholte, die 5- oder 10 vH Äther oder eine Mischung von Morphium und Chloralhydrat enthielt, konnte weder bei vorangehender Infusion einer 5- oder 10 proz. Lecithinemulsion einen Einfluß auf den Eintritt der Narkose, noch bei nachfolgender Einspülung derselben einen solchen auf den Eintritt der Erholung feststellen.

Lattes (563), der seine Versuche an Hunden mit intravenöser Injektion von Chloroformlösungen anstellte, kam zu dem anscheinend gerade entgegengesetzten Ergebnis wie Nerking, daß die Anwesenheit größerer Fettmengen im Blute die narkotische Dosis herabsetze. Bei Vergleich der Infusionswirkung von Chloroform in einfacher Ringer-Lösung und in Olivenölemulsion ergab sich, daß im ersteren Falle größere Narkotikummengen zur Erzielung des gleichen Narkosegrades erforderlich waren als im zweiten Falle, obwohl die im Momente des Einschlafens der Tiere vorgenommene Untersuchung der Chloroformkonzentration im Blut bei Anwesenheit von Fett sogar einen etwas höheren Wert ergab als ohne dasselbe (0,0348 vH im Mittel gegen 0,0307 vH). Der Autor beobachtete nun, daß bei Injektion von Chloroform in Ringer-Lösung der Chloroformgehalt des Peritonealfetts um das

Mehrfache höher war als bei Injektion in der Ölemulsion; es würde sich daher die Notwendigkeit, größere Dosen zur Erzielung einer Narkose zu verwenden, im ersteren Falle einfach daraus erklären, daß hier ein größerer Teil des Chloroforms durch das Fettgewebe entzogen wird, während die Einführung von Öl offenbar den Teilungskoeffizienten zugunsten des Blutes verschiebt. Die Frage, warum diese Verschiebung sich nicht auch dem Nervensystem gegenüber geltend macht, läßt der Verfasser offen. Aus seinen eigenen Daten ergibt sich aber, daß diese Verschiebung in der Tat auch für das Gehirn nachweisbar ist. Denn in den beiden Versuchen, in welchen auch der Chloroformgehalt des Gehirns untersucht wurde, war er bei Infusion der Ringer-Lösung ein wenig höher, bei Infusion der Ölemulsion dagegen niedriger als der des Blutes. Wenn diese Verschiebung des Teilungskoeffizienten sich bei den Nervenzentren weniger geltend machte als beim Peritonealfett, so können wir dies auf Grund der Untersuchungen Tissots wohl auf die verschiedene Diffusionsgeschwindigkeit in den beiden sehr ungleich mit Blut versorgten Geweben zurückführen, da ja bei diesen kurzdauernden Versuchen von einem Konzentrationsausgleich gar keine Rede sein konnte. Bei Eintritt eines solchen wäre sicherlich die im Körper anwesende Gesamtmenge des Narkotikums bei Ölinfusion eine größere und nicht eine kleinere gewesen. Aber auch so bedeuten die Versuche von Lattes keineswegs, wie der Autor annimmt, eine Widerlegung, sondern in Wahrheit eine Bestätigung der Reicher-Nerkingschen Auffassung; denn die zur Erzielung einer bestimmten Narkosetiefe erforderliche Narkotikumkonzentration des Blutes war bei Anwesenheit von Fett tatsächlich größer und nicht kleiner. In ganz analoger Weise erklärt sich offenbar die Beobachtung von Sherrington und Sowton (875), daß Chloroform auf das isolierte Säugetierherz in Ringerlösung etwa 12 mal stärker wirkt als im Blut. — Alle diese Versuche zeigen deutlich den Einfluß der veränderten Zusammensetzung der Gewebe auf die Verteilung der Narkotika im Organismus.

Auch die Temperatur kann aller Warscheinlichkeit nach die statische Verteilung mancher Narkotika in den Geweben in erheblichem Maße beeinflussen. Da diese Erscheinungen für die Frage nach der Abhängigkeit der Narkotikumwirkung von der Temperatur und in diesem Zusammenhange für die Lipoidtheorie der Narkose von besonderer Bedeutung sind, sollen sie erst in den einschlägigen Kapiteln (C, II und IV, 3) genauer besprochen werden. — Daß die Absorption eines dampfförmigen Narkotikums von der Temperatur abhängen muß, ist bereits früher hervorgehoben worden (vgl. S. 33).

3. Die Beziehungen zwischen Konzentration und Aufnahme.

Die letzte Frage, die wir hinsichtlich der Verteilung noch zu erörtern haben, ist die, ob die Voraussetzung, von der wir zunächst ausgegangen sind (vgl. S. 227), daß auch für die Aufnahme der Narkotika durch die Zellsubstanz das Henrysche Gesetz bzw. der Verteilungssatz von Berthelot und Jungfleisch Gültigkeit besitze und der Teilungskoeffizient (bei gleicher Temperatur und unveränderter Beschaffenheit der Lösungsmittel) für jede Konzentration der gleiche sei, überhaupt zutrifft. Wenn dies der Fall ist, dann muß die Aufnahme eines Stoffes proportional seiner Konzentration erfolgen, und die Kurve, welche die Abhängigkeit dieser beiden Größen zur Darstellung bringt, eine gerade Linie sein. Bei dem als Adsorption bezeichneten Vorgang der Anreicherung eines Stoffes in einem Medium hingegen folgt die Aufnahme einer sogenannten Adsorptionsisotherme gemäß der Gleichung $a = \alpha \cdot c^{\frac{1}{n}}$, worin a die auf die Gewichtseinheit des Adsorbens bezogene adsorbierte Menge, c die nach erfolgter Adsorption vorhandene Konzentration des Adsorbendum, α und $\frac{1}{n}$ von der Natur der Stoffe abhängige Konstanten bedeuten. Die Aufnahme durch Adsorption folgt mithin für gewöhnlich einer Exponentialkurve und man erhält eine gerade Linie, wenn man die Abhängigkeit der Logarithmen der aufgenommenen Mengen von der Konzentration graphisch darstellt. Die Frage, welche von diesen beiden Möglichkeiten zutrifft, ist besonders in Hinblick auf die Lipoidtheorie behandelt worden, wo sie uns noch zu beschäftigen haben wird. Hier sei bezüglich der Lipoide nur kurz erwähnt, daß nach den Untersuchungen von Loewe (613—617) die Aufnahme der Narkotika durch dieselben nicht nach dem Henryschen Gesetz, sondern eher nach einer Adsorptionsisotherme erfolgen würde. Aber auch wenn die Aufnahme durch Lipoide die Gültigkeit des Verteilungssatzes ergäbe, so würde dies noch nichts über die bei den Zellen herrschenden Verhältnisse aussagen und kann für diese auch nur durch Versuche entschieden werden, die mit der ganzen Zellsubstanz angestellt sind. Über solche verfügen wir bisher freilich nur in ganz unzureichender Zahl.

Die eingehendsten Versuche haben Moore und Roaf (706, 707) angestellt. Sie fanden, daß sowohl Serum wie mit physiologischer Kochsalzlösung verdünnter Gewebsbrei von Gehirn, Herzmuskel und Leber bei höherer Konzentration von Chloroformdampf verhältnismäßig mehr Chloroform aufnimmt als bei niederer, der Teilungskoeffizient zwischen Dampfraum und Gewebssubstanz also nicht konstant ist, sondern ansteigt. Sie deuteten dies in Zusammenhang mit dem schon angeführten absolut hohen Absorptionsvermögen der Gewebe für manche Narkotika und anderen später noch zu erwähnenden physikalischen Eigentümlichkeiten, im Sinne einer (vom Partiardruck abhängigen) Verbindung der Narkotika mit der Gewebssubstanz, einer auch von Boothby (120) vertretenen Auffassung. Loewe (614) hingegen, der in einigen Versuchen die Verteilung von Chloroform beim Schütteln weißer Hirnsubstanz mit Chloroformwasser untersuchte, sah mit steigender Konzentration des letzteren das Verhältnis der aufgenommenen zu der in Lösung bleibenden Menge stark absinken. Er schloß daraus auf einen Adsorptionsprozeß. Wenn auch für eine derartige Feststellung die drei ausgeführten Bestimmungen nicht ausreichen, zumal die berechneten Absorptionskonstanten nur schlecht übereinstimmen, so ergibt sich doch jedenfalls, daß die Aufnahme des Chloroforms nicht dem Verteilungssatz gehorchte. Bereits vorher haben Herzog und Betzel (431) die Aufnahme von Chloroform durch Hefezellen untersucht, gleichfalls mit dem Ergebnis, daß es sich um einen Adsorptionsprozeß handle, dessen Exponent allerdings größer als 1 sein müßte, was jedoch in einzelnen Fällen auch bei typischen Absorptionsvorgängen beobachtet wäre.

Einige Angaben über den Einfluß der Konzentration auf die Verteilung indifferenter Narkotika zwischen roten Vogelblutkörperchen und physiologischer Kochsalzlösung sind von Warburg und seinen Schülern mitgeteilt worden, ohne daß es jedoch möglich wäre, sie zu sicheren Schlußfolgerungen zu verwerten. Warburg und Wiesel (1041) fanden bei ihren Versuchen mit Thymol ein sehr auffälliges Absinken des Teilungskoeffizienten mit steigender Konzentration, aber Usui (977), der die Versuche mit genauerer Methodik wiederholte, führte diese Beobachtung auf Versuchsfehler zurück. In seinen Versuchen sank der Teilungskoeffizient $\dfrac{\text{intakte Blutzelle}}{\text{Salzlösung}}$ für Thymol bei Zunahme der Konzentration nur sehr geringfügig ab, so in einem Versuche bei Vervierfachung der Konzentration nur von 7,4 auf 6,4, in einem zweiten bei Verdoppelung der Konzentration von 6,7 auf 6,4. Eine solche leichte Abnahme beobachtete auch Dorner (224) an den entfetteten Stromata roter Blutkörperchen, die bei Verdoppelung der Außenkonzentration von Heptylalkohol 8,5 und von Octylalkohol 7,5 mg auf 1 g Substanz aufnahmen, während die doppelten Mengen 10 bzw. 8 mg betragen hätten. Auch diese Differenzen sind zu gering, um mit Sicherheit zwischen Absorption im Sinne von Henry oder Adsorption zu unterscheiden, wenn auch die gemessenen Gleichgewichte mehr in letzterem Sinne zu sprechen scheinen. Für das Aceton hingegen würde nach Warburg (1032, S. 288) der Teilungskoeffizient $\dfrac{\text{Blutkörperchen}}{\text{Salzlösung}}$ bei Variation der Außenkonzentration um das Hundertfache ganz unverändert bleiben. — Auch Arrhenius und Bubanovič (30) fanden bei Aceton und bei i-Amylalkohol keine Veränderung des Teilungsverhältnisses bei Änderung der Konzentration, während bei Methyl- und Äthylalkohol ein Absinken des Teilungskoeffizienten $\dfrac{\text{Blutkörperchen}}{\text{Salzlösung}}$ mit zunehmender Konzentration zu beobachten war, das die Verfasser aber nicht auf Adsorptionserscheinungen, sondern auf die Ungültigkeit der Gasgesetze bei den hier verwendeten hohen Konzentrationen zurückführten. Für den Teilungskoeffizienten $\dfrac{\text{Blutzellen}}{\text{Plasma}}$ haben Storm van Leeuwen und Le Heux (910) beim Chloroform völlige Konstanz beobachtet, ebenso Leuze (579) beim Bromoform.

Überblicken wir diese spärlichen uns bisher zur Verfügung stehenden Daten, so ist wohl das einzige, was wir aus ihnen mit Sicherheit erschließen können, daß die bisher vielfach als selbstverständlich hingestellte Annahme, es müßte die Aufnahme der Narkotika durch die Zellsubstanz dem Henryschen Gesetz gehorchen und der Konzentration proportional sein, durchaus unbewiesen ist, daß im Gegenteil eine ganze Anzahl von Beobachtungen dafür zu sprechen scheint, daß außer einer einfachen „Absorption" auch noch besondere chemische oder mechanische Bindungen durch „Atom"- oder „Molekular"-Valenzen eine Rolle spielen. Warburg (1032, S. 290) hat die Auffassung entwickelt, daß die Zellen ein Gemisch fester und flüssiger Phasen darstellen und daß demgemäß die Größe des Teilungskoeffizienten Zellsubstanz/Außenmedium davon abhängen wird, ob die Lösung in der wässerigen Phase oder die Adsorption an das feste Gerüst der Zelle in den Vordergrund tritt. In der Tat haben, wie wir später sehen werden, Warburgs (1035, 1036) Untersuchungen es höchst wahrscheinlich gemacht, daß die Anreicherung der Narkotika an ihren Wirkungsorten in den Zellen einen Adsorptionsvorgang darstellt, der die Grundlage der narkotischen Wirkung überhaupt bildet. Auch die bereits früher (S. 168 f) erwähnten Versuche über antagonistische Beeinflussung narkotischer Giftwirkungen durch Adsorptionsverdrängung sprechen überzeugend in diesem Sinne. Die bisherigen direkten Untersuchungen über die Aufnahme der Narkotika durch die Zellen als Ganzes aber gestatten kaum etwas Bestimmtes auszusagen, zumal ihre Ausführung nur in sehr bedingtem Maße eine Schlußfolgerung auf das Verhalten der normalen Gewebe zuläßt. Wird nämlich, wie in den zitierten Experimenten, das Teilungsverhältnis für Blutkörperchen, Hefezellen oder Suspensionen von Gewebsbrei untersucht, so sind schon durch die äußeren Versuchsbedingungen infolge der Aufschwemmung zahlreicher feiner Partikelchen besondere Bedingungen für Adsorptionsvorgänge gegeben, die bei den intakten Geweben im Organismus keine Rolle zu spielen brauchen. Das gleiche aber gilt vielleicht auch für die Untersuchungen von Moore und Roaf (706, 707) über das Aufnahmevermögen des Serums. Betrachtet man die von diesen Autoren erhaltenen Kurven über die Abhängigkeit der Chloroformabsorption vom Dampfdruck, so hat man vielfach den Eindruck, als würde diese bei niedriger Konzentration dem Henryschen Gesetz gehorchen und erst bei den höheren starke Abweichungen im Sinne einer Mehraufnahme zeigen. Nun haben Moore und Roaf festgestellt, daß oberhalb einer gewissen Chloroformkonzentration die Flüssigkeit opalescent wird und schliesslich eine Ausflockung eintritt, daß also mit steigender Konzentration eine Verminderung des Dispersitätsgrades der

Kolloide erfolgt, die möglicherweise erst sekundär zu einem Wirksamwerden von besonderen Adsorptionsprozessen Anlaß gibt; diese könnten vielleicht ebensogut wie die von den Verfassern angenommenen leicht dissoziablen Verbindungen das beobachtete Verhalten erklären (vgl. auch Kap. VII, 2). Wie dem auch sei, eine sichere Schlußfolgerung über die Beziehungen zwischen Narkotikumaufnahme und Konzentration werden erst Versuche zulassen, bei denen nicht unter ganz abnormen Bedingungen, sondern vermittels natürlicher oder künstlicher, bis zum Konzentrationsausgleich durchgeführter Durchspülung die Abhängigkeit der Narkotikumabsorption der Gewebe von der Konzentration im umgebenden Medium untersucht wird. Solche Versuche wurden bisher überhaupt kaum angestellt[1]).

Schließlich aber muß hervorgehoben werden, daß zwischen den Gesetzen der Verteilung und jenen der Adsorption überhaupt nicht der Gegensatz zu bestehen braucht, den man bisher meist anzunehmen geneigt war. Wie die sehr bemerkenswerten Versuche von Abderhalden und Fodor (1—3) gezeigt haben, hängt es augenscheinlich von dem Verhältnis der Konzentration des Adsorbens zu jener des Adsorbendum ab, ob die Aufnahme dem Verteilungssatz oder der üblichen Adsorptionsisotherme folgt. Sie fanden nämlich, daß die Adsorption von Zuckern, ebenso wie von Aminosäuren und Polypeptiden und auch von einfachen organi-

---

[1]) Allerdings haben Mansfeld und Fejes (653) in einigen Versuchen, in welchen sie Kaninchen nur die Hälfte der sonst verabreichten Dosis Alkohol eingaben, beobachtet, daß der im Gehirn zurückgehaltene Bruchteil der verabfolgten Gesamtmenge ungefähr der gleiche war, was für eine von der Konzentration unabhängige Konstanz des Teilungskoeffizienten sprechen würde. Doch handelt es sich hierbei — zumal das Narkotikum per os verabreicht wurde, und wir daher über den Ausgleich der Konzentrationen im Körper in keiner Weise orientiert sind — selbstredend um viel zu grobe Bestimmungen, als daß sie eine theoretisch verwertbare Schlußfolgerung gestatten würden. Das Gleiche gilt auch für den Versuch Hansens (395) aus der Größe der Narkotikumaufnahme der gleichen Organe verschiedener Versuchstiere bei verschieden großen Narkotikumdosen einen Schluß auf die Unabhängigkeit der Verteilung von der Konzentration ziehen zu wollen. — Einige im Rostocker physiologischen Institut mit Äthylurethan an Fröschen angestellten vorläufigen Versuche, die anderweitig nicht veröffentlicht wurden, haben bei Verdoppelung der Konzentration Konstanz des Teilungskoeffizienten $\dfrac{\text{Frosch}}{\text{umgebendes Wasser}}$ ergeben.

schen Säuren (Fodor und Schönfeld, 256), an Kohle in hinreichend verdünnten Lösungen und bei ausreichender Menge des Adsorbens dem Verteilungssatz folgt, während in konzentrierten Lösungen oder bei unzureichender Kohlenmenge die bekannte Adsorptionsisotherme auftritt. Der Verteilungssatz ist also hier offenbar einfach ein Spezialfall der Adsorptionsgesetze, indem in der Adsorptionsisotherme der Exponent $\dfrac{1}{n} = 1$ wird, so daß sie in das proportionale Verhältnis des Henryschen Satzes $a = \alpha c$ übergeht (s. auch Fodor, 255, S. 37). — Wir können uns dies wohl folgendermaßen vorstellen: Solange an den adsorbierenden Teilchen freie Oberflächen vorhanden sind, wird die Aufnahme des Adsorbendum einfach von der Zahl der Teilchen desselben abhängen, die in der Zeiteinheit in das Bereich der molekularen oder sonstigen Attraktionskräfte der adsorbierenden Flächen gelangen, d. h. sie wird der Konzentration des Adsorbendum proportional sein (Verteilungssatz). Ist dagegen die freie Oberfläche im Verhältnis zu der Konzentration der zu adsorbierenden Teilchen zu gering, so wird um so weniger aufgenommen werden, je mehr Fläche bereits durch die adsorbierten Teilchen besetzt ist, d. h. die Adsorption wird zu einer Exponentialfunktion der Konzentration. Diese einfache Vorstellung dürfte mancherlei Schwierigkeiten und Widersprüche beseitigen, denen wir im folgenden noch begegnen werden.

4. Zusammenfassung.

Eine Zusammenfassung der in den vorangehenden Kapiteln zusammengestellten Erfahrungen ergibt, daß die dynamische Verteilung der Narkotika im Organismus mit großer Langsamkeit erfolgt, so daß bei den gewöhnlichen Inhalationsnarkosen ein völliger Ausgleich kaum je erzielt wird. Weder der Narkotikumgehalt der Inspirationsluft, noch derjenige des Blutes stellt daher einen sicheren Maßstab der in den Geweben selbst wirksamen Konzentration dar. Die nach Herstellung des dynamischen Ausgleichs feststellbare statische Verteilung des Narkotikums im Körper hängt ab von dem Absorptionsvermögen der einzelnen Zellen oder genauer von dem Teilungskoeffizienten zwischen Zellsubstanz und umgebenden

Medium, der für die einzelnen Gewebe sehr beträchtliche Differenzen aufweist. Mitunter ist das Aufnahmevermögen der Zellsubstanz für Narkotika beträchtlich größer als dasjenige des Wassers. Ob dieser mit der Temperatur und der Zusammensetzung der Gewebe variable Teilungskoeffizient unter sonst gleichen Bedingungen eine von der Konzentration unabhängige konstante oder eine veränderliche Größe darstellt, die Aufnahme der Narkotika also dem Henryschen Gesetz oder einer Adsorptionsisotherme folgt, läßt sich vorläufig nicht entscheiden; im übrigen wird die Auffassung vertreten, daß der Verteilungssatz nur einen Spezialfall der Adsorptionsgesetze darzustellen braucht.

II. Beziehungen zwischen Konzentration und Wirkung.

Sehen wir ab von der schon früher erörterten Erscheinung, daß die Narkotika in sehr schwachen Konzentrationen eine ihrer sonstigen entgegengesetzte, funktionssteigernde Wirkung ausüben (Erregungsstadium der Narkose, vgl. 1. Teil, Kap. B), so ist jedenfalls eine Grundtatsache die, daß unterhalb einer gewissen Grenzkonzentration auch bei langdauernder Einwirkung die für die Narkose charakteristische Funktionsverminderung nicht festzustellen ist. Selbstverständlich ist ferner, daß oberhalb einer gewissen, durch die völlige Einstellung der betreffenden Funktion gekennzeichneten Grenze eine weitere Wirkungsverstärkung nicht zur Beobachtung kommen kann. Bei Untersuchung der Beziehungen zwischen Konzentration und Wirkung der Narkotika wird die zu lösende Aufgabe daher in der Ermittlung der Kurve bestehen, welche die Abhängigkeit der Wirkungsgröße von der Konzentration innerhalb der durch die minimal und die maximal wirksame Dosis gezogenen Grenzen zum Ausdruck bringt. Hierbei ist die zunächst zu beantwortende Frage die, ob innerhalb dieses Intervalls einer bestimmten Konzentration überhaupt eine konstante Wirkung entspricht oder deren Größe auch noch von anderen Faktoren abhängt.

Hier kommt zunächst die Zeitdauer der Einwirkung in Frage. In der Tat gewinnt man bei oberflächlicher Betrachtung leicht den Eindruck, als würde diese von maßgebender Bedeutung sein, da man nicht selten, besonders bei höheren Tieren, Gelegenheit hat zu beobachten, daß die narkotische Lähmung sich bei gleichbleibender Außenkonzentration immer mehr verstärkt. Bei der Deutung dieser Erscheinung ist aber zunächst die im Vorangehenden erörterte außerordentliche Langsamkeit zu berücksichtigen, mit der der Ausgleich der Konzentrationen erfolgt, so daß in vielen Fällen die allmähliche Wirkungsverstärkung einfach auf der noch weiterschreitenden Zunahme der Konzentration des Narkotikums am Wirkungsorte beruht. Dieses Moment erfordert auch in Versuchen an isolierten Organen Berücksichtigung. So hat Veley (979) aus der Beobachtung, daß die Kontraktionshöhe von Froschsartorien, die in eine Lösung von Trichloräthylen getaucht wurden, bei gleichbleibender Reizstärke gleichmäßig absank, die Schlußfolgerung gezogen, daß die Giftwirkung eine lineare Funktion der Zeit darstelle. Diese Schlußfolgerung ist vollkommen unbegründet, da sie das allmähliche Eindringen des Giftes gänzlich unberücksichtigt läßt, das sich erst nach einer bestimmten Zeit in allen Muskelfasern bis zu der durch die Außenkonzentration bestimmten Höhe ansammeln kann. Tatsächlich fand Vernon (984, 985) in Versuchen am Schildkrötenherzen, daß nach Eintauchen in Lösungen verschiedener Alkohole die Kontraktionshöhe bis zu einem bestimmten, von der Natur des Giftes und seiner Konzentration abhängigen Niveau absinkt, sich dann aber auf diesem konstant hält. In gleicher Weise sah Storm van Leeuwen (901) in Chloroformnarkose bei Katzen die Reflexerregbarkeit auf einer bestimmten, von dem Chloroformgehalt des Blutes abhängigen Stufe konstant bleiben.

Aber auch nach Herstellung völligen Konzentrationsausgleiches kann, wie schon früher (vgl. S. 34 f) auseinandergesetzt, eine Zunahme der Lähmung dadurch zustande kommen, daß die verschiedenen Organfunktionen, wie Atmung, Herztätigkeit, verschiedene Stoffwechselprozesse, nicht gleichmäßig beeinflußt werden. Daraus muß eine Störung des Gesamtgetriebes des Organismus resultieren, die natürlich um so hochgradiger werden wird, je länger sie anhält. So kann eine Wirkungsverstärkung vorgetäuscht werden, die mit der Wirkung des Narkotikums selbst in keinem direkten Zusammenhange steht. Auf solche Faktoren dürften die Wirkungsverstärkungen zurückzuführen sein, die Winterstein (1076 an Krustazeen und Medusen feststellen konnte, ebenso wie der erst nach Stunden, häufig sogar Tagen (!) eintretende Stillstand der Protoplasmaströmung, wie ihn Nothmann-Zuckerkandl (739) in zahlreichen Versuchen heobachtet hat. Es liegt auf der Hand, daß die Beeinflussung irgendeines für das Zustandekommen der Strömung erforderlichen Teilprozesses zu einer Störung führen muß, die schließlich über kurz oder lang einen Stillstand der Strömung nach sich ziehen wird, um so rascher natürlich, je stärker die Störung ist, je größer also die Konzentration des Narkotikums war. Die Abhängigkeit von der letzteren ist also durchaus kein Beweis für ein Vorliegen direkter narkotischer Wirkungen und berechtigt in keiner Weise zu der Schlußfolgerung, daß die Tiefe der Narkose eine Funktion der Zeit sei. Wo solche Störungen nicht in größerem Umfange auftreten, gelingt es in der Tat, die Narkose in annähernd unveränderter Stärke selbst tagelang zu erhalten, wie die Versuche von Overton (754, S. 83) mit Äthernarkose von Kaulquappen, von Krogh (538) und Winterstein (1084) mit Urethannarkose von Fröschen, von Ellis (242) mit Barbitalnarkose von Tauben lehren. Dies spricht wohl überzeugend zugunsten der Auffassung, daß die narkotische Lähmung als solche in ihrer Intensität von der Zeitdauer unabhängig ist und unter sonst gleichen Umständen lediglich eine Funktion der Konzentration darstellt.

Ein weiterer zu berücksichtigender Faktor ist die Temperatur. Schon mehrfach ist betont worden, daß die Absorption eines dampfförmigen Narkotikums von der Temperatur abhängt. Aber auch die Verteilung kann durch sie beeinflußt werden, so daß Änderungen der Temperatur auf verschiedene Weise rein physikalisch eine solche der Konzentration des Narkotikums am Wirkungsort und damit auch der Wirkung herbeiführen können. Es sind dies Fragen, die besonders vom Standpunkt der Lipoidtheorie eine eingehende Untersuchung erfahren haben und daher zweckmäßig in diesem Zusammenhange ihre ausführliche Erörterung finden sollen. Hier sei nur vorweggenommen, daß die zahlreichen Experimente zu wenig übereinstimmenden Ergebnissen führten und je nach den angewandten Stoffen und den untersuchten Organismen oder Organfunktionen bei gleichsinnigen Änderungen der Temperatur bald Verstärkungen und bald Abschwächungen der narkotischen Wirkungen ergeben haben.

Veley und Waller (980) haben für die Abhängigkeit der Wirkung von der Temperatur eine allgemeine Gesetzmäßigkeit zu statuieren versucht. Sie fanden den Temperaturkoeffizienten (Q_{10}) der Wirkung von Alkohol und Äther ungefähr $= 2$ und von Chloroform $= 1,6$, also von der Größenordnung desjenigen chemischer Reaktionen, und untersuchten nur von diesem Gesichtspunkt aus in weiteren Experimenten (981) die Abhängigkeit der Wirkung von Alkohol, Chloroform, Chinin und Aconitin von der Temperatur, um festzustellen, ob sich die von (Harcourt und) Esson (399) für die Beziehungen zwischen chemischer Reaktionsgeschwindigkeit und Temperatur aufgestellte Formel für diese Giftwirkung gültig erweise. Nach dieser Formel wächst das logarithmische Inkrement der durch die Temperaturerhöhung bewirkten Änderung der Reaktionsgeschwindigkeit proportional dem logarithmischen Inkrement der absoluten Temperatur. Als Index verwendeten die Autoren die bei Eintauchen in die Giftlösung zur Aufhebung der Kontraktilität von Froschsartorien erforderliche Zeit und verglichen die beobachteten mit den nach der Formel $\log L_0 - \log L_1 = m\,(\log T_1 - \log T_0)$ berechneten Werten, worin L_0 und L_1 die zur Erzielung der Unerregbarkeit bei der niedrigen und der höheren Temperatur erforderliche Zeit, und T_0 und T_1 die entsprechenden absoluten Temperaturen bedeuten. — Es ergab sich in der Tat eine sehr gute Übereinstimmung, wie z. B. der folgende mit $n/100$ Chloroformlösung angestellte Versuch zeigt:

Temperatur	Beobachtete Zeit	Berechnete Zeit (Minuten)
10	21	21
19	13	13,5
24	10,5	10,5

Dieses Resultat würde sich auch dann beobachten lassen, wenn man, um den Einfluß der Diffusion auszuschalten, das Gift zunächst bei so niedriger Temperatur einwirken läßt, daß zwar ein Eindiffundieren erfolgt, eine Wirkung aber ausbleibt, und die Muskeln erst nach erfolgtem Eindringen in wirksame Temperatur bringt. Aber ganz abgesehen davon, daß dieser Kontrollversuch nur in einem Falle mit Aconitin angestellt worden zu sein scheint, würde die Zurückführung der narkotischen Wirkung auf eine chemische Reaktion allen übrigen Erfahrungen durchaus widersprechen. Man wird also wohl trotz der zum Teil überraschend guten Übereinstimmung mit der Theorie keine weiteren Schlußfolgerungen daran knüpfen, solange nicht quantitative Untersuchungen über die Beeinflussung der Giftverteilung durch die Temperatur uns darüber aufklären, inwieweit nicht einfach Änderungen der wirksamen Konzentrationen die Versuchsergebnisse bestimmt haben. Von einer allgemeinen Gesetzmäßigkeit kann ja schon aus dem Grunde keine Rede sein, weil, wie schon erwähnt wurde und noch genauer zu erörtern sein wird, die Wirkungsstärke der Narkotika mit steigender Temperatur keineswegs immer zunimmt, sondern auch eine Verminderung erfahren kann.

Jedenfalls lehren schon diese Beobachtungen, daß vergleichende Versuche über die Wirkung verschiedener Konzentrationen nur bei der gleichen Temperatur ausgeführt werden dürfen.

Gehen wir nunmehr zur Untersuchung der Beziehungen zwischen Konzentration und Wirkung über, so begegnen wir bei Vergleichung der Wirkung verschiedener Konzentrationen den gleichen Schwierigkeiten, ein geeignetes Kriterium der Wirkungsstärke zu finden, wie sie bei Vergleichung der Wirkung verschiedener Narkotika bereits früher erörtert wurden (vgl. S. 33). Ebensowenig wie dort kann auch hier die Beobachtung der zeitlichen Verhältnisse der Narkose als ein solches Kriterium betrachtet werden. Denn auch wenn man auf Grund der obigen Darlegungen von der Voraussetzung ausgeht, daß der Grad der Narkose bei gleichbleibender Konzentration von der Zeit unabhängig ist, und ferner annimmt, daß die Menge des in die Zellen aufgenommenen Narkotikums der Konzentration im umgebenden Medium proportional ist, so braucht dies noch nicht für die Geschwindigkeit zu gelten, mit der diese Aufnahme erfolgt. Dies leuchtet wohl ohne weiteres für den Gesamtorganismus ein, bei dem die Geschwindigkeit der Giftzufuhr von einer Reihe möglicherweise in ganz ungleichem Maße beeinflußter Vorgänge, wie Atmung, Herztätigkeit u. dgl. abhängt. Es muß daher jeder Versuch illusorisch erscheinen, aus der bis zum Eintritt einer bestimmten Wirkung erforderlichen Zeit ein die Beziehungen zwischen Wirkungsstärke und Konzentration regelndes „Dosierungsgesetz“ abzuleiten, wie dies Juckuff (494) unter Verwendung des Atemstillstandes junger Hunde oder Shackell (870) unter

Benutzung der Atmungslähmung bei Fröschen als Kriterium zu tun versuchten.

Das gleiche gilt aber infolge der durch die Diffusionsgeschwindigkeit geschaffenen Komplikation auch für die einfachsten Verhältnisse bei isolierten Organen. So fand Verzár (1000) bei Untersuchung der Zeit, die zum Eintritt der Unerregbarkeit von Froschsartorien in verschieden konzentrierten Alkohollösungen erforderlich ist, daß die Giftigkeit nicht allmählich zunimmt, sondern von einer bestimmten Grenzkonzentration an plötzlich ansteigt, wie dies die Kurven der Abb. 5 zeigen. Diese Beobachtungen lehren uns aber nichts Sicheres über die Abhängigkeit der Wirkung von der Konzentration. Denn da die Diffusionsgeschwindigkeit von dem Konzentrationsgefälle abhängt, so muß schon aus diesem Grunde die zur Aufhebung der Erregbarkeit erforderliche Minimalkonzentration um so rascher erreicht werden, je größer die Außenkonzentration ist. Auf diesen Umstand hat auch Raether (787) bereits hingewiesen, der ein ganz analoges Verhalten

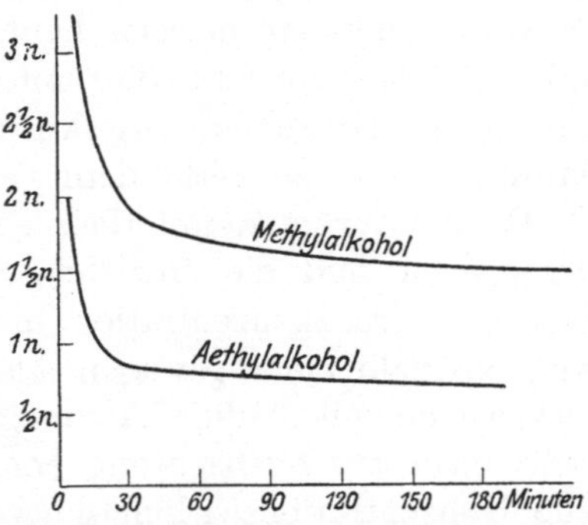

Abb. 5. Abhängigkeit der bis zum Eintritt der Unerregbarkeit von Froschsartorien erforderlichen Zeit von der Konzentration. (Nach Verzár, 1000.)

für die erregende Wirkung des Amylalkohols auf die sensiblen Nervenendigungen in der Froschhaut beobachtete. Auch Juckuff (494) sah bei seinen Versuchen mit Hämolyse die zur Herbeiführung derselben erforderliche Zeit viel rascher abnehmen als die Konzentration der Narkotika zunahm, und glaubte aus dieser Beziehung, die er mathematisch zu formulieren suchte, ein Gesetz über die Abhängigkeit der Wirkungsstärke von der Größe der Dosis ableiten zu dürfen. Aber auch hier erscheint es keineswegs statthaft, die bis zum Eintritt der Hämolyse vergehende Zeit als „Reaktionsgeschwindigkeit" der Wirkungsstärke umgekehrt proportional zu setzen, da wir gar nicht wissen, um was für Vorgänge es sich hierbei handelt; als Maß der Reaktionsgeschwindigkeit kann nur die Menge eines Reaktionsproduktes dienen. —

Auch die zahlreichen Versuche von Nothmann-Zuckerkandl (739) über den Einfluß der Konzentration verschiedener Narkotika auf die Zeitdauer, in der sie einen Stillstand der Protoplasmaströmung von Vallisneria herbeiführen, sind aus den bereits früher erörterten Gründen ohne jede theoretische Bedeutung, da sie zweifellos gar nicht die Abhängigkeit der narkotischen Wirkung von der Konzentration zum Ausdruck bringen, sondern die Beziehungen zwischen der Größe einer durch die Narkotika bedingten Stoffwechselstörung und der Zeit, in welcher diese zum Strömungstillstand führt. Das Auftreten solcher sekundärer Störungen, die offenbar auch von einer bestimmten Konzentration an sich bemerkbar machen können, stellt überhaupt eine Komplikation dar, die eine Bestimmung des Verlaufes der wahren Konzentrationswirkungskurve hochgradig zu erschweren, mitunter völlig zu verhindern vermag.

Da alle Narkotika unterhalb einer bestimmten für die einzelnen Organismen und die einzelnen Körperzellen etwas verschieden liegenden Grenzkonzentration unwirksam sind, und da andererseits oberhalb einer gewissen, gleichfalls etwas variablen Grenze, bei der eine vollständige Lähmung eintritt, eine Wirkungszunahme nicht mehr zur Beobachtung kommen kann, so wird naturgemäß jede Konzentrationswirkungskurve bis zu einem gewissen Grade einen S-förmigen Verlauf aufweisen müssen, wie dies Shackell (870, 871) beschrieben hat. Daß aber innerhalb des mittleren Teiles der Kurve stets Proportionalität zwischen Konzentration und Giftwirkung bestehen müsse, wie sie von ihm und seinen Mitarbeitern in einigen Beispielen annäherungsweise beobachtet wurde, stellt eine schon für die Narkotika, geschweige denn gar in ihrer Ausdehnung auf alle Giftwirkungen überhaupt gänzlich unstatthafte Verallgemeinerung dar; sie ist um so weniger berechtigt, wenn, wie in einem Teile der Versuche von Shackell (871) statt einer tatsächlichen Änderung der Giftkonzentration eine solche der Zeitdauer der Gifteinwirkung den Beobachtungen zugrunde gelegt wird.

Zuverlässigere Untersuchungen über die Beziehungen zwischen Wirkungstärke und Konzentration verschiedener Narkotika hat Vernon (984, 985) am isolierten Schildkrötenherzen angestellt. Als Maß der Wirkungsstärke verwendete er die Kontraktionshöhe, welche nach Erreichung des konstanten Niveaus

(s. o.) in der betreffenden Lösung festgehalten wurde. Es ergab sich durchwegs, daß die Herabsetzung der Kontraktionshöhe nicht proportional der Konzentration erfolgt, sondern stärkere Konzentrationen im Verhältnis meist viel stärker wirken, wie z. B. die in der folgenden Tabelle zusammengestellten Mittelwerte für Äther und Chloroform zeigen:

Äther-konzen-trationen	Herabsetzung auf Proz. der ursprünglichen Kontraktionshöhe	Chloroform-konzen-trationen	Herabsetzung auf Proz. der ursprünglichen Kontraktionshöhe
1 : 960	85	1 : 32 000	81
1 : 480	75	1 : 16 000	79
1 : 240	63	1 : 8 000	67
1 : 120	33	1 : 4 000	5
1 : 60	16		

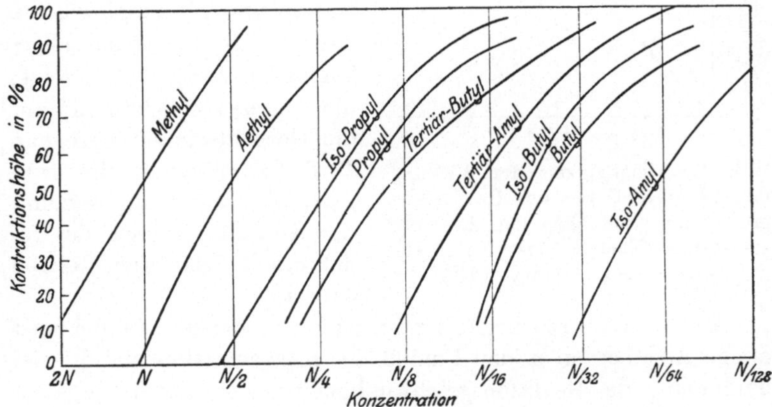

Abb. 6. Abhängigkeit der Wirkung verschiedener Alkohole auf das Schildkrötenherz von der Konzentration. (Nach Vernon, 985.)

Abb. 6 gibt eine graphische Darstellung der für verschiedene Alkohole gewonnenen Resultate. Auf der Abszisse sind die molaren Konzentrationen, auf der Ordinate die (allerdings zum Teil aus sehr divergierenden Grenzwerten berechneten) Mittelwerte der Kontraktionshöhen in Prozent der ursprünglichen eingetragen.

Am Skeletmuskel des Frosches haben Kuusisto und seine Mitarbeiter (548) den Einfluß der Konzentration von Lösungen homologer Alkohole und Amide auf die Dauer der Reizbarkeit untersucht. Sie fanden im allgemeinen eine umgekehrte Proportionalität, so daß das Produkt $c \cdot \tau =$ konst. war ($c =$ Konzentration, $\tau =$ Dauer der Reizbarkeit).

Gensler (334) glaubt auf Grund von Versuchen über die schlafmachende Wirkung des Neuronals, daß die Intensität der Wirkung der $\sqrt{\ }$ aus der Substanzmenge proportional zu sein scheine, doch sind, wie er selbst angibt, seine Versuche nicht ausreichend zur Aufstellung eines Gesetzes.

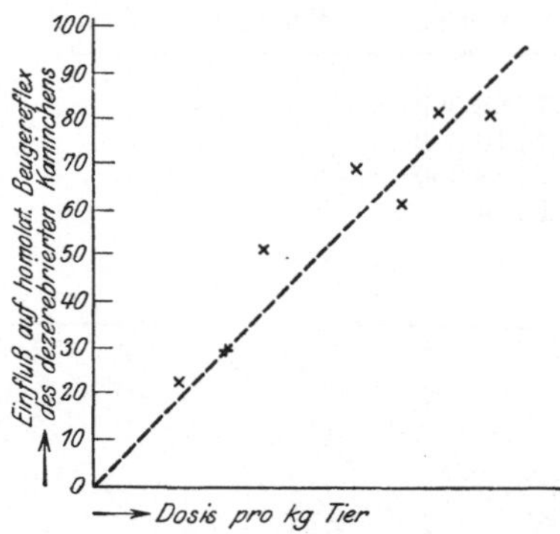

Abb. 7. Abhängigkeit der Wirkung des Chloralhydrats auf die Reflexgröße beim Kaninchen von der Konzentration. (Nach Storm van Leeuwen und Le Heux, 910.)

Storm van Leeuwen und Le Heux (910) fanden für die Wirkung von Urethan und von Chloralhydrat auf den gleichseitigen Beugereflex beim Kaninchen eine weitgehende Proportionalität zwischen Konzentration und Wirkung, wie die aus je zehn Versuchen abgeleitete Kurve der Abb. 7 zeigt; die Abszisse bedeutet die auf die Gewichtseinheit bezogene Dosis Chloralhydrat, die Ordinate die proz. Herabsetzung der Kontraktionshöhe des reflektorisch gereizten Rectus femoris.

Außer diesen spärlichen Untersuchungen stehen uns nur noch einige Angaben über den Einfluß der Konzentration auf die Beeinflussung der Reaktionsgeschwindigkeit verschiedener Vorgänge durch die Narkotika zur Verfügung. Warburg (1027), der den Einfluß der Konzentration auf die oxydationshemmende Wirkung verschiedener Narkotika (hauptsächlich Urethane) an Gänseerythrocyten untersuchte, beobachtete im allgemeinen Proportionalität; manchmal wuchs die Wirkung rascher als die Konzentration, nur ausnahmsweise war das umgekehrte Verhalten zu beobachten, was insofern von Bedeutung erscheint als bei Oberflächenwirkungen eine relativ stärkere Wirksamkeit kleiner Konzentrationen zu erwarten wäre.

Auch ein solches Verhalten ist in einer Reihe von Fällen festgestellt. Meyerhof (682) sah bei Untersuchung der Invertasehemmung durch indifferente Narkotika die relative Wirksamkeit derselben bei höherer Konzentration abnehmen. Besonders deutlich war dies, wie die folgende Tabelle zeigt, beim Äthylalkohol, dessen Wirkung bei sechs verschiedenen Konzentrationen untersucht wurde:

Molare Konzentration des Alkohols	Hemmung in Prozent (Inversion einer 7,8proz. Rohrzuckerlösung)
0,7	14
1,4	27
2,1	36
2,8	44,5
4,1	57
6,2	71,5

Zeichnet man die Logarithmen der Konzentrationen als Abszissen und jene der Hemmungen als Ordinaten, so erhält man eine fast gerade, gegen die Abszissenachse schwach konkave Linie, wie sie bei Adsorptionen häufig vorliegt. Die Narkotika zeigen mithin hier ein Verhalten, wie es zu erwarten wäre, wenn „die Hemmung auf der Adsorption der narkotischen Substanz an der Enzymoberfläche beruht und der adsorbierten Menge proportional ist“ (S. 260). Genau das gleiche beobachteten Rona und Lasnitzki (814) für die Hemmung der Serumlipase durch Urethane. Gerade das entgegengesetzte Verhalten aber konnte Meyerhof (685) bei Untersuchung der hemmenden Wirkung der Narkotika auf den Atmungsvorgang nitrifizierender Bakterien feststellen: Hier zeigte die Hemmungskurve eine stark konvexe Krümmung gegen die Abszissenachse, denn die Hemmung fehlte unterhalb eines gewissen Schwellenwertes vollständig und stieg dann rasch an. So hemmten z. B. 38 Millimol i-Amylalkohol gar nicht, 57 Millimol 5—18 vH, 74 Millimol 75—85 vH. Dieses Verhalten würde wieder dem von Vernon beobachteten entsprechen.

Harris und Creighton (402), die den Einfluß verschiedener Gifte (darunter auch den von Alkohol, Äther und Chloroform) auf die Wirksamkeit der aus der Leber und aus der Hirnrinde von Katzen gewonnenen Reduktase untersuchten, indem sie die zur völligen Reduktion des Oxyhämoglobins benötigte Zeit maßen, fanden die Giftwirkung innerhalb gewisser Grenzen fast unabhängig von der Konzentration, wenigstens stieg sie bei Erhöhung derselben nur sehr wenig an. So verlängerte 0,02 n und 0,001 n Äther die Reduktionszeit um den gleichen Betrag. Die normalerweise 4½ Minuten betragende Reduktionszeit wurde verlängert durch:

0,00001 n Chloroform auf 7 Minuten
0,0001 „   „   „ 8 „
0,001 „   „   „ 9 „
0,02 „   „   „ 10 „

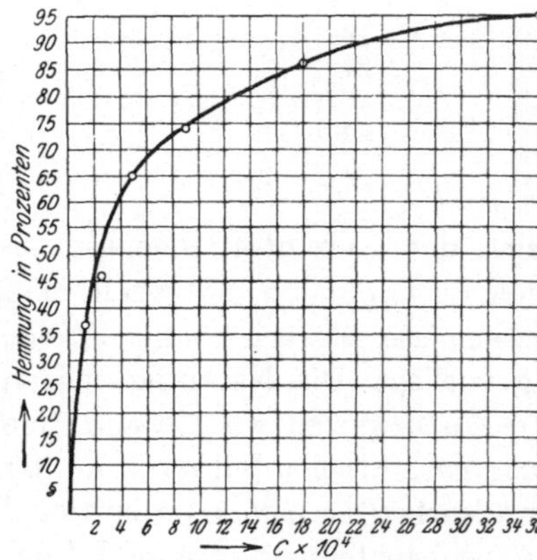

Abb. 8. Abhängigkeit der Wirkung des Phenylurethans auf die Assimilation grüner Algen von der Konzentration. (Nach Warburg, 1034.)

Diese Daten würden, wie ersichtlich, wieder auf eine Adsorptionsisotherme mit allerdings sehr kleinen Adsorptionsexponenten hinweisen.

Eine reine Adsorptionsisotherme stellt nach Warburg (1034) die Konzentrationswirkungskurve der Assimilationshemmung grüner Algen durch Phenylurethan dar, wie Abb. 8 zeigt, in der die Abszisse die Konzentration des Narkotikums, die Ordinate die prozentuale Hemmung der Sauerstoffentwicklung bedeutet.

Versuche von Lipschitz und Gottschalk (600) über den Einfluß der Konzentration verschiedener Narkotika auf die Hemmung der Nitroreduktion ergaben bei Froschmuskulatur meist völlige Proportionalität, beim Hautmuskelschlauch von Ascariden ungleichmäßige Resultate. Die Hemmung der „Succinodehydrogenase“, eines Ferments, das in Anwesenheit von Methylenblau eine Dehydrierung der Bernsteinsäure bewirkt, erfolgt nach den von Grönvall (356) mitgeteilten Daten ziemlich proportional der Konzentration der homologen Alkohole; ihre Hemmung durch Urethane zeigt nach den Untersuchungen von Svensson (919) einen leicht exponentialen Charakter.

Auf Grund von Versuchen über die gärungshemmende Wirkung einiger chlorhaltiger Narkotika behauptete Plagge (765), daß diese Wirkung nicht von der Konzentration, sondern von der absoluten Größe des den Hefezellen dargebotenen Giftquantums abhänge; denn eine Steigerung der Hefemenge ließ eine vorher gärungshemmende Lösung unwirksam, eine Herabsetzung der ersteren umgekehrt eine vorher unwirksame Lösung wirksam werden. Es liegt jedoch auf der Hand, daß dies bloß deshalb der Fall war, weil die Menge der zu narkotisierenden Zellen im Verhältnis zur Menge der Narkotikumlösung zu groß war. Bei einem kleinen Hefequantum reichte die Narkotikummenge zur Narkose für alle Zellen aus, bei einem großen wurde durch die Aufnahme des Narkotikums seine Konzentration in der Lösung bis zur Unwirksamkeit herabgesetzt. Dies geht klar aus dem von dem Autor selbst mitgeteilten Versuch hervor, daß die vorher mit Chloroform gesättigte Lösung nach Abfiltrieren der Hefe überhaupt nicht mehr nach Chloroform roch, offenbar weil dieses fast zur Gänze von den Zellen aufgenommen war. Kein Zweifel also, daß es auch in diesen Versuchen in Wahrheit die Konzentration war, die die Wirkung bestimmte. — Der nicht minder mißglückte Versuch Mansfelds und seiner Schüler (885, 921) für das Nervensystem ein „Alles- oder Nichts-Gesetz der Narkose" zu erweisen, hat schon an anderer Stelle seine Kritik erfahren (S. 98).

Im ganzen ist das bisher über diese Frage vorliegende Material nicht ausreichend, um als Ausgangspunkt irgendwelcher theoretischer Erwägungen dienen zu können, um so weniger als für die letzeren offenbar lediglich die Kenntnis der Beziehungen maßgebend sein könnte, die zwischen der Wirkungsstärke eines Narkotikums und seiner Konzentration unmittelbar am Wirkungsorte bestehen. Diese Konzentration aber ist in keinem einzigen der vorangehenden Versuche direkt ermittelt worden, und ihre indirekte Erschließung ist nicht mit Sicherheit möglich, solange wir nicht über die Gesetze der Verteilung der Narkotika oder die Abhängigkeit ihrer Aufnahme von der Konzentration im umgebenden Medium besser als bisher orientiert sind. Wenn wir in den eben zitierten Versuchen bald Proportionalität (Reflextätigkeit, Blutkörperchenatmung), bald Abnahme (Rohrzuckerinversion, Kohlensäureassimilation), bald wieder Zunahme der Wirkungsstärke (Schildkrötenherztätigkeit, Atmung nitrifizierender Bakterien) mit steigender Konzentration der Narkotika im umgebenden Medium beobachtet haben, so könnten alle diese

Verschiedenheiten immer noch mit der Annahme einer einfachen Proportionalität von Konzentration und Wirkung vereinbar sein, da das vorhergehende Kapitel uns in gleicher Weise Beispiele dafür geliefert hat, daß der Teilungskoeffizient zwischen Zellsubstanz und umgebendem Medium mit wechselnder Narkotikumkonzentration in letzterem konstant bleiben, abnehmen oder anwachsen kann.

Schließlich sei darauf hingewiesen, daß wir bisher stets nur die Abhängigkeit der Wirkung von der Konzentration einunddesselben Narkotikums betrachtet haben. Faßt man die Narkose als eine rein physikalische Massenwirkung auf, dann wäre zu erwarten, daß alle Narkotika bei der gleichen Konzentration am Wirkungsorte auch die gleiche Wirkung entfalten. Nach den früher (S. 236f) angeführten Untersuchungen von Nicloux und von Storm van Leeuwen sind die gleich stark wirksamen Konzentrationen von Äther im Gehirn gewichtsprozentisch zwei- bis dreimal, molar mithin etwa drei- bis fünfmal so hoch als die des Chloroforms; die narkotische Konzentration im Gehirn für Adalin fand Gensler (335) gewichtsprozentisch etwa doppelt so groß als für Neuronal, Führer (313) jene für Chloroform etwa halb so groß als für Tetrachlorkohlenstoff. Das bedeutet noch keine Widerlegung der obigen Anschauung. Denn auch das einzelne Organ ist noch nicht der „wahre Wirkungsort", sondern nur bestimmte Gewebs-, ja vielleicht Zellteile, und in diesen könnte die bei gleich tiefer Narkose zu beobachtende Konzentration immer noch für alle Stoffe die gleiche sein, wie wir bei Besprechung der Lipoid- und der Adsorptionstheorie der Narkose genauer darlegen werden.

III. Beziehungen zwischen Konstitution und Wirkung.

Bei der ungeheuren Mannigfaltigkeit, welche die verschiedenen Narkotika in ihrem chemischen Aufbau zeigen, erscheint es wohl für jeden, der nach einem ihnen allen gemeinsamen Wirkungsmechanismus sucht, ausgeschlossen, ihn unmittelbar in der besonderen chemischen Konstitution der Narkotika entdecken zu können. Wenn trotzdem auch heute noch die Abhängigkeit, in der innerhalb der verschiedenen Gruppen die Wirkungsstärke der einzelnen Stoffe von ihrer Struktur zu stehen scheint, unser Interesse in hohem Maße fesselt, so ist dies aus dem indirekten Grunde der Fall, daß wir durch Zusammenhalten dieser Abhängigkeit mit den Beziehungen, die zwischen der Konstitution und gewissen allgemeinen physikalisch-chemischen Eigenschaften, wie Wasser- oder Fettlöslichkeit, Oberflächenaktivität usw., bestehen, wichtige Fingerzeige erhalten können, in welcher Richtung wir diesen allgemeinen Wirkungsmechanismus zu suchen haben.

1. Gesetz der homologen Reihen.

Die allgemeinste und wichtigste Beziehung zwischen Konstitution und Wirkungsstärke ist die Zunahme der letzteren mit der Zahl der C-Atome innerhalb der homologen Reihen. Dieses Gesetz der homologen Reihen ist zuerst im Jahre 1869 von Richardson (802) für die Alkohole aufgestellt und seitdem in einer kaum mehr zu übersehenden Zahl von Experimenten für diese und auch für andere Gruppen von Substanzen bestätigt worden. Bezüglich der Alkohole findet sich die älteste Literatur bei Stenberg (898) zusammengestellt. Was zunächst die allgemein narkotischen (bzw. toxischen) Wirkungen der Alkohole auf das Zentralnervensystem anlangt, so ergaben eine Bestätigung des Richardsonschen Gesetzes unter anderem: Versuche von Rabuteau (784) an Fröschen, von Dujardin-Beaumetz und Audigé (229, 230), sowie von Baer (31) an Hunden bei subkutaner und intrastomachaler Applikation, von Macht (640) an Katzen, von Schneegans und v. Mering (846) an Kaninchen (per os), von Joffroy und Servaux (487) an Kaninchen bei intravenöser Injektion, von Picaud (763), Bradbury (127, mit Marshall), sowie von Cololian (185) und Lesieur (573) an Fischen, von Overton (754) und Vernon (990) an Kaulquappen, von Loeb (604) an Daphnien. Eine Ausnahme von dem Gesetz schien der Methylalkohol zu machen, dessen (ja auch von den gelegentlichen Massenvergiftungen beim Menschen wohl bekannte) Toxizität größer gefunden wurde als die des nächsthöheren (Äthyl-) Alkohols. Diese Ausnahme ist jedoch nur eine scheinbare. Wie Pohl (769, 770) gezeigt hat, wird der Methylalkohol längere Zeit im Körper zurückgehalten, ehe er der Oxydation und Ausscheidung verfällt (vgl. auch Loewy und von der Heide, 621, und Spiro, 890). Hierdurch sowie durch die nicht seltenen Verunreinigungen, deren giftigkeitsteigernde Wirkung bereits von Dujardin-Beaumetz und Audigé (231) festgestellt wurde, kann eine stärkere

Giftigkeit vorgetäuscht werden, die in einwandfreien Versuchen an niederen Tieren, isolierten Organen und Einzelligen (vgl. u. a. Verzar, 1000, 1002) nicht zu beobachten ist. [Eine wirkliche Ausnahme würden nach Meyerhof (686) die nitritbildenden Bakterien darstellen, deren Atmung durch Methylalkohol bedeutend stärker gehemmt wird als durch Äthylalkohol; doch dürften hier spezifische chemische Vorgänge mit im Spiele sein.] Nur scheinbar ist auch die von Dujardin-Beaumetz und Audigé (231) festgestellte Abweichung von dem Gesetz, welche die höheren Glieder der Reihe betrifft und, wie die Autoren selbst bereits gefunden haben, einfach auf der geringen Löslichkeit und Resorbierbarkeit dieser Stoffe beruht, die daher an dem Orte ihrer Wirkung nur in sehr viel geringerer Konzentration vorhanden sind.

Am peripheren Nervensystem ist die Gültigkeit des Gesetzes der homologen Reihen von Efron (240) und von Breyer (133) für den motorischen Froschnerven erwiesen worden, bei welchem mit der Länge der C-Kette das anfängliche Erregungsstadium ab- und die lähmende Wirkung zunimmt. Ebenso hat sich das Gesetz für die sensiblen Nerven als gültig erwiesen, und zwar, wie die Versuche von Raether (787) gezeigt haben, sowohl hinsichtlich der lähmenden Wirkung auf den Nervenstamm (Aufhebung der Leitfähigkeit des freigelegten Froschischiadicus), wie hinsichtlich der erregenden Wirkung auf die Nervenendigungen (Auslösung einer Reflexbewegung beim Auftropfen auf die Froschhaut, des Lidreflexes beim Auftropfen auf die Cornea des Frosches). Das gleiche hat sich auch für die Auslösung von Reflexbewegungen bei Regenwürmern (Irwin, 459) sowie für die sensiblen Nerven des Menschen ergeben, wie Grützner (364) für die schmerzerregende Wirkung. Haycraft, Passy (vgl. Zwaardemaker, 1120, S. 238), Raether (787) und Hallenberg (383) für die Auslösung von Geruchs- und Geschmacksempfindungen erwiesen haben.

Im Bereiche des Muskelsystems wurde das Anwachsen der lähmenden Wirkungen mit der Länge der C-Kette bei Alkoholen am quergestreiften Froschmuskel von Blumenthal (114), Verzár (1000), Choquard (177), Fraenkel (266), Kuusisto (548), für das Kaltblüterherz von Dold (222), Vernon (985), Choquard (177), Macht (640), Wolff (1103), Fühner (311), für das Säugetierherz von Kuno (543), von letzterem (544) auch für die glatte Darmmuskulatur des Kaninchens festgestellt. Wie beim motorischen Nerven, so ist auch hier die erregende Wirkung sehr schwacher Konzentrationen dem gleichen Gesetz unterworfen, indem sie umgekehrt wie die lähmende mit dem Aufsteigen in der homologen Reihe abnimmt. Dies wurde für die Steigerung der Erregbarkeit der Froschmuskeln von Blumenthal (114), für das Froschherz von Dold (222), für den Darm von Kuno (544) nachgewiesen, während andererseits die bei flüchtiger Einwirkung von Alkoholen zu beobachtende kontraktionserregende Wirkung wieder in der homologen Reihe ansteigt (Kemp und Waller, 503, Schwenker, 867).

Des weiteren ergab sich die Gültigkeit des Gesetzes der homologen Reihen unter anderem für die lähmende Wirkung der Alkohole auf das Flimmerepithel (Breyer 133), auf die Protoplasmaströmung in Pflanzen (Nothmann-Zuckerkandl, 739), auf die Reaktionen insektenfressender Pflanzen (Czaja, 194), auf die negative Geotaxis von Paramaecien (Bills, 108), auf die Pulsationen der kontraktilen Vakuolen von Vorticellen (Galina, 328), ferner für die Entwicklungshemmung von Seeigeleiern (Fühner, 303, 304, 317, Loeb und Wasteneys, 608), Bakterien (Wirgin, 1098), Schimmelpilzen (Zehl, 1116), Hefezellen (Kisch, 507, Warburg und Wiesel, 1041), für die Unterdrückung der Fortpflanzung von Rotiferen (Whitney, 1060), für die Umwandlung von negativem in positiven Heliotropismus von Krustazeen (Loeb, 604). Auch die cytolytischen Wirkungen der Alkohole folgen der gleichen Gesetzmäßigkeit, wie die Untersuchungen über Hämolyse von Wirgin (1098), Fühner und Neubauer (318), Vandevelde (978), über die Permeabilitätssteigerung bei Funduluseiern von Loeb (605), über Exosmose von Tannin (Czapek, 201) und Invertin (Kisch, 507) aus Pflanzenzellen ergeben haben, desgleichen die Beschleunigung der Senkungsgeschwindigkeit der roten Blutkörperchen (Runnström, 823, Baumecker 56).

Von besonderem Interesse ist, daß auch die einzelnen Stoffwechselprozesse und enzymatischen Vorgänge in der gleichen Reihenfolge durch die Narkotika gehemmt werden, und zwar nicht bloß in der lebenden Zelle, sondern auch in den aus dieser gewonnenen unorganisierten Substraten. So wird die Gärung nicht bloß in den lebenden Hefezellen entsprechend dem Gesetz der homologen Reihen gehemmt (Regnard, 799,

Yabe, 1108, Kisch, 507), sondern, wie die Untersuchungen von Warburg und Wiesel (1041) und von Dorner (223) ergeben haben, auch die Gärung durch die abgetötete und lipoidarme Acetondauerhefe sowie im Hefepreßsaft, wenn auch hier erst bei höheren Konzentrationen. Das nämliche gilt auch für die Gewebsatmung, die nicht bloß in den intakten Zellen, z. B. Vogelbluterythrocyten (Warburg, 1021), Seeigeleiern (Warburg, 1022), Bakterien (Warburg und Wiesel, 1041), Gewebszellen höherer Tiere (Usui, 976, Loebel, 611), sondern auch in abgetöteten Bakterien (Meyerhof, 687), im Saft zerriebener Seeigeleier (Meyerhof, 682) und in den aus zerriebenen Leberzellen gewonnenen Körnchensuspensionen, sowie in den wäßrigen Extrakten der Leber (Warburg, 1030) nach der gleichen Regel gehemmt wird, und zwar nach Zerstörung der Struktur wiederum erst bei stärkeren Konzentrationen. Auch die durch Methylenblau hervorgerufene Steigerung der Atmung eines durch längere Zeit erhitzten „Acetonpulvers“ von Staphylokokken („Methylenblauatmung“) wird durch die Narkotika der Regel gemäß gehemmt (Meyerhof, 687); das gleiche gilt für die durch Nitroverbinderungen, sowie durch Methylenblau vermittelten Dehydrierungsvorgänge (Lipschitz und Gottschalk, 600, Abderhalden und Wertheimer, 4, Grönvall, 356, u. a.). — Für Verdauungsenzyme ist die Gültigkeit des Richardsonschen Gesetzes bereits von Linossier (599) und später von Chapmann (173) und Meyerhof (682) erwiesen worden, für die Hemmung, bzw. Zerstörung von Gewebsoxydasen von Vernon (987 bis 989, 991), sowie von Batelli und Stern (48, 50). Auch die mit diesen Enzymhemmungen möglicherweise in Zusammenhang stehende Fähigkeit der Narkotika eiweißfällend zu wirken, gehorcht, wie schon Spiro (889) gezeigt hat und später besonders von Batelli und Stern (48, 50) untersucht wurde, dem gleichen Gesetz, ebenso die Fähigkeit der Alkohole verschiedene bakterielle Hämolysine zu binden (Walbaum, 1014), die Quellung von Fibrinflocken oder Muskelbrei zu hemmen und eine Entquellung intakter Muskeln zu bewirken (Kochmann, 525, 526, Dette, 215). Ja selbst bei einfachen chemischen Katalysen, die mit dem Lebensprozeß in keinem Zusammenhang stehen, wie bei der Verbrennung von Oxalsäure oder Aminosäuren an Blutkohle (Warburg 1029, 1039), oder der Zersetzung des Wasserstoffsuperoxyds durch kolloidales Platin (Meyerhof, 683) folgt

die hemmende Wirkung, welche die Narkotika auf sie ausüben,
dem Gesetz der homologen Reihen.

Dieses Gesetz gilt nicht bloß für die einwertigen Alkohole
der aliphatischen Reihe, auf die sich alle vorangehenden Versuche bezogen, sondern auch für die mehrwertigen und aromatischen. Dies ist wegen ihrer schweren Resorbierbarkeit bei
Säugetieren zum Teil schlecht nachweisbar, wohl aber deutlich
bei Fischen. So sahen Tiffeneau und Dorbucourt (935) bei
einer größeren Zahl von Alkylsubstitutionsprodukten des Phenyl-
glykols und Tiffeneau und Torres (936) bei solchen des Diphenyl-
glykols (Hydrobenzoins) die narkotische Wirksamkeit mit der Zahl
der Kohlenstoffatome, also der Länge der substituierten Alkyl-
ketten anwachsen; das gleiche beobachtete Nicolle (733) bei
aliphatischen Glykolen mit drei substituierten Alkylradikalen
von wachsender Kohlenstoffkette. Dagegen nimmt die narkotische Wirksamkeit ab, wenn mit dem Anwachsen der Kohlenstoffkette auch eine Zunahme der Wertigkeit der Alkohole
(Zunahme der Zahl der OH-Gruppen) verbunden ist (Macht
und Ting, 642).

Das Gesetz der homologen Reihen erstreckt sich keineswegs
bloß auf die Alkohole, für die allerdings die größte Zahl von
Untersuchungen vorliegt, sondern auf alle Gruppen indifferenter
Narkotika, d. h. solcher, die nicht, wie z. B. die Aldehyde (vgl.
Warburg, 1023, 1024) besondere Wirkungen durch reaktionsfähige
Atomgruppen entfalten. So beziehen sich zahlreiche zum Teil
im Vorangehenden schon zitierten Untersuchungen auch auf Ester
(insbesondere die Urethane) und Ketone, so z. B. Versuche von
Overton (754) über Narkose von Kaulquappen, von Nothmann-Zuckerkandl (739) über Hemmung von Protoplasmaströmung, von Fühner und Neubauer (319) über Hämolyse,
von Vernon (988, 989, 991), Batelli und Stern (48), Chapmann (173), Meyerhof (682), Rona und Lasnitzki (814), über
Hemmung von Fermentwirkungen, von Warburg und seinen Mitarbeitern über Hemmung von Oxydationsprozessen und einfachen
Katalysen, sowie der Kohlensäureassimilation durch grüne Pflanzen (vgl. 1020—1041), von Lipschitz und Gottschalk (600),
sowie von Svensson (919) über die Hemmung von Dehydrierungsprozessen usw. Auch für die narkotische Wirkung einfacher Kohlenwasserstoffe (Fühner 310) und zahlreiche Chlorsubstitutions-

produkte (Jochimoglu, 481—484, u. a.) hat sich das Gesetz der homologen Reihen als giltig erwiesen.

Die Feststellung, daß die durch das Richardsonsche Gesetz bestimmte Reihenfolge der Wirkungsstärken der Narkotika nicht auf „vitale" Erscheinungen beschränkt und nicht an eine bestimmte morphologische oder physikalisch-chemische Struktur, ja nicht einmal an das Vorhandensein eines organisierten Substrates oder auch nur bestimmter für den Organismus charakteristischer Verbindungen gebunden ist, stellt zweifellos eine der theoretisch bedeutungsvollsten Entdeckungen dar, an der keine Theorie der Narkose vorübergehen darf, und auf die wir in der Folge daher noch mehrfach zurückkommen werden. Auch die Erörterung der quantitativen Verhältnisse der Wirkungssteigerung mit Zunahme der C-Kette und ihre Beziehungen zu physikalisch-chemischen Eigenschaften der Verbindungen sollen uns erst später beschäftigen, wenn wir die Versuche zu ihrer Erklärung abhandeln werden.

2. Gesetz der verzweigten Ketten.

Außer der Zunahme der Wirkungsstärke mit der Zahl der C-Atome scheint eine allgemeinere Gesetzmäßigkeit darin zu bestehen, daß bei isomeren Verbindungen die verzweigte Kette eine geringere lähmende Wirkung besitzt, und zwar eine um so geringere, je stärker sie verzweigt ist. Die Tatsache ist schon 1885 von Efron (240) festgestellt worden, der beobachtete, daß i-Propylalkohol in schwachen Lösungen stärker erregend und in höheren Konzentrationen schwächer lähmend wirkt als n-Propylalkohol und daß tertiärer Butylalkohol schwächer lähmend wirkt als i-Butylalkohol. Sehr deutlich hat Overton (754, S. 101) diese Gesetzmäßigkeit für die Narkose von Kaulquappen feststellen können, bei denen die minimal narkotische Konzentration für n-Propylalkohol: 0,11, für i-Propylalkohol: 0,13, für n-Butylalkohol: 0,038, für i-Butylalkohol: 0,045 und für tertiären Butylalkohol: 0,13 Mol. p. L. betrug. Die analoge Beobachtung machte Fühner (304) für die entwicklungshemmende Wirkung einwertiger Alkohole auf Seeigeleier und für deren narkotische Wirkung auf das Froschherz (311), sowie Kemp (502) für die Herabsetzung der faradischen Erregbarkeit beim Froschsartorius, wo sich für die Butylalkohole die folgende Reihenfolge der Wirkungsstärken ergab: 1. n-primär, 2. i-primär, 3. sekundär, 4. tertiär. Die gleiche Reihenfolge beobachtete Vernon (985) für die Herabsetzung der Kontraktionshöhe des Schildkrötenherzens, wie die folgende Tabelle zeigt, welche angibt, auf wieviel Prozent der ursprünglichen Höhe die Kontraktionen unter dem Einfluß der verschiedenen Alkohole im Mittel herabgesetzt wurden:

Konzentration des Alkohols	Butyl- $CH_3.CH_2.CH_2.$ CH_2OH	i-Butyl- $(CH_3)_2.CH.$ CH_2OH	sek.-Butyl- $CH_3.CH_2.$ $CHOH.CH_3$	tert.-Butyl- $(CH_3)_3COH$
n/64	84	91	93	—
n/32	63	74	65	93
n/16	18	25	52	77
n/4	—	—	19	56

Vernon fand auch den tertiären Amylalkohol $CH_3.CH_2.C(CH_3)_2OH$ weniger wirksam als den Gärungsamylalkohol (der ein Gemisch von $(CH_3)_2CH.CH_2.CH_2OH$ und $\frac{C_2H_5}{CH_3}{>}CH.CH_2OH$ darstellt), dagegen auffälligerweise den i-Propylalkohol etwas stärker wirksam als den Propylalkohol. Macht (640) fand die primären Alkohole durchweg (auch beim Propylalkohol) stärker wirksam als die sekundären. — Auch die sensible Reizwirkung der Alkohole nimmt mit ihrer Verzweigung ab (Irwin, 459).

In teilweisem Gegensatz zu diesen Befunden würden allerdings die älteren Angaben von Schneegans und v. Mering (846) stehen, nach denen bei Kaninchen die primären Alkohole weniger narkotisch wirken als die sekundären und diese weniger als die tertiären. Nach Fühner (313) erklärt sich diese Abweichung vielleicht einfach damit, daß der primäre Alkohol am schwersten löslich ist und daher bei Verabreichung per os am langsamsten resorbiert wird. Infolgedessen entfaltet hier die an sich am stärksten wirksame Substanz die schwächste Wirkung. Auf die gleichfalls abweichenden Beobachtungen von Eeckhout (239), daß bei Fischen von den bromsubstituierten Harnstoffderivaten der drei Valeriansäuren die Verbindungen mit einem tertiären C-Atom die am stärksten und die mit einem primären C-Atom die am schwächsten wirksamen sind, werden wir noch später zurückkommen.

Auch bei den aromatischen Alkoholen zeigen nach Quigley und Hirschfelder (781) die sekundären eine schwächere lokalanästhetische Wirkung als die primären, und den tertiären geht eine solche überhaupt ab.

Sehr bemerkenswert ist, daß ebenso wie das Gesetz der homologen Reihen auch das Gesetz der verzweigten Ketten sich für einen so einfachen Vorgang wie die Eiweißkoagulation bestätigt, denn nach den Angaben von Spiro (889) ist die eiweißfällende Wirkung des i-Propylalkohols schwächer als die des Propylalkohols und die des i-Butylalkohols schwächer als die des Butylalkohols.

Anhangsweise sei erwähnt, daß J. Loeb (603) auch für die membranbildende Wirkung der organischen Säuren bei der künstlichen Parthenogenese sowohl das Gesetz der homologen Reihen wie das Verzweigungsgesetz gültig fand.

Während die Wirksamkeit mit der Verzweigung der C-Kette im allgemeinen abnimmt, pflegt sie mit der Mehrfachbindung der Kohlenstoffatome zuzunehmen. Wenigstens wirkt Äthan

$$\begin{matrix} CH_3 \\ | \\ CH_3 \end{matrix} \text{ schwächer narkotisch als Äthylen } \begin{matrix} CH_2 \\ \| \\ CH_2 \end{matrix} \text{ und dieses wieder als}$$

$$\text{Acetylen } \begin{matrix} CH \\ \||| \\ CH \end{matrix} \text{; ebenso ist Dichloräthylen } \begin{matrix} CHCl \\ \| \\ CHCl \end{matrix} \text{ wirksamer als Äthy-}$$

$$\text{lenchlorid } \begin{matrix} CH_2Cl \\ | \\ CH_2Cl \end{matrix} .$$

3. Einfluss der Chlorsubstitution.

Von sonstigen Beziehungen zwischen Konstitution und Wirkungsstärke sei ferner der Einfluß hervorgehoben, den der Eintritt des Chloratoms auf die narkotische Wirkungskraft ausübt.

Binz, der den Halogenen an sich eine narkotische Wirkung zusprach (111), glaubte, daß auch die narkotische Wirkung der Halogen- und speziell der Chlorsubstitutionsprodukte der Kohlenwasserstoffe auf die Anwesenheit des Halogenatoms zurückzuführen sei. Er gibt an (112), daß in der Reihe: $CH_4, CH_3Cl, CH_2Cl_2,$ $CHCl_3, CCl_4$ das chlorfreie Sumpfgas wirkungslos sei und in den Chlorsubstitutionsprodukten die narkotische Kraft mit der Zahl der Chloratome zunehme. Ebenso würde das Chloral viel stärker narkotisch wirken als der Acetaldehyd, und das Chloräthylen stärker als das Äthylen. Sein Schüler Schulz (860, 862) zeigte in Gemeinschaft mit Mayer, daß die Oxalbasen Oxaläthylin und methylin starke erregende Wirkungen ausüben, während der Eintritt des Chlors in das Molekül diese erregende Wirkung beseitigt und statt dessen eine narkotische hervorruft.

In der gleichen Weise kamen auch Marshall und Heath (658, daselbst auch die ältere Literatur über die Wirkung von Chlorsubstitutionsprodukten) auf Grund ihrer Versuche zu dem Ergebnis, daß in den Chlorderivaten des Glycerins:

$$CH_2OH \qquad CH_2Cl \qquad CH_2Cl$$
$$CHOH, \qquad CHOH \text{ und } CHCl$$
$$CH_2Cl \qquad CH_2Cl \qquad CH_2Cl$$

die allgemein narkotische Wirkung ebenso wie die lähmende Wirkung auf die quergestreifte Muskulatur, auf das Herz und die glatte Muskulatur der Gefäße mit der Zahl der Chloratome ansteige. Eine Zunahme der Wirkungskraft mit dem Chlorgehalt war bei den Chlorhydrinen auch von Bucholz (140) bereits beobachtet worden.

In wie außerordentlichem Maße der Eintritt des Chlors die narkotische Wirkungskraft zu verstärken vermag, ergibt sich z. B. aus Versuchen von Fühner (311), nach welchen die molare narkotische Konzentration für das Froschherz beim i-Propylalkohol 70 mal größer ist als bei seinem Trichlorsubstitutionsprodukt und die des tertiären Butylalkohols sogar 131 mal so groß als die des Chloretons (= Trichlortertiärbutylalkohol).

Innerhalb der höheren Chlorsubstitutionsprodukte ist kein einfaches Anwachsen der Wirkungsstärke mit der Zahl der Chloratome zu beobachten, da hier noch die übrige chemische Konstitution, darunter auch die in den vorangehenden Abschnitten erwähnten Faktoren mit in Betracht kommen. Eingehendere Untersuchungen hat vor allem Lehmann (568) angestellt, der die toxische Wirkung der Dämpfe einer Reihe von Chlorderivaten an Warmblütern untersuchte. Bei Berechnung der mittleren Giftigkeit ergab sich, daß die Methanderivate weniger giftig waren als die Äthanderivate; die Äthylenderivate standen in der Mitte. Innerhalb jeder dieser Reihen aber nahm die Giftigkeit mit der Zahl der Chloratome ab! Es wirkte also CCl_4 weniger stark als $CHCl_3$, $\begin{matrix} CCl_2 \\ \| \\ CCl_2 \end{matrix}$ etwas weniger als $\begin{matrix} CHCl \\ \| \\ CCl_2 \end{matrix}$ oder $\begin{matrix} CHCl \\ \| \\ CHCl \end{matrix}$ und schließlich $\begin{matrix} CHCl_2 \\ | \\ CCl_3 \end{matrix}$ weniger als $\begin{matrix} CHCl_2 \\ | \\ CHCl_2 \end{matrix}$, welch letztere Verbindung weitaus die größte Wirkungsstärke von allen aufwies. Dieses Wirkungsverhältnis bleibt, wenn auch weniger auffällig, bestehen, wenn man an Stelle der von Lehmann verwendeten gewichtsprozentischen Konzentrationen die molaren berechnet.

Daß es nicht, wie Binz meinte, das Chloratom, sondern nur die durch seinen Eintritt bedingten Veränderungen physikalisch-chemischer Eigenschaften der betreffenden Substanz sind, die für die Verstärkung der narkotischen Wirkungskraft verantwortlich gemacht werden müssen, ergibt sich noch aus einer Reihe weiterer Beobachtungen: Kionka (505) wies bereits darauf hin, daß der Acetaldehyd gewichtsprozentisch stärker, molar annähernd ebenso stark lähmend wirkt wie das Chloralhydrat, und daß unter den Chlorsubstitutionsprodukten des Methans das Chloroform nicht bloß viel stärker wirkt als das Methylchlorid, sondern in vielen Fällen auch stärker als Tetrachlormethan. Die Wirkungsstärke von $CHCl_3$ und CCl_4 ist von Fühner (313) zum Gegenstand eingehender Untersuchungen gemacht worden. Bei Einatmung war, wie Fühner in Übereinstimmung mit Kionka, Lehmann und anderen fand, das $CHCl_3$ wirksamer als das CCl_4, sowohl bei Säugetieren wie bei Fröschen, ja bei subcutaner Injektion oder innerer Darreichung war das CCl_4 sogar in mehrfach tödlicher Dosis nicht einmal Schlaf erzeugend; dagegen zeigte sich in Versuchen von Joachimoglu (481) an Fischen, von Kießling (504) am Froschherzen, wie auch schon in den älteren Versuchen von Overton (754) an Kaulquappen, also überall dort, wo die Narkotika in wäßriger Lösung einwirkten, das CCl_4 stärker narkotisch als das $CHCl_3$. Fühner konnte zeigen, daß das auch an ein und demselben Versuchstier der Fall war. Während zur Erzielung der gleichen Wirkung beim Frosch CCl_4 in Dampfform in der doppelten molaren Konzentration angewandt werden mußte wie $CHCl_3$, war es bei Einwirkung in wässriger Lösung etwas stärker wirksam. Sowohl beim $CHCl_3$ wie beim

CCl_4 wurden zur Herbeiführung einer Narkose beim Frosch in wässriger Lösung bedeutend größere Dosen benötigt, aber die erforderliche Verstärkung war sehr ungleich: $CHCl_3$ war in Luft 10 mal, CCl_4 nur $3\,^1/_2$ mal so wirksam wie in Wasser. Eine Erklärung dieser Erscheinung kann wohl nur in einer ungleichen dynamischen Verteilung gesucht werden, infolge der je nach der Applikationsart verschiedenen Resorptionsgeschwindigkeit. In diesem Sinne ist wohl auch die Beobachtung Führners zu deuten, daß bei Inhalationsversuchen an Meerschweinchen das Herz sehr viel mehr Chloroform aufnahm als das Gehirn, während beim CCl_4 meist gerade das Umgekehrte der Fall war; das durch die Luftwege rascher resorbierte Gift wird am schnellsten in den Organen gespeichert, in die es zuerst gelangt.

Für einen Vergleich der wahren Wirkungsstärken sind offenbar alle diese Versuche, bei denen mit der Herstellung eines Konzentrationsausgleiches nicht gerechnet werden kann, unbrauchbar. Aber auch dort, wo die Bedingungen hierfür eher gegeben waren, liegen die Verhältnisse anscheinend recht kompliziert. Dies zeigen vor allem die neueren Untersuchungen von Joachimoglu und seinen Mitarbeitern, die die Wirksamkeit der Chlorderivate des Methans, Äthans und Äthylens auf eine Reihe verschiedenartiger Funktionen vergleichend studiert haben, so für die Narkose von Fischen (Joachimoglu, 481), für jene des Froschherzens (Kießling, 504), für die Hemmung der Gärkraft der Hefe (Plagge, 765), für die abtötende Wirkung auf Bakterien (Jochimoglu, 483), die hämolytische Wirkung (Plötz, 767), die tonussteigernde Wirkung auf die glatte Muskulatur des Blutegels (Joachimoglu, 484), die Reizwirkung auf die Temperaturnerven des Menschen (Goldscheider und Joachimoglu, 341). Abgesehen von der letztgenannten ein gegensätzliches Verhalten zeigenden Reizwirkung nahm im großen und ganzen die Wirksamkeit mit der Zahl der Chloratome zu (Irwin, 460, hat das gleiche Verhalten auch für die sensible Reizung von Regenwürmern beobachtet), aber keineswegs in gesetzmäßiger Weise. Zwar ist die mehrfach festgestellte geringe Wirkung des Tetrachloräthylens $\begin{Vmatrix} CCl_2 \\ CCl_2 \end{Vmatrix}$ und Hexachloräthans $\begin{vmatrix} CCl_3 \\ CCl_3 \end{vmatrix}$ offenbar nur eine scheinbare, bedingt durch die zu geringe Wasserlöslichkeit, die eine Anwendung in der zur Erzielung einer Wirkung erforderlichen Konzentration verhindert, aber auch sonst waren mehrfach Ausnahmen von der Regel zu beobachten, ja, für jeden untersuchten Vorgang war die Reihenfolge der Wirkungsstärken eine etwas verschiedene (vgl. die tabellarische Zusammenstellung bei Joachimoglu, 484). So würde, um ein Beispiel herauszugreifen, bei der Narkose des Zentralnervensystems von Fischen das Tri-

chloräthylen $\begin{matrix} CHCl \\ \| \\ CCl_2 \end{matrix}$ trotz seines geringeren Chlorgehaltes wirksamer

sein als das CCl_4, während in der narkotischen Wirkung auf das Froschherz die letztere Verbindung vorangeht u. dgl.

Wenn aber Joachimoglu (483, S. 207) angesichts dieser Beobachtungen schreibt, „es ist klar, daß jede Theorie, welche auf Grund der Zusammensetzung eines Körpers oder seiner physikalisch-chemischen Eigenschaften die feineren Unterschiede der pharmakologischen Wirkung erklären will, hier versagen muß", so erscheint uns eine derartige Resignation noch keineswegs berechtigt. Denn das beobachtete Verhalten ist an sich sehr wohl vereinbar mit der Annahme, daß es die durch die physikalisch-chemischen Eigenschaften der Narkotika bedingte Konzentration am Wirkungsort ist, welche die Größe der Wirkung bestimmt. Freilich ist es unmöglich — und auf die Bedeutung dieser Schlußfolgerung werden wir alsbald noch zurückkommen — ein bestimmtes Verteilungsverhältnis, wie etwa das zwischen Öl und Wasser als ein allgemein gültiges Kennzeichen der Wirkungsstärke aufzufassen. Dagegen bereitet es keine Schwierigkeit sich vorzustellen, daß das offenbar allein maßgebende Verteilungsverhältnis: Umgebendes Medium/wirksame Zellstruktur je nach der verwendeten Zellart, ja sogar je nach der untersuchten Funktion der gleichen Zelle auf Grund der physikalisch-chemischen Eigenschaften eines Stoffes ein verschiedenes ist. Auch die ungleiche Reihenfolge, die sich für die narkotischen und für die toxischen Wirkungsstärken der gleichen Substanzen an demselben Versuchstier ergibt (vgl. z. B. J. Müller, 712a), wird von diesem Gesichtspunkte aus begreiflich.

4. Einfluß von Alkylradikalen.

Eine gewisse Verwandtschaft mit dem Gesetz der homologen Reihen zeigt die zuerst von Baumann und Kast (53) gemachte Beobachtung, daß die narkotische Wirkungskraft der einzelnen Disulfone durch die Zahl der in ihnen enthaltenen Äthylgruppen bestimmt wird.

So ist die Verbindung $\frac{CH_3}{CH_3}{>}C{<}\frac{SO_2CH_3}{SO_2CH_3}$ ganz unwirksam; die

Verbindung $\frac{C_2H_5}{CH_3}{>}C{<}\frac{SO_2CH_3}{SO_2CH_3}$ ist nur halb so giftig wie die Verbindung $\frac{CH_3}{CH_3}{>}C{<}\frac{SO_2C_2H_5}{SO_2C_2H_5}$ (Sulfonal); dieses ist fast genau so wirksam wie die die gleiche Zahl von Äthylgruppen in anderer Stellung enthaltende Verbindung $\frac{C_2H_5}{C_2H_5}{>}C{<}\frac{SO_2CH_3}{SO_2CH_3}$ und wieder nur halb so giftig wie $\frac{C_2H_5}{C_2H_5}{>}C{<}\frac{SO_2C_2H_5}{SO_2C_2H_5}$ (Tetronal), das wieder giftiger ist als das bloß drei Äthylgruppen enthaltende Trional $\frac{C_2H_5}{CH_3}{>}C{<}\frac{SO_2C_2H_5}{SO_2C_2H_5}$.

Diehl (219) konnte diese Angaben in Versuchen an Kaulquappen hinsichtlich der Zunahme der Wirksamkeit mit der Zahl der Äthylgruppen bestätigen, fand jedoch keineswegs Proportionalität zwischen beiden (völlige Narkose wurde erzeugt durch: 0,667 n/100 Sulfonal, 0,200 n/100 Trional und 0,130 n/100 Tetronal) und meint daher, daß die Äthylgruppe nicht direkt an der narkotischen Wirkung beteiligt sei, zumal auch Substanzen, die nur CH_3-Gruppen enthalten, sich wirksam erwiesen.

Auch Schneegans und v. Mering (846) konnten in Versuchen an Hunden den Einfluß des Äthylradikals auf die narkotische Wirksamkeit feststellen und fanden, daß diese bei den tertiären Alkoholen mit der Zahl der Äthylgruppen ansteigt, die mit dem tertiären C-Atom verbunden sind; das gleiche ergab sich für die mit einem tertiären Alkoholradikal verbundenen substituierten Harnstoffe sowie für die Pinakone.

So wirkten: $\frac{CH_3}{\underset{CH_3}{CH_3}}{>}C.OH \qquad \frac{CH_3}{\underset{C_2H_5}{CH_3}}{>}C.OH \qquad \frac{C_2H_5}{\underset{C_2H_5}{C_2H_5}}{>}C.OH$

am schwächsten, stärker, am stärksten;

ebenso: $R\ (Harnstoff)\ {-}\underset{CH_3}{\overset{CH_3}{C}}{-}CH_3 \qquad R{-}\underset{CH_3}{\overset{C_2H_5}{C}}{-}CH_3 \qquad R{-}\underset{C_2H_5}{\overset{C_2H_5}{C}}{-}C_2H_5$

am schwächsten, stärker, am stärksten;

ebenso:

$$\begin{array}{c}CH_3\\CH_3\end{array}\!\!>\!C(OH)-C(OH)\!<\!\!\begin{array}{c}CH_3\\CH_3\end{array}\qquad\begin{array}{c}CH_3\\C_2H_5\end{array}\!\!>\!C(OH)-C(OH)\!<\!\!\begin{array}{c}CH_3\\C_2H_5\end{array}$$

(Methylpinakon)   (Methyl-Äthylpinakon)
am schwächsten,   stärker,

$$\begin{array}{c}C_2H_5\\C_2H_5\end{array}\!\!>\!C(OH)-C(OH)\!<\!\!\begin{array}{c}C_2H_5\\C_2H_5\end{array}$$

(Äthylpinakon) äm stärksten.

Im Anschluß an diese Beobachtungen sei erwähnt, daß nach Abelin (5) die stark narkotische Wirkung des Phenyläthylamins für Kaulquappen durch Einführung einer para-ständigen OH-Gruppe (Überführung in Tyramin) fast völlig anfgehoben wird. Werden in der letzteren Verbindung aber an der Aminogruppe zwei Methylgruppen eingeführt, so erhält man wieder deutliche narkotische Wirkung.

Also: $C_6H_5.CH_2.CH_2.NH_2 \rightarrow HO.C_6H_4.CH_2.CH_2.NH_2$

Phenyläthylamin   Tyramin
stark narkotisch   fast gar nicht

$\rightarrow HO.C_6H_4.CH_2.CH_2.N(CH_3)_2$

Hordenin deutlich narkotisch.

Andererseits gibt bei den Phenylcarbinolen der Ersatz der inaktiven H-Atome der CH_2OH-Gruppe durch Alkyle eine Verminderung der lokalanästhetischen Wirkung (Quigley und Hirschfelder, 780), und ebenso bei den Oxybenzylalkoholen die Äther- oder Esterbildung durch Ersatz des H der OH-Gruppe (Jensen und Hirschfelder, 478). Bei den an sich nicht narkotisch wirkenden Fettsäuren wieder wird durch Veresterung oder Amidbildung oder Angliederung eines Harnstoffrestes vielfach eine narkotische Wirksamkeit hervorgerufen (Zusammenfassung bei Rost, 818a).

Es ist wohl kaum nötig zu betonen, daß auch in allen diesen Fällen im Gegensatz zu der noch neuerdings wieder von Oswald (751) vertretenen Anschauung keineswegs eine direkte Beziehung der Konstitution zu der narkotischen Wirkungsstärke anzunehmen ist; vielmehr erscheint, wie schon eingangs erwähnt, der Einfluß bestimmter Atomgruppen nur in der Weise denkbar, daß durch ihren Eintritt jene allgemeinen physikalisch-chemischen Eigenschaften der Verbindungen eine Änderung erfahren, die wir für den Mechanismus der narkotischen Wirkung überhaupt verantwortlich machen müssen. Welche Eigenschaften dies sein können, haben wir nun im folgenden näher zu untersuchen.

IV. Beziehungen zwischen der Wirkungsstärke der Narkotika und ihrer Löslichkeit in Wasser und Fettsubstanzen. Lipoidtheorie der Narkose.

1. Vorläufer der Lipoidtheorie.

Schon im Jahre 1847, also kurz nach Einführung der Narkose in die praktische Medizin, haben v. Bibra und Harleß (98) die Aufmerksamkeit auf die Bedeutung gelenkt, die dem Lösungsvermögen der Narkotika für Fette zukommen könnte. Sie wollten aus ihren Analysen des „Fettgehaltes" der Leber und des Gehirns normaler und mit Äther narkotisierter Tiere (Kaninchen, Katzen, Ratten, Tauben, besonders deutlich bei Katzen), die heute wohl mit Sicherheit als irrig zu bezeichnende Schlußfolgerung ableiten, daß in der Narkose eine Fettverarmung des Gehirns und eine Fettanreicherung der Leber stattfinde, daß also die „Gehirnfette" in die Leber geschafft würden (S. 149); so kamen sie zu der Theorie, daß die Narkose in einer Lösung und Fortschaffung von Fett aus dem Nervensystem bestehe (S. 157f.).

Eine ganz analoge Vorstellung wurde später von Hermann (424) geäußert, auf Grund der Beobachtung, daß alle anästhesierend wirkenden Stoffe die gemeinsame Eigenschaft hätten, auf rote Blutkörperchen auflösend zu wirken. Der Zusammenhang hiermit würde darin bestehen, daß Blutkörperchen und nervöse Apparate (zufällig) einen gemeinsamen Bestandteil hätten, durch dessen Auflösung die dadurch freilich noch nicht erklärte Wirkung der Narkotika bedingt werde. Diesen gemeinsamen Angriffspunkt suchte er zuerst in dem Protagon, später (425) überhaupt in den gegenwärtig als Lipoide bezeichneten Substanzen (Lecithine, Cholesterin) und den Fetten, für welche viele Narkotika Lösungsmittel darstellen.

Obwohl diese „Auslaugungstheorie" noch in neuerer Zeit wieder von Reicher (800) vertreten wurde, auf Grund der Beobachtung, daß nach protrahierten Narkosen eine bedeutende Vermehrung des Petrolätherextraktes im Blute bis zur dreifachen Menge gegenüber der Norm (Lipämie), sowie ein beträchtliches Ansteigen des Lecithingehaltes nachweisbar sei (bezüglich der Änderungen des Lipoid- und Cholesteringehaltes des Blutes vgl. unter anderen auch Bloor, 113, Berczeller, 65, Ducceschi, 228), liegt doch ihre Unhaltbarkeit so sehr auf der Hand, daß

es sich kaum lohnt, viele Worte darüber zu verlieren, zumal dies
bis zu einem gewissen Grade bereits von ihren Schöpfern erkannt
wurde. Denn schon v. Bibra und Harleß beobachteten, daß
Frösche auch ohne Zirkulation sich von der Narkose erholen
können, unter Bedingungen also, unter denen jede Zurückführung
der etwa gelösten Fettstoffe unmöglich ist, und schlossen daraus,
daß diese Fettlösung nicht die alleinige Ursache der Narkose
sein könne; diese würde ihrer sehr bemerkenswerten Auffassung nach nebenbei auch darauf beruhen, daß durch den
eindringenden Äther „das Fett in ein anderes Verhältnis zum
Eiweiß und Wasser gesetzt werde, mit dem es im normalen
Zustand verbunden ist, so daß dadurch schon die Bedingungen
gestört werden, unter denen allein die Nerven wirksam sein
können" (S. 155).

Während die genannten Autoren in dem Lösungsvermögen der
Narkotika für Fette das für die Narkose maßgebende Moment
erblickten, hat Pohl (768) auf Grund der Speicherung des Chloroforms, die er in den Blutkörperchen und im Gehirn festgestellt
zu haben glaubte und auf den Gehalt an Lipoidsubstanzen bezog (vgl. S. 231), als erster, wenn auch mit aller Reserve, auf
die mögliche Bedeutung der Löslichkeit der Narkotika in den
Fettsubstanzen und die dadurch bedingte Verteilung der Narkotika
im tierischen Organismus hingewiesen.

Waren durch diese Untersuchungen Beziehungen zwischen den
Narkoticis und den fettartigen Gewebsbestandteilen hergestellt,
so haben andererseits Richet (803) und sein Schüler Houdaille
(454) auf Grund ihrer Versuche die Regel aufgestellt, daß die
Giftigkeit der Narkotika sich in umgekehrtem Sinne ändere wie
ihre Wasserlöslichkeit, denn sie beobachteten, daß die Werte
der toxischen Dosen und der Wasserlöslichkeit von Äthylalkohol,
Äther, Urethan, Paraldehyd, Amylalkohol, Acetophenon, Absinth-
essenz u. a. die gleiche Reihenfolge aufweisen. Diese Gesetzmäßigkeit trifft, wie wir sehen werden, zwar tatsächlich innerhalb
weiter Grenzen zu, aber es liegt auf der Hand, daß eine negative Eigenschaft für sich allein kein Erklärungsprinzip sein kann.
Auch ist ein gewisser Grad von Wasserlöslichkeit wieder eine
notwendige Voraussetzung der Wirkung aller Stoffe, da diese
sonst dem Organismus oder den Zellen überhaupt nicht einverleibt werden können. Die Wasserlöslichkeit kommt also offenbar

nur so weit in Betracht, als sie die anderen Eigenschaften der Narkotika, von denen ihre Wirkung abhängt, bestimmt oder ihnen parallel geht.

Hatten v. Bibra und Harleß auf die durch das Eindringen der Narkotika bedingte Störung in dem Verhältnis der Fette zu den übrigen Zellbestandteilen hingewiesen, so bildete die Annahme einer durch das Eindringen der Narkotika bedingten Änderung des normalen Wassergehaltes der Zelle die Grundlage der von Dubois (226, 227) aufgestellten Deshydratationstheorie der Narkose. Dubois beobachtete (1884), daß Pflanzen (Echeveria glabra) unter dem Einfluß der Dämpfe von Chloroform und ebenso, wenn auch viel langsamer, solcher von Äther und Alkohol einen deutlichen Wasserverlust erfahren, der in dem Austritt von Wassertröpfchen zum Ausdruck kommt. An Stelle des ausgeschiedenen Wassers würde eine viel geringere Menge des Narkotikums aufgenommen. Diese Wasserentziehung würde nach Ansicht des Verfassers genügen, um in ähnlicher Weise wie das bei Austrocknung an verschiedenen Organismen zu beobachtende „latente Leben" auch die Erscheinungen der Narkose zu erklären. So würde durch die Narkose bei getrockneten Samen die Aufnahme von Wasser und damit das Keimen verhindert, ohne daß die Keimfähigkeit verloren ginge. Zur Erklärung des Mechanismus der Wasserverdrängung zog Dubois eine ganz analoge von Graham an mineralischen Kolloiden beobachtete Erscheinung heran: Durch wiederholtes Eintauchen von wässeriger Kieselsäuregelatine in absoluten Alkohol läßt sich das Hydrogel in ein „Alkohologel" und in der gleichen Weise auch in ein „Ätherogel" verwandeln, durch allmählichen Ersatz des Wassers durch Alkohol oder Äther, der ohne merkliche Veränderung des Aussehens und des Volumens vor sich geht, wie denn auch bei den tierischen Geweben die Narkose keine sichtbaren Veränderungen hervorruft. Der ganze Vorgang steht in reversibler Weise unter dem Einfluß der Massenwirkung, denn in große Wassermengen zurückgebracht, wird der Alkohol oder Äther des Gels wieder durch Wasser ersetzt. Dubois erwähnt auch, daß infolge einer noch unbekannten Eigenschaft Chloroformdampf, den man auf Hühnereier einwirken läßt, das Eiweiß durchdringend sich hauptsächlich im Eigelb ansammelt, und daß die Annahme eines analogen

Verhaltens des Nervensystems die Erscheinungen der Narkose bei höheren Tieren zu erklären vermöge.

Stefanowska (897) sah bei Zusatz einiger Tropfen von gesättigtem Äther- oder Chloroformwasser oder verdünntem Alkohol bei Vorticella microstoma neben der normalerweise vorhandenen kontraktilen Vakuole an verschiedenen Stellen des Körpers mehrere (2—10) neue, nicht kontraktile Vakuolen auftreten, die die Verfasserin, der Theorie Dubois' folgend, auf eine Wasserentziehung aus dem Protoplasma zurückführt. Daß die Vakuolenflüssigkeit nicht von außen stammt, würde sich daraus ergeben, daß bei schwacher Narkose, wenn die Bewegungen nur verlangsamt sind, diese Vakuolen nicht auftreten, während die kontraktile Vakuole lebhafter arbeitet als in der Norm und das Volumen der Vorticelle sich rasch (innerhalb einer halben Stunde oft um ein Drittel oder sogar die Hälfte) verkleinert.

Im Sinne der Duboisschen Deshydrationstheorie versuchte auch Guignard (366) die von Mirande (698) gemachte Beobachtung zu erklären, daß Substanzen, wie Chloroform, Äther und andere, bei Blausäureverbindungen enthaltenden Pflanzen eine Entwicklung von Blausäure veranlassen. Dies würde dadurch zustande kommen, daß die mit Plasmolyse verbundene Wasseraustreibung durch die Narkotika die Glukoside mitextrahiere, wodurch diese in Kontakt mit besonderen Zellen kämen, die die zu ihrer Spaltung dienenden Fermente enthalten (vgl. hierzu auch H. E. und E. F. Armstrong, 29). Die gleiche Wirkung würde sich auch durch Gefrieren der Pflanzen erzielen lassen, wie denn auch Dubois die Wirkung der Kälte mit jener der Narkotika analogisiert, indem die erstere gleichfalls eine Abtrennung des Wassers aus dem Protoplasma herbeiführe und, wie bekannt, ebenfalls anästhesierend wirke.

Dubois' Theorie ist, soweit sie das Wesen der Narkose einfach in einer Art Austrocknung durch Wasserverarmung sucht, zweifellos irrig. Die Erscheinung des Wasseraustritts aus Pflanzen ist, wie Overton (754) ausführt und auch Johannsen (489) bestätigt, nur bei tödlichen Narkotikumdosen zu beobachten und jedenfalls entsprechend der von ersterem gegebenen Erklärung die sekundäre Folge eines durch die Schädigung bedingten Durchlässigwerdens der Plasmahaut; diese läßt nunmehr die im Zellsaft gelösten Bestandteile hindurchtreten, die normalerweise den

Zellturgor durch ihren osmotischen Druck erhalten, bei dessen Absinken das Auspressen des Wassers erfolgt. Allein die physikalisch-chemischen Vorstellungen von Dubois, daß Wasser und Narkotika entsprechend ihren wirksamen Massen eine Art Wettstreit um das Protoplasma eingehen, und daß die Narkotika einfach durch ihr Eindringen eine Störung des normalen Mischungs- und Lösungsverhältnisses der Zellbestandteile bewirken, erscheint, wie H. H. Meyer (673) hervorhebt, in hohem Maße bemerkenswert und wird uns in modernisiertem Gewande später wieder begegnen.

2. Theorie von Meyer und Overton.

Die im vorangehenden zusammengestellten Beobachtungen und Gedanken bilden die Vorläufer der „Lipoidtheorie der Narkose", die fast gleichzeitig und unabhängig von H. H. Meyer und E. Overton aufgestellt wurde.

Den Ausgangspunkt der Theorie bildete wohl die Erkenntnis, daß die gleichartige Wirkung einer so großen Zahl ganz verschiedenartiger Substanzen nicht auf der besonderen chemischen Beschaffenheit, sondern nur auf einer allgemeinen physikalisch-chemischen Eigenschaft derselben beruhen könne, als deren auffälligste die „Fettlöslichkeit" erschien. Schon im Jahre 1885 zeigte Meyers Schüler Bucholz (140), daß eine Reihe fettlöslicher Substanzen, wie Chlorhydrine, Acetine, Glycerinäther, Säureamide, eine narkotische Wirkung besitzen, und daß von den letzteren nur der in Fett unlösliche Formamid nicht narkotisch wirkt. Im Jahre 1899 faßte dann Meyer (673) seine Theorie in drei Hauptthesen zusammen: 1. daß alle chemisch zunächst indifferenten Stoffe, welche für Fett und fettähnliche Körper löslich sind, narkotisch wirken müßten, 2. daß die Wirkung an denjenigen Zellen am ersten und stärksten hervortreten müsse, in deren Aufbau solche Stoffe vorwalten und besonders wichtige Funktionen besitzen, in erster Linie also in den Nervenzellen, und 3. daß die Wirkungsstärke von dem Teilungskoeffizienten abhängen müsse, der die Verteilung dieser Stoffe in einem Gemisch von Wasser und fettähnlichen Substanzen bestimmt. Zum Beweis für die Richtigkeit der ersten These verweist Meyer auf die narkotische Wirkungskraft der im vorangehenden erwähnten, nicht zu den eigentlichen Narkoticis gezählten Stoffe; die Richtigkeit der zweiten These, die vorzugsweise Wirksamkeit der Narkotika auf

das Nervensystem, sei bekannt, und den Nachweis des Zutreffens
der dritten These sollten Untersuchungen von Baum (52) erbringen, nach welchen für eine ganze Anzahl narkotisch wirkender Stoffe die (z. T. bereits von Diehl, 219, Bucholz, 140,
und Dunzelt, 233, bestimmte) Wirkungsstärke (gemessen an der
zur Erzielung von Narkose bei Kaulquappen erforderlichen Konzentration) und der Teilungskoeffizient zwischen Wasser und
Olivenöl sich im allgemeinen im gleichen Sinne ändern würden,
wie dies die folgende Tabelle zeigt:

Substanz	Teilungskoeffizient $\dfrac{\text{Öl}}{\text{Wasser}}$	Schwellenwert der narkotischen Dosis in Mol pro Liter
Trional.	4,46	0,0018
Tetronal	4,04	0,0013
Butylchloralhydrat	1,59	0,0020
Sulfonal	1,11	0,0060
Bromalhydrat	0,66	0,0020
Triacetin	0,30	0,010
Diacetin	0,23	0,015
Chloralhydrat	0,22	0,020
Äthylurethan	0,14	0,040
Monacetin	0,06	0,050
Methylurethan	0,04	0,40

Auch die früher erörterten Beobachtungen von Baumann
und Kast, sowie von Schneegans und v. Mering (vgl. S. 279)
über die Zunahme der narkotischen Wirkungskraft mit der Zahl
der in dem Molekül enthaltenen C_2H_5-Gruppen erklären sich in
sehr befriedigender Weise durch diese Theorie, da, wie Baum an
einigen Beispielen zeigen konnte, mit der Einführung der Äthylgruppe der Teilungskoeffizient eine sehr starke Verschiebung zugunsten der Fette erfährt.

Viel umfangreicher noch ist das Material, auf das Overton
(754) seine identische Theorie der Narkose begründete. Er wurde
zu ihr geführt durch seine eingehenden (z. T. erst später veröffentlichten) Untersuchungen über die Permeabilität der Gewebe
(752, 753, 755), bei denen er vielfach die narkotische Wirkung
als Index des Permeierungsvermögens verwendete; sie lenkten
seine Aufmerksamkeit auf die Beziehungen, die zwischen narkotischer Wirkungskraft und Permeierungsvermögen einerseits
und der Verteilung der Stoffe auf Wasser und fettartige Sub-

stanzen andererseits zu bestehen schienen. Zahlreiche, vor allem
an Kaulquappen, aber auch an Vertretern fast aller Tierstämme
und an Pflanzenzellen angestellte Versuche mit Substanzen verschiedenster chemischer Zusammensetzung ergaben anscheinend
eine Bestätigung des Gedankens, daß die Wirkungskraft der indifferenten (d. h. nicht durch ihren basischen Charakter oder
sonstige chemische Aktivität ausgezeichneten) Narkotika durch die
Größe des Teilungskoeffizienten zwischen den als „Lipoide" zusammengefaßten fettähnlichen Stoffen (Lecithin, Cholesterin usw.)
der Zelle und dem Wasser bestimmt werde (wobei ebenso wie
in den Versuchen von Meyer und Baum die Löslichkeit in
Olivenöl als derjenigen in den schwer zugänglichen Lipoiden
parallel gehend angenommen wurde). Einige Beispiele mögen das
Gesagte erläutern:

Substanz	Minimal narkotische Konzentration für Kaulquappen in Mol	Teilungskoeffizient bzw. Löslichkeit in Wasser und Öl
Methylalkohol . .	0,52 — 0,62	in Wasser ∞ ; in Öl erst in über 50 Teilen.
Äthylalkohl . . .	0,27—0,31	Teilungskoeffizient etwa $1/_{30}$.
n-Propylalkohol . .	0,11	„ „ $1/_8$.
n- ⎫	0,038	in 12 Teilen Wasser; in Öl ∞.
i- ⎬ Butylalkohol .	0,045	Teilungskoeffizient etwa 6.
tert. ⎭	0,13	„ viel weniger zugunsten des Öls als bei den beiden vorigen.
Gärungsamylalkohol	0,023	in 50 Teilen Wasser; in Öl ∞.
Amylenhydrat . .	0,057	„ 8 „ „ „ „ „
Caprylalkohol . .	0,0004	„ 2000 „ „ „ „ „
Äthylurethan . . .	0,037— 0,045	in 1 Teil Wasser; in 20 Teilen Öl.
Phenylurethan . .	0,0006—0,0007	in 720 Teilen Wasser; in $3^1/_2$ bis 4 Teilen Öl.
Äther	0,034	Teilungskoeffizient etwa $4^1/_2$.
Chloroform . . .	0,0014	„ 30—33.
Phenanthren . . .	0,0000037	in etwa 300 000 Teilen Wasser; in Öl leicht.

Wie aus diesen und vielen anderen Beispielen, bezüglich deren
auf Overtons Buch verwiesen werden muß, ersichtlich ist, steht
eine große Zahl von Beobachtungen in bestem Einklang mit der
Lipoidtheorie. Die Zunahme der Wirkungsstärke mit der Länge
der C-Kette (Gesetz der homologen Reihen), ihre Abnahme mit

deren Verzweigung, ihre Verminderung mit der Zahl der OH-Gruppen und ihre Steigerung durch die Einführung von Halogen- und Alkylgruppen und andere Erscheinungen mehr werden von einem einheitlichen Gesichtspunkte aus begreiflich, da in allen Fällen die Änderungen des Teilungskoeffizienten im großen und ganzen gleichsinnig erfolgen wie jene der narkotischen Kraft. Das Phenanthren, das in Wasser nur sehr wenig, in Öl leicht löslich ist, narkotisiert Kaulquappen bereits in der minimalen Konzentration von 1 : 1500 000.

Da auch das Permeierungsvermögen der Substanzen den gleichen Parallelismus mit dem Teilungskoeffizienten aufwies, so gelangte Overton zu der Vorstellung, daß die „osmotischen Eigenschaften der Zelle auf einem elektiven Lösungsvermögen der plasmatischen Grenzschichten (der sog. Plasmahäute) beruhen“, die mit einem Lecithin-Cholesterin-Gemisch durchtränkt seien (755, S. 265). Die Wirkung der indifferenten Narkotika würde in erster Linie darauf beruhen, daß sie, nach Maßgabe ihres Teilungskoeffizienten in diese Zellipoide eindringend, den Zustand derselben so verändern, „daß sie entweder selbst ihre normalen Funktionen innerhalb der Zelle nicht mehr vollziehen können oder störend auf die Funktionen anderer Zellenbestandteile wirken“ (754, S. 184).

Die gesamte Lipoidtheorie Overtons umfaßt mithin zwei voneinander gesonderte Teile: Die Lipoidtheorie der Narkose, welche die Wirkungen der Narkotika auf ihre Lipoidlöslichkeit zurückführt, und die Lipoidtheorie der Permeabiltät, welche das ungleiche Permeierungsvermögen der verschiedenen Substanzen durch die Anwesenheit einer lipoiden Zellgrenzschicht zu erklären sucht.

3. Weitere Argumente zugunsten der Lipoidtheorie der Narkose.

a) Verschiedene Empfindlichkeit von Organen und Organismen.

Nicht bloß die Wirkungsstärke der verschiedenen Narkotika und ihre Beziehungen zur Konstitution schienen vom Standpunkte der Lipoidtheorie einer Erklärung zugänglich, sondern auch aus der Wirkung auf die einzelnen Organe und Organismen und ihrer Beeinflussung durch verschiedene Faktoren ließen sich weitere

Argumente zu ihren Gunsten ableiten. Hierher gehört die Verteilung der Narkotika im Tierkörper, die eine Speicherung derselben in den fett- und lipoidreichsten Organen ergeben sollte, vor allem im Gehirn, dessen Lipoidgehalt beim Erwachsenen etwa $^2/_3$ der gesamten Trockensubstanz beträgt (Fränkel, (269). Damit wäre entsprechend der zweiten These Meyers die früher (vgl. S. 48f.) erörterte „größere Empfindlichkeit" der nervösen Organe gegen Narkose in einfachster Weise auf die Massenwirkung, nämlich auf die größere Konzentration des Narkotikums in diesen Geweben zurückgeführt. Das gleiche könnte für die Beobachtung Mac Niders (643) gelten, daß die Nieren älterer Hunde einen größeren Gehalt an färbbaren Lipoiden und eine größere Empfindlichkeit gegen Narkotika aufweisen würden als jene der jüngeren Tiere. Auch die früher (S. 140) erörterte exzessive Empfindlichkeit der pflanzlichen Assimilationsvorgänge gegen Narkotika ließe sich so mit der Feststellung Sterns (899) in Zusammenhang bringen, daß das Chlorophyll in den intakten Zellen in lipoider echter Lösung enthalten sei.

Mansfeld und Fejes (653) haben das Verhältnis zwischen der auf 1 g Gehirn und 1 g der übrigen Körpersubstanz (nach Ausschluß des Gehirns) entfallenden Giftmenge als den „physiologischen Teilungskoeffizienten" bezeichnet und in Versuchen am Kaninchen für Chloralhydrat als Mittel von vier Bestimmungen den Wert 17,38, für Alkohol als Mittel von sechs Bestimmungen nur 0,783 gefunden; da die narkotische Dosis pro 1 g Körpergewicht im ersteren Falle 0,00033 g Chloralhydrat, im zweiten Falle dagegen 0,00627 g Alkohol betrug, so würde sich ergeben, daß der Alkohol mit einem 22 mal kleineren physiologischen Teilungskoeffizienten eine 19 mal größere Dosis erfordert, was den Verfassern geradezu als ein direkter Beweis für die Richtigkeit der Meyer-Overtonschen Theorie erscheint. Das gleiche würde für die schon früher (vgl. S. 245) erörterte Beobachtung über die Zunahme der Wirkungsstärke einzelner Narkotika bei hungernden Tieren gelten, die mit einer stärkeren Giftspeicherung im Zentralnervensystem einhergeht und augenscheinlich eine Folge der durch die Fettverarmung des übrigen Körpers bedingten Verschiebung der Narkotikumverteilung zugunsten des Gehirns darstellt. Von einem ganz analogen Gedankengang aus suchen Mansfeld und Lipták (654) die größere Empfindlichkeit des kindlichen Organismus gegen Narkotika mit dem von ihnen (und anderen Autoren) festgestellten Anwachsen des Lipoidgehaltes während der Entwicklung in Zusammenhang zu bringen: Durch die zum Aufbau der Markscheiden verwendeten Lipoide würden die Narkotika beim Erwachsenen von den Nervenzellen selbst abgelenkt, auf die sie sich beim jugendlichen Organismus konzentrieren. Daß auch die Beeinflussung der Narkose durch gleichzeitige Einführung von Fettsubstanzen, ebenso wie die Wirkung mancher Narkotikumkombinationen möglicherweise auf Änderungen des Teilungskoeffizienten zurückführbar sein kann, haben wir gleichfalls schon früher gesehen (vgl. S. 245f).

Auch aus der verchiedenen Empfindlichkeit der einzelnen Organismenarten gegen Narkose hat man Argumente zugunsten der Lipoidtheorie ableiten zu können geglaubt. Fühner (317) untersuchte in später noch genauer zu erörternden Versuchen die minimal narkotischen Konzentrationen von Äthyl- und Heptylalkohol an Vertretern aller Tierklassen und kam zu dem bemerkenswerten Ergebnis, daß die Empfindlichkeit für den ersteren überall im großen und ganzen die gleiche bleibt, während die Empfindlichkeit für Heptylalkohol mit dem Aufsteigen in der Tierreihe deutlich zunimmt, so daß dieser z. B. für den Fisch Cyclopterus dreimal so giftig (d. h. bereits bei einem Drittel der Konzentration wirksam) ist wie beim Wurm Convoluta. Diese Tatsache würde sich nach Fühner in einfacher Weise durch die Annahme erklären, daß das Zentralnervensystem mit zunehmender Entwicklung immer lipoidreicher werde, was bei dem niedrigen Teilungskoeffizienten des Äthylalkohols wenig in Betracht komme, wohl aber bei dem hohen des Heptylalkohols (in ähnlicher Weise, wie wir dies auch in den Versuchen von Mansfeld an hungernden Tieren gesehen haben). Zur Stütze dieser Hypothese weist Fühner darauf hin, daß nach den Angaben einer Reihe von Autoren (vgl. z. B. Raske, 793, Siwertzeff, 880, Koch und Mann, 518, Fränkel, 269) das Zentralnervensystem im Verlaufe der ontogenetischen Entwicklung lipoidreicher werde, so daß sich das gleiche für die phylogenetische Entwicklung vermuten lasse. (In der Tat glaubte schon v. Bibra (97) in der Tierreihe eine Zunahme des „Fettgehaltes" des Gehirns feststellen zu können, den er am größten beim Menschen, kleiner bei den Säugetieren und noch kleiner bei den übrigen Wirbeltieren fand.) Schüller

857, 858) hat auch die sehr bemerkenswerte Tatsache hervorgehoben, daß bei den Entgiftungsvorgängen im Organismus durch „Paarungen" (mit Schwefelsäure, Glukuronsäure usw.) leicht lipoidlösliche Substanzen, wie z. B. Phenol, in lipoidunlösliche (Phenolschwefelsäure) umgewandelt werden, das Wesen des Entgiftungsvorganges also anscheinend in einer Verminderung des Teilungskoeffizienten (mitunter, wie in dem zitierten Beispiel, bis auf Null) zu suchen ist.

b) Einfluß der Temperatur.

Zu den besten Argumenten der Lipoidtheorie scheinen auf den ersten Blick die Versuche H. H. Meyers (674) über die Beziehungen zu gehören, die zwischen dem Einfluß der Temperatur auf den Teilungskoeffizienten und auf die narkotische Wirkungsstärke einer Anzahl von Stoffen bestehen würden. Er fand, daß der Teilungskoeffizient $\dfrac{\text{Öl}}{\text{Wasser}}$ für verschiedene Stoffe sich mit der Temperatur ändert, so für Salicylamid, Benzamid und Monacetin mit Erhöhung der Temperatur absinkt, für Äthylalkohol, Chloralhydrat und Aceton dagegen ansteigt. Die Änderungen der narkotischen Wirkungsstärke erfolgten nach ihm nun durchaus in gleichem Sinne, wie die folgende Tabelle zeigt, in der die Teilungskoeffizienten und die durch den reziproken Wert der minimalen molaren narkotischen Konzentration ausgedrückten Wirkungsstärken bei 3° und bei $30-36^\circ$ einander gegenübergestellt sind.

Narkotikum	3°		$30-36^\circ$	
	Teilungs-koeffizient	Wirkungs-stärke	Teilungs-koeffizient	Wirkungs-stärke
Salicylamid . .	22,232	1300	14,000	600
Benzamid . - .	0,672	500	0,437	200
Monacetin. . .	0,099	90	0,066	70
Äthylalkohol. .	0,026	3	0,047	7
Chloralhydrat .	0,053	50	0,236	250
Aceton	0,146	3	0,235	7

Die zur Erzielung einer vollständigen Narkose von Kaulquappen erforderlichen Minimalkonzentrationen waren bei den drei erstgenannten Stoffen bei 30° höher, bei den drei letztgenannten niedriger als bei 3°. Tiere, die bei 30° mit der Minimalkonzentration von Chloralhydrat narkotisiert worden waren, erwachten einige Zeit nach der Abkühlung vollständig, um bei Erwärmung wieder in tiefe Narkose zu verfallen. Nimmt man mit Meyer an, daß der Teilungskoeffizient der Zellsubstanz sich in gleichem Sinne geändert habe wie der des Öls, so würde sich die Abhängigkeit der Wirkung von der Temperatur in diesen Versuchen einfach durch die mit der Temperaturänderung eintretende Konzentrationsänderung am Wirkungsort erklären.

In völliger Übereinstimmung mit den Versuchsergebnissen von Meyer scheinen auch jene von Moral (708) zu stehen, der den Einfluß der Temperatur auf die narkotische Wirkungsstärke von Äthylalkohol, Choralhydrat, Salicylamid und Monacetin (außerdem von Novocain und Kaliumchlorid) am Froschnerven untersuchte. Er registrierte am Nervmuskelpräparat die Muskelzuckungen bei elektrischer Reizung des Nerven zentral von der in narkotische Lösungen von wechselnder Temperatur eingetauchten Strecke und sah ganz entsprechend den von Meyer an Kaulquappen erzielten Resultaten bei den beiden erstgenannten Stoffen die Wirkungsstärke mit Temperaturerhöhung zu-, bei Salicylamid und Monacetin dagegen abnehmen, so daß die Leitfähigkeit des von den narkotischen Lösungen umspülten Nervenstückes durch einfachen Temperaturwechsel aufgehoben oder wiederhergestellt werden konnte. Novocain (und Cocain) sowie Kaliumchlorid verhielten sich wie Salicylamid.

Da der Alkohol zu den Stoffen gehört, deren Teilungskoeffizient mit Erhöhung der Temperatur ansteigt, so lassen auch die früher im Sinne der Erstickungstheorie (vgl. S. 184) gedeuteten Beobachtungen Wintersteins (1076), daß die Tiefe der Alkoholnarkose von Medusen, Krustazeen und Fröschen beim Erwärmen zunimmt, eine Deutung im Sinne der Lipoidtheorie zu. Das gleiche vermutet auch Zehl (1116) für einen Teil seiner an Schimmelpilzen gewonnenen Ergebnisse. Er stellte für die meisten von ihm untersuchten Narkotika (darunter auch Alkohol) eine Steigerung, dagegen für Chloroform, Äther, Äthylurethan und Benzamid eine Abnahme der Giftigkeit bei Erhöhung der Temperatur fest, die möglicherweise auf Änderungen des Teilungskoeffizienten beruhen könnte, über dessen Abhängigkeit von der Temperatur jedoch nur die eben erwähnten Angaben von Meyer vorlagen. Auch

Galina (328) will in Versuchen, die allerdings der Zahl und Ausführung nach ganz unzulänglich erscheinen, bei Erhöhung der Temperatur eine Verstärkung der hemmenden Wirkung von Alkohol und eine Abschwächung derjenigen von Urethan auf die Pulsfrequenz der kontraktilen Vakuole von Vorticella beobachtet haben. — Wir werden bei der Kritik der Lipoidtheorie noch genauer auf die Beziehungen zwischen Temperatur und Teilungskoeffizienten eingehen.

c) Wasserlöslichkeit.

Bereits oben (S. 282) ist auf die Regel von Richet hingewiesen worden, der die wichtige Tatsache aufdeckte, daß die Wirkungsstärke der Narkotika sich in umgekehrtem Sinne zu ändern pflegt wie ihre Wasserlöslichkeit. Diese Gesetzmäßigkeit fügt sich anscheinend dem Rahmen der Lipoidtheorie durchaus ein, da die Verminderung der Wasserlöslichkeit die Verteilung eines Stoffes zwischen Wasser und Fettsubstanzen im allgemeinen in der Richtung der letzteren verschieben wird. In neuerer Zeit ist dieses Verhalten besonders eingehend von Fühner für die Wirkung der Benzinbestandteile auf das Zentralnervensystem von Mäusen und Ratten (310) und für eine große Zahl anderer Stoffe in ihrer Wirkung auf das Froschherz (311) untersucht worden. Die folgende Tabelle zeigt, daß zwar keineswegs allgemein, wohl aber innerhalb der einzelnen Gruppen chemisch verwandter Stoffe ein weitgehender Parallelismus zwischen der zur Erzielung des Herzstillstandes erforderlichen narkotischen Konzentration und der Wasserlöslichkeit besteht:

Substanz	Narkotische Konzentration in Mol pro Liter	Wasserlöslichkeit in Mol pro Liter
Chloralhydrat	0,030	4,040
Isopral	0,009	> 0,104
Chloreton	0,005	0,028
Methylenchlorid . . .	0,016	0,209
Chloroform	0,007	0,063
Tetrachlormethan . .	0,003	0,004
Methylenchlorid . . .	0,016	0,209
Methylenbromid . . .	0,014	0,065

Substanz	Narkotische Konzentration in Mol pro Liter	Wasserlöslichkeit in Mol pro Liter
Chloroform	0,007	0,063
Bromoform	0,001	0,005
Äthylchlorid	0,046	0,088
Äthylenchlorid. . . .	0,031	0,075
Tetrachloräthan . . .	0,002	0,011
Methyljodid.	0,064	0,100
Äthyljodid	0,012	0,025
Propyljodid.	0,005	0,005
Propylbromid	0,008	0,022
Isopropylbromid . . .	0,010	0,026
Äthylchlorid	0,046	0,088
Äthylbromid	0,033	0,093
Äthyljodid	0,012	0,025
Propylchlorid	0,017	0,051
Propylbromid	0,008	0,022
Propyljodid	0,005	0,005

Diese Beziehung ist auch bei den beliebig mit Wasser mischbaren Stoffen feststellbar, wenn man ihre Löslichkeit in stark konzentrierten Lösungen von Calciumchlorid oder Kaliumkarbonat untersucht, wie aus der folgenden Tabelle ersichtlich ist:

Substanz	Narkotische Konzentration in Mol pro Liter	Löslichkeit (Mol pro Liter) in:		
		Wasser	20 vH $CaCl_2$	20 vH K_2CO_3
Äthylalkohol.	1,20	mischbar	mischbar	5,42
Aceton	1,10	„	„	2,66
Propylalkohol	0,37	„	4,36	0,99
Urethan	0,22	11,23	2,14	0,99
Äther	0,29	0,87	0,46	0,19
Amylenhydrat	0,18	1,42	0,61	0,18
Paraldehyd	0,15	0,91	0,36	0,07
Essigäther.	0,13	0,73	0,46	0,24
Methyljodid	0,06	0,10	0,09	0,08
Isoamylalkohol	0,04	0,23	0,14	0,03
Äthylbromid	0,03	0,09	0,09	0,08
Äthylenchlorid	0,03	0,07	0,05	0,03
Propylchlorid	0,017	0,051	0,045	0,047
Methylenchlorid . . .	0,016	0,209	0,159	0,080
Methylenbromid . . .	0,014	0,065	0,049	0,020
Benzol	0,011	0,018	0,016	0,009
Chloroform	0,007	0,063	0,063	0,038

Dividiert man die Löslichkeit durch die molare narkotische Konzentration, so erhält man nach Fühner Quotienten, die nur innerhalb nicht sehr weiter Grenzen schwanken, bei den $CaCl_2$-Lösungen zwischen 1,6 und 11,7, bei den K_2CO_3-Lösungen zwischen 0,5 und 5,4. Zu analogen Ergebnissen führten auch Hämolyseversuche (Fühner, 312), indem 29 wirksame Substanzen in $1/2 - 1/3$ der gesättigten wässerigen Lösung hämolytisch wirken.

Auch die früher (S. 271) erwähnten Untersuchungen von Tiffenau, Dorlencourt und Torres (935, 936), sowie von Nicolle (733) über die Beziehungen zwischen Länge der Kohlenstoffketten und narkotischer Wirksamkeit bei aromatischen und aliphatischen Glykolen lassen die Gültigkeit der Richetschen Regel in unverkennbarer Weise hervortreten.

d) „Lipoidlöslichkeit."

Es ist schon oben (S. 282) darauf hingewiesen worden, daß einem auch noch so weitgehenden Parallelismus zwischen narkotischer Konzentration und Abnahme der Wasserlöslichkeit keine unmittelbare Bedeutung für die Theorie der Narkose zukommen kann, weil es sich hierbei um einen rein negativen Faktor handelt. Die Wirkung der Narkotika kann ja unmöglich darauf beruhen, daß sie in den wässerigen Zellbestandteilen nur in geringer Konzentration vorhanden sind (vielmehr darf, wie schon betont, ihre Löslichkeit einen gewissen Grad nicht unterschreiten, wenn sie überhaupt zur Wirkung gebracht werden sollen). Die Wasserlöslichkeit kann offenbar nur indirekt eine Rolle spielen, indem mit ihrem Absinken gleichsam ein Hinüberdrängen des Narkotikums zu anderen Zellbestandteilen stattfindet, die nun keineswegs gerade Lipoide sein müßten. Von viel größerer Wichtigkeit für die Lipoidtheorie ist daher der Versuch eine Proportionalität zwischen Wirkungsstärke und Narkotikumkonzentration in den Lipoiden zu erweisen, wie er von K. H. Meyer und seinen Mitarbeitern unternommen wurde. — Meyer und Gottlieb-Billroth (677) gingen aus von der schon früher (S. 32) erwähnten Überlegung Overtons, daß — völlige Herstellung des statischen Gleichgewichtes vorausgesetzt — für die von den Zellen aufgenommene Menge eines Narkotikums die Zwischenschaltung eines oder mehrerer Medien belanglos ist und daher die in ihnen wirksame Konzentration lediglich von der

Konzentration im umgebenden Medium abhängt. Nehmen wir also auf Grund der Lipoidtheorie an, daß das für die Wirkung maßgebende die Konzentration des Narkotikums in den Zelllipoiden darstellt, und daß deren Aufnahmevermögen dem des Öls entspricht, so genügt es bei gasförmigen Narkoticis ihre Löslichkeit zu bestimmen, um ihre Konzentration in den Hirnlipoiden bei Eintritt der Allgemeinnarkose aus jener in dem umgebenden Dampfraum berechnen zu können. Solche Bestimmungen wurden von Meyer und Gottlieb-Billroth an einer ganzen Anzahl gasförmiger oder leicht flüchtiger Stoffe ausgeführt, mit dem Ergebnis, daß die aus der Öllöslichkeit und der (für Mäuse) narkotischen Dampfspannung berechnete molare Konzentration in den Lipoiden in der Tat eine auffällige Konstanz ergab, indem sie nur wenig um einen Mittelwert von 0,06 Mol pro Liter (0,04—0,10) schwankte. (Zu diesen Stoffen gehört, wie nebenbei bemerkt sei, unter anderen auch das Stickoxydul und das Acetylen, die sich also im Gegensatz zu der bereits früher (S. 200) kritisierten Anschauung Wielands (1066), der ihnen eine Sonderstellung gegenüber den anderen indifferenten Narkoticis einräumen wollte, durchaus in den Rahmen der übrigen einfügen.)

In weiteren Untersuchungen dehnte Meyer (678) in Gemeinschaft mit Hopff die Bestimmungen auch auf indifferente Gase aus, denen unter gewöhnlichen Bedingungen keinerlei narkotische Wirkung zukommt. Nach der ersten These von H. H. Meyer (vgl. S. 285) sollen alle chemisch zunächst indifferenten Stoffe narkotisch wirken, wenn sie in genügender Konzentration in den Zellipoiden gelöst werden. Tatsächlich gelang es Meyer und Hopff zu zeigen, daß das sonst völlig indifferente Methan sowohl auf Mäuse wie auf Frösche narkotisch wirkt, wenn man es auf die ersteren unter einem Druck von etwa 3,5, auf die letzteren unter einem solchen von 7,6 Atmosphären einwirken läßt. Das gleiche ergab sich für den Stickstoff, also ein geradezu als Typus einer völlig inerten Substanz dienendes Gas, das unter einem Druck von 90—100 Atmosphären eine völlige und reversible Narkose von Feuersalamandern und Fröschen herbeizuführen vermochte! Die bei diesen narkotischen Konzentrationen aus der Öllöslichkeit berechnete Konzentration in den Hirnlipoiden ergab für das Methan bei der Maus 0,08 Mol pro Liter, beim Frosch 0,17 Mol und für den Stickstoff 0,18 Mol, also Werte, die in der

Größenordnung gut mit jenen der übrigen Narkotika übereinstimmen. Eine Zusammenstellung der Ergebnisse von K. H. Meyer und seinen Mitarbeitern, ergänzt durch einige aus den Untersuchungen Führners (310) von ihnen berechnete Daten, gibt die folgende Tabelle:

Tierart	Substanz	Löslichkeits-koeffizient	Narkotische Konzentrat. in Volumprozenten	Konzentr. des Narkotik. in den Lipoiden in Mol per Liter
Frosch	Stickstoff	0,05	9000	0,18
„	Methan	0,54	760	0,17
Maus	Methan	0,54	370	0,08
„	Äthylen	1,3	80	0,04
„	Stickoxydul	1,4	100	0,06
„	Acetylen	1,8	65	0,05
„	Dimethyläther	11,6	12	0,06
„	Methylchlorid	14,0	6,5	0,07
„	Äthylenoxyd	31	5,8	0,07
„	Äthylchlorid	40,5	5,0	0,08
„	Diäthyläther	50	3,4	0,07
„	Amylen	65	4,0	0,10
„	Methylal	75	2,8	0,08
„	Äthylbromid	95	1,9	0,07
„	Dimethylacetal	100	1,9	0,06
„	Diäthylformal	120	1,05	0,05
„	Dichloräthylen	130	0,9	0,05
„	Schwefelkohlen-stoff	160	1,1	0,07
„	Chloroform	265	0,5	0,05
Mausversuche von Führner	Pentan	37	13,2	0,19
	Benzol	240	1,2	0,12
	Chloroform	265	0,8	0,09

Frison und Nicloux (285, 286) hatten gefunden (vgl. S. 235), daß nach lange dauernder Chloroformnarkose die weiße Substanz des Gehirns stets bedeutend mehr Chloroform enthält als die graue, daß aber in beiden das Verhältnis zwischen Chloroformgehalt und durch Cloroform extrahierbarer Substanz ungefähr das gleiche war. Berechnet man aus ihren Daten den bei der Narkose in den (mit Chloroform extrahierbaren) Lipoiden vorhandenen Chloroformgehalt in Mol pro Liter, so ergibt sich nach Meyer und Gottlieb-Billroth sowohl für die graue wie

für die weiße Substanz meist ein Wert von 0,04 Mol, der mit
dem von diesen Autoren aus der Löslichkeit des Chloroforms
berechneten Wert von 0,05 Mol und dem oben genannten Mittelwert von 0,06 Mol gut übereinstimmt. Meyer und Gottlieb-
Billroth haben weiter unter Zugrundlegung der von Overton,
sowie von H. H. Meyer und von Baum gewonnenen Daten für
eine große Zahl von Stoffen die Narkotikumkonzentration in
den Lipoiden berechnet und als Gesamtmittelwert wieder 0,05 Mol
pro Liter erhalten. Dieses Mittel ist freilich aus Differenzen von
0,001—0,27 berechnet, mithin aus Zahlen, die bis zum 270fachen
auseinanderliegen, und erscheint daher von ziemlich problematischem Wert, auch wenn man berücksichtigt, daß die entsprechenden molaren narkotischen Konzentrationen zwischen 0,3 für den
Alkohol und 0,0000037 für das Phenanthren, d. i. um das 100000-
fache differieren. (Übrigens hat von ganz analogen Erwägungen aus
schon vor K. Meyer Knaffl-Lenz (515) auf Grund der Meyer-
Overtonschen Daten die molare Narkotikumkonzentration in
den Hirnlipoiden für eine größere Zahl von Narkoticis berechnet
und dabei gleichfalls bis zum 225fachen auseinanderliegende
Werte erhalten.) In der oben angeführten Tabelle, in der die sehr
viel zuverlässigeren direkten Löslichkeitsbestimmungen zugrunde
gelegt sind, schwanken die für die Konzentration in den Lipoiden
berechneten Werte nur zwischen 0,04 und 0,19, das ist also nicht
einmal um das fünffache, während die zugehörigen narkotischen
Konzentrationen in Volumenprozent zwischen 0,5 für das Chloroform und 9000 für den Stickstoff auseinander liegen (was freilich
auf Mol pro Liter umgerechnet nur etwa 0,6 gegen 4 ausmacht).
Jedenfalls scheint es in der Tat, besonders wenn man den überraschenden Nachweis der theoretisch postulierten narkotischen
Kraft des elementaren Stickstoffes in Betracht zieht, als würden
die Untersuchungen K. H. Meyers überzeugend zugunsten der
Lipoidtheorie der Narkose sprechen.

4. Vorstellungen von dem Mechanismus der Narkose auf Grund der Lipoidtheorie.

Wie schon von verschiedenen Seiten hervorgehoben worden
ist, bedeutet die Lipoidtheorie an sich noch keine Theorie der
Narkose. Denn sie gibt nur die Bedingungen an, unter denen eine
narkotische Vergiftung des Organismus zustande kommt, sagt aber

über den Mechanismus dieser Vergiftung nichts aus. Ihre Richtigkeit vorausgesetzt, würden die Meyer-Overtonschen Gesetze nur „eine Theorie der Giftigkeit der Narkotika, nicht aber eine Theorie der Narkose" geben (Winterstein, 1076, S. 345), denn die schon zitierte Fassung Overtons, daß die Narkotika die Zelllipoide so verändern, daß daraus eine Störung der Zellfunktion resultiere, ist offenbar eine Umschreibung und keine Erklärung der narkotischen Lähmung. Verschiedene Vorstellungen sind geäußert worden, um die Lipoidtheorie zu einer wirklichen Theorie der Narkose zu ergänzen:

In Anlehnung an die Gedanken Dubois' hat Meyer zuerst das Wesen der Narkose in einem Entmischungsvorgang gesucht, indem „gewisse für die gesunde Funktion des Protoplasmas wichtige Stoffaggregate (Lecithine usw.) aus ihrem normalen Mischungs- und Lösungsverhältnis zu den übrigen Zellbestandteilen (Wasser, Salzen, Eiweiß usw.) herausgelöst werden" (673, S. 112). Später führte Alcock (18, 19) auf Grund seiner noch zu erwähnenden Versuche die Wirkung der Narkotika darauf zurück, daß sie durch Erhöhung der Durchlässigkeit der Zellmembran den semipermeablen Apparat der Zelle zerstören, und Chiari (174) stellte unter Meyers Leitung fest, daß unter dem Einfluß narkotischer Dämpfe ebenso wie bei einer durch Gefrieren bedingten Zersprengung der Zellen eine bedeutende Beschleunigung der Autolyse in der Leber stattfindet; daraufhin entwickelte Meyer (675) die Vorstellung, daß die Narkotika vermöge ihrer lipoidlösenden Wirkung die Lipoidmembranen, welche die Zellen von außen begrenzen und die Zwischenwände des schaumig strukturierten Protoplasmas bilden würden, auflockern und so eine „Änderung der normal begrenzten Ionenpermeabilität" bewirken, die eine Grundbedingung für den chemischen Prozeß der Erregung bedeutet. — Gegenüber dieser Auffassung hat Höber (441, 4. Aufl., S. 465) hervorgehoben, daß die lipoidlösende Wirkung der Narkotika, wie sie in besonders deutlicher Weise bei der durch sie bedingten Hämolyse zutage tritt, nicht bei narkotischen, sondern erst bei viel höheren, irreversibel toxischen Konzentrationen zu beobachten ist, während schwache Konzentrationen nach den Angaben verschiedener Autoren (auf die wir bei Erörterung der Koagulationstheorie der Narkose noch zurückkommen werden) keine Lösung, sondern eine

Fällung der Lipoide bewirken. Allerdings hatte bereits früher O. H. Brown (136) beobachtet, daß die Narkotika bei Seesterneiern eine von dem Autor auf die lipoidlösende Wirkung bezogene Verflüssigung herbeiführen, und zwar bei einer Konzentration, die gut übereinstimmen würde mit derjenigen, in welcher sie auf Fundulus narkotisierend wirken.

Gerade umgekehrt wie Meyer erblicken Höber, Lillie u. a. das Wesen der Narkose nicht in einer Vermehrung, sondern in einer Verminderung der normalen Grenzflächenpermeabilität, die besonders von dem letzteren wieder auf die Ansammlung der Narkotika in den Lipoiden der Plasmahaut zurückgeführt wird. Wir werden auf das Problem der Beziehungen zwischen narkotischer Wirkung und Änderung der Zellpermeabilität im Zusammenhange noch ausführlich zurückkommen (vgl. Kap. VIII). Hier sei nur erwähnt, daß diese unzweifelhaft bestehenden Beziehungen, die für die Theorie der Narkose von grundlegender Bedeutung sein dürften, in keinem unmittelbaren Zusammenhange mit der Lipoidlöslichkeit zu stehen brauchen und daher über den Rahmen der Lipoidtheorie hinausgehen.

Daß schließlich der von Mansfeld und im Anschluß daran von Woker und ihren Mitarbeiterinnen unternommene Versuch, die Lipoidtheorie mit der Verwornschen Erstickungstheorie in Einklang zu bringen und die Narkose auf eine Behinderung der Sauerstoffzufuhr durch Verminderung der Löslichkeit des Sauerstoffs in den Lipoiden der Zellmembran bei Anwesenheit der Narkotika zurückzuführen, in jeder Hinsicht als verfehlt angesehen werden muß, ist bereits früher dargetan worden (vgl. S. 207 f.).

5. Kritik der Lipoidtheorie.

Die Lipoidtheorie war unzweifelhaft einer der fruchtbarsten biologischen Gedanken der neueren Zeit; die reiche Anregung, die die physiologische Forschung ihr auf den verschiedensten Gebieten verdankt, sichert ihr und ihren Schöpfern einen dauernden Ehrenplatz in der Geschichte der Wissenschaft, auch dann, wenn die Grundlagen sich als trügerisch, das auf ihnen errichtete Gebäude sich nicht als wohnbar erweisen sollte. In diesem Sinne aber scheinen zahlreiche neuere Untersuchungen zu sprechen.

a) Permeabilität, Lipoidlöslichkeit, Verteilungserscheinungen.

Die Lipoidtheorie in ihrer Gesamtheit umfaßt, wie schon erwähnt, zwei zwar in innigem Zusammenhang stehende, aber doch wohl voneinander zu sondernde Teile: Die Theorie der elektiven Permeabilität und die Theorie der Narkose. Da mit einer Widerlegung der ersteren die zweite zwar an Glaubwürdigkeit einbüßen, aber durchaus nicht unhaltbar erscheinen würde, so mögen diesbezüglich hier wenige Andeutungen genügen; denn eine eingehende Darlegung des ganzen Permeabilitätsproblems, das uns übrigens in seiner Beziehung zur Theorie der Narkose später noch zu beschäftigen haben wird, würde den Rahmen unserer Ausführungen allzu sehr überschreiten. Im übrigen sei auf die zusammenfassende Darstellung in Höbers ausgezeichnetem Werk (441, 5. Aufl. S. 367 ff.) verwiesen. Hier sei nur hervorgehoben, daß uns die Grundlagen der Lipoidtheorie der Permeabilität auf das schwerste erschüttert scheinen durch die in ihrer Bedeutung noch keineswegs genügend gewürdigten Untersuchungen von Hansteen Cranner (397). Dieser konnte nachweisen, daß in den Grenzschichten lebender Pflanzenzellen Lipoide in einem Zustande existieren, in welchem sie gar nicht die Eigenschaften und vor allem nicht die Löslichkeitsverhältnisse zeigen, die den aus den getöteten Zellen durch denaturierende Extraktion gewonnenen Produkten zukommen, wie sie die Chemiker bisher allein in Händen hatten. Ein Teil der Lipoide ist in destilliertem Wasser löslich, und es ist daher nach Hansteen-Cranner völlig verfehlt, die physiologische Bedeutung der Lipoide im Zellkörper oder in den Zellgrenzschichten auf Eigenschaften zu begründen, die sie normalerweise überhaupt nicht besitzen, sondern erst durch die üblichen Behandlungsmethoden erwerben. — Hansteen Cranners grundlegende Ergebnisse sind an tierischen und pflanzlichen Zellen in vollem Umfange von Biedermann (102) bestätigt worden, der zeigen konnte, daß Lipoide in ihnen in großer Menge in einem Zustande vorhanden sind, in welchem es unmöglich ist, sie mit den üblichen Methoden mikroskopisch nachzuweisen. Dies ist erst nach weitgehender Veränderung der normalen physikalisch-chemischen Struktur des Zellprotoplasmas durch künstliche Verdauung der Fall. Ebenso konnten Winterstein und Hirschberg (1096) neuerdings feststellen, daß im Stoffwechsel des in einer Salzlösung überlebenden isolierten Zentralnervensystems des Frosches lösliche (nicht an koagulables Eiweiß gebundene) Lipoide an das umgebende Medium abgegeben werden, deren Eigenschaften bei Extraktion mit absolutem Alkohol eine völlige Veränderung erfahren, wie aus ihrer unvergleichlich schwereren Verbrennbarkeit mit Kjeldahlsäure hervorgeht. Die Tatsache, daß zum mindesten ein großer Teil der Lipoide überhaupt nicht die Eigenschaften besitzt, auf denen die ganze Lipoidtheorie der Permeabilität aufgebaut ist, macht vielleicht verständlich, wieso nach den Untersuchungen Ungers (973, 974) das lipoidreiche Froschrückenmark sich für die in den extrahierten Lipoiden unlöslichen Salze anscheinend frei durchgängig erweist, während die sicher lipoidarme Gefäßhaut die von der Lipoidtheorie geforderte elektive Permeabilität zeigt. Auch die Veränderungen der Grenzflächenpermeabilität durch die Narkotika, wie sie insbesondere die Untersuchungen von Lepeschkin (570) und von Winterstein (1085) dargetan haben (und die uns gleichfalls später noch genauer zu beschäftigen haben werden), stehen mit der Lipoidtheorie insofern in direktem Widerspruch, als die nachgewiesene Verminderung der Durchgängigkeit für Wasser und wasserlösliche Bestandteile darauf hinweist, daß entweder die besonderen Permeierungsverhältnisse der letzteren oder die Narkotika nichts mit den Lipoiden bzw. den ihnen für gewöhnlich zugeschriebenen Eigenschaften zu tun haben.

Wenden wir uns nunmehr zu der Lipoidtheorie der Narkose selbst: Das Fundament, auf dem die ganze Theorie ruht, besteht, wie aus der vorangehenden Darstellung ersichtlich ist, in der Gleichsinnigkeit der Veränderungen, welche der Teilungskoeffizient Öl/Wasser bzw. die aus der Öllöslichkeit errechnete Konzentration der Narkotika in den Lipoiden und ihre Wirkungsstärke aufweisen. Die Beweiskraft dieser Grundlage wird also einmal von dem absoluten Grade dieser Übereinstimmung abhängen, und weiter von der Feststellung, ob der Teilungskoeffizient der einzige, oder doch wenigstens derjenige physikalisch-chemische Faktor ist, der die beste Übereinstimmung mit der Wirkungsstärke der verschiedenen

Narkotika zeigt. Ehe wir nun auf die Untersuchung dieser Frage eingehen, sei zweierlei vorausgeschickt.

Zunächst ist der Begriff der „Lipoidlöslichkeit" selbst und die Frage der Gültigkeit des Verteilungssatzes für die Narkotika von Loewe (613, 614), einer scharfen und, wie es scheint, nicht unberechtigten Kritik unterworfen worden. Die Gültigkeit des Verteilungssatzes würde, wie früher (vgl. S. 226) auseinandergesetzt, eine von der Konzentration unabhängige Konstanz des Teilungskoeffizienten oder eine Proportionalität zwischen Konzentration und Aufnahme des Narkotikums zur Voraussetzung haben. Eine solche ist von Overton ohne weiteres angenommen worden, ohne daß er die Frage experimentell untersucht hätte, da er die quantitativen Verhältnisse nur bei einer Ausgangskonzentration ermittelte. Baum (52) hat zwar bei fünf Stoffen die Teilungskoeffizienten bei zwei verschiedenen Konzentrationen festgestellt, aber für drei der untersuchten Substanzen stimmen sie so schlecht überein, daß die Schlußfolgerung auf eine Konstanz des Teilungskoeffizienten nicht berechtigt erschiene, ganz abgesehen davon, daß die Bestimmung von nur zwei Werten überhaupt unzureichend ist. Nach Loewe würden die von Baum für Sulfonal, Trional und Tetronal ermittelten Daten eher für einen Adsorptionsvorgang sprechen (dessen Exponentialfaktor allerdings entgegen der Norm größer als 1 sein müßte), da die Kurve, welche die Abhängigkeit der Aufnahme von der Konzentration angibt, nicht gradlinig verläuft, sondern mehr einer Adsorptionskurve ähnelt. In der Tat würde nach den bereits früher (vgl. S. 249) erwähnten Versuchen des Verfassers selbst (614) die Aufnahme von Chloroform aus einer wäßrigen Lösung durch weiße Hirnsubstanz, bei deren Reichtum an Lipoiden diese wohl als das maßgebende Moment betrachtet werden könnten, einem Adsorptionsprozeß entsprechen, eine Schlußfolgerung, die freilich bei der schlechten Übereinstimmung der aus nur drei Daten berechneten Adsorptionskonstanten gleichfalls wenig zuverlässig erscheint. — Dafür, daß Adsorptionsvorgänge bei der Aufnahme der Narkotika durch Lipoide eine wichtige Rolle spielen, sprechen auch einige Versuche von Kremer (537). Ausgehend von der Beobachtung Zwaardemakers, daß riechende Substanzen, in wäßriger Lösung gegen eine Metallplatte verstäubt, eine durch das Elektroskop meßbare elektrische Ladung erzeugen, unter-

suchte er die Unterschiede in der elektrischen Ladung, die auftraten, wenn der die Riechstoffe (darunter auch Narkotika) enthaltende Luftstrom einmal durch reines Wasser, das anderemal
durch eine mit Lecithin gesättigte Ringer-Lösung (in einigen
Versuchen auch durch einen wäßrigen Extrakt von Hirnsubstanz)
geleitet wurde. Entsprechend dem größeren Aufnahmevermögen
der Lipoidlösung war die Ladung im letzterem Falle vergrößert,
besonders stark aber bei solchen Substanzen, welche die Oberflächenspannung an der Grenze Wasser-Öl deutlich herabsetzten, also
jedenfalls an der Oberfläche der Lipoidteilchen stark adsorbiert
wurden. (Vgl. auch Freundlich und Gann (276) über die dem
Verhalten gegen Lipoide völlig entsprechende Adsorption von
Methylenblau durch Walrat- oder Fett-Chloroform-Milch.)

Aus der Gesamtheit seiner Untersuchungen der physikalisch-
chemischen Eigenschaften von Lipoidlösungen (613—617) folgert
Loewe (616), daß die Annahme einer Lösefunktion der Lipoide und
die darauf begründeten Vorstellungen nicht zutreffend seien und die
Aufnahme der Narkotika nicht dem Verteilungsgesetze
folge, sondern einen Adsorptionsprozeß darstelle. Die
Untersuchungen Loewes gewinnen eine besondere Bedeutung
durch ihre Beziehung zu den in den folgenden Kapiteln genauer
zu erörternden Erscheinungen der Oberflächenaktivität und Adsorption, sowie durch den Umstand, daß, wie wir früher (vgl.
S. 250) gesehen haben, auch die spärlichen bisher vorliegenden
direkten Experimente über die Abhängigkeit der Aufnahme der
Narkotika durch die Gewebszellen und flüssigkeiten von der
Konzentration im umgebenden Medium zum Teil eher für eine
Adsorption als für eine Lösung zu sprechen scheinen, und zwar
auch dort, wo, wie in den Serumversuchen von Moore und Roaf
(706, 707) es sich um lipoidfreie oder doch sehr lipoidarme Substrate handelt. Allerdings wurde von Höber (441, 5. Aufl., S. 492) darauf hingewiesen, daß die physikalisch-chemischen Gesetze der Verteilung noch zu viel Unklarheiten aufweisen, um sichere Schlußfolgerungen zu gestatten, da z. B. selbst die Verteilung von
Aceton auf anscheinend so einfache Lösungsmittel wie Wasser
und Chloroform keineswegs eine Konstanz des Verteilungskoeffizienten ergibt. Auch wurde bereits früher (S. 253) hervorgehoben,
daß zwischen einer dem Verteilungssatz und einer der Adsorptionsisotherme folgenden Dispersion keine grundsätzlichen Unterschiede

zu bestehen brauchen, das Verhalten vielmehr unter Umständen einfach von den Konzentrationsverhältnissen abhängen kann. Würde für die Aufnahme der Narkotika im Zentralnervensystem eine Adsorptionsisotherme gelten, so würden zwar die von K. H. Meyer durchgeführten Berechnungen (vgl. S. 296) der Narkotikumkonzentration in den Lipoiden (die, wie wir sehen werden, ohnehin auf ganz unsicheren Grundlagen beruhen) nicht zuzutreffen brauchen, im übrigen aber wird der Kernpunkt der Meyer-Overtonschen Theorie, nämlich die Beziehung der Narkotika zu den Zelllipoiden durch die Frage, ob es sich um eine Lösung oder um eine Adsorption handelt, kaum wesentlich tangiert, so daß wir von ihrer weiteren Erörterung Abstand nehmen können.

Von viel größerer Wichtigkeit ist eine zweite Vorbemerkung, die hier eingeschaltet werden muß: Durch die Lipoidtheorie ist zuerst die Aufmerksamkeit auf die Bedeutung gelenkt worden, welche die Verteilung eines Stoffes innerhalb des Organismus für seine Wirkung besitzt. So ist es gekommen, daß Verteilungserscheinungen und Lipoidtheorie begrifflich so innig miteinander verschmolzen wurden, daß von vielen die Wirksamkeit der ersteren ohne weiteres als Beweis für die Richtigkeit der zweiten aufgefaßt wurde, obgleich bei unvoreingenommener Betrachtung die gänzliche Unabhängigkeit beider wohl klar zutage liegt. Ist nämlich einmal festgestellt, wie dies durch P. Bert zuerst geschah (vgl. S. 215), daß die narkotische Lähmung von einer Massenwirkung bestimmt wird, die Intensität der Narkose also innerhalb gewisser Grenzen der Konzentration des Narkotikums im umgebenden Medium (Luft, Wasser, Blutplasma) parallel geht, so folgt daraus unmittelbar und gänzlich unabhängig von jeder Vorstellung, die man sich von dem Mechanismus der Narkose bilden mag, daß die Verteilung des Narkotikums auf die Zellen einerseits und das umgebende Medium andererseits, oder der Teilungskoeffizient Zellsubstanz / umgebendes Medium den für die Wirkung maßgebenden Faktor darstellen muß, da ja die Konzentration oder die Größe der wirksamen Masse am Wirkungsort hiervon abhängt. Nicht also die Übereinstimmung zwischen narkotischer Wirkung und einem Teilungskoeffizienten, sondern nur die Übereinstimmung des Teilungskoeffizienten Zellsubstanz / umgebendes Medium mit dem Teilungskoeffizienten Fett/Wasser kann als ein Argument zu gunsten der Lipoidtheorie angeführt werden. Es beweist gar nichts für die Richtigkeit der Lipoidtheorie, wenn festgestellt wird, daß irgendwelche Faktoren, welche notwendigerweise die Verteilung eines Narkotikums im Organismus abändern müssen, auch seine Wirksamkeit abändern. Da z. B. das Absorptionsvermögen der Fette für Narkotika ja außer aller Diskussion steht, so ist ohne weiteres begreiflich, daß jede Änderung des Fettgehaltes des Blutes (vgl. S. 245f) oder der Gewebe eine Änderung der Verteilung der Narkotika und daher auch eine Änderung ihrer relativen Wirksamkeit herbeiführen kann. Die Beobachtung Mansfelds (vgl. S. 245 u. 289), daß hungernde Tiere eine größere Empfindlichkeit gegen solche Narkotika aufweisen, die in Fett leicht löslich sind, steht also in gar keinem unmittelbaren Zusammenhange mit der Lipoidtheorie, genau so wenig wie seine Feststellung, daß der „physiologische Teilungskoeffizient" oder das Verhältnis der im Gehirn zu der im übrigen Körper vorhandenen Narkotikummenge der wirksamen Dosis des Narkotikums annähernd umgekehrt proportional ist (vgl. S. 289). Die eine wie die andere Tatsache beweist, wenn sie wirklich zutrifft, bloß die Abhängigkeit der Wirkung von der Verteilung und würde genau so zu recht bestehen, wenn die Aufnahme der Narkotika in die Nervenzellen etwa durch Adsorption oder Bindung an Eiweißkörper erfolgen würde und Fette oder Lipoide in ihnen gar nicht vorhanden wären. Bei der weiten Verbreitung solcher irrigen Auffassungen muß daher nachdrücklich hervorgehoben werden, daß die Abhängigkeit der Wirkung der Narkotika von ihrer die Konzentration am Wirkungsort bestimmenden Verteilung eine von jeder Theorie unabhängige experimentelle Tatsache ist; die Lipoidtheorie dagegen ist eine zur Erklärung dieser Tatsache aufgestellte Hypothese, die mithin unmöglich durch die Feststellung dessen, was sie erklären soll, bewiesen werden kann.

b) Teilungskoeffizient und Wirkungsstärke
der Narkotika.

Gehen wir nach diesen Vorbemerkungen nunmehr dazu über, die echten Beweisgründe der Lipoidtheorie einer kritischen Untersuchung zu unterziehen, zunächst einmal den Parallelismus zwischen Teilungskoeffizient und Wirkungsstärke. Schon ein flüchtiger Blick auf die beiden nach den Untersuchungen von Meyer und Baum und von Overton zusammengestellten Tabellen (vgl. S. 286 f.) zeigt, daß zwar im allgemeinen Teilungskoeffizient und Wirkungsstärke sich in gleichem Sinne verändern, daß aber von irgendeiner Proportionalität oder auch nur einer annähernden Übereinstimmung in der Größenordnung meist gar keine Rede sein kann. So ist z. B. nach Baum die narkotische Minimalkonzentration von Trional, Butylchloralhydrat und Bromalhydrat annähernd die gleiche, während der Teilungskoeffizient der zweiten Substanz nicht viel mehr als $^1/_3$, derjenige der dritten Substanz sogar nur $^1/_7$ desjenigen des Trionals beträgt. Andererseits ist der Teilungskoeffizient des Methylurethans nur wenig kleiner als der des Monacetins, während der wirksame Schwellenwert achtmal so groß ist. Die molare narkotische Grenzkonzentration des Isobutylalkohols würde nach Overton nur etwa sechsmal, der Teilungskoeffizient aber 180 mal so groß sein wie der des Äthylalkohols. Die Wirkungsstärke des Chloralhydrats in der Wärme ist nach Meyer bei fast gleichem Teilungskoeffizienten 36 mal so groß wie die des Acetons (vgl. Tabelle auf S. 291) usw. Nach v. d. Eeckhout (239) nimmt bei Fischen die narkotische Kraft vom Brombutyrylharnstoff zum Bromisobutyrylharnstoff fast gar nicht zu, während der Teilungskoeffizient beträchtlich ansteigt, und vom Valerianylharnstoff zum Isovalerianylharnstoff ändert sich die Wirkungsstärke sogar entgegen dem Teilungskoeffizienten.

Auch Früh (301), der neuerdings wieder an Fröschen und Kaninchen die molaren narkotischen Konzentrationen einer ganzen Anzahl von Narkoticis bestimmt hat, fand einen Parallelismus zum Teilungskoeffizienten kaum angedeutet. Die Versuche mit Injektion oder mit Verabreichung per os sind wegen der Schwierigkeiten, die sich aus der Ungleichheit der Resorption ergeben, wie schon mehrfach betont, zur Bestimmung der narkotischen Wirkungsstärken überhaupt ungeeignet; hier seien daher nur die sogenannten „Schwimmversuche" an Fröschen berücksichtigt, bei denen diese in eine bestimmte Menge Leitungswasser gebracht wurden, dem das betreffende Narkotikum zugesetzt war. Da ergab sich unter anderem, daß die molare narkotische Konzentration von Paraldehyd ungefähr 10 mal so groß war als die von Neuronal, obwohl der Teilungskoeffizient Öl/ Wasser nach den Bestimmungen von Cloetta bzw. Redonnet bei beiden etwa der gleiche ist. Ebenso war die narkotische Konzentration von Äther 10 mal so groß als die von Trional, während die von Overton bzw. Meyer und Baum bestimmten Teilungskoeffizienten gleich sind. Umgekehrt ist der von Overton bestimmte Teilungskoeffizient des Chloroforms mehr als 10 mal so groß wie der von Redonnet bestimmte Teilungskoeffizient des Neuronals, das nach Früh bereits in etwas mehr als der halben molaren Konzentration narkotisch wirkt usw. — Joachimoglu und seine Mitarbeiter haben, wie schon erwähnt (S. 278), beobachtet, daß die Reihenfolge der Wirkungsstärken der verschiedenen Chlorderivate der Methan- und Äthanreihe eine ungleiche ist, je nach dem Organ bzw. der Organfunktion, die man untersucht; bei dieser Gelegenheit wurde schon hervorgehoben, daß dies völlig unvereinbar ist mit der Annahme, daß ein bestimmter Teilungskoeffizient oder die Lipoidlöslichkeit den ausschlaggebenden Faktor für die Wirksamkeit darstelle, da die Narkotikumkonzentration sich dann offenbar für alle Stoffe stets in gleichem Verhältnis ändern müßte, was immer für Zellen oder Zellfunktionen man als Objekt wählt.

Meyer (673) hat derartigen Einwänden von vornherein durch den Hinweis zu begegnen versucht, daß die meisten Stoffe Nebenwirkungen entfalten, manche indifferenten Stoffe im Organismus in nicht indifferente umgewandelt werden, eine genaue Übereinstimmung zwischen Wirkungsstärke und Teilungskoeffizient also von vornherein nicht erwartet werden darf. Gröbere Abweichungen hat man wohl auch dadurch zu erklären versucht, daß die Löslichkeit in den Lipoiden nicht immer mit derjenigen in Öl übereinzustimmen brauche. Dies ist ohne weiteres zuzugeben; aber es geht offenbar nicht an, eine solche Übereinstimmung immer dann anzunehmen, wenn sie zu der Theorie paßt, und sie zu bezweifeln, wenn sie ihr widerspricht. Zweifellos ist der Teilungskoeffizient Öl/Wasser eine ganz willkürlich gewählte Größe. Nach Verkade (983) würde die Löslichkeit der Stoffe in dem zur Bestimmung meist gewählten Olivenöl überhaupt ganz vereinzelt dastehen und sich schon von jener in anderen Ölen, z. B. Rizinusöl, unterscheiden, so daß die zu erwartende Wirksamkeit in beiden Fällen eine ganz verschiedene wäre.

Aiello (14) hat die Teilungskoeffizienten Öl / Serum und Öl/ Wasser für verschiedene Stoffe vergleichend bestimmt. Dabei ergab sich, daß auch diese in keiner Weise miteinander übereinstimmen, wie die folgende Tabelle zeigt:

Substanz	Teilungskoeffizienten (Mittelwerte)	
	Öl/Serum	Öl/Wasser
Coffein	0,43	0,18
Theobromin . . .	1,58	0,40
Theophyllin. . . .	1,62	0,80
Athoxycoffein. . .	1,75	0,23
Trional	0,27	4,45 (nach Baum)
		16,00 (nach Overton)
Sulfonal	0,21	1,11 (nach Baum)
		4,50 (nach Overton)

Wenn die Bestimmungen Aiellos wirklich zuverlässig sind, dann zeigen sie nicht bloß, wie unmöglich es ist, aus dem Teilungskoeffizienten Öl/Wasser einen irgendwie bindenden Schluß auf die Verteilung Blut/Lipoidgemenge-Eiweiß zu ziehen, sondern auch, daß der Teilungskoeffizient Öl/Serum bei stark narkotischen Stoffen wie Trional und Sulfonal nur einen Bruchteil desjenigen einer ganzen Anzahl von Stoffen beträgt, die als Excitantien Verwendung finden!

Einfluß der Temperatur auf Teilungskoeffizienten und Wirkungsstärke. — Zu den besten Argumenten der Lipoidtheorie schien, wie schon erwähnt, die gleichsinnige Beeinflussung zu gehören, die nach den Untersuchungen von H. H. Meyer (674) an Kaulquappen und von Moral (708) an Froschnerven der Teilungskoeffizient Öl/Wasser und die Wirkungsstärke verschiedener Narkotika bei Änderung der Temperatur erfahren sollte (vgl. S. 291). Aber eine Nachprüfung an einem umfänglichen Material hat nicht bloß keine Allgemeingültigkeit eines solchen Zusammenhanges, sondern nicht einmal eine Bestätigung der ursprünglichen Beobachtungen geliefert. Zunächst wären hier die freilich wenig beweiskräftigen Versuche von Nothmann-Zuckerkandl (739) zu erwähnen. Diese untersuchte die Zeit, nach welcher ein Stillstand der Protoplasmaströmung bei Vallisneria eintritt, und stellte bei Erhöhung der Temperatur eine Steigerung der Wirksamkeit bei allen von ihr untersuchten Stoffen fest, auch bei Monacetin, Benzamid und Salizylamid, also den drei Stoffen, bei welchen nach Meyer der Teilungskoeffizient mit zunehmender Temperatur eine Verminderung erfährt. Doch trat die Wirkungssteigerung hier bei konzentrierteren Lösungen nicht hervor, sondern nur bei solchen, die erst nach längeren Zeiträumen Hemmung verursachten. Gerade dieser Umstand aber weist darauf hin, daß die Versuche von Nothmann-Zuckerkandl, wie schon früher (S. 256) erwähnt, gar nicht eine narkotische Lähmung zum Gegenstande haben, sondern eine durch die Narkotika bedingte Stoffwechselstörung, die schließlich zum Stillstand der Protoplasmaströmung führte. Da die Stoffwechselvorgänge mit Erhöhung der Temperatur eine Beschleunigung erfahren, ist es leicht verständlich, daß dies auch bei der durch die Gifte bewirkten Störung derselben der Fall war.

Viel bedeutungsvoller sind die eingehenden Untersuchungen von Unger (975). Dieser konnte zwar an Kaulquappen die Meyerschen Beobachtungen über das gleichsinnige Verhalten des Teilungskoeffizienten Öl/Wasser und der Wirkungsstärke von Chloralhydrat und Salizylamid bei Temperaturänderungen bestätigen, nicht aber bei Narkose des Fisches Leuciscus, bei der ebenso wie bei Narkose des N. ischiadicus des Frosches (im Gegensatz zu den Angaben von Moral) in jedem Falle mit Ansteigen der Temperatur eine Zunahme der Wirkungsstärke festzustellen war, gleichviel, ob der Teilungskoeffizient hierbei eine Vermehrung oder eine Verminderung erfuhr. Schon diese Versuche zeigten also, daß es keineswegs immer angeht, die durch die Temperatur bedingten Änderungen der Wirkungsstärken narkotischer Gifte auf solche der Verteilung zurückzuführen, daß vielmehr augenscheinlich auch durch den Temperaturwechsel erzeugte Änderungen der Erregbarkeit und der Stoffwechselvorgänge eine wichtige Rolle spielen. Zu dem gleichen Ergebnis gelangte auch Hartmann (403) bei Untersuchung des Temperaturkoeffizienten der Giftigkeit einerseits und des Teilungsquotienten andererseits. Wie komplizierte Verhältnisse hier vorliegen können, zeigen einige Versuche von Storm van Leeuwen und van der Made (912), welche beobachteten, daß die Reflexerregbarkeit dekapitierter Katzen die größte Resistenz gegen Chloroform bei etwa 38° aufweist und sowohl bei höherer wie bei niederer Temperatur eine Zunahme der Empfindlichkeit zeigt. Ein ähnliches Verhalten ist auch von Unger (975) gelegentlich an Goldorfen beobachtet worden, die in einer bei mittlerer Temperatur nur wenig wirksamen Chloralhydratlösung sowohl bei Abkühlung wie bei Erwärmung in deutliche Narkose verfielen.

Bierich (105) vermochte die Meyerschen Versuchsergebnisse auch an Kaulquappen nicht zu bestätigen, sondern fand (so wie Unger an Leuciscus) mit allen Stoffen nur eine Steigerung der Wirkungsstärke mit zunehmender Temperatur, ohne Rücksicht auf die Richtung der dabei eintretenden Verschiebung des Teilungskoeffizienten Öl/Wasser. Das gleiche fand Höber (444) in Versuchen am Froschsartorius und (wieder in Übereinstimmung mit Unger) am Ischiadicus des Frosches. Die abweichenden Resultate von Moral erklären sich nach Höber auf zweifache Weise: einmal dadurch, daß die Kälte an sich bereits eine beträchtliche Herabsetzung des Leitungsvermögens herbeiführt, so daß bei niedriger Temperatur, wie schon Unger hervorhob, eine Summation von Kälte- und Narkosewirkung eintritt. Tatsächlich hat Moral selbst in einigen Versuchen nicht bloß mit KCl, bei dem die Lipoidlöslichkeit doch keine Rolle spielen konnte, sondern auch durch giftfreie Salzlösungen von niederer Temperatur eine Aufhebung und durch Narkotikumlösungen von höherer Temperatur eine Wiederkehr der Leitfähigkeit des Nerven erzielen können. Es ist daher nicht verwunderlich, daß er bei den Versuchen mit Salizylamid und Monacetin, die er mit abgekühlten Lösungen begann, ein Verschwinden der Leitfähigkeit und bei Erwärmung, infolge Beseitigung der Kombinationswirkung der Kälte und einer an sich offenbar unzureichenden Narkose, eine Wiederkehr des Leitungsvermögens beobachtete. Andererseits erfahren nach Höber ganz allgemein die der Narkose zugrunde liegenden Vorgänge in der Wärme eine Verstärkung, und so konnte Moral in den Versuchen mit Alkohol und Chloralhydrat, die im Gegensatz zu den ersteren nicht in der Kälte, sondern in der Wärme begonnen wurden, eine Abschwächung der in der Wärme eingetretenen Narkose bei Abkühlung beobachten. Höber kommt daher zu dem Ergebnis, daß „die Temperaturabhängigkeit der Verteilungsquotienten der indifferenten Narkotika für die Tiefe der Narkose anscheinend keine Bedeutung" habe.

Zu diesem Resultat gelangte auch Redonnet (798), der bei Untersuchung der narkotischen Wirkung, die verschiedene Brompräparate (Neuronal, Adalin, Bromural) in wässeriger Lösung auf Frösche ausüben, die Narkose bei verschiedener Temperatur stets nach Aufnahme der gleichen Narkotikummenge eintreten sah, trotz ungleichen Verhaltens der einzelnen Teilungskoeffizienten Öl/Wasser. Den von ihm durchweg beobachteten rascheren Eintritt der Narkose bei höherer Temperatur führt er auf eine Erhöhung der Resorptionsgeschwindigkeit zurück. Um eine solche auszuschalten, verfuhr Denecke (213) so, daß er Fröschen die zur Erzielung einer Narkose erforderliche Dosis Magnesiumsulfat oder Bromkalium in den Rückenlymphsack injizierte und die Tiere in den Brutschrank brachte; hier blieben sie entweder bis zum Eintritt der Narkose oder aber sie wurden kurz vorher in die Kälte gebracht. Obwohl auch bei den letzteren die Resorption des Narkotikums in der Hauptsache erfolgt sein mußte, trat die Narkose bei ihnen doch sehr viel später ein, so wie wenn die Tiere von vornherein auf Eis gehalten wurden. Es kann also, wie der Verfasser ähnlich wie Höber annimmt, nicht die Verteilung oder Resorption des Narkotikums sein, die den rascheren Eintritt der Narkose in der Wärme herbeiführt, sondern nur der Umstand, daß „auch der narkotisierende Prozeß in der Wärme bei der allgemeinen Steigerung aller Stoffwechselvorgänge rascher vor sich geht". Auch an Kaulquappen und kleinen Weißfischen fand Denecke in Übereinstimmung mit Bierich und Unger die narkotische Grenzkonzentration sowohl für Chloralhydrat wie für Salizylamid bei 30° niedriger als bei 0°. Die in der Wärme narkotisierten Tierchen wachten jedoch bei Abkühlung nicht auf, wohl aber konnte das Umgekehrte der Fall sein, infolge der Aufhebung der Kombinationswirkung von Kälte und — an sich unzureichender — Narkose. — Collett (184), der den Einfluß der Temperatur auf die narkotische Wirksamkeit von Benzamid, Salizylamid und Chloralhydrat für verschiedene Funktionen einer größeren Zahl von Tierarten vergleichend untersuchte (Schwimmbewegungen, Herzschlag, Cilien- oder Tentakelbewegungen verschiedener meist mariner Tiere) erhielt je nach dem Versuchsobjekt ganz ungleichmäßige Resultate.

Von ganz besonderem Interesse sind die Versuche, die v. Issekutz (472) über den Einfluß der Temperatur auf die Wirkung
und Verteilung des Salizylamids angestellt hat. Er fand bei Injektion dieses Stoffes in den Bauchlymphsack des Frosches entsprechend den Ergebnissen von Meyer eine Abnahme der Wirkungsstärke mit Ansteigen der Temperatur. Aber ganz das gleiche
Resultat ergaben auch Versuche mit Urethan und mit Chloralhydrat, dessen Teilungskoeffizient mit der Erwärmung ansteigen
soll, so daß offenbar einfach ein Synergismus von Narkose und
Kältewirkung vorlag. Dies ergab sich mit voller Sicherheit aus
direkten Bestimmungen des Salizylamidgehaltes im Gehirn, die
zu dem unerwarteten Resultat führten, daß im Zentralnervensystem der Kaltfrösche immer eine kleinere Menge des Narkotikums (im Mittel 0,186 vT) vorhanden war als im Gehirn der
Warmfrösche (im Mittel 0,248 vT), obwohl die ersteren eine viel
tiefere Narkose zeigten. Auch der Gehalt des Blutes war im
ersteren Falle kleiner, so daß der Teilungskoeffizient Gehirn/
Blut bei beiden Temperaturen der gleiche war (1,3). — Weitere
Versuche mit Kalbshirn und Salizylamidlösungen ergaben, daß
der Teilungskoeffizient Gehirn/Wasser ebenso wie der Teilungskoeffizient zwischen den aus dem Gehirn extrahierten Lipoiden
und Wasser mit steigender Temperatur zu- und nicht abnahm,
im Gegensatz zu dem Teilungskoeffizienten Öl/Wasser, der in
Übereinstimmung mit den Angaben Meyers (und den mit Leber-
thran angestellten Versuchen von Bierich) bei Erhöhung der Temperatur vermindert gefunden wurde. Da für das Verhalten im Organismus natürlich nur die Verteilung auf die Lipoide des Gehirns
Bedeutung besitzen kann, so ergibt sich das überraschende Resultat, daß die Wirkungsstärke sich gerade entgegengesetzt dem Teilungskoeffizienten verändert hat, und die Versuche, die ein schla-
gender Beweis der Richtigkeit der Lipoidtheorie zu sein schienen,
können höchstens als ein Einwand gegen sie verwertet werden!

Narkotikumkonzentration in den Hirnlipoiden. — Sehr
überzeugend scheinen, wie schon betont, auf den ersten Blick
zugunsten der Lipoidtheorie die neuen Versuche von K. Meyer
und seinen Mitarbeitern (677, 678, vgl. S. 295f.) zu sprechen, die
aus der Öllöslichkeit der von ihnen untersuchten Narkotika eine
Konstanz der Narkotikumkonzentration in den Hirnlipoiden (von

im Mittel etwa 0,06 Mol pro Liter) errechnet haben. Aber bei näherem Zusehen verflüchtigt sich die Beweiskraft dieser Experimente immer mehr. Daß die auf Grund der Meyer-Overtonschen Teilungskoeffizienten berechneten molaren Konzentrationen in den Hirnlipoiden bei verschiedenen Narkoticis nach Knaffl-Lenz um das 225 fache, und nach K. Meyer und Gottlieb-Billroth bis zum 270 fachen auseinanderliegen, ist schon früher erwähnt worden. Überdies haben uns die im Vorangehenden besprochenenen Versuche, besonders jene von v. Issekutz gezeigt, wie völlig unsicher alle aus der Öllöslichkeit auf die Löslichkeit in den Hirnlipoiden gezogenen Schlußfolgerungen sind. Gegenüber den von K. Meyer zur Stütze mit herangezogenen direkten Bestimmungen des Chloroformgehaltes des Gehirns von Frison und Nicloux (vgl. S. 235), aus denen er eine molare Konzentration von 0,04 Mol in den Hirnlipoiden berechnete, hat Kochmann (525) darauf hingewiesen, daß abgesehen von dem sehr viel höheren Werte, der sich aus einer nicht mitberücksichtigten Analyse der gleichen Autoren ergeben würde, aus den Bestimmungen anderer Forscher wieder viel niedrigere Werte (0,02—0,03 Mol) abzuleiten wären. Leuze (579) sah die im Gehirn direkt bestimmten molaren Konzentrationen so nahe verwandter Stoffe wie Bromoform und Brompropyl um mehr als das zehnfache differieren. Hansen (395) berechnet (aus dem Äthergehalt der Gehirne seiner Versuchstiere [Kaninchen], aus deren Gehalt an Ätherextrakt und dem Overtonschen Teilungskoeffizienten) für den Äthergehalt der Hirnlipoide molare Konzentrationen, die (mit einer Ausnahme) sehr gut zu dem von Meyer und Gottlieb-Billroth berechneten Mittelwert von 0,06 Mol stimmen würden (0,057—0,066 Mol). Hätte er aber, da er sich schon auf diese Untersuchungen beruft, auch den von diesen Autoren ermittelten Teilungskoeffizienten des Äthers seiner Berechnung zugrunde gelegt (nämlich 2,3 statt 4,5), so hätte er gerade halb so hohe Werte erhalten, und zwar für seine durchweg tödlichen Narkosen, während K. Meyer seinen Bestimmungen eine schwache Narkose zugrunde legte. Dies zeigt wohl, daß alle derartigen Berechnungen mangels exakter Unterlagen zur Zeit gänzlich in der Luft schweben[1]).

[1]) Führt man z. B. die Rechnung für Hansens Alkoholversuch Nr. 3 durch, in welchem es heißt, daß die Bewegungen sehr unsicher waren

Die Beobachtung von Meyer und Hopf (678), daß auch Stickstoff bei genügendem Druck narkotisch zu wirken vermag (vgl. S. 296), läßt zwar die theoretisch sicher bedeutsame Schlußfolgerung ableiten, daß anscheinend tatsächlich jeder Stoff bei genügender Konzentrierung im Zentralnervensystem eine Narkose herbeizuführen vermag, beweist aber durchaus nicht, daß gerade die Ansammlung in den Hirnlipoiden es ist, die diese Wirkung hervorruft.

Wir haben gesehen, daß nach den Untersuchungen Richets und Führners die Wirkungsstärke der Narkotika sich innerhalb gewisser Grenzen (die kaum enger sind als jene für die Beziehungen zur „Lipoidlöslichkeit") im entgegengesetzten Sinne ändert wie ihre Wasserlöslichkeit. Wir werden später hören, daß das gleiche auch für die Adsorbierbarkeit von Stoffen gilt. Je geringer die Löslichkeit eines Stoffes im Wasser ist, um so größer ist gleichsam seine Chance, in die nicht wäßrige Phase eines Systems hinübergedrängt und von dieser aufgenommen zu werden. Es ist daher sehr wohl denkbar, daß der Faktor, den die Konzentration der Narkotika an ihrem Wirkungsort mit dem Meyer-Overtonschen Teilungskoeffizienten gemein hat, einfach der ist, daß es sich in beiden Fällen um eine Verteilung zwischen einer wäßrigen und einer nichtwäßrigen Phase handelt. Es beweißt daher gar nichts

---

und das Tier mehrmals umfiel, so würde sich der Wert 0,005 Mol ergeben, der nur den zwölften Teil des vorhin erwähnten beträgt. Der gleiche Wert würde sich für den Alkohol auch bei Zugrundelegung des von Kochmann (525) zitierten (a. a. O. nicht auffindbaren) Gehaltes berechnen, den Gréhant im Gehirn gefunden haben soll. — Erwähnt muß allerdings werden, daß die Berechnungen, die Kochmann bei dieser Gelegenheit als Kritik der K. Meyerschen Theorie vorbringt, ganz verfehlt sind. Ihnen liegt die Annahme zugrunde, daß die ganze im Gehirn nachgewiesene Narkotikummenge in den Lipoiden konzentriert sei. Diese Annahme, von der auch Meyer und Gottlieb-Billroth bei Berechnung der molaren Chloroformkonzentrationen in den Versuchen von Frison und Nicloux ausgehen, ist schon für das Chloroform nicht korrekt, sie wird aber vollkommen unmöglich, wenn man sie auf Narkotika wie den Alkohol ausdehnt, deren Teilungskoeffizient nicht größer, sondern viel kleiner als 1 ist und die sich daher in weitaus überwiegender Menge in der wäßrigen Phase des Gehirns ansammeln müssen! Kein Wunder, wenn sich dann ganz absurde molare Konzentrationen in den Lipoiden ergeben, die mehr als 100 mal so hoch sind wie die richtig berechneten.

für eine chemische Identität, wenn man bei Zugrundelegung der Öllöslichkeit, die ja, wie wir gesehen haben, durchaus willkürlich gewählt ist und mit der Löslichkeit in den Hirnlipoiden durchaus nicht übereinzustimmen braucht, zu Werten kommt, die in ihrer Größenordnung mit den direkt ermittelten einigermaßen übereinstimmen. Über die Bedeutung der Lipoide kann nur das Experiment entscheiden, und die Fragen, die wir jetzt zu untersuchen haben, sind daher die folgenden: 1. Geht die Aufnahme der Narkotika dem Lipoidgehalt der Organe parallel und 2. entspricht die Beeinflußbarkeit der Organe durch die Narkotika ihrem Lipoidgehalt?

c) Narkotikumaufnahme und Lipoidgehalt der Organe.

Es ist höchst auffällig, daß die Frage, inwieweit denn eigentlich die Aufnahme der Narkotika durch die einzelnen Organe deren Lipoidgehalt entspricht, bisher nur ganz unzulänglich bearbeitet wurde, obwohl es sich hier offenbar um eine Kardinalfrage handelt, deren Lösung eigentlich der Aufstellung der Lipoidtheorie hätte vorangehen müssen. Anscheinend war man auf Grund der Löslichkeitsverhältnisse der Narkotika a priori so fest davon überzeugt, daß hier ein Parellelismus bestehen müsse, daß man es gar nicht für nötig fand, dies weiter zu untersuchen. Im Grunde genommen sind die einzigen Angaben, auf die die Lipoidtheorie sich hier stützen kann, die lange zurückliegenden Bestimmungen von Pohl (768), die bereits früher erwähnt wurden (vgl. S. 231f.). Von diesen haben die Angaben über den besonders hohen Chloroformgehalt des Gehirns in der Folge keine Bestätigung erfahren, und auch sein als Argument zugunsten der Lipoidtheorie gedeuteter Befund über einen besonders hohen Chloroformgehalt der Blutkörperchen ist, wie wir gesehen haben (S. 231), von anderen Autoren (Magos, 646, van Dessel, 214) nicht bestätigt oder jedenfalls seiner Beweiskraft dadurch beraubt worden, daß der Gesamtfett- und Lipoidgehalt der Blutkörperchen gar nicht nennenswert größer ist als der des Plasmas! (van Dessel, vgl. auch die Zusammenstellung bei v. Krüger, 539). — Für den Äther liegen anscheinend zuverlässige Daten von Haggard (380) vor, die den Anforderungen der Lipoidtheorie durchaus widersprechen. Haggard fand nicht bloß den Löslichkeitskoeffizienten des Blutes nicht größer, sondern geringer als den des Wassers, sondern fand auch den Verteilungsquotienten Gehirnbrei/Blut oder Gehirnbrei/Salzlösung fast genau = 1! Das heißt: bei völligem Konzentrationsausgleich nimmt das Gehirn mit seinem Lipoidgehalt von etwa 10—15 vH nicht mehr Äther auf als das Blut mit einem Lipoidgehalt von weniger als $^1/_2$ vH oder physiologische Salzlösung mit einem Lipoidgehalt = 0, obwohl der Teilungskoeffizient Öl/Wasser für Äther nach K. Meyer und Gottlieb-Billroth = 2,3, nach Overton sogar = 4,5 ist! — Daß den Versuchen Hansens, aus dem verschiedenen Narkotikumgehalt der einzelnen Hirnteile Argumente zugunsten der Lipoidtheorie abzuleiten, jede Beweiskraft fehlt, ist bereits früher (S. 243) dargelegt worden.

Am allerdrastischsten aber ergibt sich die Diskrepanz zwischen Lipoidtheorie und tatsächlicher Narkotikumaufnahme aus den Untersuchungen Hansens (395) über die Aufnahme des Chloroforms durch die einzelnen Organe. Von der (übrigens kaum zutreffenden) Auffassung ausgehend, „daß die ganze Narkotikummenge der Organe in den Wasser- und den Fett-Lipoidstoffen derselben enthalten ist und daß der Resttrockenstoff . . . sich somit wie ein indifferenter Leerraum verhält" (a. a. O. S. 134), berechnet Hansen aus seinen (in dem Kapitel über die Verteilung der Narkotika, S. 241 f., ausführlich wiedergegebenen) Daten über den Gehalt der einzelnen Organe an Wasser, Ätherextrakt und Narkotikum den „Sättigungsgrad" der Organe, d. h. die Narkotikumkonzentration in der wäßrigen Phase, unter Zugrundelegung der üblichen Teilungskoeffizienten Öl/Wasser. Bei Gültigkeit der Lipoidtheorie sollten diese Sättigungswerte für alle Organe gleich sein und mit demjenigen des Blutes übereinstimmen. Für die gut wasserlöslichen Narkotika Alkohol und Aceton wird diese Forderung im allgemeinen einigermaßen befriedigt. Dagegen ist dies beim Äther und in noch viel höherem Maße beim Chloroform durchaus nicht der Fall. Bei dem letzteren besteht durchwegs ein sehr beträchtliches Defizit der Aufnahme gegenüber den Erfordernissen der Theorie, ein Defizit, das meist zwischen 45 und 80 vH ausmacht, besonders bei den Organen mit hohem Lipoidgehalt wie beim Gehirn, bei dem die Abweichungen von dem Sättigungsgrad des Blutes 70,6—84 vH betragen! Gerade beim Gehirn, als dem am besten mit Blut versorgten Organ, ist es nicht angängig, dieses Defizit auf eine Unvollständigkeit des Konzentrationsausgleichs zurückzuführen.

Hansen hat nun umgekehrt aus dem Sättigungsgrad des Blutes einerseits und des Fettgewebes andererseits den Teilungskoeffizienten Körperfett/Wasser berechnet und den aus diesen Berechnungen abgeleiteten Mittelwert mit den Meyer-Overtonschen Teilungskoeffizienten verglichen. Für das Aceton ist die Übereinstimmung eine erträgliche, für den Äther dagegen ist der letztere um etwa 50 vH, für das Chloroform um etwa 200 vH zu hoch (wobei zu bemerken ist, daß dieser „Mittelwert" aus wenigen Einzeldaten berechnet ist, die untereinander wieder um mehr als 100 vH differieren). Man sollte glauben, Hansen würde aus all diesen Versuchen und Berechnungen den Schluß ziehen, daß die Verteilung der gut lipoidlöslichen Narkotika den Erwartungen, die man vom Standpunkt der Lipoidtheorie aus hegen muß, durchaus widerspricht; statt dessen liest man mit Erstaunen die Schlußfolgerung, „daß die Annahme über die Verteilung der Narkotika im Organismus, auf die die Meyer-Overtonsche Theorie der Narkose baut, . . . sich experimentell als tatsächlich zutreffend erwiesen habe" (S. 167)!!!

Wie es sich in Wahrheit verhält, dürfte anschaulicher als durch alle Berechnungen Hansens aus der folgenden Tabelle hervorgehen, in der Winterstein (1093) die Daten dieses Autors über den Gehalt an Wasser, Ätherextrakt und an Chloroform für Blut und Gehirn zusammengestellt und in zwei weiteren Stäben den Narkotikumgehalt berechnet hat, den das Gehirn nach der Meyer-Overtonschen Theorie aufweisen sollte, wenn man den von Overton bzw. von K. Meyer und Gottlieb-Billroth angegebenen Teilungskoeffizienten des Chloroforms Öl/Wasser von 30, bzw. 70 zugrunde legt:

Nr.	Organ	Wasser vH	Äther-extrakt (Lipoid-gehalt) vH	Chloro-form-gehalt vT	Auf Grund der Lipoidtheorie sollte bei dem beobachteten Narkotikumgehalt des Blutes der des Gehirns in vT betragen: bei einem Teilungskoeffizienten	
					30 (Overton)	70 (Meyer)
1	Blut	83,72	0,21	0,30		
	Gehirn . . .	78,50	9,68	0,30	1,21	2,27
2	Blut	81,54	0,26	0,22		
	Gehirn . . .	77,12	10,72	0,16	1,00	1,82
3	Blut	79,63	0,24	0,15		
	Gehirn . . .	78,78	8,67	0,16	0,57	1,10
4	Blut	83,43	0,10	0,18		
	Gehirn . . .	77,48	10,03	0,14	0,79	1,56

Nach der Lipoidtheorie müßte also der Chloroformgehalt des Gehirns 4—12 mal so groß sein als er tatsächlich gefunden wurde! Wir glauben, daß diese von einem begeisterten Anhänger Meyer-Overtons gelieferten experimentellen Daten nicht bloß die Grundlagen der Lipoidtheorie auf das schwerste erschüttern, sondern darüber hinaus einen überraschenden Widerspruch aufdecken zu den bisherigen Anschauungen über die Lipoidlöslichkeit der Narkotika. Wir können diesen Widerspruch zur Zeit noch nicht aufklären; aber es ist wohl kaum zweifelhaft, daß seine Lösung in der Richtung zu suchen sein wird, die die Untersuchungen Hansteen Cranners (vgl. S. 301) gewiesen haben. In der Richtung nämlich, daß die Eigenschaften zum mindesten eines Teiles der genuinen Zellipoide durchaus verschieden sind von jenen, die man an den durch denaturierende Extraktion mit sogenannten Lipoidlösungsmitteln gewonnenen Stoffen studiert hat.

d) Lipoidgehalt und Narkotisierbarkeit.

Nicht minder unzulänglich und unhaltbar als die Argumente der Lipoidtheorie, die sich auf die vermeintlichen Beziehungen zwischen Narkotikumaufnahme und Lipoidgehalt der Organe gründen, sind die zur Stütze von Meyers zweiter These (vgl. S. 285) herangezogenen Beobachtungen, nach welchen die lipoidreichsten Organe für die Wirkung der Narkotika am empfindlichsten seien. Zu verschiedenen Malen (vgl. S. 31 und 258) haben wir die großen Schwierigkeiten hervorgehoben, die einem Vergleich narkotischer Wirkungen entgegenstehen. Da ein Vergleich der Narkose der nervösen Funktionen mit derjenigen etwa der Leber- oder Nierenfunktion überhaupt nicht durchführbar ist, so läßt sich zugunsten der Meyerschen These im wesentlichen lediglich der Umstand anführen, daß das lipoidreiche Nervensystem seine Funktion früher einstellt als die lipoidarmen Muskeln. Aber auch die Zulässigkeit eines Vergleiches der erregungsübertragenden Wirkung der Nervenzentren mit der beim Muskel als Index dienenden Kontraktilität erscheint zum mindesten fraglich. Untersucht man dagegen die narkotische Beeinflussung wirklich gleichartiger Funktionen, z. B. die Herabsetzung der Oxydatationsprozesse, so ergibt sich nach (Warburg und) Usui (976), daß die Oxydationshemmung bei so verschiedenartigen Organen von jedenfalls auch recht ungleichem Lipoidgehalt wie Bakterien, Vogelerythrocyten, Leberzellen der Maus und Zentralnervensystem des Frosches eine auffällig gleichartige ist. In allen Fällen erzeugt z. B. Äthylurethan in einer Konzentration von 3—4 Gew.-Proz., Propylurethan in einer solchen von 1—1,5 vH, Isobutylurethan in einer solchen von 0,5—0,7 vH eine Herabsetzung der Oxydationsvorgänge um 40—80 vH.

Auch die vergleichende Betrachtung der Narkose von Teilen gleichartiger Organsysteme, die noch am ehesten berechtigt erscheint, liefert keine Stütze der Meyerschen These. Erlandson (247) hat festgestellt, daß der Lipoidgehalt des Herzmuskels erheblich größer ist als jener der quergestreiften Muskulatur. Von dieser Beobachtung ausgehend hat Choquard (177) die minimal narkotischen Konzentrationen untersucht, die erforderlich sind, um eine reversible Aufhebung der elektrischen Reizbarkeit des Sartorius einerseits und des Herzens andererseits beim Frosch zu bewirken. Er fand, daß zwar eine Reihe von Stoffen das Herz stärker beeinflussen als den Skelettmuskel, andere in annähernd gleichem Maße, manche aber, wie Äther, Aceton und Acetylaceton gerade entgegen den Erfordernissen der Lipoidtheorie erst bei höherer Konzentration, so daß jedenfalls eine allgemeine Gesetzmäßigkeit hierbei nicht zutage tritt. In noch viel augenfälligerem Maße ist dies beim Nervensystem der Fall. Schon Bethe (87, S. 358) hat darauf hingewiesen, daß in der grauen Substanz des Zentralnervensystems die Menge der ätherlöslichen Stoffe (und, wie wir gesehen haben [vgl. S. 235] in der Tat auch die Menge des in der Narkose sich ansammelnden Chloroforms) viel geringer ist als in der weißen, während die größere Empfindlichkeit der ersteren gegen Narkotika auf Grund der Lipoidtheorie das umgekehrte Verhalten zur Voraussetzung hätte. Wir haben ferner gesehen (vgl. S. 48), daß nach Forbes (261) zu einer Zeit, in der die Erregungsübertragung in der grauen Substanz durch Ätherwirkung völlig beseitigt ist, die Leitung in den Nervenstämmen noch so gut wie unbeeinflußt erscheint, obwohl nach Nicloux und Yovanovitch (731, vgl. S. 237) der Narkotikumgehalt der Nerven ein besonders hoher ist. Auch wurde erwähnt (S. 234), daß der Narkotikumgehalt des Kopfmarks größer ist als der des Gehirns; gleichwohl sind gerade die Zentren des Kopfmarks diejenigen, welche der Wirkung der Narkotika am längsten wider-

stehen!! Selbst ein so verzweifelter Verteidiger der Lipoidtheorie
wie Hansen muß zugeben (395, S. 125/6), daß die charakteristische
Reihenfolge, in der die einzelnen Teile des Zentralnervensystems
von der Wirkung der Narkotika betroffen werden, nicht von deren
Konzentration in diesen Teilen abhängt.

Fühner (317) hat, wie wir oben sahen (vgl. S. 290), das von ihm
festgestellte allmähliche Anwachsen der Empfindlichkeit gegen
Heptylalkohol in der Tierreihe auf eine fortschreitende Zunahme
des Lipoidgehaltes des Zentralnervensystems zurückgeführt. Aber
diese Annahme ist eine reine Hypothese, die durch keine direkten
Analysen begründet ist, sondern sich lediglich auf die Analogie
zur ontogenetischen Vermehrung des Lipoidgehaltes stützt. Lapique (559) hat in einigen, der Zahl nach freilich ganz unzulänglichen Versuchen die Menge des Ätherextraktes des Gehirns
einfach mit der Größe des Tieres, ohne Rücksicht auf die Höhe
seiner Entwicklung in Zusammenhang zu bringen gesucht, von
der Erwägung ausgehend, daß die Zunahme der Länge der Leitungs-
bahnen auch eine solche der Masse der Markscheiden und daher
des Ätherextraktes bedingen müsse. Tatsächlich konnte Dhéré
(216, 217) an großen Hunden (über 15 kg) eine Zunahme des
Prozentgehaltes der Trockensubstanz des Zentralnervensystems an
Alkoholätherextrakt um 5—6 vH gegenüber kleinen Hunden (von
weniger als 15 kg Gewicht) feststellen. Die Zunahme des Lipoidgehaltes bei der Ontogenese der höheren Tiere steht also, soweit
sie nicht einfach auf der postembryonalen Entwicklung der Markscheiden beruht, wohl mit der Größe des Organismus in Zusammenhang und gestattet schwerlich eine Schlußfolgerung auf das phylogenetische Verhalten. Ja, wir haben oben gesehen (vgl. S. 289),
daß Mansfeld und Lipták (654) die auch von ihnen festgestellte
Zunahme des Lipoidgehaltes bei der ontogenetischen Entwicklung
gleichfalls auf Grund der Lipoidtheorie gerade umgekehrt zur
Erklärung der größeren Empfindlichkeit des lipoidärmeren jugendlichen Organismus gegen Narkose verwendeten, gewiß ein schönes
Beispiel, daß bei einigem guten Willen auch Tatsachen, die untereinander in schärfstem Widerspruch stehen, als Stützen der Lipoidtheorie verwendet werden können. Etwas ganz ähnliches gilt für die
Erklärung, die Fühner (313) für seine Beobachtung zu geben sucht,
daß bei Inhalation von Chloroform der Gehalt des Gehirns der Versuchstiere (Meerschweinchen) an diesem Narkotikum viel geringer,

die Narkose dagegen viel tiefer war als bei Inhalation von Tetrachlormethan. Fühner weist nun ganz analog Mansfeld auf die Möglichkeit hin, daß das in den Hirnlipoiden stärker gespeicherte Tetrachlormethan vielleicht nur langsam an die für die Zentrenfunktion verantwortlichen protoplasmatischen Teile abgegeben werde! Das bedeutet doch nichts anderes als geradezu ein auf den Kopfstellen der Lipoidtheorie, die bisher gerade durch die Anhäufung des Narkotikums in den Hirnlipoiden die ganze Narkose zu erklären suchte!

Vernon (990) hat, wohl gleichfalls vom Gesichtspunkte der von ihm eifrig verfochtenen Lipoidtheorie aus, die Empfindlichkeit von Kaulquappen verschiedenen Lebensalters gegen eine große Zahl von Narkotika untersucht, und eine ganz ungleichmäßige Veränderung gegenüber den einzelnen narkotischen Stoffen gefunden. So ergab, wie schon früher erwähnt (vgl. S. 47), die Untersuchung der homologen Alkohole, daß die narkotische Konzentration des Methylalkohols bei zunehmendem Alter der Tiere von 1,78 Mol bei den jüngsten auf 0,99 Mol, und jene des Äthylalkohols von 0,70 auf 0,41 Mol herunterging, für Propylalkohol ungefähr unverändert blieb, dagegen für Butylalkohol um 22 vH, bei den folgenden Gliedern in noch stärkerem Maße, beim Oktylalkohol schließlich um 77 vH anstieg, so daß das Verhältnis der narkotischen Konzentrationen von Methyl- und Oktylalkohol für $\frac{1}{2}$ Tage alte Tiere 28700 : 1, für 40 und 83 Tage alte Tiere dagegen bloß 8200 : 1 betrug; es verschob sich also mit dem Alter immer mehr zugunsten der niederen Glieder, mithin gerade entgegen der Richtung, die Fühner für die phylogenetische Entwicklung beobachtet hat(!). Bei den Urethanen nahm die Empfindlichkeit mit dem Lebensalter ab, bei den Ketonen zu, bei Chloroform und Chloralhydrat ab, bei Paraldehyd und beim Äther wieder zu. Es war mithin überhaupt keine allgemeine Gesetzmäßigkeit feststellbar, und es ist völlig unerfindlich, wieso auch Vernon angesichts eines so differenten Verhaltens der einzelnen Narkotika auf einen Zusammenhang mit Änderungen des Lipoidgehaltes hinweisen zu dürfen glaubt.

e) Narkose lipoidfreier Mechanismen.

Haben wir im vorangehenden gezeigt, daß die „Lipoidlöslichkeit" beim Zustandekommen narkotischer Wirkungen keine Rolle zu spielen braucht, so kommen wir nunmehr zur Erörterung der entscheidenden Fälle, in denen sie keine Rolle spielen kann. Vielleicht einer der bedeutsamsten Fortschritte in der Analyse der Lebenserscheinungen ist die schon früher (vgl. S. 55 f.) hervorgehobene Aufdeckung der Tatsache, daß die Narkotika ihre reversibel reaktionshemmende Wirkung auch auf „leblose" Substrate, ja auf einfache physikalisch-chemische Vorgänge entfalten können. Damit ist auch die Möglichkeit zu einer unseres Erachtens völlig entscheidenden Beurteilung der Lipoidtheorie der Narkose gegeben. Denn mag man die an sich gegen die Lipoidtheorie sprechende Tatsache, daß lipoidfreie Mechanismen einer reversiblen Lähmung durch die Narkotika zugänglich sind, mit dem Hinweis darauf abtun, daß es sich hierbei nicht um eine „echte Narkose" handle, so wird dieser Einwand gänzlich hinfällig angesichts der Feststellung, daß die Narkotika auf solche Vorgänge nicht bloß überhaupt wirken, sondern auch in der charakteristischen Reihenfolge ihrer Wirkungsstärken den gleichen Gesetzen unterworfen sind wie bei der echten Narkose lebender Zellen. In der Tat haben wir ja gesehen (vgl. S. 270), daß auch die Gärungshemmung im Hefepreßsaft und bei der (lipoidarmen) Acetondauerhefe, ebenso die Hemmung der Tätigkeit der Verdauungsenzyme, ja sogar die Hemmung so einfacher Prozesse wie die Verbrennung von Oxalsäure oder Aminosäuren an Blutkohle und die Wasserstoffsuperoxydzersetzung durch kolloidales Platin, sowie schließlich die kolloidfällende Wirkung der Narkotika dem gleichen Gesetz der homologen Reihen folgt. Da, wie schon betont, das Fundament, auf dem die ganze Lipoidtheorie der Narkose aufgebaut ist, in dem Parallelismus zwischen Wirkungsstärke und relativer Lipoidlöslichkeit der Narkotika besteht, so verliert die Theorie in ihrer Allgemeinheit jede Existenzberechtigung durch den Nachweis, daß die Gültigkeit der die Wirkungsstärke beherrschenden Gesetze gar nicht an die Anwesenheit von Lipoiden gebunden ist. Damit soll die Möglichkeit, daß diese Kategorie von Zellstoffen für das Erscheinungsbild der Narkose von Wichtigkeit ist, durchaus nicht bestritten werden. Gerade die neueren Untersuchungen von Winterstein und seinen Mitarbeitern (413, 1095, 1096) haben gezeigt, daß die Lipoide keineswegs bloß die passiven Transportbahnen sind als die sie im Lichte der Lipoid-

theorie in erster Linie erscheinen, sondern daß sie an dem Stoffwechsel der nervösen Organe wichtigen Anteil nehmen. Wohl
sicher also wird eine Beladung der lipoiden Strukturen der Zelle
für die narkotische Funktionsstörung von großer Bedeutung sein.
Nicht aber darum handelt es sich, sondern um die Frage, ob
der Lipoidlöslichkeit der Narkotika eine ausschlaggebende Rolle
in dem Sinne zukommt, daß darauf eine Theorie der Narkose
überhaupt aufgebaut werden kann. Und diese Frage müssen wir
entschieden verneinen. Spielt doch, wie wir an dem Beispiel der
Chloroformverteilung gesehen haben, diese „Lipoidlöslichkeit" anscheinend nicht einmal bei der Narkotikumaufnahme eine nennenswerte Rolle!

V. Beziehungen zwischen Wirkungsstärke und Oberflächenaktivität der Narkotika. — Haftdrucktheorie von J. Traube.

1. Theoretische Grundlagen.

Die an der Grenzfläche einer flüssigen Phase befindlichen
Teilchen befinden sich unter anderen Bedingungen als die im
Inneren derselben vorhandenen. Denn während im Inneren einer
homogenen Flüssigkeit jedes Molekül durch die Nachbarteilchen
nach allen Richtungen mit gleicher Kraft angezogen wird, ist
dies an der Grenzfläche im allgemeinen nicht der Fall, weil die
Teilchen der Nachbarphase eine andere, bei Angrenzen an eine
gasförmige Phase, wie Luft z. B., eine viel geringere Anziehungskraft ausüben als die Teilchen der Flüssigkeit. Infolgedessen
stehen die an der Grenze einer Flüssigkeit befindlichen Teilchen
unter dem Einfluß einer nach dem Inneren der letzteren gerichteten Zugkraft, die man als Oberflächen- oder Grenzflächenspannung bezeichnet. Lösen wir in der flüssigen Phase einen
zweiten Stoff auf, so wird die Kraft, mit der die Teilchen des
letzteren von jenen des Lösungsmittels angezogen werden (und
umgekehrt) im allgemeinen eine andere sein, und die Auflösung
wird daher eine Änderung der Oberflächenspannung nach sich
ziehen, eine Vermehrung, wenn die Anziehungskraft eine größere,
eine Verminderung, wenn sie eine kleinere ist als die, welche die
Teilchen des Lösungsmittels aufeinander ausüben. Ist das letztere der Fall, vermindert also ein Stoff die Oberflächen-

spannung, dann werden die mit geringerer Kraft nach dem Inneren gezogenen Teilchen desselben das Bestreben haben, sich an der Oberfläche anzusammeln, während Stoffe, welche die Oberflächenspannung erhöhen, von der Oberfläche entfernt werden. Dies ist das wichtige, von thermodynamischen Erwägungen aus abgeleitete, aber auch experimentell bestätigte Gibbssche Theorem, das für die folgenden Betrachtungen von größter Bedeutung ist. Zunächst ergibt sich ohne weiteres, daß die sehr hohe Oberflächenspannung des Wassers durch Auflösung eines Stoffes zwar hochgradig vermindert, aber nur in geringem Maße vermehrt werden kann, da Stoffe der letzteren Wirkungsweise in der Oberfläche nur in geringer Menge vorhanden sein können. Stoffe, welche die Oberflächenspannung des Wassers beträchtlich erniedrigen, wie dies die Mehrzahl der Nichtleiter, vor allem viele Narkotika tun, werden als oberflächenaktiv bezeichnet, während die meisten Elektrolyte, aber auch manche Nichtleiter (wie z. B. die Zucker, Glykokoll, Glycerin u. a.) inaktiv sind, d. h. nur eine geringe Änderung der Oberflächenspannung in dem einen oder anderen Sinne bewirken.

Diese Oberflächenaktivität ist es, auf die J. Traube in einer großen Zahl von Arbeiten seine theoretischen Vorstellungen über Osmose und Narkose gründete, die sich für viele physiologische Fragen unzweifelhaft als überaus fruchtbringend erwiesen haben und deren Grundzüge sich etwa folgendermaßen kurz zusammenfassen lassen: Je oberflächenaktiver ein Stoff ist, um so weniger „haftet" er gewissermaßen im Wasser, denn um so größer ist entsprechend dem Gibbsschen Theorem die Kraft, die ihn aus der Lösung gegen die Oberfläche treibt. Den dem Anziehungsvermögen des Stoffes für Wasser entsprechenden Druck (pro Äquivalent des gelösten Stoffes), der sich also in gleichem Sinne ändert, wie die Oberflächenspannung der Lösung, bezeichnet Traube (946, 948—952, 955—958) als den „Haftdruck" der betreffenden Substanz. Je kleiner der Haftdruck, um so leichter wird ein Stoff aus der Lösung herauswandern, um so leichter von einer zweiten mit der Lösung in Berührung befindlichen flüssigen oder festen Phase gelöst bzw. adsorbiert werden, so daß also osmotisches Permeierungsvermögen, Löslichkeit und daher auch Teilungskoeffizient, und, wie schon lange bekannt, Adsorbierbarkeit in engstem Zusammenhange mit der Oberflächenaktivität stehen würden.

Damit aber schien sich die Möglichkeit zu ergeben, das ganze Gebiet narkotischer Wirkungen von einem einheitlichen Gesichtspunkte aus zu umfassen. Da die Narkotika durch eine große Oberflächenaktivität, also geringen Haftdruck an Wasser ausgezeichnet sind, so werden sie mit großer Leichtigkeit aus dem die Zellen umspülenden wässerigen Medium in die Zellen eindringen, im Gegensatze zu den durch großen Haftdruck charakterisierten Salzen und Zuckern, womit die besonderen Permeabilitätsverhältnisse der Zellen, die ja eine wichtige Stütze der Lipoidtheorie gebildet haben, ihre einfache Erklärung finden würden. Aber die Lipoidtheorie selbst würde sich nach dieser ursprünglichen Auffassung Traubes in ihrer Gänze in den Rahmen der Haftdrucktheorie einfügen, da dort, wo die an Wasser grenzende zweite Phase aus Lipoiden besteht, die Narkotika mit ihrem geringen Haftdruck an Wasser sich in überwiegender Menge in der lipoiden Phase ansammeln und so den Teilungskoeffizienten zugunsten der letzteren verschieben werden, besonders dann, wenn entsprechend den Untersuchungen von Loewe und anderen (vgl. S. 304) die Aufnahme der Narkotika durch die Lipoide einen echten Adsorptionsvorgang darstellt. Die Haftdrucktheorie aber würde vor der Lipoidtheorie den Vorteil voraus haben, daß sie nicht an die Anwesenheit der Lipoide gebunden ist und daher die Massenwirkung der Narkotika auch in den Fällen zu erklären vermag, die, wie wir gesehen haben (vgl. S. 322), durch die Lipoidtheorie keine Erklärung finden oder sogar mit ihr in schroffem Widerspruch stehen. Auch die koagulierenden Wirkungen der Narkotika, sowie ihre eigenartige Beeinflussung der Zellpermeabilität würde sich auf ihre Oberflächenaktivität zurückführen lassen.

Sehen wir nun zu, inwieweit die experimentellen Tatsachen den theoretischen Anforderungen der Haftdrucktheorie genügen, wobei wir uns auch hier auf die Erörterung der Beziehungen zwischen narkotischer Wirkung und Oberflächenaktivität beschränken, und ebenso wie bei der Lipoidtheorie die Diskussion der osmotischen Verhältnisse als mit dem Problem der Narkose nicht in unmittelbarem Zusammenhange stehend übergehen.

2. Parallelismus zwischen Wirkungsstärke und Oberflächenaktivität[1].

In der folgenden Tabelle seien für die niederen Alkohole außer den bereits auf S. 287 wiedergegebenen, von Overton ermittelten narkotischen Grenzkonzentrationen für Kaulquappen und den Teilungskoeffizienten auch die molaren Konzentrationen angeführt, in welchen diese Narkotika nach Warburg und Wiesel (1041) eine fast völlige Unterdrückung der Gärung bei der lipoidarmen Acetondauerhefe bewirken; in den beiden letzten Stäben sind die als Maß der Oberflächenspannung dienende kapillare Steighöhe $^1/_4$ molarer Lösungen, sowie die molaren Konzentrationen isokapillarer, d. h. die gleiche Oberflächenspannung zeigender Lösungen dieser Stoffe hinzugefügt (nach Traube, 952).

Substanz	Teilungs-Koeffizient Öl:Wasser	Narkotische Grenzkonzentration (Kaulquappen) in Mol.	Gärungshemmende Konzentration (Acetondauerhefe) in Mol.	Kapillare Steighöhe $^1/_4$ molarer wäßriger Lösungen bei 15° (Wasser = 91,5 mm)	Molare Konzentration isokapillarer Lösungen
Methyalalkohol . .	50 : ∞	0,57	> 5,0	88,6	14,0
Äthylalkohol . . .	1 : 30	0,29	3,5	84,0	5,0
n-Propylalkohol . .	1 : 8	0,11	1,3	74,0	1,6
i-Butylalkohol . .	6 : 1	0,045	0,54	56,5	0,46
n-Butylalkohol . .	∞ : 12	0,038	—	—	0,45
Gärungsamylalkohol	∞ : 50	0,023	0,23	37,4	0,14

Wie aus dieser Tabelle ersichtlich, ändern sich die Werte der Oberflächenspannungen bzw. jene der molaren Konzentrationen isokapillarer Lösungen nicht bloß ebenso wie jene des Teilungskoeffizienten in gleichem Sinne wie die narkotische Wirkungsstärke, sondern die Übereinstimmung ist augenscheinlich eine viel größere. Da, wie dieses Beispiel zeigt, die Änderungen der Oberflächenspannung dem Gesetz der homologen Reihen gehorchen, so gilt diese Übereinstimmung auch für alle die anderen zahlreichen Wirkungen der Narkotika, die diesem Gesetz unterworfen sind

---

[1] Der (schon rein sprachlich wegen des Gegensatzes von „haften" und „drücken" wenig glücklich gewählte) Begriff „Haftdruck" ist für die Theorie nicht weiter von Nutzen gewesen und hat sich auch nicht eingebürgert; er soll daher im folgenden nicht weiter verwendet werden. Besser ist der neuerdings von Traube mehrfach angewandte Ausdruck „Haftintensität".

(vgl. S. 267f.), und, wie das Beispiel der Gärungshemmung bei der Acetondauerhefe veranschaulicht, vor allem auch für jene Fälle, in denen die Lipoidtheorie wegen Fehlens der Lipoide ihren Sinn verliert. Auch die Substitution von H-Atomen durch Alkyle, sowie die Verzweigung der C-Kette ändert nach Traube (945) die Oberflächenaktivität in gleichem Sinne wie die narkotische Kraft. Aber noch mehr: Während es sich bei den Änderungen des Teilungskoeffizienten lediglich um eine Gleichsinnigkeit handelt, die, wie schon früher ausgeführt, jede engere Beziehung in den Größenverhältnissen der Änderungen vermissen läßt, findet innerhalb der homologen Reihen der Parallelismus zwischen den Änderungen der Wirkungsstärke und der Oberflächenspannung vielfach einen überraschenden mathematischen Ausdruck, der uns gleich weiter unten ausführlich beschäftigen soll. Zunächst seien noch einige weitere experimentelle Ergebnisse über den Zusammenhang von Wirkungsstärke und Oberflächenaktivität der Narkotika wiedergegeben.

Gleichzeitig (1904) mit der ersten Mitteilung von Traube (944) und offenbar unabhängig von ihm wiesen auch Billard und Dieulafé (106) auf die Möglichkeit eines Zusammenhanges der Giftigkeit der Alkohole mit der durch sie bedingten Erniedrigung der Oberflächenspannung wässeriger Lösungen hin, auf die sie durch die Feststellung Ramsays aufmerksam wurden, daß die Erniedrigung der Oberflächenspannung mit der Größe des Molekulargewichtes wächst. Eine experimentelle Stütze fanden sie in der Beobachtung, daß isokapillare Lösungen von Äthyl-, Propyl- und Butylalkohol annähernd die gleiche toxische Wirkung ausübten. Přibram (773, 774) und Goldschmidt (342) haben für verschiedene Stoffe (Narkotika, Cocain und seine Derivate) auf den engen Parallelismus zwischen pharmakodynamischer (sowohl hämolytischer wie anästhesierender) Wirkung und Kapillaraktivität hingewiesen, wie dies später auch von anderen Autoren für verschiedene Substanzen und Wirkungsweisen geschehen ist (z. B. Schwalb, 866: Wirkung von Ketonen der Terpenreihe auf Paramäcium; Ishizaka, 463: hämolytische Wirkung derselben; Berczeller, 62: bakterizide Wirkungen; 63: Wirkung verschiedener Benzolderivate; Mc Clendon, 664: Erzeugung von Einäugigkeit bei Fischembryonen; Traube und Onodera, 966: Giftigkeit von Alkaloiden; Ruhland, 822: Vitalfärbung; Batelli und Stern, 48: oxydonzerstörende Wirkung der Narkotika; Christiansen,176: desinfizierende Wirkung der Alkohole; Lesser und Zipf 577: Beeinflussung der Zuckerbildung der Froschleber durch homologe Alkohole, u. a. m.). Die große Bedeutung der Oberflächenspannung für die verschiedensten Lebenserscheinungen, darunter auch die Narkose, hat auch Macallum (633) darzulegen gesucht (vgl. auch Traube, 958).

Ein ganz besonderes Interesse besitzen die Versuche von Czapek (199—201) und Kisch (507), die, obgleich sie nur zum Teil narkotische Wirkungen im eigentlichen Sinne betreffen, doch auf einen engen Zusammenhang bestimmter Wirkungsweisen der Narkotika mit ihrer Oberflächenaktivität hinweisen. Czapek untersuchte die Grenzkonzentrationen, in welchen die Narkotika (offenbar infolge Veränderung der Permeabilität der Plasmahaut) eine Exosmose des Gerbstoffs aus Pflanzenzellen (Echeveria u. a.) bewirken, die dadurch kenntlich wird, daß die sonst im Zellinneren eintretende Fällung des Gerbstoffs durch Coffein und andere Reagenzien ausbleibt. Er fand, daß der größte Teil der untersuchten Substanzen unabhängig von der chemischen Konstitution seine Wirkung bei einer Konzentration entfaltete, die einer bestimmten und nur innerhalb ziemlich enger Grenzen (0,61—0,76) schwankenden Oberflächenspannung von im Mittel etwa 0,685 (für Wasser $=$ 1) entsprach. Daraus folgert der Verfasser, daß die Oberflächenaktivität der untersuchten Substanzen den ausschlaggebenden Faktor der Exosmose darstellt; diese tritt dann ein, wenn die Oberflächenspannung der einwirkenden Lösung niedriger ist als jene der Plasmahaut (die auf Grund des beobachteten Oberflächenspannungswertes von Czapek als eine konzentrierte Fettemulsion aufgefaßt wird). Vernon (989) hat gegen diese Deutung eingewendet, daß nicht weniger als 7 unter den 29 von Czapek untersuchten Substanzen durchaus abweichende Werte der Oberflächenspannung (0,82—0,998) aufweisen, und daß die Beziehungen der exosmotischen zu den narkotischen und hämolytischen Konzentrationen auch hier die Lipoidlöslichkeit als wirksamen Faktor erweisen. Traube (951) hat demgegenüber darauf hingewiesen, daß unter den 7 beobachteten Ausnahmen zwei Stoffe von bekannter Giftigkeit enthalten seien, daß weiter das Chloralhydrat auch ein von den Anforderungen der Lipoidtheorie abweichendes Verhalten zeige, und daß das Chloroform, das am meisten aus der

Reihe fällt, infolge seines hohen Dampfdruckes eine Bestimmung der Oberflächenspannung mit den gewöhnlichen Methoden nicht zulasse. Czapek (202) hat überdies betont, daß die Einwände Vernons überhaupt nur dann berechtigt wären, wenn Stoffe von geringerer Oberflächenspannung sich als unwirksam erweisen würden, nicht aber, wenn Stoffe infolge irgendwelcher toxischer Nebenwirkungen sich bereits bei höherer Oberflächenspannung wirksam zeigen. Was schließlich den Hinweis auf den Parallelismus zwischen narkotischen und hämolytischen Wirkungen anlangt, so stellt dieses von Vernon mit Vorliebe verwendete Argument, dem wir auch später noch begegnen werden, einen Zirkelschluß dar, indem es die erst zu erweisende Tatsache, daß diese Wirkungen durch die Lipoidlöslichkeit bedingt seien, als bewiesen voraussetzt.

In guter Übereinstimmung mit den Ergebnissen Czapeks stehen jene von Kisch (507), der die Oberflächenspannung derjenigen Narkotikumkonzentrationen untersuchte, die eine Exosmose von Invertin bei Hefezellen bewirken oder die Keimfähigkeit von Hefezellen und Schimmelpilzen hemmen. Auch er fand, „daß ebenso wie bei den Zellen höherer Pflanzen, so auch bei der Hefe die Lösungen verschiedener oberflächenaktiver Substanzen immer bei jener Konzentration toxisch zu wirken beginnen, bei der ihre Oberflächenspannung einen bestimmten Grenzwert unterschreitet". Dieser Grenzwert war in den Versuchen von Kisch allerdings viel niedriger als in jenen von Czapek (etwa 0,5, woraus der Verfasser auf die Beteiligung von Lipoiden an dem Aufbau der Plasmahaut bei diesen niedrigen Organismen schließen zu sollen glaubt).

Nothmann-Zuckerkandl (739), welche die Narkotikumkonzentrationen bestimmte, die einen Stillstand der Protoplasmaströmung in Pflanzenzellen bewirken, konnte in den Oberflächenspannungswerten der wirksamen Lösungen nur wenig Übereinstimmung feststellen. Diese zeigen auffälligerweise eine Tendenz zur Abnahme in der homologen Reihe, so daß man den Eindruck gewinnt, daß isokapillare Lösungen mit wachsendem Molekulargewicht der Substanz an Wirksamkeit gewinnen, eine Erscheinung, die uns noch mehrfach begegnen wird und die auf ein gesetzmäßiges Mitwirken anderer Faktoren als der Oberflächenspannung hinweist. Die gleiche Beobachtung machte auch Kisch

(509) für die auf die Blutkörperchen von Kaltblütern hämolytisch wirkenden Narkotikumkonzentrationen, die ebenfalls nicht isokapillar waren, aber eine Mitwirkung der Oberflächenaktivität doch durch den Umstand wahrscheinlich machten, daß ihre Oberflächenspannung sich in gleichem Sinne änderte wie jene des betreffenden Blutserums.

Auch Viale (1008), der die Beeinflussung verschiedener physikalisch-chemischer Eigenschaften des Blutserums in der Narkose untersuchte, konnte feststellen, daß die Verminderung der Oberflächenspannung die einzige regelmäßig und einsinnig zu beobachtende Veränderung darstellt. Da aber die durch die einzelnen Narkotika hervorgerufene Herabsetzung der Oberflächenspannung bei gleichem Narkosegrade eine ganz verschiedene war (Chloroform hatte fast keinen Einfluß, Äthylurethan einen starken, Aceton einen noch stärkeren, den stärksten Methyl-, Äthyl- und Amylalkohol), so glaubt der Verfasser einen kausalen Zusammenhang zwischen Narkose und Oberflächenspannungserniedrigung ablehnen zu müssen. Die letztere würde vielmehr einfach von der Menge des im Blute anwesenden Narkotikums abhängen und daher um so deutlicher ausgeprägt sein, je schwächer die narkotische Kraft des betreffendes Stoffes sei. Doch zeigen die drei angeführten Alkohole eine. ziemlich gleich große Oberflächenspannungserniedrigung, trotz der sehr viel stärkeren Wirksamkeit (und daher sehr viel geringeren Dosis) des Amylalkohols, so daß innerhalb der homologen Reihe die Übereinstimmung als völlig ausreichend bezeichnet werden muß.

Auch Cloetta und Thomann (181) fanden unter der Einwirkung verschiedener Narkotika in der großen Mehrzahl der Fälle die Oberflächenspannung des Plasmas etwas vermindert, bezweifeln aber die Bedeutung dieser Erscheinung für das Wesen der Narkose. Kopaczewski (529) hingegen, der die Ergebnisse von Viale durch Fehlerquellen zu erklären sucht, stellt die Oberflächenaktivität der Narkotika in den Vordergrund, die nach ihm nicht bloß in vitro, sondern auch in vivo in der Beeinflussung des Blutserums sehr deutlich zutage trete. So würde nach ihm angeblich die Oberflächenspannung des Meerschweinchenserums die normalerweise 68,26 dyn/cm betrage, in Chloroformnarkose auf 59,69 herabgesetzt (ähnlich auch durch Äther und Chloräthyl). Diese Ergebnisse, die Viale (1009) einer berechtigten Kritik unterzogen hat, stehen in so scharfem Gegensatz zu jenen aller anderen Autoren, daß sie zweifellos nur durch schwere Fehler der (nicht näher angegebenen) Methodik zu erklären sein können und daher für die Frage nach der Bedeutung der Oberflächenaktivität nicht verwertbar erscheinen. — Viale hat wohl auch mit Recht darauf hingewiesen, daß die an dem Serum tief narkotisierter Tiere beobachteten Änderungen der Oberflächenspannung gar nicht durch die Narkotika direkt verursacht zu sein brauchen, sondern auch durch den Übertritt anderer kapillaraktiver Stoffe in die Blutbahn (Lipämie, vgl. S. 245 u. 281) bedingt sein können.

Nach v. Issekutz (468) würde die schon mehrfach (vgl. S. 291) erwähnte gleichsinnige Beeinflussung, welche nach den Untersuchungen von Meyer Teilungskoeffizient und Wirkungsstärke bei Salicylamid, Benzamid und Monacetin einerseits und bei Äthylalkohol, Chloralhydrat und Aceton andererseits durch Temperaturänderungen erfahren sollte, sich auch durch die Erscheinungen der Oberflächenaktivität erklären lassen, indem nach seinen Versuchen die stalagmometrisch bestimmte Oberflächenspannung gegen Luft relativ, d. h. im Verhältnis zu jener des Wassers von der gleichen Temperatur (470) bei den ersten drei Substanzen mit Temperaturerhöhung zu-, bei den letzten drei dagegen abnehmen würde. Auch bei Amylenhydrat, Paraldehyd und Äthylurethan würde nach v. Issekutz die Änderung der Oberflächenaktivität bei Temperaturerhöhung im gleichen Sinne erfolgen, wie die von Zehl (1116, vgl. S. 292) festgestellte Änderung der Wirkungsstärke (Zunahme bei den beiden ersten, Abnahme bei der letzten Substanz).

Gesetz der homologen Reihen und Kapillaritätsgesetz. — Wohl das beste Argument zugunsten des Bestehens enger Beziehungen zwischen Oberflächenaktivität und Wirkungsstärke der Narkotika schien die Entdeckung Traubes (944) zu bilden, daß diese Beziehungen eine mathematische Formulierung gestatten (was, wie schon erwähnt, für die Fettlöslichkeit nicht im entferntesten der Fall ist). Im Jahre 1891 hatte Traube (943) das Gesetz aufgestellt, daß äquivalente Mengen kapillaraktiver Stoffe in homologen Reihen (wie Alkohole, Ester usw.), in Wasser gelöst, die Oberflächenspannung des Wassers im Verhältnis $1:3:3^2:3^3\ldots$ erniedrigen. Fühner (303, 304), der in sorgfältigen Versuchen die entwicklungshemmende Wirkung einwertiger Alkohole auf Seeigeleier untersuchte, machte die Beobachtung, daß innerhalb der homologen Reihe der einwertigen primären Alkohole mit unverzweigter Kette jedes folgende Glied dreimal so giftig war wie das vorhergehende, und wies darauf hin, daß auch aus den Versuchsergebnissen von Joffroy und Servaux (487) sowie jenen von Overton die gleiche Gesetzmäßigkeit ableitbar ist. So fand Traube in gänzlich unabhängig angestellten physiologischen Beobachtungen sein Kapillaritätsgesetz wieder, dessen Gültigkeit die Bedeutung der Oberflächenaktivität für die Erscheinungen der Narkose jedem Zweifel zu entrücken schien. In der folgenden Zusammenstellung seien aus dem ansehnlichen hierüber inzwischen angesammelten Beobachtungsmaterial eine Reihe von Beispielen berechnet, welche die umfassende Gültigkeit dieser Gesetzmäßigkeit veranschaulichen und aus Versuchen mit einigermaßen zuverlässiger Methodik abgeleitet sind, unter Übergehung zahlreicher Daten, bei denen die Art der Dosierung (z. B. Beziehung auf die Einheit des Körpergewichts) oder die verwendeten Kriterien (z. B. die Zeit bis zum Eintritt des Todes u. dgl.) aus den schon mehrfach erörterten Gründen keine exakte Einschätzung der Wirkungsstärke gestatten. Alle toxischen Dosen sind in molaren Konzentrationen angegeben und die Exponentialfaktoren Q der Wirkungssteigerung durch Division der aufeinanderfolgenden Werte ermittelt.

I. Alkohole.

Substanz	Narkotische Grenzkonzentration für Kaulquappen (Overton, 754)	Q	Aufhebung der Leitfähigkeit des Froschischiadicus (Raether, 787)	Q	Überlebendes Säugetierherz eben beeinflussende Konzentr. (Kuno, 543)	Q	Überlebenden Darm lähmende Konzentration (Kuno, 544)	Q
Methyl-	0,57		6		0,022		2,5	
		2,0		3,0		1,3		3,1
Äthyl-	0,29		2		0,017		0,8	
		2,6		6,1		3,4		4,0
Propyl-	0,11		0,33		0,005		0,2	
		3,0		2,0		2,5		3,5
Butyl-	0,038		0,17		0,002		0,056	
		1,7		3,4		3,3		2,9
Amyl- (Gärungs-)	0,023		0,05		0,0006		0,019	

Substanz	Entwicklungshemmung bei Seeigeleiern (Führner, 304)	Q	Hämolyse von Rinderblut (Führner und Neubauer, 318)	Q	Gerbstoffexosmose aus Pflanzenzellen (Czapek, 201)	Q	Atmungshemmung (50—80 vH) bei Gänseerythrocyten (Warburg, 1021, 1032)	Q
Methyl-	0,719		7,34		4,46		5,0	
		1,8		2,3		2,4		3,1
Äthyl-	0,408		3,24		1,88		1,6	
		3,0		3,0		2,8		2,0
Propyl-	0,136		1,08		0,67		0,8	
		3,0		3,4		3,3		5,3
Butyl-	0,0454		0,318		0,20		0,15	
		2,2		3,5		—		3,3
Amyl-	0,0204		0,091		—		0,045	
		$\sqrt{11,9}$ =3,5 3,5		$\sqrt{7,6}$ =2,8 2,8		—		—
Heptyl-	0,00172		0,012		—		—	
		3,4		3,0		—		—
Octyl-	0,00051		0,004		—		—	

Substanz	Zerstörung der Nierenoxydase (Vernon, 988)	Q	Zerstörung des Muskeloxydons bei 40° (Batelli u. Stern, 48)	Q	Fällung der Nukleoproteide der Leber bei 40° (Batelli u. Stern, 48)	Q	Gärungshemmung bei Acetondauerhefe (Warburg u. Wiesel, 1041)	Q
Methyl-	14,0		7,54		7,24		>5,0	
		1,8		2,1		2,1		>1,3
Äthyl-	8,0		3,57		3,50		3,5	
		2,9		3,1		2,4		2,7
Propyl-	2,75		1,16		1,49		1,3	
		3,1		2,7		2,4		2,4
Butyl-	0,90		0,44		0,63		0,54	
		$\sqrt{13,85}$ = 2,4 2,4 2,4		2,3		2,4		2,3
Amyl-	—		0,19		0,26		0,23	
Heptyl-	0,065		—		—		—	

II. Urethane.

Substanz	Atmungshemmung (50—70 vH) bei Gänse-erythrocyten (Warburg, 1021, 1032)	Q	Gärungshemmung (etwa 50 vH) bei lebender Hefe (Dorner, 223)	Q	Gärungshemmung (fast völlig) bei Acetondauerhefe (Warburg u. Wiesel, 1041)	Q	Zerstöruug der Nierenoxydase (Vernon, 988)	Q
Methyl-	1,30		—		2,10		5,0	
		3,9				3,1		2,1
Äthyl-	0,33		0,40		0,68		2,4	
		2,5		2,1		2,4		3,3
Propyl-	0,13		0,19		0,28		0,72	
		3,0		3,2		—		—
i-Butyl-	0,043		0,06		—		—	

Substanz	Oxydationshemmung (50—70 vH) Froschrückenmark (Usui, 976; Warburg, 1032)	Q	Leberzellenbrei Körnchensuspension (Warburg, 1030)	Q	Leberzellenbrei Wäßriges Extrakt (Warburg, 1030)	Q	Hämolyse von Rinderblut (Führer u Neubauer, 318)	Q
Methyl-	1,30		0,96		2,00		2,40	
		2,9		2,7		2,7		2,3
Äthyl-	0,45		0,36		0,74		1,04	
		3,5		2,4		1,5		3,0
Propyl-	0,13		0,15		0,50		0,35	
		2,2		4,5		5,6		—
i-Butyl-	0,06		0,033		0.09		—	
		—		2,4		2,3		—
i-Amyl-	—		0,014		0,04		—	

Substanz	Versuche von Warburg und Uyesugi (1040) an der Alge Chlorella. 50 vH Hemmung der: Atmung	Q	Blackmannschen Reaktion[1]	Q	Sauerstoffabspaltung aus Wasserstoffsuperoxyd	Q
Methyl-	1,200		0,660		0,440	
		1,5		2,9		3,3
Äthyl-	0,780		0,225		0,135	
		7,8		3,0		1,7
Propyl-	0,100		0,073		0,080	
		2,3		2,8		3,0
i-Butyl-	0,043		0,026		0,027	
		1,4		2,2		>3,0
i-Amyl-	0,032		0,012		< 0,009	

[1] Kohlensäurespaltung bei starker Bestrahlung.

III. Ketone und Essigsäureester.

Substanz	Narkotische Grenzkonzentration für Kaulquappen (Overton, 754)	Q	Zerstörung der Nierenoxydase (Vernon, 988)	Q	Gerbstoffexosmose aus Pflanzenzellen (Czapek, 201)	Q	Hämolyse von Rinderblut (Führer und Neubauer, 318)	Q
Aceton	0,26		7,0		0,13		—	
		3,0		2,9		2,6		—
Methyläthylketon	0,09		2,4		0,05		—	
		3,0		3,2		3,6		—
Metylpropylketon	—		0,74⎫		0,014		—	
		—	0,74⎭	—			—	—
Diäthylketon	0,029				—		—	
Acetat:								
Methyl-	0,08		—		—		1,15	
		2,7		—		—		2,0
Äthyl-	0,03		—		—		0,47	
		3,0		—		—		3,0
Propyl-	0,01		—		—		0,16	
		2,0		—		—		3,0
Butyl-	0,005		—		—		0,047	
		2,6		—		—		—
Amyl-	0,0019		—		—		—	

Berücksichtigt man die Kompliziertheit der meisten untersuchten Erscheinungen, die schon vielfach hervorgehobene Schwierigkeit, einen genauen Maßstab der Intensität einer Giftwirkung zu gewinnen, und den Umstand, daß schon ganz geringfügige Beimengungen anderer Stoffe zu den zum Teil schwer völlig rein erhältlichen Reagenzien die Resultate erheblich beeinflussen können, so muß im großen und ganzen die Übereinstimmung zwischen Wirkungsstärke und Kapillaritätsgesetz, die sich auf ein so großes Gebiet verschiedenartiger Wirkungen und Substanzen erstreckt, als eine recht befriedigende, zum Teil sogar als eine überraschende bezeichnet werden. Sicher sind bei einer Reihe vorliegender Beobachtungen die Abweichungen von dem Gesetz zu groß, um durch einfache Versuchsfehler erklärbar zu sein. In diesen Fällen müssen offenbar neben der Oberflächenaktivität noch andere Faktoren eine ausschlaggebende Rolle spielen. Dafür, daß dies der Fall sein kann, spricht vor allem der Umstand, daß auch diese Abweichungen selbst in einer Reihe von Fällen eine ganz bestimmte Gesetzmäßigkeit erkennen lassen. Schon aus den Beobachtungen von Vernon (985) am Schildkrötenherzen läßt sich ableiten, daß hier die höheren Alkohole eine im Verhältnis zu ihrer Oberflächenaktivität größere Giftigkeit besitzen als die niederen. Die gleiche Tatsache ist, wie schon erwähnt, von Nothmann-Zuckerkandl (739) für die Narkose der pflanzlichen Protoplasmaströmung und von Kisch (509) für die Hämolyse im Blute niederer Tiere beobachtet worden (vgl. S. 331). Vor allem aber haben die überaus sorgfältigen Untersuchungen Fühners (317) eine sehr bemerkenswerte Beziehung zwischen dieser Zunahme der narkotischen Wirkungsstärke mit dem Aufsteigen in der homologen Reihe einerseits und in der tierischen Stufenleiter anderseits aufgedeckt. Um möglichst zuverlässige Werte der Wirkungsstärke zu erhalten, beschränkte sich Fühner auf die Untersuchung des mit Sicherheit völlig rein erhältlichen Äthyl- und Heptylalkohols und verwendete durchwegs Versuchsobjekte, die durch recht präzise Kennzeichen, vor allem durch Einstellung der Lokomotion, den Eintritt eines bestimmten Narkosegrades erkennen ließen. Die $\sqrt[5]{}$ aus dem durch Division der eben wirksamen molaren Konzentration des Äthylalkohols durch jene des Heptylalkohols erhaltenen Quotienten ergab den durchschnittlichen Exponentialkoeffizienten der Wirkungssteigerung der aufeinanderfolgenden Glieder der homologen Reihe. Die Resultate zeigt die folgende Tabelle (S. 338):

Während die Wirksamkeit des Äthylalkokols in den verschiedenen Tierreihen im großen und ganzen unverändert bleibt, nimmt die Empfindlichkeit für den Heptylalkohol deutlich zu, so daß dieser z. B. für den Fisch Cyclopterus dreimal so giftig ist wie für den Wurm Convoluta. Zur Erklärung dieser merkwürdigen Gesetzmäßigkeit hat Fühner die Hypothese aufgestellt, daß diese Erscheinung auf dem Anwachsen des Lipoidgehaltes des Zentralnervensystems mit fortschreitender Organisation beruhe. Infolgedessen würde sich neben der Oberflächenaktivität in wachsendem Maße auch der Teilungskoeffizient geltend machen, der bei den höheren Alkoholen ein viel größerer ist als bei den niederen. In ganz ähnlicher Weise suchen neuerdings auch Yumikura (1111) und Traube die Beobachtung zu erklären, daß bei niederen Tieren (Wasserflöhen) das Cocain entsprechend seiner geringen Oberflächenaktivität weniger giftig ist als Alypin und Eucain, während es

Tierart	Tierstamm	Narkotische Konzentration in Mol. pro Liter		$\sqrt[5]{\dfrac{Q=}{\dfrac{\text{Mol. Äthylalkohol}}{\text{Mol. Heptylalkohol}}}}$
		Äthyl-alkohol	Heptyl-alkohol	
Seeigeleier .	—	0,408	0,00172	2,98
Noctiluca. .	Protozoen	0,782	0,00224	3,24
Actinia . .	Cölenteraten	0,217	0,00043	3,47
Cydippe . .		0,260	0,00069	3,27
Tomopteris .		0,348	0,00077	3,39
Convoluta .	Würmer	0,305	0,00065	3,42
Spio . . .		0,326	0,00069	3,42
Asterias . .	Echinodermen	0,326	0,00069	3,42
Idothea . .		0,304	0,00069	3,38
Gammarus .	Arthropoden	0,326	0,00060	3,52
Mysis . . .		0,326	0,00060	3,52
Pecten. . .	Lamelli-branchier	0,326	0,00069	3,42
Solen . . .		0,326	0,00069	3,42
Physa . . .	Gastropoden	0,391	0,00069	3,56
Aeolis . . .		0,326	0,00052	3,60
Sepiola . .	Cephalopoden	0,260	0,00013	4,57
Amphioxus .	Acranier	0,326	0,00034	3,95
Phoxinus. .	Fische	0,261	0,00028	3,92
Cyclopterus .		0,304	0,000215	4,26
Pleuronectes		0,326	0,000224	4,29
Triton . . .	Amphi-bien	0,271	0,00030	3,90
Rana . . .		0,304	0,00030	3,99

bei höheren Tieren entsprechend seinem rascheren Diffusions-
vermögen in lipoidhaltige Gele weitaus stärker wirkt als die anderen
Lokalanästhetika. Wir haben bereits früher dargelegt (vgl. S. 321),
daß diese Hypothese, die sich auf keinerlei direkte Beweisgründe,
sondern lediglich auf die Analogie zu dem Anwachsen des Lipoidgehaltes des Gehirns bei der menschlichen Ontogenese stützt,
jeder sicheren Grundlage entbehrt, da die Zunahme des Lipoidgehaltes in den ersten Lebensperioden einfach mit der Ausbildung
der Markscheiden und der zunehmenden Nervenfasermasse zusammenhängt und zu keinerlei Schlußfolgerungen auf Grundlage
des biogenetischen Grundgesetzes berechtigt. Andererseits ist es
freilich nicht verständlich, wieso Traube (952, Anm. S. 295/296)
die von Fühner entdeckte Erscheinung einfach nach dem
Gibbssche Theorem erklären will, durch den Hinweis, daß bei
vergrößerter Oberfläche des Zentralnervensystems mehr Heptylalkohol adsorbiert werden müsse; denn wenn die Adsorption

eine alleinige Folge der Oberflächenaktivität sein soll, dann müßte eben das Verhältnis der Wirkungsstärken das gleiche bleiben, da die Oberfläche sich ja auch für den Äthylalkohol in gleicher Weise vergrößert. Anderenfalls wäre überhaupt die Gültigkeit des Kapillaritätsgesetzes unter verschiedenen Massen- und Oberflächenverhältnissen gar nicht verständlich.

Nach Chapman (173) würde die hemmende Wirkung, welche die Narkotika auf eine Reihe von Fermenten (Invertin, Pepsin, Trypsin, Lipase) ausüben, keinerlei Beziehung zur Oberflächenaktivität erkennen lassen, und in völligem Gegensatz zu dem im vorangehenden erörterten Verhalten würde für isokapillare Lösungen die Giftigkeit in der homologen Reihe immer mehr abnehmen. Meyerhof (684) hat die Exaktheit dieser zum Teil in schroffem Widerspruch zu seinen eigenen Versuchsergebnissen stehenden Resultate angezweifelt. Daß aber hier noch nicht zu übersehende Komplikationen vorliegen können, geht auf das klarste aus den schon früher (vgl. S. 322) besprochenen Versuchen von Vernon (990) hervor, der die narkotische Wirksamkeit homologer Stoffe auf Kaulquappen verschiedenen Lebensalters untersuchte, und hierbei fand, daß die Empfindlichkeit der Tiere gegenüber den einzelnen narkotischen Stoffen sich während der ontogenetischen Entwicklung in ganz ungleichmäßiger Weise verändert, für die Alkohole z. B. gerade in entgegengesetztem Sinne wie in den Versuchen von Fühner. Auch der Quotient der Wirkungssteigerung war für die aufeinanderfolgenden Alkohole nicht dem Kapillaritätsgesetze entsprechend konstant, sondern stieg z. B. für die $^1/_2$ Tag alten Tiere von 2,5 zwischen Methyl- und Äthylalkohol auf 6,3 zwischen Propyl- und Butylalkohol, um dann wieder auf 3,0 zwischen Heptyl- und Oktylalkohol abzusinken. Allerdings muß darauf hingewiesen werden, daß, abgesehen von den vielleicht nicht unbeträchtlichen Fehlerquellen der Methodik, die Werte der höheren Alkohole mit einer gewissen Unsicherheit dadurch behaftet sind, daß sie wegen ihrer sehr geringen Wasserlöslichkeit (entsprechend dem auch von Fühner eingeschlagenen Verfahren) mit etwas Äthylalkohol vermischt wurden, der bei der Berechnung der Wirkungsstärke mitberücksichtigt wurde. Ferner ist die Annahme, daß der den Berechnungen zugrunde gelegte n-Amylalkohol doppelt so stark wirke wie der zu den Versuchen verwendete i-Amylalkohol willkürlich. Auch bei den Urethanen würde nach Vernon die Empfindlichkeit mit dem Alter abnehmen und der Quotient der Wirkungssteigerung eine starke Veränderlichkeit zeigen, indem er von den extrem hohen Werten von 6,0—8,6(!) zwischen Methyl- und Äthylurethan auf den normalen Wert von etwa 3 bei den höheren Gliedern absinke.

3. Kritik der Haftdrucktheorie.

Eine Kritik von Traubes Theorie kann ganz ähnliche Wege einschlagen, wie jene der Lipoidtheorie. Dem mangelnden Parallelismus zwischen Lipoidlöslichkeit und narkotischer Wirkungsstärke entspricht vielfach ein solcher zwischen der letzteren und der Oberflächenaktivität, der Narkose lipoidfreier Mechanismen entspricht die narkotische Wirkung oberflächeninaktiver Stoffe und der unberechtigten Gleichsetzung des Teilungskoeffizienten Öl/ Wasser mit einem solchen Gewebssubstanz/Blut entspricht die nicht minder trügerische Gleichstellung einer Beeinflussung der Grenzfläche flüssig-gasförmig mit den im Organismus allein maßgeblichen Grenzflächen flüssig-flüssig und flüssig-fest.

Was zunächst die ersten Punkte anlangt, so ist schon im vorangehenden mehrfach auf Unstimmigkeiten zwischen Wirkungskraft und Oberflächenaktivität hingewiesen worden. Diese machen sich zum Teil schon bei relaliv einfachen physikalisch-chemischen Vorgängen bemerkbar. Berczeller und Hetenyi (66, 67), welche die Adsorptionsverdrängung durch verschiedene Alkohole an der Grenzfläche flüssig-gasförmig und fest-flüssig untersuchten, fanden, daß zwar äquimolekulare Lösungen im allgemeinen um so stärker verdrängend wirken, je oberflächenaktiver sie sind, daß aber isokapillare Lösungen keineswegs die gleiche Wirkung ausüben, ja, daß „sogar die Reihenfolge der Wirksamkeit der Alkohole auf die Oberflächenspannung verschiedener Substanzen eine verschiedene ist" (66, S. 124). Im allgemeinen wirkten von isokapillaren Lösungen die konzentrierteren stärker, so daß die niederen Glieder der homologen Reihe die relativ wirksameren waren, doch wurde auch das umgekehrte Verhalten beobachtet, z. B. bei alkalischen Lezithinlösungen, eine Erscheinung, die die Autoren mit der von Kisch (509, vgl. S. 331) beobachteten stärkeren hämolytischen Wirksamkeit der höheren Glieder der Reihe in Zusammenhang bringen. Warburg (1035) hebt hervor, daß das Gesetz, nach welchem isokapillare Lösungen die gleiche narkotische

Wirkungskraft besitzen, nur für sehr ähnliche Stoffe gilt, wie z. B. die homologen aliphatischen Alkohole, aber auch nicht angenähert, wenn man die Lösungen verschiedenartiger Stoffe vergleicht. Frei und Grand (273) fanden, daß bei den Salicylsäurederivaten Oberflächenaktivität und physiologische Wirksamkeit zum Teil parallel gehen, in anderen Fällen wieder sich gerade gegenteilig verhalten. Czanik (196) sah die Oberflächenspannung der von ihr untersuchten Alkaloidlösungen sowohl gegen Luft wie gegen Paraffinöl bzw. Nitrobenzol mit wachsender Konzentration immer geringer werden, gleichviel ob es sich um lähmend oder um erregend wirkende Stoffe handelte. An der Grenzfläche physiologische Kochsalzlösung/Nitrobenzol veränderte sich nach den von ihr mitgeteilten Bestimmungen von Horvath und Binder die Reihenfolge der Wirkungsstärken von Trional, Sulfonal, Chloralhydrat und Urethan gerade umgekehrt wie die Oberflächenaktivität. Fühner (310) konnte in Versuchen, auf die wir noch zurückkommen werden, zeigen, daß das Benzin und seine Bestandteile (Pentan, Hexan, Heptan, Octan) die Oberflächenspannung des Wassers gänzlich unbeeinflußt lassen, dabei aber sehr wirkungsvolle Narkotika darstellen.

In sehr auffälliger Weise ist der Widerspruch zwischen Oberflächenaktivität und Wirkungsstärke beim Chloroform und anderen Chlorsubstitutionsprodukten der niederen Kohlenwasserstoffe vorhanden, die die Oberflächenspannung des Wassers kaum beeinflussen und dabei mit zu den stärksten Narkoticis gehören. Traube (951) hat, wie schon erwähnt (S. 329), diesen Widerspruch zuerst durch die Annahme erklären wollen, daß diese Stoffe infolge ihrer hohen Dampfspannung bei der Bestimmung mit den gewöhnlichen stalagmometrischen Methoden falsche Werte liefern, indem sie während der Tropfenbildung in den Luftraum entweichen. Aber ganz abgesehen davon, daß schon Czapek (201) sich einer ganz anderen Methode bediente, die diese Fehler ausschließt, und daß, wie schon Fühner (310) hervorhob, der noch viel flüchtigere Äther stark oberflächenaktiv ist, wurde die Unhaltbarkeit dieser Erklärung sowohl von Plötz (767) wie von Kießling (504) durch die Feststellung widerlegt, daß die Lösungen der Chlorderivate auch nach ihrem Durchgange durch das Stalagmometer eine (zum Teil sogar kaum verminderte) narkotische Wirkung besitzen. Traube und Klein (961, 962) haben

dann einen anderen Weg zur Rettung der Haftdrucktheorie ein-
geschlagen. Sie konnten mit Hilfe des Tyndallkegels und des
Ultramikroskops zeigen, daß eine ganze Anzahl in Wasser schwer
löslicher Stoffe, wie Chloroform, Tetrachlormethan, höhere Alkohole, Fettsäuren usw. in konzentrierten Lösungen ganz
oder teilweise kolloid gelöst sind. Ihre mangelnde Oberflächenaktivität wäre daher auf ihren grobdispersen Zustand zurückzuführen; denn in diesem ist ihre Oberfläche zu klein, um einen
starken stalagmometrischen Ausschlag geben zu können. Ein
solcher würde erst dann auftreten, wenn es gelänge sie in mole-
kulardisperse Teilchen zu zertrümmern oder (bei indifferenten
Narkoticis) in dichte Emulsionen zu verwandeln. Sie konnten mit
dem Ultramikroskop zeigen, daß die Teilchen dieser Stoffe,
auch wenn ihre Lösungen mit den gewöhnlichen Methoden nicht
oberflächenaktiv erscheinen, sich doch an der Grenzfläche Öl/
Wasser, Luft/Wasser, Lecithin/Wasser anreichern. Die Traubesche
Theorie der Narkose würde daher widerspruchslos gelten, wenn
man nur an Stelle des Begriffs „Oberflächenaktivität" =
starke Verminderung der Oberflächenspannung des Wassers den
Begriff „Gibbspositivität" = Anreicherung an der Oberfläche
setze. — Aber Bose (125), der über Anregung von Joachimoglu
die Untersuchungen von Traube und Klein einer Nachprüfung
unterzog, konnte sie durchaus nicht bestätigen. Die von ihm
untersuchten Lösungen von $CHCl_3$, CCl_4, CH_2Cl_2, $(CH_2Cl)_2$ und
$(CHCl_2)_2$ zeigten kein einziges Kriterium kolloider Lösungen,
weder das Tyndallphänomen, noch ultramikroskopische Auflös-
barkeit, stimmten vielmehr hinsichtlich der Diffusion in Gallerten
und durch Membranen, wie in der Gefrierpunktserniedrigung und
Ultrafiltrierbarkeit in jeder Beziehung mit molekulardispersen
Lösungen überein. Die Beobachtungen von Traube und Klein
gelten also offenbar nur für ganz konzentrierte oder übersättigte
und auf dem Wege der Emulsionsbildung begriffene Lösungen,
die für das Verhalten der narkotisch in Betracht kommenden
Konzentrationen keinesfalls zur Erklärung herangezogen werden
können. Es ist daher nicht zu bestreiten, daß in einer
ganzen Anzahl von Fällen die Haftdrucktheorie in der
von Traube gegebenen Form vollständig versagt.

Traube (960, 969) selbst hat in neuerer Zeit eine Art Aus-
söhnung zwischen seiner und der Lipoidtheorie der Narkose

herbeizuführen gesucht, die aber in Wahrheit mehr auf eine gänzliche Verurteilung der Haftdrucktheorie hinausläuft, die wir gegen ihren eigenen Schöpfer werden schützen müssen. Er untersuchte nämlich mit seinen Schülern Tomita (941) und Yumikura (1111—1113, vgl. auch die älteren Arbeiten von Somogyi, 886) die Osmose verschiedener Substanzen in Gele mit und ohne Lipoidzusatz und fand das Eindringen in wässerige Gele von der Oberflächenaktivität unabhängig. Die stark oberflächenaktive Buttersäure diffundiert ebenso schnell wie die weit weniger aktive Essigsäure; auch die sehr stark aktive Caprylsäure dringt in ein Gelatinegel nur sehr langsam ein, während die inaktive Salzsäure schneller und vollkommener aufgenommen wird. Während nun ein Zusatz von Lipoiden (Lecithin, Eigelb) zu den Gelatine- oder Eiweißgelen die Aufnahme inaktiver oder wenig aktiver Stoffe nicht nennenswert beeinflußt, dringen stark oberflächenaktive Stoffe wie Caprylsäure oder Octylalkohol um so rascher in ein Gel ein, je lipoidreicher es ist. In einem 8 vH Lecithin enthaltenden Gelatinegel z. B. war nach 24 Stunden so gut wie sämtliche Caprylsäure aufgenommen, während in einem rein wässerigen Gel die Verteilung zwischen Gel und Lösung nach 24 Stunden sich wie 2 : 1 verhielt. Ebenso nahm ein Gel von Hühnereiweiß und 3 Eigelb innerhalb 24 Stunden Octylalkohol so gut wie völlig auf, in reinem Eiweißgel dagegen war die Verteilung wie 3 : 1. Danach würde auch bei den Organismen die Oberflächenaktivität ihre Bedeutung erst bei höherem Lipoidgehalt gewinnen. Die durch sie bewirkte Anreicherung an der Grenzschicht würde gleichsam nur eine Chance für die Adsorption von der zweiten Phase darstellen, über deren Größe die zweite Haftintensität, etwa jene an den Lipoiden entscheide. Die Oberflächenaktivitätstheorie würde die allgemeinere sein, aber die Beziehungen, die sich zum Eindringen in die Zellen ergeben, „wären wohl nie gefunden worden, wenn die Zellen nicht lipoidhaltig wären" (Traube und Yumikura, 969).

Wäre diese Darstellung Traubes zutreffend, dann müßte man sagen, daß sie einer vollkommenen Bankerotterklärung der Oberflächenaktivitätstheorie gleichkäme. Denn wenn die Kapillaraktivität der Stoffe nur nach Maßgabe ihrer Lipoidlöslichkeit eine Rolle spielt und nur insoweit Lipoide vorhanden sind, nun, dann brauchen wir die ganze Theorie von Traube nicht mehr und kommen mit der Lipoidtheorie aus. In Wirklichkeit beweisen alle diese Versuche nur Selbstverständlichkeiten, die für die Theorie ohne Bedeutung sind. Zunächst verwechselt Traube hier wie auch sonst oft das statische Problem der Narkose mit dem dynamischen der Permeierungsgeschwindigkeit. Weiter hat Liesegang (583) mit Recht darauf hingewiesen, daß die zwei Wege, von denen Traube spricht, der wässerige, auf dem die inaktiven, und der lipoide, auf dem die kapillaraktiven Substanzen eindringen sollen, in seinen Versuchen überhaupt nicht existieren; denn der Zusatz der Lipoide zu den wässerigen Gelen erzeugt nur eine Emulsion, bei der die Lipoidteilchen von dem wässerigen Gel umgeben sind, das daher von allen Stoffen durchdrungen werden muß. Die Speicherung der lipoidlöslichen Stoffe in den zugesetzten Lipoiden vergrößert aber natürlich das Konzentrationsgefälle und damit die Permeierungsgeschwindigkeit, sowie die aufgenommene Menge. Im Grunde sind also diese Versuche nichts anderes als Bestimmungen des Teilungskoeffizienten mit mehr oder minder unvollkommenem Konzentrationsausgleich zwischen wässeriger und lipoider Phase; selbstverständlich, daß die Gesamtabsorption um so größer ausfallen muß, je größer die Löslichkeit in den Bestandteilen des absorbierenden Gels ist!

Immerhin lenken diese Versuche Traubes die Aufmerksamkeit auf die „zweite Phase", die für die Aufnahme der Narkotika von ausschlaggebender Bedeutung ist, nämlich die Zellsubstanz, und damit auf einen Einwand, der die Grundlagen der ganzen Theorie betrifft.

Oberflächenspannung gegen Luft und Grenzflächenspannung flüssig-flüssig und flüssig-fest. — Es liegt ja auf der Hand, daß der Herabsetzung der Oberflächenspannung gegen Luft an sich keine Bedeutung für die Erscheinungen der Narkose zukommen kann; denn eine Grenzfläche gegen Luft spielt im Organismus, wenn wir von den Atmungsorganen absehen, keine Rolle. Nur wenn und insoweit die Grenzflächenspannung gegen Luft einen getreuen Maßstab der Grenzflächenspannung der narkotikumhaltigen Körpersäfte gegen die von dem Narkotikum beeinflußten Zellbestandteile oder Zellstrukturen darstellt, kann die Traubesche Theorie zu Recht bestehen, genau so wie der für den Organismus an sich völlig belanglose Teilungskoeffizient Öl/Wasser nur eine Bedeutung besitzen kann, wenn und insoweit er die Verteilung zwischen Gewebssaft und Zellkörper widerspiegelt. Ebensowenig wie das letztere der Fall zu sein braucht (vgl. den vorangehenden Abschnitt), muß das erstere zutreffen. Denn für die gewöhnliche Oberflächenaktivität (gegen Luft) kommt lediglich die wässerige Phase in Betracht; die Oberflächenspannung an der Grenze zweier Flüssigkeiten dagegen ist nach Antonow (26) gleich der Differenz der Oberflächenspannungen beider Phasen und Analoges gilt natürlich auch für die Grenzfläche flüssig-fest. Daß hier kein Parallelismus vorzuliegen braucht, sondern auch gegensinnige Änderungen vorkommen können, ist durch zahlreiche experimentelle Tatsachen belegt.

So fand z. B. Lorant (623) die Oberflächenspannung von Äther gegen Wasser um 37—38 vH kleiner, jene von Chloroform um 4—6 vH größer als die gegen Luft. Bubanovič (137) konnte für die Grenzfläche Öl/Wasser unter den untersuchten Narkoticis Chloroform, Äthylalkohol und Chloralhydrat überhaupt nur bei dem letzteren einen deutlichen (vermindernden) Einfluß auf die Oberflächenspannung feststellen, während Lóránt (623) an der Grenzfläche von Benzol und Nitrobenzol gegen Wasser sowohl beim Chloralhydrat wie beim Alkohol eine starke oberflächenspannungsvermindernde Wirkung beobachtete.

Eingehendere Untersuchungen hat Unger (975) über die Oberflächenspannung wässriger Narkotikumlösungen gegen Öl und ihre Beeinflussung durch Temperaturänderungen mit Salicylamid, Benzamid, Monacetin, Chloralhydrat, Aceton und Äthylalkohol angestellt, von der Frage ausgehend, ob die schon wiederholt erörterte gegensinnige Beeinflussung, welche die Wirkungsstärke der drei ersten und der drei letzten dieser Stoffe gegenüber verschiedenen Versuchsobjekten bei Temperaturänderungen nach Meyer erfahren sollte (vgl. S. 291, 332), mit der Oberflächenaktivität in Zusammenhang steht. Eine Beziehung zu der Grenzflächenspannung gegen Luft konnte Unger hinsichtlich der absoluten Werte nicht nachweisen; dies erscheint theoretisch wohl verständlich, weil die Oberflächenspannung beim kritischen Punkt schließlich den Wert Null erreicht, so daß sich bei allen Stoffen mit Erhöhung der Temperatur eine Abnahme derselben erwarten läßt (vgl. Freundlich, 275, S. 128), wie eine solche von Unger auch gefunden wurde (s. auch Winterstein, 1091, bezüglich der relativen Änderungen der Oberflächenspannung gegenüber jenen des Wassers aber vgl. S. 332: v. Issekutz, 470). Anders verhält es sich an der Trennungsfläche flüssig-flüssig. Hier ist eine Änderung der Grenzflächenspannung nach beiden Richtungen wohl denkbar, wenn die Änderung, die der Haftdruck bei ·verschiedener Temperatur erfährt, in den beiden Phasen eine ungleiche ist. In der Tat hatte Antonow (26) für die Grenzfläche Wasser: Äther eine Zunahme der Oberflächenspannung mit Temperaturerhöhung gefunden, und Lewis (581) beobachtet, daß bei steigender Temperatur die Grenzflächenspannung Wasser: Kohlenwasserstofföl eine Abnahme, bei Zusatz von 3 vH Natriumglykocholat dagegen eine Zunahme erfährt. Auch Unger konnte ein ungleiches Verhalten feststellen, indem bei Temperaturerhöhung um 40° Monacetin und Chloralhydrat (vielleicht in Zusammenhang mit ihrer Zersetzlichkeit) eine Zunahme, die übrigen vier eine Abnahme der Oberflächenspannung gegen Öl zeigten. Aber zu der physiologischen Wirksamkeit war nicht die geringste Beziehung nachweisbar. Zu einem analogen Ergebnis gelangte auch v. Knaffl-Lenz (515), der die Oberflächenspannungswerte verschiedener Narkotika an der Grenze Lösung/ Luft und Lösung/Paraffin bei steigender Temperatur nicht symbat und nicht parallel der narkotischen Wirkungsstärke sich ändern sah.

Was für die Grenzfläche flüssig-flüssig gilt, das muß erst recht für die noch viel komplizierteren Verhältnisse der Grenzfläche flüssig-fest gelten, wie sie bei der Adsorption der Narkotika an die Zellstrukturen vorliegen und auf die wir bei Erörterung der Adsorptionstheorie der Narkose noch genauer eingehen werden. — Angesichts dieses Beobachtungsmaterials, das ein so gänzlich abweichendes Verhalten anderer Grenzflächen ergibt, muß sich die Frage aufdrängen, wieso trotzdem in so vielen Fällen ein Parallelismus zwischen der Oberflächenaktivität gegen Luft und der narkotischen Wirkungsstärke bestehen kann, und wie vor allem die weitgehende quantitative Übereinstimmung mit dem Traubeschen Kapillaritätsgesetz zu erklären ist.

Hier geben nun die neueren Untersuchungen Führners (310—312, 314) über die Beziehungen der narkotischen Wirkungsstärke zur Wasserlöslichkeit wichtige Fingerzeige. Es ist schon früher (S. 293 f.) berichtet worden, daß Führner die weitgehende Gültigkeit der Richetschen Regel wenigstens innerhalb der einzelnen Gruppen

chemisch verwandter Stoffe darzutun vermochte, so daß nach
ihm die Wirkungsstärke der Narkotika durch die reziproken Werte
ihrer Löslichkeit in Wasser- oder Salzlösungen ebenso gut meßbar
wäre wie durch ihre Lipoidlöslichkeit. Fühner (314) hat nun aber
weiter die überraschende Tatsache aufgedeckt, daß innerhalb
der homologen Reihen die molare Wasserlöslichkeit ungefähr in dem gleichen Verhältnis abnimmt, wie die
Oberflächenaktivität ansteigt, indem jedes folgende
Glied meist etwa 3—4 mal weniger löslich ist als das
vorhergehende. Diese Gesetzmäßigkeit ist nun sehr bemerkenswerterweise auch bei solchen Verbindungen nachweisbar, die
gegen Luft überhaupt nicht oberflächenaktiv sind, wie die Bestandteile des Benzins, deren Verhalten als ein für die Theorie
der Narkose besonders wichtiges Beispiel in der folgenden Tabelle
wiedergegeben sei (aus Fühner, 310):

Substanz	Molare isonarkotische Konzentration für weiße Mäuse u. Ratten	Quotient der narkotischen Wirkungsstärke	Quotient der Wasser- löslichkeit
Pentan	0,0057		
		3,1	3,1
Hexan	0,0017		
		2,8	3,1
Heptan	0,00064		
		2,0	4,0
Octan	0,00032		

Fühners Nachweis, daß die Wirkungssteigerung innerhalb der homologen Reihen auch durch die Änderungen
der Wasserlöslichkeit quantitativ reproduzierbar erscheint, und daß hierbei das Bestehen eines dem Kapillaritätsgesetz ungefähr entsprechenden Zahlenverhältnis-
ses gar nicht an das Vorhandensein einer Kapillaraktivität im üblichen Sinne gebunden ist, dürfte ein ebenso ent-
scheidender Schlag gegen die Haftdrucktheorie der Narkose sein wie der Nachweis der Narkose anoxybiotischer Organismen gegen die Erstickungstheorie und der Narkose lipoidfreier Mechanismen gegen die Lipoidtheorie. Aber ein wichtiger
Unterschied scheint uns doch vorzuliegen: Dieser Schlag trifft
zwar die äußere Form, die Traube seiner Theorie gegeben hat,
aber nicht ihren Kern. Die Oberflächenaktivität gegen Luft ist

ebensowenig, ja vielleicht noch weniger ein getreuer Maßstab der narkotischen Wirkungsstärke wie die Lipoidlöslichkeit. Die Theorie aber, daß kapillarchemische Erscheinungen die Wirkung der Narkotika bedingen und das Wesen der Narkose darstellen, bleibt, wie wir sehen werden, unerschüttert, und vermag alle anscheinend einander widersprechenden Tatsachen von einem einheitlichen Gesichtspunkte zu vereinen, den als erster hervorgehoben zu haben Traubes großes und bleibendes Verdienst darstellt.

Ehe wir aber auf diese Vorstellungen eingehen, müssen wir erst noch eine andere Theorie der Narkose erwähnen, die, obgleich die älteste von allen, doch zu den modernen Anschauungen in enger Beziehung steht: Die Koagulationstheorie der Narkose.

VI. Koagulationstheorie der Narkose.

1. Koagulierende Wirkung der Narkotika.

Der Begründer der Erkenntnis von der allgemein physiologischen Bedeutung der Narkose, Cl. Bernard (71, S. 155; 72, S. 266), war auch der erste, der ihren Mechanismus auf eine allgemeine physikalisch-chemische Zustandsänderung des Protoplasmas zurückzuführen suchte, und Beobachtungen aus neuester Zeit haben eine Reihe von Autoren veranlaßt, auf diese älteste allgemeine Theorie der Narkose wieder zurückzugreifen. Bernard ging aus von der bereits in einem früheren Abschnitt dieses Buches (vgl. S. 121) näher erörterten Erscheinung der Chloroformstarre der Muskeln. Er beobachtete, daß bei schwachen Dosen an Stelle der „rigidité chloroformique" eine reversible „semi-coagulation" auftritt, in der vielleicht ganz allgemein das Wesen der Narkose zu suchen sei. Auch die Nervenzellen könnten möglicherweise eine derartige physikalisch-chemische Zustandsänderung erfahren, wofür ihm die Beobachtung zu sprechen schien, daß Nerven bei direkter Einwirkung von Chloroform gleichzeitig mit ihrer Erregbarkeit auch ihre Transparenz verlieren, welche Veränderung bei nicht zu starker Einwirkung wieder dem ursprünglichen Zustande Platz machen könne. Da der Ablauf der Lebenserscheinungen an die normalen Bedingungen des Wassergehaltes und der Halbflüssigkeit („d'humidité et de semi-fluidité") gebunden sei, würde das Aufhören dieses Zustandes bei Eintritt

einer Koagulation das Aufhören der Funktion bedingen, so wie
etwa das Erstarren des Wassers beim Gefrieren seine mechanischen
Eigenschaften verändert, die bei Rückkehr zum flüssigen Zustande
wieder erscheinen.

Hat Bernard auch als erster diese Theorie klar ausgesprochen, so findet sich doch eine Andeutung ganz analoger Vorstellungen bereits früher in einer Mitteilung von Ranke (790).
Dieser hatte, wie schon erwähnt (vgl. S. 121), gleichfalls der Ursache der Narkosestarre der Muskulatur nachgeforscht und sie
in einer unmittelbaren Einwirkung der Narkotikumdämpfe auf
die Muskelsubstanz gefunden, da klar filtrierte Myosinlösung (hergestellt durch Verreiben von Muskeln mit Sand und Verdünnen
mit 0,7 proz. Kochsalzlösung) bei Einwirkung von Chloroformdampf nach etwa $^3/_4$ Stunden, langsamer bei Einwirkung von
Äther- und Alkoholdampf, eine Trübung erfuhr, während sie sonst
tagelang klar blieb. Er beobachtete nun, daß auch klar filtrierte
Lösung von Nervensubstanz (aus Gehirn in gleicher Weise wie
die Myosinlösung hergestellt) durch die Dämpfe dieser Stoffe getrübt wurde (allerdings viel langsamer), und äußerte die Ansicht,
daß in der Analogie der Wirkung der Narkotika auf Muskeln
und Nerven und auf das Eiweiß dieser Gewebe vielleicht der
Schlüssel für das Verständnis ihrer Wirkung liege.

Auf Grund histologischer Beobachtungen über eine Trübung
des Protoplasmas und ein Dunklerwerden der Zwischensubstanz
der Ganglien unter der Einwirkung schlafmachender Stoffe, kam,
wie schon früher (vgl. S. 178) erwähnt, Binz (109, 112, 112a, Wilhelm, 1069) speziell für die Hirnnarkose zu der Vorstellung einer
durch chemische Bindung der Narkotika bedingten Änderung
des Stoffwechsels, und deutete die beobachteten Strukturände-
rungen später unter Hinweis auf die Versuche von Ranke und
Bernard gleichfalls als eine Gerinnung des Protoplasmas. Dieser
Auffassung schloß sich Ranke (791) in der ausführlicheren Mitteilung seiner Versuche mit dem Vorbehalt an, daß es sich bei der
Narkose nicht um eine (erst bei fortgesetzter Einwirkung erfolgende)
wirkliche Gerinnung, sondern um eine erst in den Ganglienzellen
der Hirnrinde, später auch in den Nerven- und Muskelfasern eintretende „vorübergehende Fixierung der Eiweißmoleküle" handle.

Die von Ranke zuerst beobachtete Ausflockung von Eiweißlösungen durch Chloroform wurde später von Salkowski (831,

834) und von Formánek (265) neu entdeckt und von Moore und Roaf (706, 707) genauer untersucht. Diese letzteren stellten zuerst fest, daß auch Lipoidemulsionen durch Zusatz von Chloroform völlig ausgeflockt werden, und wiesen auf die wahrscheinliche Beziehung dieser Erscheinung zu der Herabsetzung der Oberflächenspannung hin, welcher Zusammenhang dann von Přibram (773) in Gemeinschaft mit Goldschmidt (342) speziell für die Ausfällung von Lecithinsuspensionen hervorgehoben wurde. Daß ferner die schon lange bekannte eiweißfällende Wirkung der Alkohole nach den Beobachtungen von Spiro (889) in ihrer Intensität dem Gesetz der homologen Reihen und der verzweigten Ketten unterworfen ist, wurde schon früher erwähnt (vgl. S. 270, 274). Alle diese Beobachtungen sind jedoch nicht in Hinblick auf eine Koagulationstheorie der Narkose angestellt worden.

Sieht man ab von einer gelegentlichen Diskussionsbemerkung von Jacobj (473), der im Anschluß an Bürkers früher (vgl. S. 206) erörterte Erstickungstheorie der Narkose nicht die Sauerstoffentziehung als solche, sondern eine durch das Auftreten von sauren Erstickungsstoffen bedingte und die freie Reaktionsfähigkeit des Protoplasmas behindernde Agglutination und Polymerisation der Eiweißmoleküle für den Mechanismus der Narkose verantwortlich machen wollte, so ist erst in neuester Zeit durch Warburg der dispersitätsvermindernde Einfluß der Narkotika wieder zur Erklärung ihrer Wirkungen mit herangezogen worden. Warburg (1041) hatte (in Versuchen mit Wiesel), wie schon früher (vgl. S. 211) erwähnt, beobachtet, daß die oxydationshemmende Wirkung der Narkotika in auffälliger Weise ihrer Fähigkeit parallel geht, in Hefepreßsaft Niederschläge hervorzurufen, und gelangte so zu der Vorstellung (1026), daß die Wirkung der Narkose auf die Atmung in der Ausflockung oder doch Verminderung des Dispersitätsgrades eines Atmungsenzyms beruhe, dessen wirksame Oberfläche hierdurch eine Verkleinerung erfahre. Zugunsten dieser Auffassung ließen sich weiter die Beobachtungen von Batelli und Stern (48) anführen, daß die Konzentration, in welcher die Narkotika die Wirkung der von den Verfassern als „Oxydone" (vgl. S. 212) bezeichneten, eine Oxydation von Bernsteinsäure bewirkenden Fermente hemmen bzw. aufheben, und jene, in welcher sie die in wässrigen Gewebsextrakten enthaltenen Nucleoproteide ausfällen, eine auffällige Übereinstimmung aufweisen, wie u. a. die in der folgenden Tabelle zusammengestellten Beispiele zeigen:

Narkotikum	Molare Konzentrationen, welche in Lebersubstanz	
	die Oxydonwirkung gänzlich aufheben	die Nucleoproteide völlig ausfällen
Methylalkohol . .	5,78	6,31
Äthylalkohol . .	2,97	3,33
Propylalkohol . .	1,09	1,44
i-Butylalkohol . .	0,41	0,46
i-Amylalkohol . .	0,18	0,24
Methyläthylketon	0,82	0,94
Methylpropyl-keton	0,34	0,39
Äthylurethan . .	0,95	1,06
Propylurethan . .	0,39	0,48

Gegen den Versuch der Verfasser, auf Grund ihrer Beobachtungen die oxydonzerstörende Wirkung der Narkotika auf eine Beeinflussung der Eiweißkörper zurückzuführen, ist Vernon (987—989, 991) auf das entschiedenste und mit teilweise recht gewaltsamer Kritik zu Felde gezogen, und hat die Abhängigkeit der bereits vorher von ihm beschriebenen Zerstörung der Indophenoloxydase durch die Narkotika von der Lipoidstruktur zu erweisen gesucht. Aber Batelli und Stern (50, 51) konnten auch für die Vernonsche Oxydase ebenso wie für die, nach völliger Zerstörung der Zellstruktur durch Zerreiben mit alkalischer Lösung extrahierten Oxydationsfermente den gleichen weitgehenden Parallelismus zwischen ihrer Hemmung und der Fällung der Nucleoproteide durch Narkotika feststellen. Überdies gründet sich die ganze Argumentation Vernons, wie schon früher erwähnt, auf einen Zirkelschluß, da sie die Abhängigkeit der Oxydasewirkung von Lipoiden durch einen Parallelismus der oxydasezerstörenden mit den narkotisch und hämolytisch wirkenden Narkotikumkonzentrationen zu erweisen sucht, ohne zu berücksichtigen, daß auch die Abhängigkeit der letzteren Wirkungsweisen von Lipoiden eine unbewiesene Hypothese darstellt.

Auch die hemmende Wirkung, welche die Alkohole auf die Verdauungsfermente ausüben, dürfte nach Chapman (173) mit ihrer koagulierenden Wirkung auf Eiweißkörper in Zusammenhang zu bringen sein, da die wirksamen Konzentrationen in beiden Fällen einander nahe stehen. Durch eine dispersitätsvermindernde Wirkung sucht Cloetta (180) auch den Mechanismus der Magnesiumnarkose zu erklären. Ebenso deutet Bierich (105) die Übereinstimmung zwischen Wirkungsstärke und Kolloidfällungsvermögen zugunsten der Auffassung der Narkose als einer Dispersitätsverminderung, und Haffner (376) betont den Parallelismus zwischen Hämolyse und Flockung der Blutkörperchenkolloide durch Narkotika bei verschiedener Wasserstoffionenkonzentration.

Schließlich seien als Argumente zugunsten der Koagulationstheorie noch bemerkenswerte pflanzenphysiologische Beobachtungen aus neuester Zeit angeführt. Heilbronn (415) untersuchte die Viskosität des Plasmas unter verschiedenen Bedingungen, indem er an Schnitten durch Stärkescheiden von Vicia faba und Koleoptilen des Hafers die Geschwindigkeit maß, mit welcher die (nach Haberlandt der Auslösung der geotropischen Krümmung dienenden) „Statolithenstärkekörner" bei Drehung des vertikal gestellten Mikroskopobjekttisches um 180° von der oberen zur unteren Querwand der Zellen fallen. Bei Untersuchung des Einflusses von Äther fand er, daß die Fallgeschwindigkeit bei der Bohne in 1—5 prozentigen Verdünnungen von konzentriertem Ätherwasser eine Beschleunigung, und zwischen 5 und 10 vH eine Verlangsamung erfährt, und daß zwischen 10 und 20 vH das Fallen gänzlich unterbleibt, also eine „physikalische Starre" eintritt, die bei noch höherer Konzentration irreversibel wird, so daß auch nach 2—3 stündigem Aufenthalt in ätherfreiem Wasser keine Verlagerung der Stärkekörner mehr erfolgt. An Haferkoleoptilen trat in 15—20 prozentiger Verdünnung von Ätherwasser (= etwa 1,6 Volumproz. Ätherlösung) Narkosestarre ein, die sich selbst nach lange (bis zu 2 Stunden) dauernder Narkose im Verlaufe von 30—40 Minuten in ätherfreiem Medium wieder löste.

In späteren Untersuchungen bestimmte Heilbronn (416) mit einer neuen Methode die Viskosität des Protoplasmas von Myxomycetenplasmodien (Reticularia lycoperdon). Er lagerte in das Protoplasma ganz kleine Eisenstäbchen ein (0,05 mm dick, 0,22 mm lang) und maß die Stromstärke, die erforderlich war, um ein magnetisches Feld von solcher Intensität zu erzeugen, daß diese Stäbchen aus ihrer Lage herausgedreht wurden. Er fand in voller Übereinstimmung mit den vorhin erwähnten Versuchen an Vicia faba, daß geringe Konzentrationen oder kurze Einwirkungsdauer von Äther oder Chloroform die Viskosität verminderte (also die zur magnetischen Wirkung erforderliche Stromstärke herabsetzte), stärkere sie steigerte, beides in reversibler Weise. Da der erstere Zustand mit einer Beschleunigung, der zweite mit einer Herabsetzung oder völligen Sistierung der Protoplasmaströmung einherging, mußte wohl die Wirkung der Viskositätsverminderung als Erregungsstadium, ihre Steigerung als Ausdruck der narkotischen Lähmung gedeutet werden.

In vollem Einklang mit den Versuchen von Heilbronn stehen solche von Weber (1045), der die Wirkung der Zentrifugierung auf die Verlagerung der Chloroplasten von Spirogyren untersuchte. Auch er fand, daß je nach der Konzentration und Einwirkungsdauer des zum Leitungswasser zugesetzten Äthers die Verlagerung leichter oder schwerer erfolgte. Konzentrationen bis zu 2,5 vH (bei 1—2 stündiger Einwirkungsdauer) förderten die Verlagerung, ebenso solche von 2,5—3 Volumproz. bei nur 1 stündiger Einwirkung, während diese Konzentrationen bei 3 stündiger oder längerer Einwirkung und Konzentrationen von 3 und mehr Volumproz. auch in kürzerer Zeit die Verlagerungsfähigkeit verminderten, also die Viskosität erhöhten. Auch diese Erhöhung aber erwies sich, wenn die Ätherwirkung nicht zu stark war, als vollständig reversibel, und mußte bei Verwendung der Protoplasmaströmung als Kriterium der Erregbarkeit im Sinne einer Narkose gedeutet werden, während die viskositätsvermindernden Konzentrationen eine Anregung der Strömung bewirkten. Ganz analoge Ergebnisse erhielt Weber (1046) auch an Epikotylen der Lichtkeimlinge von Phaseolus vulgaris; gemessen an der Verlagerungsfähigkeit der Statolithenstärke beim Zentrifugieren, wurde die Viskosität in 2,5 und 5 Volumproz. Ätherwasser in völlig reversibler Weise so stark erhöht, daß selbst zweimal so langes Zentrifugieren keine Verlagerung bewirkte. Während Weber in diesen Resultaten ein Argument zugunsten der Koagulationstheorie der Narkose sieht, deutet er in späteren Versuchen (1047) an Spirogyra, Callisia und Elodea die aus der Veränderung der Plasmolyseform erschlossene Verminderung der Viskosität unter dem Einfluß 2 proz. Ätherwassers als Narkose, besonders weil bei Callisia unter dieser Ätherwirkung die auf aktiver Protoplasmaströmung beruhende Anhäufung von Chloroplasten um den Kern herum ausbleibt. Wir kommen im folgenden auf diese durch Narkotika erzeugten Viskositätsveränderungen noch zurück.

2. Zustandekommen der koagulierenden Wirkung.

Ehe wir auf die Erörterung eingehen, ob eine Ausflockung bzw. Dispersitätsverminderung von Protoplasmasubstanzen als Erklärungsprinzip der Narkose einer allgemeinen Anwendbarkeit fähig ist, sei kurz die Frage nach dem Zustandekommen dieser Erscheinung besprochen. Zu einer völligen Klarheit zu gelangen, wird freilich vorläufig kaum möglich sein, da wir über die Beständigkeitsbedingungen der Lösungen von Emulsionskolloiden noch in vieler Hinsicht im Dunkeln sind. Daß auch hier wieder die Lipoidlöslichkeit der Narkotika keine Rolle zu spielen braucht, bedarf wohl keiner weiteren Diskussion. Die durch die Narkotika bedingte Änderung des Dispersitätsgrades der organischen Kolloide kann einen zweifachen Angriffspunkt haben, das Dispersionsmittel und die disperse Phase. Sieht man die Hauptbedingung der Beständigkeit eines Sols in der elektrischen Ladung seiner Teilchen, so kommen für die Beeinflussung des Dispersionsmittels wohl vor allem Änderungen der Dielektrizitätskonstanten in Betracht, die in der Tat dem Gesetz der homologen Reihen folgen und auf die schon Lepeschkin (569) die koagulierende Wirkung der Narkotika bei höherer Konzentration zurückgeführt hat. Die Dielektrizitätskonstante beträgt (für Luft = 1 bei 18°) nach Küster und Thiel (549, S. 136)·

$$
\begin{array}{ll}
\text{Amylalkohol} & 16 \\
\text{Isobutylalkohol} & 19 \\
\text{Propylalkohol} & 22 \\
\text{Äthylalkohol} & 26 \\
\text{Methylalkohol} & 32 \\
\text{Wasser} & 80 \\
\end{array}
$$

Die Verminderung der Dielektrizitätskonstante könnte durch die entsprechende Zunahme der Anziehungskraft verschieden geladener Teilchen deren Vereinigung begünstigen. Nicht minder geeignet hierfür aber erscheint auch die Oberflächenaktivität der Narkotika, auf deren Beziehung zur Fällungskraft, wie schon erwähnt, bereits Přibram (773) hingewiesen hat. Nach Traube (952, S. 299) würde die durch die Narkotika erzeugte Verminderung

des Binnendruckes und der Oberflächenspannung die gelösten
Teilchen, auch wenn es sich um Kolloide handelt, unter geringeren
Druck stellen oder „ihren Haftdruck lockern"; dann aber werden
die Kolloidteilchen ihrer Neigung zur Aggregation leichter folgen
können.

Aber auch für die Beeinflussung der dispersen Phase sind
durch die leichte Adsorbierbarkeit der Narkotika Bedingungen gegeben, die vermutlich noch größere Bedeutung besitzen dürften.
Sehr bemerkenswerte Beobachtungen in dieser Hinsicht verdanken
wir Calugareanu (168). Er fand, daß wenn man zu wässerigen
kolloidalen Lösungen von Lipoiden oder Harzen ein mit Wasser
nicht mischbares Lösungsmittel (Chloroform, Äther usw.) hinzusetzt, eine milchige Trübung entsteht, bei der die vorher unter
dem Mikroskop homogene Lösung sich in eine mikroskopisch
zerlegbare Emulsion verwandelt. Beim Stehen an der Luft, besonders rasch bei Erwärmung oder im Vakuum, verschwindet die
milchige Trübung wieder und die Lipoidlösung gewinnt ihr ur-
sprüngliches Aussehen. Die Ursache dieser Erscheinung liegt, wie
besonders durch die mikroskopische Untersuchung erhärtet werden
konnte, offenbar darin, daß die Kolloidteilchen durch Adsorption
des Narkotikums sich bis zu mikroskopischer Sichtbarkeit ver-
größern; nach Abdampfen des Narkotikums wird ihr Umfang
wieder zu Mikronengröße reduziert.

Auch Loewe (618) kommt bei seinen eingehenden physikalisch-chemischen Betrachtungen zu dem Resultat, daß die Lipoidteilchen (und es besteht kein Bedenken, seine einseitig auf die
Lipoide beschränkten Deduktionen auch auf andere hydrophile
organische Kolloide auszudehnen) durch Adsorption der Narkotika
aus hydrophilen in hydrophobe Kolloide umgewandelt werden;
und zwar würde diese Umwandlung bei den Lipoiden nicht durch
adsorptive Verdrängung des Bindungswassers, sondern ohne Verlust desselben, durch Adsorption seitens des ganzen Kolloid-
bindungswasserkomplexes erfolgen. Denn die von dem Gehalt an
freiem Wasser abhängige Ionenpermeabilität nimmt, wie Loewe
in Versuchen, die uns im nächsten Abschnitte noch beschäftigen
sollen, zeigen konnte, bei künstlichen Lipoidmembranen unter
dem Einfluß der Narkotika ab und nicht zu, wie dies bei einem
Freiwerden von Bindungswasser der Fall sein müßte. Da die
kolloidalen Lösungen hydrophober Kolloide eine viel geringere

23*

Beständigkeit besitzen, so erklärt die Adsorption der Narkotika durch die Kolloidteilchen auch die Aggregation und schließlich Ausflockung derselben.

Nach Freundlich und Rona (277) würde das Zusammenwirken beider Faktoren, der leichten Adsorbierbarkeit und der Änderung der Dielektrizitätskonstanten, die koagulierende Wirkung der Narkotika bedingen, die sie überhaupt nicht für eine direkte, sondern für eine indirekte ansehen. In Analogie zu den Ergebnissen von Versuchen über die Sensibilisierung der Elektrolytfällung des Eisenhydroxydsols durch kapillaraktive Stoffe, wie Amylalkohol, Urethane usw. nehmen sie an, daß es sich auch bei den in den Zellen und deren Extrakten beobachteten Ausflockungen durch Narkotika um eine Sensibilisierung der fällenden Wirkung der ja überall vorhandenen Elektrolyte handelt. Diese Sensibilisierung würde nach ihnen wahrscheinlich dadurch zustande kommen, daß die an den Teilchen der dispersen Phase adsorbierten Narkotika durch ihre im Vergleich zum Wasser viel kleinere Dielektrizitätskonstante die Ladung der Teilchen, und daher auch die zur ihrer Entladung und Fällung erforderliche Menge der entgegengesetzt geladenen Ionen herabsetzen.

In der Tat fand Meyerhof (690) die Richtigkeit dieser Theorie in Versuchen mit Hefemazerationssaft bestätigt, dessen durch Ultrafiltration gewonnener Rückstand nach gründlichem Auswaschen mit destilliertem Wasser bei entsprechendem Narkotikumzusatz keine Fällung mehr gibt, wohl aber nach vorherigem Versetzen mit dem Filtrat oder mit NaCl-Lösung. Die in manchen Fällen, so z. B. bei den Nitratbakterien (vgl. S. 263) beobachtete konvexe (statt wie sonst bei Adsorptionskurven konkave) Krümmung der Hemmungskurve gegen die die Konzentration darstellende Abszissenachse könnte nach Meyerhof möglicherweise auf einer Kombination von durch Adsorption bedingten Verdrängungserscheinungen mit einer oberhalb einer gewissen Konzentration eintretenden Entladung beruhen.

Auch die eiweißfällende Wirkung des Alkohols läßt sich der Theorie von Freundlich und Rona gut unterordnen. Denn wie Christiansen (176) gefunden hat, geben durch Dialyse salzfrei gemachte Lösungen von Serumalbumin bei Zusatz verschieden konzentrierten Alkohols durchwegs reversible Fällungen, die bei entsprechender Verdünnung mit Wasser wieder verschwinden und offenbar nur auf Wasserentziehung beruhen, während in dem gewöhnlichen salzhaltigen Serumalbumin alle Alkoholkonzentrationen irreversible, und nur die höchsten sehr rasch wasserentziehend wirkenden Konzentrationen reversible Fällungen hervorrufen.

Auch die Beschleunigung der Sedimentierung des Kaolins und die Verbreiterung der Flockungszone des Serumalbumins durch Narkotika wird von Rona und György (813), bzw. Labes (550) im Sinne einer Sensibilisierung gedeutet. Der von Traube und Klein (512, 962) gegen die Freundlichsche Theorie erhobene Einwand, daß Kolloidsole auch bei Abwesenheit von Salzionen durch Narkotika gefällt werden können, dürfte, da dies nur bei übersättigten Lösungen zu beobachten ist, kaum schwer ins Gewicht fallen; eher vielleicht die Feststellung von Meier und Krönig (667), daß die von ihnen beobachtete Entladungsbegünstigung der Plasmahautkolloide der Blutkörperchen durch Narkotika nur bei mittleren, nicht aber bei hohen Narkotikumkonzentrationen auftrat, wie dies erst recht der Fall sein sollte, wenn es sich um eine Sensibilisierung durch Verminderung der Dielektrizitätskonstanten handelte. Eine völlige Klärung dieser Verhältnisse steht also noch aus (vgl. auch Matsuno, 662).

3. Bedeutung der koagulierenden Wirkung.

Obwohl also die physikalisch-chemischen Eigenschaften der Narkotika zu einem ganz befriedigenden Verständnis ihrer dispersitätsvermindernden bzw. koagulierenden Wirkung führen, dürften doch recht gewichtige Bedenken dagegen sprechen, diese Fähigkeit in größerem Umfange zur Erklärung der in der Narkose auftretenden Hemmungen vitaler Vorgänge heranzuziehen, wie dies von Bernard, Warburg und später besonders von Traube (952, 953, 955, 956) versucht wurde[1]). Vor allem sind

---

[1]) Fürth und Keller (322, 323) beobachteten bei Zusatz kleiner Mengen verschiedener Alkohole eine überraschend starke Erhöhung der Dielektrizitätskonstanten des Blutserums (z. B. bei Zusatz von etwas über $^2/_3$ vT Äthylalkohol eine Erhöhung um 8 vH), die sie mit dem Erregungsstadium der Alkoholwirkung in Zusammenhang bringen wollen. Jedenfalls erscheint die gegensinnige Wirkung kleiner Narkotikumdosen (die Fürth und Blüh, 321, auf Grund der „Dipoltheorie" zu erklären suchen) für die Möglichkeit einer physikalisch-chemischen Erklärung des Erregungsstadiums von großem Interesse (vgl. S. 29).

zwei Momente zu berücksichtigen, einmal der Umstand, daß die koagulierend wirkenden Konzentrationen im allgemeinen viel höher zu sein pflegen als die narkotischen, und zweitens die fast durchwegs festgestellte Irreversibilität der Ausflockungen. Zwar geben Warburg und Wiesel (1041) ausdrücklich an, daß bei ihren Versuchen die absoluten Werte der niederschlagbildenden Konzentrationen nur wenig über den zur Hemmung der Oxydationsvorgänge in den lebenden Zellen erforderlichen lagen, zum Teil sogar mit ihnen zusammenfielen; dies ist aber eine seltene Ausnahme. Nach Meyerhof (682) wird der Dispersitätsgrad von Eiweißlösungen durch Zusatz von Narkoticis in atmunghemmenden Konzentrationen nicht beeinflußt. Die nucleoproteidfällenden Konzentrationen bei Batelli und Stern (48) sind um das vielfache höher als die narkotischen. Meyerhof (691) fand daß zwar ebenso wie die Koagulation in Hefemazerationssaft (s. o.) auch die durch Narkotika bei der Zymase und Hexosephosphatase bewirkte Gärungshemmung durch Kochsalzzusatz verstärkt wird, jedoch nur bei solchen Hemmungen, die auch schon ohne künstlichen Salzzusatz deutlich waren. Da ferner die bei den gleichen Narkotikumkonzentrationen wie die Gärungshemmung erfolgende Atmungshemmung im Hefemazerationssaft selbst durch Zusatz von 5 vH NaCl nicht verstärkt wird, so folgert auch Meyerhof, daß die narkotische Wirkung zwar ebenso wie die fällende zweifellos mit der Oberflächenaktivität in Zusammenhang steht, aber nicht unmittelbar auf eine Fällung zurückführbar sein muß.

Nicht besser dürfte es mit der Reversibilität stehen, die eines der wichtigsten Kriterien aller narkotischen Erscheinungen darstellt. Am Muskel vermögen die Narkotika zwar, wie früher schon eingehend erörtert wurde (vgl. S. 120 f.), ebenso wie andere chemische Reize eine vorübergehende Kontraktion auszulösen, die eigentliche chemische Starre aber, auf die Bernard seine Theorie begründete, ist völlig irreversibel.

Anders ist es offenbar mit der von Heilbronn und von Weber (vgl. S. 352) beschriebenen „physikalischen Starre" pflanzlichen Protoplasmas, die sich als weitgehend reversibel erwies. Es ist jedoch äußerst fraglich, ob es sich hier überhaupt um Änderungen des Dispersitätsgrades handelt, die mit den in Rede stehenden Ausflockungsvorgängen irgend etwas zu tun haben. Durch die Zentrifugierungsversuche wurde lediglich die Viskosität des Protoplasmas bestimmt; ob und in welcher Beziehung aber diese zu dem Dispersitätsgrade der Kolloide steht, ist keineswegs ohne weiteres zu sagen. Häufig zeigen hydrophile Sole mit geringerer Teilchengröße, also feinerer Dispersion sogar die größere Zähigkeit (s. Freundlich, 275, S. 746). Die Viskositätsänderung braucht überhaupt nicht mit einer Änderung des Verteilungszustandes einherzugehen, sie kann einfach durch Änderungen des Wassergehaltes bedingt sein, durch die sie am leichtesten zu erzielen ist (s. Lepeschkin, 571, S. 114). Da, wie schon Dubois fand (vgl. S. 283) und wir noch später erörtern werden, die Narkotika in der Tat eine Wasserverarmung der Gewebe bewirken können, so ist es sehr wahrscheinlich, daß die beschriebenen Viskositätssteigerungen auf einer solchen beruhen und daher keineswegs als Argumente für eine „Koagulationstheorie der Narkose" ins Feld geführt werden können.

Zugunsten dieser Auffassung sprechen auch die Versuche von Heilbrunn (417, 418), der bei Zentrifugierung tierischen Protoplasmas gerade zu entgegengesetzten Resultaten kam, wie Heilbronn. Er kam zu dem Ergebnis, daß die Auslösung der Furchung von Seeigeleiern mit einem Gelatinierungsprozeß des Cytoplasmas einhergeht, und daß alle Agenzien, die seinen Eintritt verhindern, auch die Entwicklung der Eier hemmen. Dies war bei den von ihm untersuchten Narkoticis (Äther, Chloroform, verschiedene Alkohole usw.) der Fall. In mittleren Konzentrationen solcher Lösungen trat eine deutliche Zunahme der Flüssigkeit des Cytoplasmas ein, die sich darin äußerte, daß bei gleichzeitigem Zentrifugieren der normalen und der narkotisierten Eier die ersteren fast völlig dunkel erschienen, die zweiten dagegen ganz hell, indem die Granula ganz an den Rand geschleudert wurden. Dieses reversible Stadium der Narkotikawirkung ging mit einer Entwicklungshemmung einher. Mit wachsender Konzentration der Narkotika nahm die Viskosität immer mehr ab bis zu einem Umschlagspunkt, an dem plötzlich eine irreversible Koagulation eintrat. Hier handelte es sich offenbar wirklich um eine Koagulation, in den Versuchen an den Pflanzenzellen dagegen lediglich um eine durch Entquellung bedingte und daher reversible Eindickung des Protoplasmas.

Auch die Ausflockungen organischer Kolloidlösungen durch Narkotika sind, obgleich dieser bedeutungsvollen Frage bisher anscheinend keine genügende Beachtung geschenkt wurde, wahrscheinlich durchwegs irreversibel. Nun ließe sich dagegen freilich einwenden, daß es bei der Narkose nicht zu einer wirklichen Ausflockung, sondern nur zu einer Dispersitätsverminderung zu kommen brauchte, die wohl reversibel sein könnte. Tatsächlich sahen Moore und Roaf (706) bei Zusatz von Chloroform zu Serum in geringer Konzentration eine eigenartige Opaleszenz ohne Fällung auftreten, und ebenso konnte Berczeller (64) an Lecithinemulsionen bei Narkotikumzusatz vor Eintritt einer sichtbaren Fällung eine Vergrößerung der Oberflächenspannung nachweisen, beides Erscheinungen, die wohl zweifellos mit einer Zunahme der Teilchengröße in Zusammenhang stehen. Diese braucht aber keineswegs auf einer Dispersitätsverminderung zu beruhen (die auch Koch und Mc Lean [519] an Lipoidemulsionen nicht nachzuweisen vermochten) sondern ist, wie die oben (S. 355) erwähnten Versuche von Calugareanu zeigen, wahrscheinlich auf die — in der Tat völlig reversible — Bildung einer Adsorptionshülle von narkotischer Substanz zurückführen. Und in diesem Umstande scheint uns der Schwerpunkt des ganzen Problems zu liegen.

Es ist kaum zu bezweifeln, daß der Ausflockung die Adsorption des Narkotikums vorangeht. Nicht die dispersitätsvermindernde, koagulierende Wirkung der Narkotika, die wahrscheinlich durchwegs eine irreversibel toxische Erscheinung darstellt, sondern die reversible Umhüllung der Strukturteilchen ist es, die wie gleich noch genauer erörtert werden soll, die eigentliche Ursache der narkotischen Funktionslähmungen bildet.

VII. Adsorptionstheorie der Narkose von O. Warburg.

Schon im Jahre 1834 hat Faraday (zt. nach Warburg, 1036) seine Beobachtung, daß ein Zusatz von Äther zu einem an Oberflächen reagierenden Knallgas die Reaktion zum Stillstand bringt, durch die Annahme erklärt, daß der Äther die reagierenden Gase von der Oberfläche der festen Körper verdrängt. In der Folge sind solche Adsorptionsverdrängungen durch Narkotika in größerer Zahl beschrieben worden, teils direkt messend verfolgt, wie die Verdrängung an Tierkohle adsorbierter Essigsäure durch Alkohole (Michaelis und Rona 695), oder von Traubenzucker durch Urethane (Rona und Toth 815), teils aus den Wirkungen mit größter Wahrscheinlichkeit erschlossen, wie uns die zahlreichen Beobachtungen über antagonistische Narkotikumbeeinflussung (vgl. S. 173 f.) gezeigt haben. Vor allem aber waren es die bei Besprechung der narkotischen Oxydationshemmungen bereits erörterten (vgl. S. 213) ausgezeichneten Untersuchungen Warburgs und seiner Mitarbeiter, die den engen Zusammenhang von Adsorption und Wirkung der Narkotika auf das klarste erwiesen haben. Warburg (1029, 1035) hat an seinem Kohlemodell der Zellatmung gezeigt, daß es die adsorptive Anreicherung der Oxalsäure und der Aminosäuren an der gewaltigen Oberfläche der Kohlepartikeln ist, die ihre Oxydation ermöglicht, und daß es die Adsorptionsverdrängung durch die Narkotika ist, die diesen Oxydationsmechanismus hemmt. Warburg (1035) konnte durch direkte Adsorptionsmessungen nachweisen, daß die Tierkohle aus dem Gemisch von Aminosäuren und Narkotikum weniger Aminosäuren adsorbiert als aus der reinen Lösung, und daß nachträglicher Narkotikumzusatz die schon adsorbierten Aminosäuren wieder freimacht. Schon Michaelis und Rona hatten in ihrer oben zitierten Arbeit gezeigt, daß diese Adsorptionsverdrängung bei den Alkoholen dem Gesetz der homologen Reihen gehorcht, und das gleiche zeigte Warburg für die durch die Narkotika bewirkte Hemmung der Aminosäureoxydation an Kohle.

Kein Zweifel, daß diese Beobachtungen am leblosen Modell eine Übertragung auf die lebenden Strukturen gestatten. Die narkotischen Konzentrationen, die eine gleich starke Hemmung der Oxydationsvorgänge am Kohlemodell und in lebenden Zellen bewirken, stimmen, wie wir gesehen haben (S. 213), durchaus überein. Die narkotischen Hemmungen zeigen in ihrer Abhängigkeit von der Konzentration in manchen Fällen, wie z. B. bei der Lähmung der pflanzlichen Assimilation (vgl. S. 264), völlig den Verlauf einer Adsorptionsisotherme; wenn dies in vielen anderen Fällen nicht feststellbar ist, so kann dies an der vergleichsweise sehr geringen Konzentration der Narkotika liegen, deren Moleküle an Zahl weit hinter jener der adsorbierenden Teilchen zurückbleiben; unter solchen Bedingungen geht, wie früher dargelegt (S. 253), nach Abderhalden und Fodor die Adsorptionsisotherme in die lineare Gleichung des Verteilungssatzes über.

Besonders überzeugend ergibt sich die Bedeutung der Oberflächenenergie für die Wirkung der Narkotika aus der von Warburg und seinen Mitarbeitern erwiesenen Abhängigkeit der narkotischen Wirkungsstärke von der Struktur (vgl. S. 57 u. 214). Die Stoffwechselvorgänge in strukturfreien Flüssigkeiten werden durch die Narkotika in viel schwächerem Maße beeinflußt als jene der Zellen, die „Strukturwirkungsstärke" der Narkotika ist viel größer als ihre „Saftwirkungsstärke". Eine Illustration dieses Verhaltens geben die folgenden Tabellen:

Vergleich der „Strukturhemmung" und der „Safthemmung".

1. Narkotische Konzentrationen in Millimol, die eine Oxydationshemmung von 50—70 vH bewirken (nach Warburg, 1030).

Narkotikum	Leberkörnchen-suspension	Strukturloser wäßriger Leber-extrakt
Methylurethan	960	2000
Äthylurethan	360	740
Propylurethan	150	500
i-Butylurethan	33	90
i-Amylurethan	14	40

2. Durch gleiche Narkotikumkonzentrationen bewirkte Gärungshemmung im strukturlosen Hefepreßsaft und in der lebenden Hefezelle und Hemmung der durch Carninomgewebe bewirkten Glykolyse in Prozent (Dorner, 223; Minami, 697).

Narkotikum	Hefepreßsaft	Hefezellen	Carcinom-gewebe
3 vH Äthylurethan	17	41	42
1 vH i-Butylurethan	24	78	76
gesättigte Lösung Heptylalkohol	12	100	100

3. Hemmung der Milchsäurebildung aus Glyoxal (Meyerhof, 694).

Narkotikum	Gewebe	Prozent Hemmung im	
		Gewebe	Gewebsextrakt
Gesättigte Lösung Heptylalkohol	Gehirn	85	8
” ” ”	Muskel	65	6
2 vH Amylalkohol	”	fast 100	33
8 vH Äthylurethan	”	63	36

Alle diese Beobachtungen zeigen übereinstimmend, wie mit Zerstörung der Struktur die Wirksamkeit der Narkotika abnimmt und lassen kaum eine andere Deutung zu, als daß es die Beschlagnahme dieser Strukturen, an denen die chemischen Reaktionen sich abspielen, bzw. die Verdrängung der die Reaktionen bewirkenden Fermente von diesen Strukturen durch die adsorbierten Narkotika ist, auf der ihre hemmende und lähmende Wirkung beruht. Wenn die Narkotika bei Fermentlösungen vielfach nur eine geringe Wirkung entfalten, so liegt dies offenbar daran, daß bei genügend feiner Dispersion die Möglichkeit einer Adsorption der Narkotika verloren geht. Zugunsten dieser Auffassung sprechen einige sehr interessante Beobachtungen, die Schürmeyer (865) über die hemmende Wirkung von Phenylharnstoff auf Invertase gemacht hat. Er fand, daß gereinigte Invertaselösung durch 0,3 vH Phenylharnstoff unbeeinflußt blieb, während die ungereinigte kräftig gehemmt wurde. In Gegenwart von etwas Serumalbumin aber wird auch die gereinigte ein wenig, in Gegenwart von Serumglobulin (0,014 und 0,14 vH) sogar stark gehemmt. Die Erklärung liegt nach Schürmeyer darin, daß die ungereinigte Invertase sich in einem Zustande kolloider Lösung befindet, die gereinigte dagegen mehr in echter Lösung, in der sie für das Narkotikum sozusagen unangreifbar wird. Durch Bindung an Globulin wird sie wieder in ein gröber disperses System verwandelt, in welchem durch Adsorption der Narkotika und Verdrängung des Substrates der Katalyse wieder eine narkotische Hemmung erfolgen kann.

Theorie von Warburg (1035). — Wenn die narkotischen Wirkungen einfach davon herrühren, daß die Narkotika durch ihre Adsorption mehr oder minder umfangreiche Teile der wirksamen Strukturflächen mit Beschlag belegen und die an ihnen haftenden Fermente verdrängen, dann muß der Grad der Verdrängung und damit die Wirkungsstärke (unabhängig von der chemischen Natur der Stoffe) lediglich durch die Größe der Fläche F bestimmt sein, die von dem adsorbierten Narkotikum bedeckt wird. Diese Größe läßt sich nach Warburg am Kohlemodell unter vereinfachenden Annahmen berechnen: Die Adsorptionsschichten sollen einfache Lagen von Molekülen sein, deren Zahl x durch Adsorptionsbestimmungen direkt meßbar ist. Die von einem

Molekül bedeckte Fläche sei gleich der Wand eines Würfels, den das kugelförmig gedachte Molekül erfüllt. Bezeichnen wir das nach der Formel von Lorenz-Lorenz aus dem Brechungsexponenten zu berechnende Molekularvolumen mit Vm, dann muß die Fläche F proportional sein der Größe $x \cdot (Vm)^{2/3}$, die als Bedingung gleicher Wirkungsstärke der Narkotika eine konstante Größe K darstellen muß. Die folgende Tabelle Warburgs zeigt, daß für die Hemmung der Oxydation von Cystin an Tierkohle durch ganz verschiedene Narkotika diese theoretische Deduktion in sehr befriedigender Weise bestätigt wird:

Substanz	Molare Konzentrat. für gleiche Hemmung der Cystin-Oxydation	x (Millimole pro Gramm Kohle)	$x \cdot (Vm)^{2/3} = K$
Dimethylharnstoff (asym.)	0,03	1,1	9,0
Diäthylharnstoff (sym.) .	0,002	0,68	6,9
Phenylharnstoff . . .	0,0002	0,76	8,0
Acetamid	0,17	1,2	7,3
Valeramid	0,003	0,62	6,9
Aceton	0,073	1,33	8,3
Methylphenylketon . .	0,0004	0,73	8,0
Amylalkohol	0,0015	0,87	7,9
Acetonitril	0,2	1,5	7,7

Setzen wir in die Gleichung $x \cdot (Vm)^{2/3} = K$ den Wert für x aus der Freundlichschen Adsorptionsisotherme ein, $x = \alpha c^{1/n}$ (vgl. S. 248), so erhalten wir die Gleichung

$$\alpha c^{1/n} (Vm)^{2/3} = K,$$

welche besagt, daß wenn die wirksame Konzentration c für ein Narkotikum bestimmt wurde, die gleich wirksamen Konzentrationen beliebiger anderer Narkotika aus deren Adsorptionskonstanten und Molekularvolumen berechnet werden können.

Warburgs Gleichung für die Wirkungsstärke der Narkotika am Kohlemodell entspricht dem Ideal einer wissenschaftlichen Theorie: Eine erschöpfende Darstellung des Erscheinungsgebietes in einer einfachen mathematischen Formel. Kein Zweifel, daß ihre Verallgemeinerung als Theorie der Narkose überhaupt einen Markstein in der Entwicklung der Narkosetheorien bedeutet. Aber es darf nicht verschwiegen werden, daß die experi-

mentelle Verifizierung der Theorie am lebenden Substrat bisher
nicht durchgeführt, ja noch nicht einmal versucht wurde und
sicher auch mit großen Schwierigkeiten zu kämpfen haben wird.
Die Hoffnung nun etwa durch Messung der Adsorption an Kohle
und durch Bestimmung des Brechungsexponenten die narkotische
Wirkungskraft eines neuen Stoffes mit Sicherheit voraussagen zu
können, wäre sicher verfrüht. Denn der „wahre Wirkungsort"
der Narkotika in der Zelle, d. h. die Strukturteile des lebenden Systems, an welche die Adsorption der Narkotika erfolgen
muß, um eine bestimmte Wirkung zu entfalten, ist bisher gänzlich unbekannt, und es ist wahrscheinlich, ja geradezu sicher,
daß er in jedem Gewebe und für jede Funktion ein etwas verschiedener ist. Schon früher (S. 278) haben wir darauf hingewiesen, daß, wie besonders Joachimoglu und seine Mitarbeiter
für die Chlorderivate gezeigt haben, die verschiedenen Narkotika
sich je nach der untersuchten Wirkung in einer etwas anderen
Reihenfolge der Wirkungsstärken anordnen. Dies bedeutet, wie
schon betont, keineswegs einen Bankerott jeder physikalisch-chemischen Theorie der Narkose, sondern höchstens die derzeitige
Unmöglichkeit ihrer praktischen Auswirkung. Die Berechnung
der Wirkungsstärken nach der Warburgschen Gleichung hat die
Kenntnis der Adsorptionskonstanten zur Voraussetzung; zu deren
Bestimmung aber wäre die Kenntnis und Isolierbarkeit der Strukturteile erforderlich, an denen die auf ihre narkotische Beeinflußbarkeit zu untersuchenden Prozesse sich abspielen. In welchem
Umfange daher eine solche Bestimmung durchführbar sein wird,
entzieht sich unserer Kenntnis. Aber wenn wir die zum Teil
überraschende Übereinstimmung in der Reihenfolge der Wirkungsstärken, ja oft sogar in den wirksamen Konzentrationen betrachten,
die für die Oxydationshemmung am Kohlemodell und für die
narkotische Hemmung von Stoffwechselvorgängen (Sauerstoffverbrauch, Gärung, Glykolyse usw.) besteht, so liefert die Warburgsche Gleichung schon bei Zugrundelegung der Adsorption
an Kohle wahrscheinlich ein richtigeres Bild der narkotischen
Wirkungsstärken als alle anderen bisher aufgestellten Theorien,
die einzelne physikalisch-chemische Eigenschaften, wie Lipoidlöslichkeit, Wasserlöslichkeit, Oberflächenaktivität usw. zu ihrer
Ermittelung heranzogen.

Wir haben jetzt noch die Aufgabe, die inneren Zusammenhänge dieser verschiedenen Theorien mit der Adsorptionstheorie aufzudecken und zu untersuchen, ob und inwieweit die ihnen doch anscheinend zugrunde liegenden Gesetzmäßigkeiten vom Standpunkte der letzteren aus begreiflich werden. Hier müssen wir zunächst der Haftdrucktheorie von Traube (vgl. Kap. V) gedenken, der, wie schon hervorgehoben, das Verdienst hat, als erster auf Erscheinungen der Oberflächenergie eine Theorie der Narkose begründet zu haben. Bezeichnet man mit Freundlich (275, S. 64) als Adsorption „eine Veränderung der Konzentration in der Oberflächenschicht", dann besagt die Traubesche Theorie offenbar nichts anderes, als daß die Wirkungsstärke der Narkotika durch ihre positive Adsorption an Luft oder ihre negative Adsorption an Wasser („geringen Haftdruck") bestimmt wird. Würde die Adsorption der Narkotika an die Zellstrukturen stets der Adsorption an den Luftraum parallel gehen, dann wäre eine weitgehende Übereinstimmung zwischen Traubes und Warburgs Theorie zu erwarten, wenn auch keineswegs eine völlige, weil der wichtige Faktor des Molekularvolumens der Warburgschen Gleichung bei der Traubeschen Theorie überhaupt fehlt. Wir haben jedoch schon früher (S. 344f.) ausführlich dargelegt, daß eine solche Übereinstimmung der Adsorption an der Grenzfläche flüssig/gasförmig mit jener an der Grenzfläche flüssig/flüssig oder gar flüssig/fest in keiner Weise zu bestehen braucht und auch nachweislich in vielen Fällen nicht besteht. Man kann dies gar nicht besser ausdrücken als mit Traubes eigenen, zum Teil schon früher zitierten (S. 343) Worten (Traube und Yumikura, 969): „Der Übergang in die Grenzschicht bedeutet aber nur eine Chance für die Adsorption von Seiten der zweiten Phase." — „Hier entscheidet eine zweite Haftintensität, etwa die Haftintensität zum Lipoid und so weiter und diese Haftintensität entzieht sich meist unseren Messungsmöglichkeiten." Wo also die Adsorption an den Luftraum der Adsorption an die Zellstruktur entspricht (— und dies wird innerhalb der homologen Reihen meist der Fall sein —) geht die Oberflächenaktivitätstheorie als ein Spezialfall in die Warburgsche Adsorptionstheorie ein, wo dies nicht zutrifft, wie z. B. bei den Benzinderivaten, kann sie vollständig versagen.

Auch die Beziehungen zwischen Wirkungsstärke und Wasserlöslichkeit, wie sie in den Untersuchungen Richets und

Führners (vgl. S. 282 u. 293) zum Ausdruck kommen, erscheinen durch diese Betrachtungen wohl weitgehend geklärt. Daß die Wasserunlöslichkeit an sich, d. h. das Nichtvorhandensein eines Stoffes seine Wirkung nicht erklären kann, wurde schon früher betont. Aber „es leuchtet ein, daß eine Beziehung zwischen der Kapillaraktivität der wässerigen Lösungen dieser Stoffe und ihrem Lösebestreben im Wasser vorhanden sein muß; . . . kostet es viel Arbeit, den Stoff aus der Oberfläche ins Innere zu bringen, so ist er sehr kapillaraktiv und wird wenig löslich sein. . . . Wie die Oberflächenaktivität in der homologen Reihe ansteigt, sinkt das durch die Löslichkeit gekennzeichnete Lösebestreben" . . . (Freundlich, 275, S. 95). Ganz das gleiche, was für die Beziehungen zwischen Wasserlöslichkeit und Oberflächenaktivität gilt, muß offenbar auch für die Adsorption an einem flüssigen oder festen Medium gelten. Auch hier wird die „Chance" adsorbiert zu werden, eine um so größere sein, je geringer das Lösebestreben im Wasser ist, und darum wird die Wasserunlöslichkeit einen besseren Maßstab der narkotischen Wirkungsstärke darstellen als die für die Verhältnisse im Organismus an sich völlig belanglose Adsorption an den Luftraum (Oberflächenaktivität). Aber unter allen Umständen wird es außer auf die „Haftintensität" im Wasser auf die Haftintensität an der adsorbierenden Phase, d. h. auf die Molekularkräfte ankommen, die zwischen Adsorbens und gelöstem Stoff wirken (vgl. auch Freundlich, 275, S. 268 u. 324), sowie die Untersuchungen von Traube und Nishizawa, 965, und von Schulz, 863); daher kann auch die Wasserunlöslichkeit, wie wir gesehen haben, nicht schlechtweg als Maßstab der Wirkungsstärke dienen, sondern nur innerhalb der homologen Reihen, wo diese Kräfte im allgemeinen keine zu großen Differenzen aufweisen werden.

Außer durch die Änderung der Wasserlöslichkeit findet das Gesetz der homologen Reihen durch das Anwachsen des Molekularvolumens seine einfache Erklärung in der Warburgschen Gleichung.

Vielleicht werfen diese Betrachtungen schließlich ein ganz neues Licht auf die Lipoidtheorie der Narkose. Schon Fühner (311) hat betont (vgl. S. 347), daß die Lipoidlöslichkeit kein besserer Maßstab der narkotischen Wirkungsstärke ist als die Wasserunlöslichkeit. Wir haben ferner gesehen, daß für die Aufnahme der Narkotika durch die Gewebe der Lipoidgehalt keine entscheidende Bedeutung besitzen kann, da nach erfolgtem Ausgleich die lipoidreichsten Gewebe wie das Zentralnervensystem keineswegs entsprechend mehr Narkotikum enthalten, während umgekehrt (z. B. beim Chloroformgehalt der roten Blutkörperchen oder mancher peripherer Nerven) große Differenzen bestehen können, die durch die Verschiedenheit des Lipoidgehaltes nicht erklärbar sind (vgl. S. 316 f.). Da drängt sich der schon früher (S. 315) angedeutete Gedanke auf, ob es bei den Bestimmungen des Teilungskoeffizienten, die ja die experimentelle Grundlage der ganzen Lipoidtheorie bilden, überhaupt auf die Lipoide als solche ankommt und nicht einfach auf die eben erörterten Beziehungen, die zwischen dem Lösebestreben eines Stoffes in Wasser und der Leichtigkeit seines Überganges in eine andere Phase bestehen. Sehr wahrscheinlich würde man einen ebenso weitgehenden Parallelismus mit der Wirkungsstärke finden, wenn man wässerige Narkotikumlösungen statt mit Öl mit beliebigen anderen wasserunlöslichen flüssigen oder festen Teilchen schütteln und die Verteilung bestimmen würde. Tatsächlich zeigen ja die Untersuchungen Warburgs (1035), daß der „Teilungskoeffizient" Wasser/Kohle ein ebenso guter, ja vermutlich sogar ein besserer Maßstab der narkotischen Wirkungsstärke ist als der Teilungskoeffizient Wasser/Öl. Wird darauf jemand eine „Kohletheorie der Narkose" begründen wollen?! Man mißverstehe uns nicht. Zweifellos, wie schon früher betont, haben die Lipoide (deren Eigenschaften im genuinen Zustande uns übrigens, wie wir gesehen haben [vgl. S. 301], noch größtenteils unbekannt sind) eine Bedeutung für die Narkose. Zweifellos muß es von großem Einfluß sein, wenn Bestandteile des lebenden Systems, die an dem Aufbau und dem Stoffwechsel der Zellen so wichtigen Anteil haben wie die Lipoide, mit Narkoticis beladen oder umlagert werden. Aber mit der Lipoidtheorie der Narkose hat das nichts mehr zu tun, da die Lipoide in diesen Vorstellungen keine andere Rolle spielen als alle übrigen Strukturelemente, deren Besetzung durch Narkotika eben die narkotischen Lähmungen und Hemmungen bedingt.

So können wir zusammenfassend sagen, daß die Warburgsche Adsorptionsgleichung, auch wenn sie noch keine direkte experimentelle Bestätigung am lebenden Substrat erfahren hat, doch wahrscheinlich den vollkommensten und umfassendsten Ausdruck der Gesetzmäßigkeiten darstellt, die den narkotischen Wirkungen zugrunde liegen. Die Adsorptionstheorie ist nicht nur eine Theorie der Wirkungsstärke, eine Theorie der Giftigkeit der Narkotika, sondern eine **Theorie ihres Wirkungsmechanismus.** Denn die Besetzung der für den Ablauf der chemischen Reaktionen wichtigen Strukturen und die Verdrängung der für sie erforderlichen Enzyme durch die Narkotika **erklärt** die Behinderung und Einschränkung aller Arten von Stoffwechselvorgängen und damit die Lähmung der von ihnen abhängigen Lebensprozesse. Es fehlt uns jetzt nur noch an einem unmittelbaren Verständnis gerade derjenigen Narkoseerscheinungen, die die Aufmerksamkeit auf das ganze Problem gelenkt haben: der reversiblen Verminderung oder Aufhebung der Erregbarkeit. Mit ihr haben wir uns jetzt zu befassen.

VIII. Permeabilitätstheorie der Narkose.

Seit Nernsts klassischen Untersuchungen über die Beziehungen zwischen der Stärke und der Frequenz erregend wirkender Wechselströme hat sich immer mehr die Auffassung gefestigt, daß die Erregungsvorgänge in engstem Zusammenhange stehen mit Konzentrationsänderungen von Ionen an den Zellgrenzflächen (bezüglich der Literatur sei verwiesen auf Höber, 441, 5. Aufl., Kap. 10). Da der normale Ablauf dieser Konzentrationsänderungen eine ganz bestimmte Beschaffenheit der Zellgrenzflächen zur Voraussetzung haben muß, so wird der Nachweis einer gesetzmäßigen Änderung dieser Beschaffenheit unter dem Einfluß der Narkotika eine Zurückführung des Problems der narkotischen Erregbarkeitsveränderungen auf das allgemeine Problem des Zusammenhanges von Erregbarkeit und Grenzflächenbeschaffenheit bedeuten und daher eine Erklärung für eine der wichtigsten Wirkungen der Narkotika, ja für die Narkose im engeren Sinne schlechtweg darstellen.

1. Indirekte Versuche über die Permeabilitätsänderungen durch Narkotika.

Sieht man von gelegentlichen Beobachtungen ab, die sich im Sinne einer Beeinflussung der normalen Grenzflächenbeschaffenheit tierischer und pflanzlicher Zellen durch die Narkotika deuten lassen, so scheint Alcock der erste gewesen zu sein, der die Annahme solcher Veränderungen zur Grundlage von Vorstellungen über den Mechanismus der Narkose gemacht hat. Alcock (18) fand zunächst in Versuchen an Froschnerven, daß Chloroformdampf, der bei Einwirkung auf den ganzen Nerven ein Absinken des Ruhestromes herbeiführt, bei lokaler Applikation auf das durchschnittene Ende eine Steigerung, bei solcher auf den Längsschnitt dagegen eine Verminderung des Ruhestromes veranlaßt, mithin ebenso wirkt wie eine Verletzung. Bei rechtzeitiger Entfernung des Chloroformdampfes konnte eine Erholung beobachtet werden. Ähnlich, nur schwächer als Chloroform, wirkte Äther. Da eine nennenswerte Änderung des Widerstandes nicht feststellbar war, mußte die Wirkung dieser Substanzen auf einer Verminderung der Polarisation beruhen. Versuche an der isolierten Froschhaut (19) ergaben, daß Chloroformdampf bei Einwirkung auf die Innenfläche wirkungslos bleibt, bei Applikation auf die Außenfläche aber eine Aufhebung des Ruhestromes herbeiführt. Zur Erklärung dieser Erscheinungen entwickelte Alcock eine schematische Struktur, die in der Annahme gipfelt, daß die Zellen an der Außenseite von einer semipermeablen Membran begrenzt sind, die eine Art von Ionen rascher passieren läßt. Durch Chloroform würde dieser semipermeable Mechanismus vernichtet. Da auch die an Nerven beobachteten Erscheinungen sich dieser Anschauungsweise gut einordnen ließen, so würde die Wirkung der Narkotika ganz allgemein darin zu suchen sein, daß sie durch Erhöhung der Durchlässigkeit der Zellmembran den semipermeablen Apparat der Zelle zerstören.

Es muß darauf hingewiesen werden, daß die Schlußfolgerung Alcocks, daß die Störung des semipermeablen Mechanismus, sofern es sich überhaupt um eine solche handelt, auf einer Erhöhung der Durchgängigkeit beruhe, aus der Verminderung des Ruhestromes allein nicht ableitbar ist. Denn eine Abschwächung des elektrischen Potentials gestattet auch vom Standpunkte der Membrantheorie, die seine Entstehung auf eine ungleiche Permeabilität der Zellmembran für positive und negative Ionen zurückführt, noch keinen Schluß auf die Art des Zustandekommens dieser Abschwächung; denn sie könnte offenbar ebensogut durch eine Erhöhung der Durchgängigkeit der schlecht permeierenden

Ionen, wie durch eine Verminderung der Durchgängigkeit der gut permeierenden Ionen bedingt sein. Das gleiche gilt für die zuerst von Biedermann (101, S. 693) beobachtete Abnahme der Polarisierbarkeit des Nerven, die sich in einem Absinken der bei Durchleitung eines konstanten Stromes auftretenden elektrotonischen Ströme äußert. Verzár (1001, 1003) erblickt in dieser Erscheinung einen besonders einfachen Beweis für das Vorhandensein einer Änderung der Permeabilität in Narkose. Eher würde die von Alcock bei lokaler Applikation des Narkotikums auf den Nerven beobachtete Negativität der betroffenen Stelle vom Standpunkt der Membrantheorie im Sinne einer Erhöhung sprechen, ebenso wie ganz analoge Versuche, die Galeotti und di Cristina (327) an unversehrten Froschsartorien anstellten und in denen sie bei lokaler Applikation narkotischer Dämpfe das Auftreten einer Potentialdifferenz beobachteten, bei der der narkotisierte Teil sich stets negativ erwies. Allerdings erwähnen die Autoren, daß diese Erscheinung niemals völlig reversibel war, und auch Höber (439, 443) beobachtete in seinen später zu besprechenden Versuchen eine solche Negativierung nur bei irreversibel toxischen Konzentrationen. Voelkel (1010, 1011) konnte jedoch in Untersuchungen, auf die wir später noch genauer eingehen werden, zeigen, daß die lokale Einwirkung von Narkoticis zwar in der Tat stets eine Negativierung der betreffenden Stelle herbeiführt, daß diese Erscheinung aber gänzlich unabhängig ist von den gleichzeitig eintretenden Änderungen der Erregbarkeit und daher offenbar überhaupt nicht als Kriterium der narkotischen Vorgänge verwendet werden kann.

Die Annahme einer Erhöhung der Permeabilität hat auch H. H. Meyer (675) den Vorstellungen zugrunde gelegt, durch die er vom Standpunkte der Lipoidtheorie aus den Mechanismus der Narkose zu erklären suchte (vgl. auch S. 299). Gestützt auf die Beobachtungen Alcocks und auf Versuche von Chiari (174), der unter dem Einfluß narkotischer Dämpfe ebenso wie bei einer durch Gefrieren bedingten Zersprengung der Zellen eine bedeutende Beschleunigung der Autolyse in der Leber feststellen konnte, nahm Meyer an, daß die Narkotika vermöge ihrer lipoidlösenden Wirkung die Lipoidmembranen, welche die Zellen von außen begrenzen und die Zwischenwände des schaumig strukturierten Protoplasmas bilden würden, auflockern und so eine „Änderung

der normalbegrenzten Ionenpermeabilität" bewirken, die eine
Grundbedingung für den chemischen Prozeß der Erregung bedeutet. Höber (441, 4. Aufl., S. 465) hat gegenüber dieser Auffassung hervorgehoben, daß die lipoidlösende Wirkung der Narkotika, wie sie bei der durch sie bedingten Hämolyse besonders
deutlich zutage tritt, nicht bei narkotischen, sondern erst bei
viel höheren, irreversibel toxischen Konzentrationen zu beobachten
ist, während schwache Konzentrationen eine Fällung der Lipoide,
also eine Verdichtung der Plasmahaut bewirken würden. So berechtigt aber auch Höbers Hinweis auf die Notwendigkeit war,
bei Erklärung des Wirkungsmechanismus der Narkotika die Konzentration zu berücksichtigen, in der sie ihre Wirkung entfalten,
so ließ sich gegen die letztgenannte Deutung wieder einwenden,
daß eine Verringerung des Dispersitätsgrades der Plasmahautkolloide durchaus nicht mit einer Verminderung der Permeabilität
verbunden zu sein braucht, sondern auch mit einer Erhöhung
derselben einhergehen könnte, und, wie wir noch sehen werden,
auch tatsächlich einhergeht.

Gerade zu den entgegengesetzten Vorstellungen wie Alcock
und Meyer gelangten auf Grund ihrer Versuche Höber und
Lillie. Höber (439) beobachtete, daß die durch lokale Applikation verschiedener Salze auf den Muskel erzeugten „Salzruheströme" durch Narkotika abgeschwächt bzw. aufgehoben werden
(vgl. hierzu auch die neueren Versuche von Seo, 869). Da nun
diese Salzruheströme analog den durch Erregung erzeugten Aktionsströmen auf eine Änderung des Zustandes der Plasmahautkolloide
zurückzuführen wären, so würde die Narkose in einer Hemmung
oder Verhinderung dieses dem Erregungsvorgange zugrunde liegenden „Kolloidprozesses" bestehen. Eine Bestätigung dieser Auffassung erblickte er in dem Umstande, daß die bei Einwirkung
von Kaliumsulfat auf den Nerven sonst färberisch nachweisbare
„Auflockerung der Achsenzylinder" bei gleichzeitiger Narkose des
Nerven ausbleibt.

Gleichfalls in der Feststellung eines Antagonismus zwischen
Narkose und Salzwirkung gipfeln die Versuche von Lillie (584
bis 594). Als Versuchsobjekt dienten ihm vor allem die Larven
des Wurmes Arenicola. Diese zeigen beim Einbringen in eine
reine dem Seewasser isotonische Kochsalslösung gleichzeitig eine
sehr starke, nach kurzer Zeit vorübergehende Kontraktion der

gesamten Muskulatur, einen Austritt des in den Zellen enthaltenen gelben Pigmentes und einen mit Zerfall einhergehenden Stillstand der Cilienbewegung. Alle diese Folgen können nun durch die verschiedensten Narkotika (die in starken Dosen selbst die gleichen Wirkungen erzeugen) in entsprechender Konzentration gehemmt, in ganz schwachen wenigstens gemildert werden. In dem vollständigen Parallelismus, der hierbei zwischen Muskelkontraktion und Pigmentaustritt zu beobachten ist, sieht der Verfasser einen klaren Beweis dafür, daß sowohl der in der Kontraktion zutage tretende Erregungszustand wie die in der Pigmentdiffusion sich äußernde Cytolyse auf der gleichen Ursache, nämlich einer Permeabilitätssteigerung beruhen, die durch die Narkose behindert werde. Höber (441, 4. Aufl., S. 466) erblickt dagegen gerade in diesem Parallelismus nicht mit Unrecht einen Einwand gegen die Beweiskraft der Versuche, da die Möglichkeit besteht, daß der Pigmentaustritt lediglich eine Folge der starken (und durch die Narkose verminderten) Muskelkontraktion darstellt und mit einer Permeabilitätsänderung gar nichts zu tun hat. Gegen diesen Einwand spricht allerdings der Umstand, daß Lillie (586) einen solchen Pigmentaustritt in isotonischen Lösungen reiner Na- oder K-Salze und seine Verhinderung durch Narkotika auch an Seeigeleiern (von Arbacia) feststellen konnte.

Im Sinne seiner obigen Auffassung deutet Lillie (592) auch die folgenden Beobachtungen: J. Loeb hat bekanntlich entdeckt, daß unbefruchtete Seesterneier durch verschiedene Agenzien zur Bildung einer Furchungsmembran veranlaßt und durch Nachbehandlung mit hypertonischen Salzlösungen oder schwachen Cyansalzlösungen vor dem sonst meist eintretenden Zerfall bewahrt und zur weiteren parthenogenetischen Entwicklung gebracht werden können. Lillie fand nun, daß bei Asteriaseiern, die durch Einwirkung von Fettsäuren oder Erwärmen zur Bildung einer Furchungsmembran veranlaßt wurden, auch eine Nachbehandlung mit verschiedenen Narkoticis die sonst drohende Cytolyse hintanzuhalten vermag. Andererseits verhindern nach Lillie (588) die Narkotika in Konzentrationen, in welchen sie die Furchung befruchteter Eier hemmen, auch die künstliche Entwicklungserregung, die durch isotonische Lösungen von Neutralsalzen bewirkt wird und wahrscheinlich auf einer Permeabilitätssteigerung beruht. Die Entwicklungserregung durch die leicht in das

Zellinnere eindringenden Fettsäuren dagegen wird durch die Narkotika nicht verhindert.

Höber wurde mithin als erster durch seine Versuche zu der Annahme einer permeabilitätsvermindernden Wirkung der Narkotika geführt, oder wenigstens zu der Annahme, daß die Narkose der dem Erregungsvorgang zugrunde liegenden Permeabilitätssteigerung entgegenwirke; doch legte er zunächst das Hauptgewicht auf die Feststellung der Hemmung eines „Kolloidvorganges" und kam so zu der wenig anschaulichen Definition, daß die Narkose auf der „Aufhebung einer sonst bei der Erregung durch die Zellelektrolyte herbeigeführten Zustandsänderung in den kolloidalen Lipoiden" beruhe (439, S. 512). Lillie hat zuerst eine sehr klare Darlegung einer Permeabilitätstheorie der Narkose gegeben, wie eine solche auch in den späteren Veröffentlichungen Höbers (441, 442) zu finden ist.

Lillie geht aus von der Membrantheorie, die, wie schon erwähnt, die an den ruhenden Geweben nachweisbaren elektromotorischen Kräfte als die Folgen einer durch die ungleiche Ionenpermeabilität der Plasmahaut bedingten Polarisation derselben auffaßt und dementsprechend die mit der Erregung einhergehenden Änderungen des elektrischen Potentials als Folgen einer Änderung dieser Permeabilität deutet. Diese Auffassung findet vor allem eine Stütze in dem Nernstschen Erregungsgesetz, das uns, wie eingangs betont, den Ausgangspunkt des Erregungsvorganges in einer Änderung der Ionenkonzentration suchen läßt, für deren Zustandekommen wohl nur an den Zellgrenzflächen Bedingungen gegeben sind. Gestützt nun auf den vollkommenen Parallelismus, den seine oben erwähnten Versuche für die Beeinflussung des Erregungsprozesses einerseits und der cytolytischen Wirkungen andererseits durch verschiedene Agenzien ergeben haben, sieht Lillie das Wesen des Erregungsvorganges in Veränderungen der Plasmahaut, die mit einer Erhöhung ihrer Durchgängigkeit einhergehen. Dementsprechend müssen alle Faktoren, die auf irgendwelche Weise dieser Erhöhung der Durchgängigkeit entgegenwirken, die Erregbarkeit herabsetzen bzw. den Erregungsprozeß völlig unmöglich machen. Zu diesen Faktoren würden die Narkotika gehören, die durch ihre Ansammlung in den Lipoiden der Plasmahaut den Eintritt der Permeabilitätssteigerung verhindern; dadurch würden sie einerseits die Erregbarkeit herabsetzen bzw. aufheben, und andererseits „antitoxisch" gegen alle Agenzien wirken, die, wie die reinen Salzlösungen oder die zur Anregung der künstlichen Parthenogenese dienenden Stoffe ihre Giftwirkung durch eine schließlich zur Cytolyse führende Erhöhung der Plasmahautpermeabilität ausüben.

Clowes (182) suchte das von Lillie angenommene Verhalten durch den folgenden Versuch physikalisch-chemisch zu veranschaulichen: Er ließ eine wäßrige NaOH-Lösung mit oder ohne Zusatz von Narkoticis aus einem Traubeschen Stalagmometer in Olivenöl tropfen und beobachtete, daß mit steigender Konzentration des Narkotikums die Tropfenzahl zunächst ab- und bei weiterer Steigerung zunahm (noch über den Anfangswert hinaus). Die anfängliche Zunahme der Oberflächenspannung würde einer Schutzwirkung der Narkotika auf die an der Grenzfläche entstehende Schicht fettsaurer Salze entsprechen und ihr Maximum etwa bei der Konzentration erlangen, bei der auch Lillie die größte Schutzwirkung in seinen Versuchen beobachtete, wie das folgende Beispiel zeigt:

Prozent Propylalkohol	Tropfenzahl	Verhalten der Arenicolalarven
0	52	getötet
$2^1/_2$	18	unbeschädigt
10	76	getötet

Dieses Verhalten würde nach dem Verfasser am besten in der Weise erklärbar sein, daß man die Zellen als ein außen von einer Lipoidschicht umhülltes, innen mit Wasser gefülltes Wasser-Öl-System auffasse. Die Narkotika würden, indem sie die Wasserlöslichkeit der Lipoidphase vermindern, die Kontinuität der Lipoidschicht verstärken und so das Eindringen der schädigenden negativen Ionen der umgebenden Salzlösung verhindern. Durch diese Vereinheitlichung der oberflächlichen Lipoidschicht und Verdrängung des Wassers würde die Permeabilität der Zelloberfläche für wasserlösliche Bestandteile, die für gewisse Lebensvorgänge unentbehrlich sei, vermindert und so Narkose hervorgerufen.

2. Direkte Versuche über Permeabilitätsänderungen durch Narkotika.

a) Pflanzenzellen.

So ansprechend diese Theorien erscheinen, so sind doch die bisher angeführten Argumente von Höber und Lillie nur indirekt und unsicher, da sie sich auf die Feststellung beschränken, daß die Narkotika Wirkungen zu verhüten imstande sind, deren Zurückführung auf eine Permeabilitätssteigerung zwar wahrscheinlich sein mag, aber doch immer nur hypothetisch ist. Direkte Versuche über den Einfluß der Narkotika auf die Permeabilität der Plasmamembran hat als erster Lepeschkin (570) angestellt, auf Grund der folgenden Überlegung: In schwacher, den Dispersitätsgrad der Eiweißkörper nicht unmittelbar ändernder Konzentration müßten die Narkotika die chemische Zusammensetzung des Dispersionsmittels der Plasmamembran in dem Sinne ändern, daß die in den Narkoticis schlecht, in Wasser dagegen gut löslichen Stoffe sie schwerer zu durchdringen vermögen; er untersuchte daher, ob die Permeabilität für solche Substanzen, wie Salze und Anilinfarbstoffe, während der Narkose eine Verminderung erfahre. Er fand zunächst, in Bestätigung gelegentlicher Angaben von Pfeffer, der an chloroformierten Wurzelhaaren von Trianea eine Verlangsamung der Farbstoffspeicherung gegenüber der Norm beobachtet hatte, daß lebende (nicht aber getötete) Spirogyrazellen in Äthernarkose das in Äther unlösliche Methylenblau oder Methylgrün schwächer aufnehmen als ohne Narkose, wähend bei Verwendung des in Äther löslichen Bismarckbrauns kein Unterschied in der Färbung zu erkennen war.

Die Beweiskraft dieser Versuche ist jedoch in Anbetracht des komplizierten und noch nicht genügend geklärten Mechanismus der Farbstoffspeicherung wohl nicht so sehr hoch zu bewerten, zumal Ruhland (821) bei Wiederholung dieser Versuche weder mit dem in Äther völlig unlöslichen Methylengrün noch mit dem in Äther sehr gut löslichen Neutralrot einen Unterschied in der Farbstoffspeicherung zwischen unnarkotisierten und mit Äther narkotisierten Spirogyrafäden festzustellen vermochte. Doch hat auch neuerdings wieder Collander (183) an den Kelchblättern von Hyacinthus bei Zusatz von 2 Vol.-Proz. Äther oder 0,5—1 vH Chloralhydrat eine starke Hemmung der Durchgängigkeit für Cyanol und Orange G beobachtet.

Von größerer Bedeutung sind Lepeschkins mit der plasmolytischen Methode ausgeführte quantitative Bestimmungen, die in der Tat ergaben, daß die Blattepidermiszellen von Tradescantia discolor unter dem Einfluß von 0,05—0,12 proz. Chloroformwasser und 1—2¹/₂ proz. Ätherwasser eine Verminderung der

Permeabilität für Salpeter zeigen, während höhere Chloroformkonzentrationen (von 0,2 vH an) nicht bloß keine Verminderung, sondern sogar eine Erhöhung der Permeabilität bewirkten, die der Verfasser auf eine Koagulation der Eiweißkörper der Plasmahaut und einen dadurch bedingten Verlust ihrer selektiven Permeabilität zurückführte.

Höber (vgl. 441, 5. Aufl., S. 504) will für die tierische Zelle eine durch die Löslichkeitsverhältnisse in der Plasmahaut bedingte rein „physikalische" und eine durch die Zelltätigkeit regulierbare „physiologische Permeabilität" unterscheiden. Nach Tröndle (971), der eine analoge Anschauung für die Pflanzenzellen vertritt, würde die Aufnahme der Salze nicht durch einen Diffusionsvorgang, sondern, da sie unabhängig von der Konzentration erfolgen soll, durch eine aktive Tätigkeit des Protoplasmas vor sich gehen. Nur diese physiologische Permeabilität würde durch Narkotika beeinflußt werden. In der Tat ergaben Versuche an verschiedenen Blatt- und Wurzelzellen, daß die Salzaufnahme, deren Größe durch den Anstieg der plasmolytischen Grenzkonzentration mit der Zeit ermittelt wurde, unter dem Einfluß einer 1 proz. Chloralhydratlösung in reversibler Weise vollständig gehemmt wurde. Dagegen würde das auf einem reinen Diffusionsprozeß beruhende Eindringen von Alkaloidbasen, als dessen Index die bis zum Eintritt einer Fällung im Zellinneren vergehende Zeit diente, durch die Narkotika unbeeinflußt bleiben. Allein die mitgeteilten Versuche sind im letzteren Falle fast durchwegs mit viel schwächeren Chloralhydratlösungen angestellt; der einzige, bei dem gleichfalls eine 1 proz. Lösung verwendet wurde, ergab nach 20 Minuten eine deutliche Zunahme, nach 120 Minuten eine sehr deutliche Abnahme der „Fällungszeit", mithin eine anfängliche Verminderung und nachfolgende Steigerung der Permeabilität, ganz anlog den Versuchen Lepeschkins.

Unter ähnlichen Gesichtspunkten wie Tröndle stellte Lullies (630) bei Höber Versuche über die Beeinflussung der Permeabilität der Blattzellen von Tradescantia discolor durch Narkotika an. Er maß das Permeierungsvermögen nach der Methode Fittings durch die Geschwindigkeit, mit der Lösungen der untersuchten Substanzen die Plasmolyse rückgängig machten, und fand, daß die Durchgängigkeit für Glycerin und, wenn auch schwächer, für Glykol, nicht aber für Harnstoff, durch verschiedene

Narkotika (besonders i-Butylurethan, Heptylalkohol, Phenylharnstoff) eine Hemmung erfuhr. Da Calcium, das die Durchgängigkeit der Alkalisalze herabsetzt, auf die genannten Stoffe ohne Einfluß war, glaubt der Verfasser, daß sie auf anderem Wege eindringen, vermittels einer physikalischen Permeabilität, die aber gleichwohl durch die Narkotika verändert wird. Wir werden später sehen, daß der Versuch durch die Wirkung der Narkotika auf die Grenzflächendurchgängigkeit eine Unterscheidung zwischen physikalischer und physiologischer Permeabilität begründen oder durchführen zu wollen, durchaus unhaltbar ist.

Smith (882) verwendete den bei Reaktionsänderungen eintretenden Farbenumschlag des in den Blütenblättern von Ipomoea Learii enthaltenen Anthocyanfarbstoffs als Index der Permeabilität. Sie fand, daß der nach Öffnen der Blüten blaue Farbstoff bei Einlegen von Scheiben der Blütenblätter in CO_2-gesättigtes Wasser rasch in Rosa umschlägt, um nach Zurückbringen in gewöhnliches Wasser wieder die normale Farbe anzunehmen. Wurden die Blattscheiben aber zuerst in Wasser gebracht, das 0,04 bis 0,1 Mol Chloroform oder Äther enthielt, so war die Geschwindigkeit des Farbenumschlags in CO_2-haltigem Wasser verändert, und zwar bei kurzdauernder Einwirkung der Narkotika verzögert, bei längerer Einwirkung irreversibel gesteigert. Das gleiche Verhalten wurde auch anderen Säuren gegenüber beobachtet. Mithin erwies sich auch hier die Permeabilität durch geringe Konzentrationen vermindert, durch toxische erhöht. Die auf diesen Permeabilitätsänderungen fußende Erklärung, die Smith (883) für die von ihr beobachtete Beeinflussung der CO_2-Ausscheidung von Getreidekörnern durch Narkotika gegeben hat, ist schon früher erwähnt worden (vgl. S. 143).

Im Gegensatz zu der in allen diesen Versuchen beobachteten Verminderung der Zelldurchgängigkeit durch reversible Narkotikumwirkung will Harvey (404) an Elodea unter dem Einfluß nicht toxischer Konzentrationen von Chloroform und Äther eine reversible Steigerung derselben gefunden haben. Ebenso behauptet Gompel (343), bei Einwirkung verschiedener Narkotika in beliebiger Konzentration immer nur eine Beschleunigung des Eintritts von Salzsäure in die Zellen von Ulva Lactuca gesehen zu haben. Lloyd (601) glaubte in Versuchen an Spirogyra eine reversible Erhöhung der Durchgängigkeit unter dem Einfluß von

Alkohohl, Äther und Chloroform feststellen zu können. Er fand, daß nach Einwirkung nicht letaler Konzentrationen dieser Narkotika das nachträgliche Einbringen in Salzlösung eine Steigerung des Imbibitionsvermögens der Zellkolloide bewirke, das sich in einem Ausbleiben der Plasmolyse, ja sogar in einer Erhöhung des Zellturgors selbst in stark hypertonischen Lösungen äußert. Nach 1—2 tägigem Aufenthalt in Wasser würde die Durchgängigkeit wieder zur Norm zurückkehren. Letale Konzentrationen hätten die entgegengesetzte Wirkung. Gegen die Versuche von Lloyd ist jedoch zu bemerken, daß sie gar nicht die Wirkung, sondern die Nachwirkung der Narkotika betreffen, die in der Tat, wie wir später sehen werden, vielfach in einer Erhöhung der Permeabilität besteht, deren ausnahmsweise Reversibilität im vorliegenden Falle vielleicht durch die lange Zeit erklärbar ist, nach der die Wiederkehr der normalen Verhältnisse erst zur Beobachtung kommt, und in der Reparationsvorgänge komplizierter Natur sich abgespielt haben können. — Die durch toxische Dosen erzielbare Steigerung der Permeabilität ist, wie wir schon früher gesehen haben (S. 329), bereits von Czapek (201) an der Gerbstoffexosmose eingehend untersucht und von verschiedenen Autoren auch später beobachtet worden, z. B. von Medes und Mc Clendon (666) an der Durchgängigkeit für Chloride, von Tröndle (971) an dem Eindringen der sonst nicht permeierenden undissoziierten Alkaloidsalze u. dgl.

In bester Übereinstimmung mit den Beobachtungen von Lepeschkin, Tröndle und Lullies stehen die Ergebnisse der Versuche, die Osterhout (746—748, 750) über den Einfluß der Narkotika auf die elektrische Leitfähigkeit von Rollen anstellte, die aus einer großen Zahl von Laminariascheiben zusammengesetzt waren. Er fand, daß die Narkotika in schwachen Konzentrationen (1 vH Äther, 0,05 vH Chloroform, 0,5 vH Chloralhydrat, 3 vH Alkohol) eine reversible Verminderung, in starken Konzentrationen eine irreversible Erhöhung der Leitfähigkeit herbeiführen, und schloß daraus, daß die Narkose, deren wichtigstes Kennzeichen die Reversibilität darstelle, mit einer Verminderung der Permeabilität einhergehe.

Gegen diese Versuche läßt sich jedoch einwenden, daß die Bestimmung des Kohlrauschschen Widerstandes allein noch keine sichere Schlußfolgerung gestattet, weil dieser nicht bloß von der Permeabilität, sondern auch von der Zahl der freien Ionen abhängt, die durch Stoffwechselveränderungen in der Narkose eine nicht zu übersehende Beeinflussung erfahren könnte. Auch fehlt bei diesen Versuchen ebenso wie bei jenen der erst erwähnten Autoren ein direkter Nachweis, daß die beobachtete Permeabilitätsänderung auch wirklich mit einer „Narkose", d. h. mit einer reversiblen Verminderung irgendwelcher Lebensfunktionen verbunden war, was bei den beträchtlichen Verschiedenheiten in der Empfindlichkeit gegen narkotische Gifte aus der angewandten Konzentration allein nicht mit Sicherheit gefolgert werden kann.

Der gleiche Einwand trifft — und in noch viel höherem Maße — natürlich die schon früher (vgl. S. 355) erwähnten Versuche von Loewe (618), der an künstlichen Lipoidmembranen unter dem Einfluß der Narkotika gleichfalls eine Abnahme der elektrischen Leitfähigkeit feststellen konnte. So interessant diese Modellstudien sind und so wertvolle Schlußfolgerungen sie in Kombination mit entsprechenden Versuchen an lebendem Material gestatten, für sich allein können sie offenbar nicht als Grundlage einer Narkosetheorie dienen, da der Begriff der Narkose hier jede präzise Bedeutung verliert.

Im Sinne einer Permeabilitätsverminderung deutete schließlich Nothmann-Zuckerkandl (740) die von ihr beobachtete Abschwächung der Giftwirkung van't Hoffscher Lösung auf Pflanzenzellen durch Zusatz an sich ungiftiger Mengen höherer Alkohole, ebenso Czaja (194) die Hemmung der Funktion der Utriculariablase.

b) Tierzellen.

Die ersten direkten Beobachtungen über den Einfluß von Narkoticis auf die Permeabilität tierischer Zellen dürfte (wenn man von der schon erwähnten hämolytischen Wirkung starker Konzentrationen absieht) Harvey (404) gemacht haben, der bei Zusatz von Chloroform und Äther in seiner Meinung nach nicht irreversibel schädigenden Dosen ein beschleunigtes Eindringen von Natronlauge in die Eizellen von Hipponoë feststellte. Gleichfalls auf Eizellen beziehen sich Angaben von J. Loeb (606). Seine Untersuchungsmethode bestand in der Messung der Zeit, welche die normalerweise für Salze und für Wasser undurchgängigen befruchteten Funduluseier brauchen, um in stark hypertonischen

Salzlösungen so weit zu schrumpfen, daß sie zu Boden sinken. Es ergab sich, daß dieser Vorgang durch 2 m-Methyl-, m-Äthyl-, m/s-Butylalkohol in ungefähr gleicher Weise beschleunigt wurde, was eine Erhöhung der Permeabilität durch diese Stoffe erweisen würde. Auch bei diesen übrigens nicht in Hinblick auf das Narkoseproblem angestellten Versuchen fehlt ebenso wie bei jenen von Harvey jede Beziehung zu der „narkotischen" Wirksamkeit und daher jede Möglichkeit einer sicheren Schlußfolgerung, zumal sich die Angabe findet, daß kleine, nicht genauer bestimmte Alkoholkonzentrationen das Absinken der Eier vielleicht geringfügig verzögern, die Permeabilität also leicht vermindern würden.

Ganz analoge Gründe aber schwächen auch die Beweiskraft der Versuche, die über die Einwirkung der Narkotika auf die Permeabilität roter Blutkörperchen angestellt wurden.

Schon Traube (947) hatte gefunden, daß manche Stoffe, wie Amylalkohol, die oberhalb eines gewissen Schwellenwertes als Hämolysine wirken, unterhalb desselben eine antihämolytische Wirkung ausüben. Ebenso hatten Arrhenius und Bubanovič (30) beobachtet, daß die in größerer Konzentration selbst hämolytisch wirkenden Narkotika in schwacher Konzentration die Hämolyse in hypotonischen Lösungen herabsetzen; sie hatten diese Erscheinung auf eine vermutliche Verlangsamung des Eindringens von Wasser in die Zellen zurückgeführt.

Joel (486) untersuchte nun durch Messung der elektrischen Leitfähigkeit abzentrifugierten Blutkörperchenbreies den Einfluß, den der Zusatz verschiedener Narkotika auf den Ablauf der langsamen Hämolyse in 10 proz. Rohrzuckerlösung ausübt. Er beobachtete durchwegs, daß kleine Konzentrationen eine (zum Teil reversible) Verlangsamung der Hämolyse, also Verminderung der Permeabilität, starke Konzentrationen dagegen eine Beschleunigung derselben, also Erhöhung der Permeabilität herbeiführen.

Katz (496) konnte zwar bestätigen, daß schwache Konzentrationen von Heptylalkohol und Thymol den Austritt von Blutfarbstoff aus den roten Blutkörperchen des Menschen hemmen; auch konnte sie durch direkte Untersuchung der Verteilung von Harnstoff auf Blutkörperchen und Serum eine deutliche Verzögerung des Harnstoffübertritts in die ersteren nachweisen, hingegen war eine hemmende Wirkung der genannten Stoffe auf den Eintritt von Traubenzucker, für den die menschlichen Blutkörperchen durchlässig sind, weder durch Messung des Volumens, noch durch direkte chemische Bestimmung der Verteilung feststellbar. Nach v. Knaffl-Lenz (514) würde die (für den Alkohol) auch von ihm bestätigte antihämolytische Wirkung schwacher Narkotikumdosen auf einer Zustandsänderung der Plasmakolloide selbst beruhen, nämlich auf einer Entquellung, die er aus einer Volumverminderung der Blutkörperchen (bei Einwirkung von Alkohol, Äther, Äthylurethan, Salizylamid und Benzamid in nicht hämolytisch wirkenden Konzentrationen) erschloß (vgl. auch Abschnitt 3 dieses Kapitels).

Eine Steigerung der Resistenz der roten Blutkörperchen gegen Hypotonie ist auch von Jarisch (476) beobachtet worden, desgleichen von Yoshitomi (1110), der die hemmende Wirkung niedriger Konzentrationen jedoch nur bei einem Teile der Narkotika (Äther, Chloroform, Chloreton, Amylenhydrat) gefunden haben will, während sie bei anderen (Urethan, Methyl-, Äthyl-, Propylalkohol, Paraldehyd, Chloralhydrat) angeblich nicht feststellbar war. Diese hatten, wenn überhaupt, nur eine fördernde Wirkung auf die Hämolyse, wie sie die erst erwähnten nur in hohen Konzentrationen zeigten. — Quantitative Untersuchungen über die Änderung der Permeabilität der Erythrocyten hat Siebeck (878, 879) angestellt. Er maß die Geschwindigkeit, mit der sie an isotonische chlorfreie (Sulfat- oder Rohrzucker-) Lösung Chlor abgeben, und fand, daß Urethane, substituierte Harnstoffe und Alkohole in den gleichen Konzentrationen, in denen sie nach Warburg oxydationshemmend wirken, das Herausdiffundieren der Chloride verlangsamen. Der Endgleichgewichtszustand erfuhr dabei keine Veränderung, sondern nur die Durchgangsgeschwindigkeit.

Häusler und Margarido (407) fanden, daß Narkotika (i-Butylurethan, Äthylurethan, Äther, aber auch einige nicht narkotische Stoffe) in der gleichen Weise wie die Hämolyse, auch die Aufnahme von Glukose durch Menschenblutkörperchen beeinflussen, indem geringe Konzentrationen hemmend, höhere fördernd wirken. Sie lassen die Deutung dieser Beobachtungen offen, doch liegt es nahe, sie einfach durch Permeabilitätsänderungen im Sinne der vorangehenden Versuchsergebnisse zu erklären.

Auf jeden Fall aber fehlt auch in den Versuchen an Blutkörperchen der Nachweis, daß wirklich, wie die Lillie-Höbersche Theorie annimmt, die Permeabilitätsverminderung der „Narkose" entspricht, und nicht etwa die durch stärkere Konzentrationen erzeugte Permeabilitätserhöhung. Es ließe sich aber, wie besonders Traube (956) eingewendet hat, manches Argument zugunsten der letzteren Deutung anführen. Traube verweist auf die von ihm und Köhler (963) beobachtete Beschleunigung der Gellösung durch Narkotika (s. Abschnitt 3) sowie auf die Tatsache, daß die Narkotika in den Konzentrationen, in denen sie kolloidfällend wirken — welche Erscheinung Joel, ebenso wie früher schon Höber (vgl. S. 372) zugunsten einer permeabilitätsvermindernden Wirkung heranzuziehen sucht —, eine Erhöhung der Leitfähigkeit, also auch der Permeabilität herbeiführen. Auch der Umstand, daß bei ansteigender Konzentration die Narkose doch nicht aufhört, wie dies die gegensinnige Änderung der Leitfähigkeit erwarten ließe, daß vielmehr das Erregungsstadium der Narkose vorausgeht und nicht ihr nachfolgt, würde zugunsten der Auffassung sprechen, daß nicht die anfängliche Verminderung, sondern die darauffolgende Erhöhung der Permeabiliät der Narkose entspricht. — Obwohl, wie wir sehen werden, die Einwände Traubes nicht zutreffend sind, so können sie doch auf keinen Fall an Objekten widerlegt werden, bei denen jedes brauchbare Kriterium der „Narkose" überhaupt fehlt.

Viel gewichtigere Argumente zugunsten der Permeabilitätstheorie hat Mc Clendon (665) in Versuchen gegeben, die sich an die früher erörterten von Lillie und Loeb anschließen. Er hatte bereits früher gefunden, daß die normalerweise für Salze völlig impermeablen Funduluseier durch verschiedene giftig wirkende Lösungen durchgängig gemacht wurden, und daß ein Zusatz von Narkoticis den Eintritt dieser Permeabilitätssteigerung verhinderte. Die Weiterführung dieser Versuche an Eiern von Esox ergab nun folgendes: Normalerweise sind die Eier sowohl für Wasser wie für Salze völlig undurchgängig, so daß sie sich in destilliertem Wasser nicht verändern. Werden sie jedoch in schwach giftige Lösungen von Nitraten ($n/10$-$NaNO_3$) gelegt, so erfolgt ein rascher Austritt der in den Eiern enthaltenen Chloride. Während nun „giftig" wirkende Lösungen von Narkoticis die gleiche Wirkung haben wie die Nitrate, wird durch Zusatz von Narkoticis in schwacher „anästhetischer" (die Entwicklung verlangsamender) Konzentration umgekehrt der durch Nitrate erzeugte

Salzaustritt verlangsamt. Bezeichnet man die Menge Chloride, die in reiner $n/_{10}$-NaNO$_3$-Lösung in einer bestimmten Zeit herausdiffundieren, mit 100, so betrug in einem Versuche diese Menge bei Zusatz von 1 Volumprozent Alkohol: 60, bei 2 vH Alkohol: 50, bei 3 vH: 45, bei 4 vH: 60; 6 vH Alkohol wirkten schon „toxisch", d. h. für sich allein bereits permeabilitätssteigernd. Ähnlich war der Einfluß von Äther, der in 0,5proz. Konzentration die ausgetretene Chloridmenge auf $^2/_3$ herabsetzte, in 2proz. dagegen schon toxisch wirkte.

Die Narkotika würden mithin zwei Wirkungen haben: Bei schwacher Konzentration würden sie durch Verhinderung der der Erregung zugrunde liegenden Permeabilitätssteigerung „Anästhesie" erzeugen, bei höherer dagegen toxisch wirken, indem sie selbst eine Erhöhung der Permeabilität herbeiführen. Wie ersichtlich, stehen diese Versuche mit jenen von Lillie und Höber in bestem Einklang, aber der Zusammenhang zwischen Permeabilitätsänderung und Funktionsverminderung erscheint auch hier insofern zweifelhaft, als die Konzentrationen, bei denen die stärkste Permeabilitätsverminderung beobachtet wurde (3 vH Alkohol, 0,5 vH Äther), auffallend niedrig sind, und die Frage der Reversibilität der Wirkung bei schwachen und starken Konzentrationen nicht weiter untersucht wurde.

Um diese Unsicherheiten zu beseitigen und über die Beziehungen zwischen den durch die Narkotika erzeugten Permeabilitätsänderungen und der eigentlichen Narkose, d. h. der reversiblen Herabsetzung der Funktionstätigkeit, Klarheit zu gewinnen, stellte Winterstein (1085, 1087) seine Versuche an Muskelmembranen an, die sowohl die Beeinflussung der Erregbarkeit wie jene der Durchgängigkeit direkt zu untersuchen gestatteten. Als Versuchsobjekte dienten die überaus zarten seitlichen Bauchmuskeln weiblicher Wasserfrösche, aus denen kreisrunde Stücke herausgeschnitten und über die offenen Enden kleiner, mit physiologischer Kochsalzlösung gefüllter Glaszylinder gebunden wurden. Die so erhaltenen künstlichen Zellen wurden in eine Lösung von abweichendem osmotischem Druck getaucht und die Permeabilität der Membranen durch die Konzentrationsänderung des Zylinderinhaltes gemessen, die infolge der osmotischen Druckdifferenz innerhalb einer bestimmten Zeit eintrat. Der Vergleich des Verhaltens mit und ohne Zusatz eines Narkotikums unter sonst völlig gleichen Versuchsbedingungen gestattete die Feststellung des Einflusses, den die Narkose auf die Durchgängigkeit der Membranen ausübt. Dieses Verfahren (vgl. bezüglich der Methodik auch Winterstein, 1088, 1089) hatte nicht bloß den Vorteil, daß die Permeabilität an einem wirklich narkotisierbaren Objekt direkt und unabhängig von sonstigen Einflüssen (wie Änderungen des osmotischen Druckes im Zellinneren, des Quellungsvermögens u. dgl.) untersucht werden konnte, sondern gestattete auch eine gesonderte Ermittlung der Durchgängigkeit für Salze einerseits und der bis dahin gänzlich unberücksichtigt gebliebenen Durchgängigkeit für Wasser andererseits; die erstere wurde durch chemische Analyse (Chlortitration) des Zylinderinhaltes direkt gemessen, die zweite aus der durch Wägung bestimmten Änderung seines Wassergehaltes erschlossen.

Die mit vier verschiedenen Narkoticis angestellten Versuche ergaben übereinstimmend, daß diese in stark narkotischen Konzentrationen (Äthylalkohol 5—6 Volumprozent, Chloroform 0,1 bis 0,12 Volumprozent, Äther und Äthylurethan je 3 Volumprozent) eine hochgradige Herabsetzung der Wasserpermeabilität bewirken. Eine etwaige Verringerung der Salzpermeabilität entzog sich unter gewöhnlichen Bedingungen dem Nachweis, weil der Muskel normalerweise für Salze fast völlig undurchgängig ist. Diese normale Semipermeabilität läßt sich aber, wie Winterstein (1089) gezeigt hat, durch Hitzekoagulation völlig beseitigen, und an solchen wärmestarren Muskelmembranen konnte die permeabilitätsvermindernde Wirkung der Narkotika (Alkohol) auch für Salze auf das deutlichste nachgewiesen werden. Sie steht also mit einer „physiologischen" Permeabilität im Sinne Höbers und seiner Schüler (vgl. S. 377) in gar keinem Zusammenhang.

Wurden nun höhere, irreversibel toxische Konzentrationen verwendet, so ergab sich, daß sie zunächst auch permeabilitätsvermindernd wirken, daß aber nach Beseitigung des Narkotikums als Nachwirkung eine Permeabilitätssteigerung eintritt, die dauernd bestehen bleibt. Chloroform rief in einer Konzentration von 0,3 Volumprozent überhaupt keine Verminderung der Durchgängigkeit mehr hervor, sondern eine starke Zunahme derselben, die sich in einem bedeutenden Ansteigen der Salzdiffusion äußerte; nach Aufhebung dieser Narkose war die bereits bei permeabilitätsvermindernden Konzentrationen als Nachwirkung in geringerem Maße beobachtete Erhöhung der Durchgängigkeit noch viel größer.

Nach Winterstein hat P. Schulze (864) im Anschluß an Loewes mehrfach erwähnte Versuche an Lipoidmembranen gleichfalls an Muskelmembranen experimentiert, und zwar mit der Methode der Leitfähigkeitsbestimmung, die er selbst als für diesen Zweck „kaum brauchbar" bezeichnet. Außer der gewiß nicht überraschenden Feststellung, daß der Zusatz eines Nichtleiters an sich die Leitfähigkeit einer Lösung vermindert, konnte er daher keinerlei bindende Schlüsse ziehen. Immerhin beobachtete er im allgemeinen eine über diese Wirkung hinausgehende Herabsetzung der Leitfähigkeit unter dem Einfluß von Narkoticis. Auch seine Versuche, den Anteil des Bindegewebes an der Permeabilität der Muskelmembranen festzustellen, waren erfolglos, da solche mit viel und mit wenig Bindegewebe das gleiche Verhalten zeigten. Warum dann trotzdem nach seiner Ansicht die von Winterstein an Muskelmembranen gewonnenen Schlüsse wegen der (von ihm selbst als belanglos erkannten) Kompliziertheit der Objekte „als verfrüht bezeichnet werden konnten", ist nicht recht verständlich. Eher berechtigt erscheint der schon vorher von Katz (496) erhobene Einwand, daß durch die Quellung in anisotonischen Lösungen in Wintersteins Versuchen abnorme Verhältnisse geschaffen würden.

Daß dies jedoch für das (ja auch an toten Membranen) beobachtete Verhalten ohne Bedeutung ist, ergibt sich aus anderweitig nicht veröffentlichten Versuchen, die Arani unter Wintersteins Leitung angestellt hat. Arani untersuchte den Einfluß der Narkotika auf die Chlorpermeabilität von Muskelmembranen, die nach Wintersteins Verfahren über mit Kochsalzlösung gefüllte Glaszylinderchen gespannt waren. Diese „künstlichen Zellen" wurden aber nicht in hypotonische, sondern in chlorfreie isotonische Lösungen von Natriumsulfat getaucht, in denen das herausdiffundierte Chlor durch Titration bestimmt wurde. Es zeigte sich in voller Übereinstimmung mit den früher besprochenen Versuchen, daß der Zusatz von Narkoticis (Äthyl- und Amylalkohol, Äthyl- und Phenylurethan) in narkotischen, d. h. die Muskelerregbarkeit reversibel vermindernden Konzentrationen auch die Chlordurchgängigkeit reversibel herabsetzte. Als Beispiele seien die folgenden Versuche angeführt:

Versuchs-bedingungen	Reizschwelle für den Induktionsstrom	Herausdiffundiertes Chlor in ccm $AgNO_3$-Lösung
vor der Narkose	32 — 28	0,381
Narkose mit Amyl-alkohol	7 — 4	0,332
nach der Narkose	13 — 12	0,391
vor der Narkose	41 — 38	0,319
Narkose mit Äthyl-alkohol	7 — 4	0,234
nach der Narkose	16 — 14	0,305
vor der Narkose	35 — 29	0,138
Narkose mit Äthyl-urethan	8 — 7	0,118
nach der Narkose	17 — 13	0,130

Einen ganz anderen Weg zur Untersuchung der Zellpermeabilität schlugen Gildemeister (339) und Lasnitzki (562) ein. Die Methodik Gildemeisters beruht auf der Beobachtung, daß bei Durchleitung eines Wechselstroms durch eine Elektrolytlösung an den beiden Enden des zur Messung des Widerstandes bzw. der Leitfähigkeit dienenden Brückendrahtes eine Phasenverschiebung eintritt, deren Größe unter sonst gleichen Bedingungen beim Durchgang durch tierische Gewebe von den an den Zellgrenzflächen auftretenden Polarisationsvorgängen abhängt. Diese letzteren wieder werden durch die Zellpermeabilität bestimmt, so daß die Größe der Phasenverschiebung ein direktes Maß der letzteren darstellt. Ihre Messung kann erfolgen, indem man sie durch eine entgegengesetzt gerichtete Phasenverschiebung kompensiert, die durch Selbstinduktion in einer von dem Wechselstrom durchflossenen Spule erzeugt wird. Mit dieser Methode untersuchten die Autoren die Wirkung der gleichen Narkotika wie Winterstein auf die Durchgängigkeit der Bauchmuskeln und der Haut des Frosches. Sie fanden eine meist schnell, selten langsamer eintretende Erhöhung der Phasenverschiebung, die mit steigender Konzentration des Narkotikums bis zu einem gewissen Grade anwuchs. Diese anfängliche, einer Verminderung der Zellpermeabilität entsprechende reversible Erhöhung der Phasenverschiebung schlägt nach kürzerer oder längerer Zeit in eine irreversible Erniedrigung (= Zunahme der Zellpermeabilität) um, die zu einem Werte führt, der weit unterhalb des

Anfangswertes in gewöhnlicher Ringerlösung liegen kann. Bei Einwirkung von Chloroform und Alkohol konnte eine starke Erhöhung der Permeabilität über den Anfangswert auch dann erzielt werden, wenn das Narkotikum bereits während des Stadiums der ansteigenden Phasenverschiebung wieder entfernt wurde; bei Äther war dies nicht, bei Urethan höchstens andeutungsweise zu beobachten. In diesem Falle konnte oft auch ein darauffolgendes Wiederansteigen der Phasenverschiebung festgestellt werden. Die Änderungen des elektrischen Widerstandes gingen im allgemeinen jenen der Phasenverschiebung parallel. — Hozawa (455) kam mit der gleichen Methodik bei der Froschhaut zu ganz analogen Resultaten.

Allerdings fehlt auch bei dieser Methodik der strenge Beweis, daß die Änderungen der Phasenverschiebung nicht auch von solchen der Ionenzahl abhängen können. Im übrigen stimmen ihre Ergebnisse, wie ersichtlich, mit jenen Wintersteins so gut wie völlig überein. Das gleiche gilt für die Versuche Croziers (190), der an Mantelstücken des Nudibranchiers Chromodoris die Permeabilität für Säuren untersuchte, und unter dem Einfluß verschiedener Narkotika eine sehr bedeutende Verlängerung der zum Eindringen erforderlichen Zeit feststellte.

Die Permeabilität für Wasser ist nach Winterstein noch von Lillie (595) untersucht worden, gleichfalls mit durchaus übereinstimmendem Ergebnis. Er bestimmte die Wasserdurchgängigkeit der Eier von Arbacia und Echinarachnius durch Messung der unter verschiedenen Bedingungen eintretenden Änderungen ihres Durchmessers. Befruchtete Eier zeigen, wie Lillie bereits in früheren Untersuchungen gefunden hatte, eine bedeutende Steigerung der Wasserpermeabilität, die sich in der Schnelligkeit und dem Umfange der Schrumpfung in hypertonischen und der Schwellung in hypotonischen Lösungen äußert. Versuche mit einer Reihe verschiedener Narkotika ergaben, wie die folgende Tabelle zeigt, eine Hemmung der durch die Befruchtung hervorgerufenen Permeabilitätssteigerung in meist den gleichen Konzentrationen, bei welchen nach Lillies früheren Untersuchungen (593) auch die Furchung der Eier unterdrückt wurde. Eier, bei denen durch die Befruchtung bereits eine Steigerung der Permeabilität eingetreten war, erhielten unter dem Einfluß der Narkotika (besonders von Äthylurethan, weniger oder gar nicht durch Äther oder Chloroform) ihren früheren Grad von Durchgängigkeit wieder zurück, so daß sie sich wie unbefruchtete Eier verhielten.

Narkotikum	Konzentrationen, welche die	
	Permeabilitätssteigerung verhindern	Furchung hemmen
Chloralhydrat	etwa 0,2 Gewichtsprozent	0,1—0,2 Gewichtsprozent
Chloroform	$^1/_{10}$ gesättigt	$^1/_{12}$ gesättigt
Äther	1,2—1,4 Volumprozent	0,5—0,6 Volumprozent
Äthylurethan	2 Gewichtsprozent	1,5—1,75 Gewichtsprozent
Äthylalkohol	5 Volumprozent	5 Volumprozent
n-Propylalkohol	2 „	2 „
i-Amylalkohol	0,6 „	etwa 0,4 „

Es muß befremden, daß angesichts aller dieser mit klarer Methodik und eindeutigem Ergebnis angestellten Experimente und ohne jede Berücksichtigung derselben Embden (244) und seine Schüler aus Untersuchungen über die Größe der Phosphorabgabe von Froschmuskeln den Schluß zogen, daß die Narkose zwar durch eine reversible Permeabilitätsänderung gekennzeichnet sei, daß diese aber sowohl in einer Permeabilitätsverminderung wie in einer Permeabilitätssteigerung bestehen könne. Diese Auffassung, auf die wir später noch zurückkommen werden, begründeten Lange und Müller (555) durch die Beobachtung, daß unter dem Einfluß von 0,05 vH Phenylurethan, 0,6 vH Amyl- und 0,05 vH Heptylalkohol eine Steigerung der Phosphorausscheidung erfolgte, die ebenso wie die an der Höhe der Zuckungen gemessene Erregbarkeit der Muskeln völlig reversibel war. Bei sehr großen Muskeln (in deren Innerem offenbar die Narkotika in geringerer Konzentration vorhanden waren) oder unter dem Einfluß schwächerer Narkotikumkonzentrationen zeigte sich eine reversible Permeabilitätsverminderung. — Es liegt auf der Hand, daß die Abgabe eines Stoffwechselproduktes nur mit größter Reserve als Maß der Permeabilität verwendet werden kann, da jede Änderung des Stoffwechsels gleichfalls eine solche der Ausscheidung bewirken muß. Bei einem so komplizierten Prozeß, wie es der intermediäre Stoffwechsel des Muskels ist, dessen einzelne Phasen, wie bereits früher erwähnt (S. 54), durch die Narkotika in ganz ungleichmäßiger Weise beeinflußt und verändert werden, muß offenbar die Möglichkeit einer Steigerung der Phosphorsäureabgabe infolge erhöhter Bildung oder verminderter Rückverwandlung in nicht diffusible Produkte sehr ernsthaft erwogen werden. In einer zweiten Versuchsreihe fanden Lange und Kappus (553), daß die durch Aufenthalt der Muskeln in isotonischer Zuckerlösung erzeugte Steigerung der Phosphorausscheidung durch vorangehende Behandlung oder gleichzeitigen Zusatz von Narkoticis in der oben erwähnten Konzentration regelmäßig eine Verringerung erfährt, mit anderen Worten, daß die gleichen Narkotikumkonzentrationen, die nach der ersten Versuchsreihe eine Steigerung der Permeabilität bewirken sollen, in diesen Versuchen eine Herabsetzung der künstlich gesteigerten Durchgängigkeit herbeiführten! Wir werden also kaum fehlgehen in der Annahme, daß, soweit die Phosphorsäureausscheidung der Muskeln überhaupt als Maß der Permeabilität verwertet werden kann, sie ebenso wie alle anderen eindeutigen Versuchsergebnisse eine Verminderung und nicht eine Steigerung der Durchgängigkeit bei reversibler narkotischer Beeinflussung erweist.

Neuerdings ist die Wirkung der Narkotika auf die Permeabilität der Muskeln noch von Gellhorn und Weidling (333) untersucht worden. Sie bestimmten die Geschwindigkeit, mit der unter verschiedenen Bedingungen die Wasserstoffionenkonzentration einer Lösung durch die in ihr ruhenden Muskeln in der Richtung nach dem Neutralitätspunkt zu verschoben wird. Völlig in Einklang mit all den vorangehend referierten Untersuchungen fanden sie, daß die Neutralisierungsgeschwindigkeit durch kleine Narkotikumkonzentrationen, die eine reversible Verminderung der Erregbarkeit bewirken, verlangsamt, durch irreversibel toxische Konzentrationen dagegen bedeutend beschleunigt wird, also Verminderung der Permeabilität im ersten, Erhöhung im zweiten Fall.

Wertheimer untersuchte in einer größeren Zahl von Arbeiten die höchst eigenartigen Permeabilitätsverhältnisse der Froschhaut, die je nach der Richtung, in der man die einzelnen Substanzen hindurchtreten läßt, eine von Fall zu Fall wechselnde irreziproke Durchgängigkeit aufweist. Beim Studium des Einflusses, den Äthylalkohol auf die Permeabilität ausübt (1057), will er beobachtet haben, daß die Narkose eine Umkehrung der normalerweise vorhandenen Durchgängigkeit bewirkt. Während z. B. Wasser in der normalen Froschhaut sich schneller in der Richtung innen $\rightarrow$ außen bewegt als umgekehrt (1056), würde durch

3 proz. Alkohol die Durchlässigkeit in der ersteren Richtung reversibel gehemmt, in der zweiten unverändert gelassen oder sogar gesteigert. Wertheimer will aus solchen Versuchen für die Theorie der Narkose den Schluß ableiten: „nicht in einer Herabsetzung oder Steigerung sehen wir das wesentliche, sondern darin, daß jene Strömungen, die die verschiedenen Substanzen in die Membranzelle hinein- oder aus ihr herausbewegen, reversibel umgelenkt, in ihrer Richtung gerade umgedreht werden können, während andere ihren gewöhnlichen Weg weiternehmen" (1057, S. 91)! Einer derartigen geradezu mystisch anmutenden Auffassung wird man sich um so weniger anzuschließen brauchen, als die irreziproke Permeabilität an sich offenbar ein so kompliziertes Ineinandergreifen verschiedener Faktoren (Quellungs-, Diffusions-, Sekretionsvorgänge) zur Voraussetzung hat, daß ihre Beeinflussung durch Narkotika vollständig unübersichtlich bleiben muß, so lange sie selbst nicht eine klarere Analyse erfahren hat. Mond (702) hat übrigens am Dünndarm des Frosches bei Einwirkung von i - Butylurethan oder Heptylalkohol in einer die Darmperistaltik hemmenden Konzentration keine Beeinflussung der irreziproken Permeabilität für Farbstoffe beobachten können.

Daß sich die Froschhaut bei geeigneter Versuchsanordnung gegenüber Narkoticis nicht anders verhält als die übrigen oben erwähnten Gewebe, ergibt sich unter anderem aus Versuchen von Niina (734), der mit i-Butyl- und Phenylurethan in schwachen Konzentrationen nur eine Hemmung, in mittleren anfangs eine Hemmung, später eine Förderung, in starken nur eine Erhöhung der Durchlässigkeit für Farbstoffe (Rhodanin B, Patentblau V) erhielt, und zwar sowohl bei lebender wie bei abgetöteter Haut. (Wertheimer allerdings will mit Farbstoffen nur Permeabilitätssteigerungen, teils irreversibler (1058), teils reversibler (1059) Natur beobachtet haben.) Die durch elektrische Ströme erzeugte Steigerung der Farbstoffpermeabilität kann nach Niina durch geeignete Konzentrationen i-Butylurethan vollständig verhindert werden. Daß auch die auf elektrische Leitfähigkeitsbestimmungen begründeten Methoden an der Froschhaut ebenso wie beim Muskel eine reversible Verminderung der Permeabilität ergeben haben, wurde schon früher erwähnt (vgl. S. 387 f. die Versuche von Gildemeister, Lasnitzki, Hozawa). Auch an der menschlichen

Haut hat Ebbecke (238) bei lokaler Chloroformeinwirkung eine Herabsetzung der Leitfähigkeit beobachtet.

Von dem bereits früher (S. 377) erwähnten Gedankengang ausgehend, daß mit Hilfe der Narkose eine Sonderung von „physikalischer" und „physiologischer" Permeabilität, und überhaupt der rein physikalischen von den an die Zelltätigkeit geknüpften Vorgängen möglich wäre, haben eine Reihe von Schülern Höbers Untersuchungen über die Beeinflussung der Durchgängigkeitsverhältnisse und der Funktionen verschiedener Organe angestellt. Hertz (428) untersuchte den Einfluß schwacher Narkotikumkonzentrationen auf die Vitalfärbung von Opalina ranarum und fand, daß die Färbbarkeit mit diamylaminlöslichen Farbstoffen durch Propyl- und i-Butylurethan nicht beeinflußt wurde, während die (nur bei Zusatz bestimmter organischer Stoffe zu beobachtende) Färbbarkeit mit den in dieser Substanz unlöslichen Farbstoffen durch die gleichen Konzentrationen eine vollständige Hemmung erfuhr. Da nach den Untersuchungen Nirensteins (735) der Zellkörper der Paramäcien sich Farbstoffen gegenüber so verhält wie eine Ölsäure-Diamylamin-Ölmischung, würden diese Versuche zeigen, daß die physikalische Permeabilität durch die Narkose unbeeinflußt bleibt, während die Aufnahme jener Farbstoffe, die nicht einfach durch ihre Löslichkeit, sondern durch eine besondere Zelltätigkeit eindringen, gehemmt würde. Es ist sicher bemerkenswert, aber auch leicht verständlich, daß die Narkotika solche Stoffe, die mit ihnen in ihren Löslichkeitsverhältnissen bis zu einem gewissen Grade übereinstimmen, an ihrem Eintritt in die Zellen nicht verhindern; daß aber die Hemmung der Durchgängigkeit des Wassers und der in ihm gelösten Stoffe nichts mit einer „physiologischen Permeabilität", d. h. nichts mit der Unterdrückung einer besonderen Zelltätigkeit zu tun hat, ergibt sich zur Genüge aus den oben erwähnten Versuchen mit abgetöteten Membranen, und speziell aus den Versuchen von Niina, der die Hemmung des Farbstoffdurchtritts auch an abgetöteter Froschhaut feststellen konnte.

Die Beobachtungen von Linksz (598, I, deren Richtigkeit von Lesser, 578, bestritten wurde; vgl. aber Linksz, II) über eine Herabsetzung der Zuckerausscheidung aus der Leber durch schwache Narkotikumkonzentrationen, von Plattner (766) über die Hemmung der Ausscheidung sauerer Farbstoffe durch die

Leber, von David (205, 206) und Schulten (859) über die reversible Aufhebung der osmotischen Verdünnungs- und Konzentrierungsarbeit sowie der Farbstoffausscheidung in der Froschniere, können, so bedeutungsvoll sie für das Studium der betreffenden Organfunktionen sein mögen, wegen der Unübersichtlichkeit und zu großen Komplikation der Verhältnisse für das Studium des Permeabilitätsproblems wie überhaupt für die Theorie der Narkose nicht verwertet werden.

Zusammenfassend können wir sagen, daß die unter klaren Versuchsbedingungen mit eindeutiger Methodik angestellten Versuche an einer großen Zahl pflanzlicher und tierischer Zellen einwandfrei ergeben haben, daß die Narkotika in den Konzentrationen, in welchen sie reversible Funktionshemmungen bewirken, eine reversible Permeabilitätsverminderung für Wasser und wasserlösliche Stoffe herbeiführen. In höheren toxischen Konzentrationen treten irreversible Steigerungen der Zelldurchgängigkeit ein.

3. Zustandekommen der Permeabilitätsänderungen.

Die durch die Narkotika bewirkte Herabsetzung der Durchgängigkeit für Wasser und Salze war in Wintersteins Versuchen stets, auch an wärmestarren Membranen völlig reversibel; daraus ergibt sich die wichtige Schlußfolgerung, daß diese Permeabilitätsverminderung offenbar nicht auf Beeinflussung irgendwelcher Lebensvorgänge beruht, sondern einfach auf der Anwesenheit der Narkotika schlechtweg, nach deren Entfernung sie, gleichviel ob an lebendem oder an totem Material, wieder rückgängig wird. Dagegen ist die als Nachwirkung der Narkose bei höheren Konzentrationen, ebenso wie die bei hohen Chloroformkonzentrationen unmittelbar festgestellte Permeabilitätssteigerung vollkommen irreversibel und beruht mithin auf einer durch die Narkotika bewirkten Veränderung der Zellgrenzflächen, die nicht mehr rückgängig zu machen ist.

Dies legt nach Winterstein (1085) den Gedanken nahe, daß es sich bei dieser Permeabilitätsverminderung einerseits und -steigerung andererseits um zwei ganz verschiedene Wirkungen handelt, die in keinem unmittelbaren Zusammenhange zu stehen brauchen, ja vielleicht sogar gleichzeitig nebeneinander bestehen können. Denn es erscheint nicht recht begreiflich, wieso gerade die Beseitigung des Narkotikums eine Steigerung der Permeabilität sollte hervorrufen können; dagegen könnte man sich unschwer vorstellen, daß die Narkotika durch ihre Einwirkung eine entsprechende Veränderung der Zellgrenzflächen herbeiführen, die aber durch die gleichzeitig und mittels eines anderen Mechanismus wirksame Permeabilitätsverminderung zunächst verdeckt wird und daher erst nach Aufhebung der letzteren zum Vorschein kommt. Zugunsten dieser Deutung scheint auch die Beobachtung zu sprechen, daß auch nach Aufhebung der Narkose mit einer an sich bereits die Permeabilität steigernden Chloroformkonzentration eine noch viel beträchtlichere Steigerung als Nachwirkung feststellbar war, so daß man den Eindruck hat, als wäre auch die permeabilitätssteigernde Wirkung hoher Konzentrationen noch mit einer durch die Anwesenheit des Narkotikums bedingten Permeabilitätsverminderung kombiniert und könnte sich daher erst nach Beseitigung der letzteren in vollem Umfange äußern.

Die einfachste Erklärung für das Zustandekommen dieser reversiblen Permeabilitätsverminderung ist offenbar ihre Zurückführung auf die im vorangehenden Abschnitt ausführlich erörterte Adsorption der Narkotika. Wenn die Kolloide der Zelloberfläche sich mit einer Hülle von Narkotikum umgeben, so wird diese naturgemäß den für das Dispersionsmittel zur Verfügung stehenden Raum vermindern und daher auch den Durchgang des Wassers und der in ihm gelösten Bestandteile erschweren. Auch wenn diese Adsorption keineswegs auf die Kolloide der sog. „Plasmahaut" beschränkt ist, sondern auch im Zellinnern vor sich geht, so wird sie doch jedenfalls an der Oberfläche zuerst eintreten und hierdurch eine besondere Bedeutung für die an die normale Grenzflächenbeschaffenheit gebundenen Zellfunktionen gewinnen. Bei dieser an totem wie an lebendem Gewebe erfolgenden Adsorption gerade den Lipoiden eine irgendwie ausschlaggebende Rolle zuzuschreiben, wie dies z. B. Lillie, Clowes, Loewe tun, besteht keine Veranlassung.

Was nun die irreversible permeabilitätssteigernde Wirkung höherer Narkotikumkonzentrationen anlangt, so liegt es hier in der Tat nahe, mit Rücksicht auf die Extrahierbarkeit der Lipoide durch die Narkotika und die bei lange fortgesetzter Narkose (Reicher, 800, Berczeller, 65) und auch als Nachwirkung einer solchen (Bloor, 113) beobachtete Zunahme des

Fett- und Lecithingehaltes des Blutes (vgl. S. 281), mit Höber (442) an eine Lösungserscheinung an den Lipoiden der Plasmahaut zu denken. Man könnte dann zu einem anschaulichen Bild von den Änderungen der Permeabilität durch die Narkotika gelangen, wenn man sich die Zelloberfläche als ein Sieb vorstellt, dessen für Wasser durchgängige Poren durch die Narkotika verstopft werden; in hohen Konzentrationen aber würden die letzteren gleichzeitig eine Grundsubstanz des Siebes auflösen und so durch Vergrößerung der Porenweite eine irreversible Erhöhung der Durchgängigkeit erzeugen; diese kann aber erst dann, oder wenigstens vorwiegend erst dann zutage treten, wenn die porenverstopfenden Narkotika wieder beseitigt sind, d. h. als Nachwirkung. Auf diese Weise könnte den Lipoiden eine besondere Bedeutung für die irreversibel toxische Wirkung der Übernarkotisierung zugesprochen werden.

Eine zwingende Notwendigkeit, die Lipoide zur Erklärung der Permeabilitätssteigerung heranzuziehen, liegt jedoch auch hier keineswegs vor. Wir haben in einem vorangehenden Abschnitte gesehen, daß die Narkotika die Eigenschaft besitzen, in höheren Konzentrationen die Zellkolloide auszuflocken, zu koagulieren. Während Höber glaubte, daß dieser Ausflockung eine mit Permeabilitätsverminderung einhergehende „Verdichtung" der Plasmahaut entspreche, ist, wie bereits von Lepeschkin und von Traube richtig angenommen (vgl. S. 377 u. 383) und von Winterstein (1089) direkt nachgewiesen wurde, gerade das Gegenteil der Fall. Koagulation des Muskeleiweißes erzeugt eine bedeutende Erhöhung der Durchgängigkeit, eine völlige Aufhebung der normalen Semipermeabilität. Dies ist auch ohne weiteres verständlich, da die Verminderung des Dispersitätsgrades der Zellkolloide infolge der Verkleinerung der Oberfläche zu einer Verminderung des Bindungswassers und damit zu einer Vergrößerung der von dem Dispersionsmittel erfüllten Räume führen muß. Die koagulierende Wirkung der Narkotika ist daher auch für sich allein, ohne Zuhilfenahme der Lipoide, vollkommen imstande, die permeabilitätssteigernde Wirkung toxischer Konzentrationen zu erklären, die sich natürlich gleichfalls in der Hauptsache erst als Nachwirkung, nach Entfernung der permeabilitätsvermindernden Adsorptionshülle von Narkotikum äußern wird. Das Chloroform, das am stärksten koagulierend wirkt, erzeugt auch die stärkste Permeabilitätssteigerung.

Permeabilität und Quellbarkeit. — Während sich so nach der Auffassung von Winterstein die durch die Narkotika erzeugten Permeabilitätsänderungen ohne weiteres in den Rahmen der Adsorptionstheorie der Narkose einfügen, ist von anderen Autoren der Versuch gemacht worden, sie mit Änderungen des Quellungsvermögens der Gewebe in Zusammenhang zu bringen. Da hier Erscheinungen vorliegen, die bei der Beeinflussung des Zellhaushaltes durch die Narkose eine wichtige Rolle spielen können, muß auf die Beziehungen zwischen Narkose und Quellbarkeit etwas näher eingegangen werden.

Wie bereits früher dargelegt wurde (S. 283), hat als erster Dubois (226) die durch die Narkotika bedingten Änderungen des Wassergehaltes bei Pflanzen in den Vordergrund seiner Betrachtungen gestellt und darauf eine Deshydratationstheorie der Narkose begründet, die das Wesen der letzteren in einer Art Austrocknung suchen wollte. Gerade in entgegengesetzter Richtung bewegen sich die Vorstellungen von Traube:

Schryver (854) hat die Aufmerksamkeit auf die Wirkung gelenkt, welche oberflächenaktive Substanzen wie die Narkotika auf die Gelbildung ausüben. Er beobachtete, daß die Narkotika auf die in der Wärme in Anwesenheit von Ca-Salzen eintretende Bildung eines Gels von Natriumcholat eine hemmende Wirkung ausüben, die in einer Verlängerung der Gelbildungszeit zum Ausdruck kommt, und im allgemeinen ihrer Fähigkeit, die Oberflächenspannung wäßriger Lösungen zu erniedrigen, parallel geht. Dieser Parallelismus zeigte aber bemerkenswerterweise die gleichen Ausnahmen, die, wie früher (vgl. S. 329) erwähnt, Czapek bei Vergleich der Oberflächenaktivität mit der eine Exosmose bedingenden Wirkung verschiedener Stoffe beobachtet hatte. Dagegen ergab sich eine fast völlige Übereinstimmung in der Reihenfolge der Wirkungsstärken, mit der die Narkotika die Gelbildung verzögern und (nach Overton) Kaulquappen narkotisieren. Auf Grund dieser Versuche lehnte Schryver sowohl die Czapekschen rein mechanischen Vorstellungen über das Zustandekommen der Zytolyse, wie die Lipoidttheorie (zu der bei seinen Versuchen mit Natriumcholatgel keinerlei Beziehungen gegeben waren) ab und entwickelte die Anschauung, daß die normale Semipermeabilität der Zellen von der Anwesenheit gelbildender Substanzen abhänge, die (ohne selbst zu den Lipoiden oder Eiweißkörpern zu gehören) die anderen Bestandteile der Oberfläche zusammenhalten. Auf der Störung dieser für die normale Zellfunktion erforderlichen Struktur würde die Wirkung der Narkotika beruhen, wobei angenommen ist, daß der Intensität der Gelbildungshemmung die Intensität der „desaggregierenden" Wirkung auf ein schon vorhandenes Gel entspricht. In der Tat konnten Traube und Köhler (963) in weiterem Verfolg der Schryverschen Versuche eine der Gelbildungshemmung entsprechende Beschleunigung der Gellösung durch Narkotika bei Erwärmung feststellen.

Die gleichsinnig mit der narkotischen Wirkungsstärke sich ändernde Beschleunigung, mit der die Narkotika die Lösung eines Gelatinegels bei Erwärmung bewirken, sowie die Verminderung der inneren Reibung, die die Narkotika hervorrufen sollen (Billard und Dieulafé, 107, Traube, 954), würden mit ihrer Wirkung nach Traube in engem Zusammenhange stehen, indem ihr Eindringen in die Zellen dadurch erleichtert würde. Auch könnte die durch die Quellungsförderung bedingte „wahrscheinlich bedeutende Volumvergrößerung gerade der lipoiden Ganglienzellen und der daraus sich ergebende Druck den Narkosezustand erheblich beeinflussen" (959, S. 82). Im ersten Teil verfällt Traube, wie so oft, in den Fehler, den statischen Gleichgewichtszustand der Narkose mit der höchstens für die Schnelligkeit ihres Eintritts maßgebenden Permeierungsgeschwindigkeit gleichzusetzen; bezüglich der zweiten Vorstellung verweisen wir auf unsere schon früher (S. 181) betonte grundsätzliche Ablehnung aller derartigen grobmechanischen Erklärungen der Hirnnarkose. Aber auch sonst erscheinen die Grundlagen dieser Vorstellungen nicht haltbar. Was die innere Reibung anlangt, so haben Bubanovič (138) an Olivenöl, Handovsky und Wagner (392) an Lecithinemulsionen keine merkliche Beeinflussung, Thomas (931) im letztereren Falle sogar eine Steigerung der Viskosität bei Zusatz von Narkoticis beobachtet. Das gleiche fanden Fürth und seine Mitarbeiter (321—323), sowie Hayashi (409) bei Zusatz von Alkohol, Baumecker (56) mit verschiedenen Narkoticis beim Blut, und die an pflanzlichem Protoplasma beobachteten Steigerungen der Viskosität haben wir bereits zum Gegenstand eingehender Erörterungen gemacht und durch eine Wasserverarmung erklärt (vgl. S. 358f.).

Bezüglich der Beeinflussung der Quellung durch die Narkotika ist zunächst zu sagen, daß in keinem der von Traube seinen Vorstellungen zugrundegelegten Versuche überhaupt eine Quellungsförderung nachgewiesen wurde, denn alle betreffen lediglich die Geschwindigkeit der Gel-Solumwandlung. Traube identifiziert ohne weiteres die Verflüssigung von Gelatine mit einer Quellung und ihre Erstarrung mit einer Entquellung; dies scheint uns durchaus nicht statthaft zu sein. Wenn ein Gelatinegel sich beim Erwärmen verflüssigt und beim Abkühlen wieder erstarrt, findet dabei überhaupt keine Änderung des Wassergehaltes statt, so daß die Ausdrücke Quellung oder Entquellung im üblichen Sinne überhaupt nicht anwendbar erscheinen. Die Vorgänge, die bei dieser Gel-Solumwandlung vor sich gehen, sind noch keineswegs genügend aufgeklärt; versteht man unter Quellung eine vermehrte Wasserbindung und nimmt man an, daß bei der Sol-Gelumwandlung die hydrophilen Micellen große Mengen von Wassermolekülen binden (vgl. Freundlich, 275, S. 964), so müßte — gerade umgekehrt, wie Traube dies tut — eher die Gelbildung als Quellung und die Solbildung als Entquellung betrachtet werden.

Traube (959) verweist zur Erklärung des Erregungsstadiums der Narkose unter anderem auf die Versuche von Hofmeister (450), nach welchen Äthylalkohol in kleinen Konzentrationen (0,5—2 vH) auf Gelatinegel quellungsfördernd wirkt, in höheren dagegen entquellend. Offenbar würden diese Beobachtungen gerade gegen Traube sprechen, da doch das Erregungsstadium bei niedrigen Konzentrationen auftritt und die Narkose bei den höheren! Kopaczewski (530) fand bei verschiedenen Narkoticis eine ungleichartige Beeinflussung der Quellung von Gelatinescheiben und von Laminaria; Loebenstein (612) beobachtete, daß die Quellung von Hautpulver durch Alkohol vermindert oder verstärkt werden kann, je nach den gleichzeitig anwesenden Stoffen; so wirkte z. B. Alkohol in einer Rohrzuckerlösung entquellend, in einer Lösung von Milchzucker quellungsfördernd. Derartige Versuche an leblosen Modellen gestatten also überhaupt keine Schlußfolgerung auf die in den Zellsystemen sich abspielenden Vorgänge.

Aber auch über diese gehen die Angaben auseinander. So fand Traube selbst in mit Marusawa (964) angestellten Versuchen bei Pflanzensamen teils Quellungsvermehrung, teils Quellungsverminderung bei Narkotikumzusatz, v. Knaffl-Lenz (514 bis 516) an Blutkörperchen eine Entquellung, Amherdt (25) an totenstarren Säugetiermuskeln eine anfängliche Zunahme und darauffolgende Abnahme der Quellungsgröße. Lapique und Legendre (560, 561) deuten die von ihnen bei Narkotikumeinwirkung beobachteten histologischen Veränderungen der Markhülle der Nervenfasern als Quellungserscheinungen, während Spiegel (888) die unter dem Einfluß der Narkotika von ihm festgestellten Änderungen der Anisotropie des Nervenmarks auf eine Entquellung der Lipoide zurückführt. In der Tat hat Gavrilescu (331a) gefunden, daß ganz die gleichen Veränderungen, wie sie Lapique und Legendre durch die Einwirkung der Narkotika erzielt haben, auch durch hypertonische Lösungen herbeigeführt werden; er erklärt daher auch die ersteren durch eine Deshydratation, die vermutlich durch einen Entmischungsvorgang infolge der Auflösung der Narkotika in den Lipoid-Eiweißverbindungen der Markhülle bewirkt würde.

In neuerer Zeit hat Kochmann (525, 526) den Einfluß der Narkotika auf die Quellbarkeit einer genaueren Analyse unterzogen und ihm eine große Bedeutung für die Theorie der Narkose zugesprochen. Er fand, daß die Narkotika in sehr schwachen Konzentrationen die Quellung von Fibrinflocken in destilliertem Wasser und in verdünnter Salzsäure fördern, in starken hemmen; das gleiche beobachtete sein Schüler Dette (215) an Muskelbrei. Am intakten Froschmuskel trat in narkotikumhaltigen Lösungen eine leichte Gewichtsabnahme, also eine Entquellung ein, die bei Verwendung von narkotischen, d. h. die faradische Erregbarkeit der Muskeln reversibel vermindernden oder aufhebenden Konzentrationen, stets etwa den gleichen Prozentsatz ausmachte, wie die folgende Tabelle nach Kochmann zeigt:

Substanz	Grenzkonzentration für Narkose des Froschmuskels in Mill. Mol.	Gewichtsabnahme des Froschmuskels bei Narkose-Eintritt in Proz.
Chloroform . . .	4,1	1,9
Chloralhydrat . .	6,1	10,7
Amylalkohol. . .	20,0	4,3
Diäthyläther . . .	190,0	2,6
Butylalkohol. . .	66,6	5,4
Propylalkohol . .	250,0	3,5
Äthylalkohol . .	1000,0	5,2
Methylalkohol. .	2000,0	4,4
Äthylurethan . .	250,0	3,0

Da nun der für den Fortgang der Zellfunktionen erforderliche Austausch des Wassers und der in ihm gelösten Substanzen durch die Fähigkeit der Kolloide zu quellen bedingt sei, so würde nach Kochmann aus diesen Beobachtungen sich ergeben, daß die Narkose auf der „reversiblen Dehydratation oder Verminderung der Quellungsfähigkeit der Kolloide und einer daraus sich ergebenden Verminderung der Zellpermeabilität" beruhe.

Legt man bei dieser Theorie das Hauptgewicht auf die Verminderung der Quellungsfähigkeit, so erscheint das Problem nur verschoben, da sich dann die Frage ergibt, wieso die Narkotika eine solche herbeiführen, legt man das Hauptgewicht dagegen auf die Verminderung des Quellungszustandes, so ergibt sich die Unhaltbarkeit dieser Wiedererweckung der alten Duboisschen Dehydratationstheorie der Narkose wohl aus der einfachen Überlegung, daß dann eine narkotische Lähmung bei jeder Art von Entquellung beobachtet werden müßte, gleichviel auf welche Weise sie hervorgerufen wird. Wie wenig dies der Fall ist, ergibt sich zur Genüge aus der schon lange bekannten Tatsache, daß hochgradige Wasserverarmung der Muskeln eine außerordentliche Steigerung (!) der mechanischen Erregbarkeit herbeiführt (Literatur bei Durig, 234). Am besten ist dies vielleicht durch den Vorlesungsversuch von Langendorff (558) demonstrierbar: Injiziert man einem getöteten oder curarisierten Frosch etwas Glycerin in den Rückenlymphsack, so geraten die Muskeln durch die Wasserentziehung nach einigen Stunden in einen Zustand, in welchem ein leichter Stoß Bewegungserscheinungen des Tieres hervorruft, die Strychninkrämpfen täuschend ähnlich sehen!

Nicht also die „Dehydratation" ist die Ursache der narkotischen Lähmung, sondern die der letzteren zugrunde liegenden Erscheinungen können gleichzeitig eine Dehydratation bedingen, indem die adsorptive Umhüllung der Zellkolloide durch das Narkotikum einen Teil des Wassers verdrängt, wie dies schon Graham am Kieselsäuregel gezeigt hat (vgl. S. 283).

4. Beziehungen zwischen den narkotischen Änderungen der Permeabilität und der Erregbarkeit.

Die nunmehr gewonnenen Erkenntnisse machen es in hohem Maße wahrscheinlich, daß zwischen den durch die Narkotika erzeugten Änderungen der Permeabilität und jenen der Erregbarkeit enge Beziehungen bestehen. Pflichtet man der eingangs erwähnten Auffassung bei, daß bei dem Erregungsvorgang Konzentrationsänderungen von Ionen an den Zellgrenzflächen eine wichtige Rolle spielen, dann ergibt sich eine Änderung der Erregbarkeitsverhältnisse bei Änderung der Durchgängigkeit der letzteren ohne weiteres als ein logisches Postulat. Die im vorangehenden zusammengestellten Beobachtungen lassen keinen Zweifel daran, daß die bei geringen Konzentrationen feststellbare reversible Permeabilitätsverminderung der reversiblen Herabsetzung bzw. Aufhebung der Erregbarkeit, d. h. der Narkose im engeren Sinne entspricht, während die bei hohen Konzentrationen eintretende irreversible Steigerung der Permeabilität die irreversiblen toxischen Wirkungen zu tiefer Narkose, den Gewebstod durch Narkose darstellt. Das oben geschilderte und genetisch erklärte Ineinandergreifen der beiden Prozesse läßt auch den kontinuierlichen Übergang von Narkose zu tödlicher Vergiftung verstehen und beseitigt den früher (vgl. S. 383) erwähnten Einwand Traubes, daß bei einem Zusammenhange von Permeabilität und Erregbarkeit den gegensinnigen Änderungen der einen auch solche der anderen entsprechen müßten. Die Annahme einer Permeabilitätsverminderung als Ursache der narkotischen Lähmung fügt sich auch auf das beste in den Rahmen der heute wohl gesicherten Erkenntnis, daß die Erregung mit einer Permeabilitätssteigerung verbunden ist. Es ist daher durchaus verständlich, daß eine Behinderung des Eintritts dieser Permeabilitätssteigerung, wie sie durch die schönen Versuche von Höber und Niina (vgl. S. 391) vielleicht am augenfälligsten demonstriert wird, mit einer Herabsetzung oder Aufhebung der Erregbarkeit einhergehen muß.

Was im besonderen die von Winterstein nachgewiesene Verminderung der Wasserpermeabilität anlangt, so sei hier nur kurz auf die Anschauungen Bethes (89) hingewiesen, der die Erregungsvorgänge auf kapillarelektrische Erscheinungen zurückzuführen sucht. Bei Studien an Zellmodellen konnte er beim Durchleiten elektrischer Ströme durch poröse Scheidewände außer Konzentrationsänderungen von Ionen auch Wasserbewegungen beobachten, deren primäre Erzeugung, wie sie bei mechanischen,

osmotischen und vielleicht auch thermischen Einwirkungen stattfinden wird, umgekehrt auch Konzentrationsänderungen von Ionen
hervorrufen muß, die die Wirksamkeit dieser Art von Reizen zu
erklären imstande wären, und auf die daher eine Verminderung
der Wasserbeweglichkeit von größtem Einfluß sein müßte.

Narkose und Zellpolarisation. — Im übrigen wird ein
weiteres Eindringen in das Wesen der narkotischen Erregbarkeitsverminderung erst möglich sein, wenn die Erregungserscheinungen
selbst eine weitere Klärung erfahren haben werden. Die Versuche, von dem Studium der Zellpolarisation aus hier weitere Aufschlüsse zu erhalten, haben sich bisher nicht erfolgreich erwiesen.
Wir haben gesehen (S. 370), daß die Untersuchungen Alcocks über
die Beeinflussung der Ruheströme durch Narkotika den Ausgangspunkt der ganzen Permeabilitätstheorie gebildet haben. Da vor
und nach ihm noch zahlreiche Autoren eine reversible Verminderung der Ruheströme verschiedener Organe in Narkose beschrieben haben (Froschhaut: Engelmann, 246, Biedermann,
101, Baglioni, 38, Hashida, 405; Nervensystem: Baglioni,
37, Beck, 58 u. a. m.), während umgekehrt die erregbarkeitssteigernde Wirkung des Strychnins nach Baglioni (37) und
Beck (58) mit einer bedeutenden Verstärkung des Ruhestromes
des Froschrückenmarks einhergeht, so lag der Gedanke nahe,
Erregbarkeit und Zellpolarisation in unmittelbaren Zusammenhang
zu bringen. Die Verminderung der Polarisation der Nerven erscheint besonders deutlich in dem zuerst von Biedermann (101)
beobachteten Fortfall der elektrotonischen Polarisationsströme und
in dem Ausbleiben der von Bethe (88, 89a, 87, S. 287) beschriebenen
„Polarisationsbilder", d. i. der bei Durchleitung eines konstanten
Stromes auftretenden polaren Veränderungen der Färbbarkeit.
Wie schon erwähnt (S. 371), glaubte besonders Verzár (1001, 1003)
diesen Erscheinungen eine große Bedeutung für die Theorie der
Narkose zuerkennen zu sollen. Er hob hervor, „daß sowohl bei
der Erregung als bei der Narkose die Polarisierbarkeit des Nerven
sich in gleichem Sinne ändert, nämlich abnimmt", und entwickelte
so die Vorstellung, „daß Erregung und Narkose bezüglich der
Permeabilitätsänderung nicht antagonistische, sondern wesens-
gleiche Vorgänge sind." Der narkotisierte Nerv würde deshalb
nicht mehr in Erregung geraten, weil derselbe Prozeß bereits

durch das Narkotikum hervorgebracht wäre; die dem „Türöffnen" vergleichbare Erregung könne nicht mehr zustande kommen, „weil die Tür schon geöffnet ist" (1003, S. 103/4).

Die letztere Vorstellung, die in ähnlicher Weise auch von Embden (244) geäußert wurde, ist wohl sicher als unrichtig erwiesen, da die Experimente uns gezeigt haben, daß das „Türöffnen" in Narkose deshalb unmöglich ist, weil die Türe verschlossen wird und nicht deshalb, weil sie offen steht. Aber ganz abgesehen davon haben die eingehenden Untersuchungen Voelkels (1010, 1011) über die Beziehungen zwischen Ruhestrom und Erregbarkeit die gänzliche Unabhängigkeit der letzteren von den narkotischen Änderungen der Zellpolarisation dargetan. Voelkel konnte zeigen, daß die lokale Einwirkung eines Narkotikums stets im Sinne einer Negativierung der betroffenen Stelle wirkt, am Nerven, wie am Muskel, wie am isolierten Froschrückenmark. Wird also bei Ableitung eines Längsquerschnittstromes der Längsschnitt narkotisiert, so tritt eine reversible Abschwächung, wird der Querschnitt narkosisiert, dagegen eine reversible Steigerung des Potentials auf; diese Steigerung ist bemerkenswerterweise viel größer, als wenn sie durch Anlegen eines neuen Querschnittes erzeugt worden wäre, wohl ein deutlicher Beweis, daß sie durch irgendwelche Permeabilitätsänderungen überhaupt nicht erklärt werden kann. Vor allem aber war diese durch Narkotika erzeugte Negativierung gänzlich unabhängig von den gleichzeitig vorhandenen Erregbarkeitsverhältnissen (im Gegensatz zu dem Aktionsstrom, dessen narkotische Veränderungen jenen der Erregbarkeit stets parallel gingen). Wurde also z. B. der Längsschnitt eines Nerven der Wirkung von Chloroform- oder Ätherdampf in einer die Erregbarkeit stark vermindernden Konzentration ausgesetzt, so trat eine Abschwächung, wurde ihr der Querschnitt ausgesetzt, eine Verstärkung des Ruhestromes ein; ganz das gleiche Verhalten war aber auch bei Applikation von 2proz. Alkohol zu beobachten, der eine länger dauernde beträchtliche Steigerung der Erregbarkeit herbeiführte. Beim Froschrückenmark wieder konnte eine Steigerung des Ruhestromes nicht bloß entsprechend den Angaben von Baglioni bei Applikation von Strychninlösung, sondern auch bei Einwirkung einer die Erregbarkeit vermindernden Cocainlösung festgestellt werden.

Anscheinend gehören also die hier vorliegenden Erscheinungen in eine ganz andere Kategorie als die früher erörterten Permeabilitätsveränderungen und bedürfen noch weiterer Aufklärung. Loeb und Beutner (607, 95) haben gezeigt, und Voelkel konnte dies bestätigen, daß die gleiche negativierende Wirkung auch an einfachen Flüssigkeitsketten zu erzielen ist, z. B. wenn man bei einer „Öl"kette, in welcher Phenol zwischen $^1/_{10}$ mol. KCl- und $^1/_{10}$ mol. NaCl-Lösung geschaltet ist, zu einer der beiden Elektrolytlösungen ein Narkotikum hinzusetzt. Gleichviel, ob man der von Beutner (96) diesen Erscheinungen gegebenen Erklärung zustimmt oder nicht, jedenfalls dürften sie bestätigen, daß die Wirkung der Narkotika auf die von den Geweben ableitbaren Potentiale nicht zu einer Deutung der Permeabilitätsveränderungen herangezogen werden kann. Damit wird auch die Erklärung hinfällig, die Winterstein (1085) für das Erregungsstadium der Narkose zu geben versuchte, indem er auf die Möglichkeit einer Erhöhung des Oberflächenpotentials durch das Einsetzen der Permeabilitätsverminderung zu Beginn der Narkose hinwies. Ebenso dürfte es vorläufig kaum angängig sein, die durch den elektrischen Strom zu erzielende sogenannte „Elektronarkose" (Literatur bei Scheminzky, 841) für die Theorie der Narkose zu verwerten.

Narkose und Erstickung. — Auch wenn man von den noch dunkeln Erscheinungen des Oberflächenpotentials ganz absieht, vermag die Permeabilitätstheorie vielleicht die eigenartigen Beziehungen dem Verständnis näher zu bringen, die zwischen den Erscheinungen der Erstickung und der Narkose bestehen und die uns bereits in einem früheren Abschnitte eingehend beschäftigt haben (vgl. 2. Teil, Kap. B). Wir haben die weitgehende Übereinstimmung zwischen den Wirkungen des Sauerstoffmangels und der Narkose kennen gelernt, die gleichwohl einen unmittelbaren genetischen Zusammenhang vermissen ließ, und haben gesehen, daß die Narkotika die Eigentümlichkeit besitzen, eine Erholung von der durch Sauerstoffmangel erzeugten Erstickung bei Sauerstoffzufuhr hintanzuhalten, ohne daß diese Erscheinung auf eine Behinderung der Oxydationsprozesse zurückführbar wäre. Aus dieser Feststellung muß man nach Winterstein (1083, 1084) folgern, daß zwischen den Oxydationsprozessen und den der Erregbarkeit und der Erregung zugrunde liegenden Vorgängen noch andere zwischengeschaltet sind, die durch die Narkose beeinflußt werden. Es liegt nahe, diese zwischengeschalteten Vorgänge in den Grenzflächen zu suchen, deren normale Permeabilität zweifellos an die in den Zellen sich abspielenden Stoffwechselprozesse geknüpft ist, da das Absterben der Zellen sogleich auch eine Änderung der ersteren nach sich zieht. Nehmen wir daher, wie dies auch zur Erklärung des Ruhestoffwechsels notwendig erscheint, an, daß die Grenzflächenpermeabilität, an die der normale Ablauf der Erregungsvorgänge geknüpft ist, das Resultat eines dynamischen Gleichgewichtszustandes darstellt, der durch Diffusion oder sonstige physikalische oder chemische Vorgänge ständig gestört und durch den Ruhestoffwechsel, vor allem durch die Oxydationsprozesse, immer wieder hergestellt wird, so ergeben sich zwei Möglichkeiten für eine (reversible) Aufhebung der Erregbarkeit: Einmal die Änderung der Permeabilität durch äußere Faktoren, wie wir sie in der Einwirkung der Narkotika vor uns haben, und zweitens ihre Änderung durch innere Faktoren wie die Einstellung der Oxydationsprozesse, deren regulärer Ablauf die Voraussetzung für die Erhaltung der normalen Grenzflächenbeschaffenheit darstellt.

Die mannigfachen Analogien zwischen den Wirkungen der Narkose und des Sauerstoffmangels würden sich dann auf Grund dieser Hypothese darauf zurückführen lassen, daß ihnen beiden der gleiche Zustand veränderter Grenzflächenbeschaffenheit zugrunde liegt, der freilich in beiden Fällen auf ganz verschiedene Weise zustande käme: im ersten Falle durch die Adsorption der Narkotika, im zweiten durch die Störung der im Zellinneren sich abspielenden chemischen Vorgänge. Nehmen wir schließlich noch an, daß diese letzteren in der Narkose zunächst noch weitergehen, so erklärt sich die Erscheinung, daß auch in der Narkose bei Sauerstoffmangel Erstickung eintritt, während umgekehrt die erstickten Zellen sich trotz Sauerstoffzufuhr nicht zu erholen vermögen, weil die Anwesenheit der Narkotika die Wiederherstellung der normalen Grenzflächenbeschaffenheit nicht zuläßt.

So erscheint die Permeabilitätstheorie wohl geeignet, die in der Narkose zu beobachtenden Erregbarkeitsveränderungen einer einheitlichen Erklärung zuzuführen.

D. Zusammenfassung.

Versuchen wir nun zum Schluß die Vorstellungen von dem Mechanismus der Narkose zusammenzufassen, zu denen die kritische Sichtung des vorliegenden Materials uns geführt hat, so müssen wir sagen, daß wir den wesentlichsten Faktor in Oberflächenkräften erblicken, die das leichte Eindringen der Narkotika in die Zellen und ihre leichte Adsorbierbarkeit bedingen. Vermöge der letzteren bilden die eindringenden Narkotika vermutlich eine Hülle um die Mizellen der Zellkolloide, verdrängen adsorbierte Stoffe, erschweren, bzw. verhindern Aufnahme oder Abgabe der Substanzen des Stoffwechsels und greifen auf das tiefste in den gesamten Fermentmechanismus der Zelle ein; denn die umhüllten oder von ihrem Wirkungsort verdrängten Fermente werden ihre Wirksamkeit zu mehr oder minder großem Teile einbüßen. So sehen wir die Narkotika schon einfache Fermentreaktionen, ja sogar Reaktionen an völlig leblosem Material hemmen. Die Wirkungsstärke der Narkotika wird demgemäß in der von Warburg dargelegten Weise von der Ausdehnung der von ihnen besetzten Oberfläche abhängen, die an dem gleichen Objekt von der Zahl und Größe der adsorbierten Moleküle bestimmt wird. Die früher als Maß der Wirkungsstärke verwendeten Eigenschaften wie Löslichkeit in Öl bzw. Wasser, Oberflächenaktivität gegen Luft u. dgl. sind bloß von indirekter Bedeutung, insoweit sie der Adsorbierbarkeit parallel gehen, was meist nur in beschränktem Umfange, im allgemeinen höchstens innerhalb homologer Reihen der Fall zu sein pflegt. Eine ganz besondere Bedeutung wird der Größe der adsorbierenden Fläche, d. i. der Zellstruktur, zukommen. Je komplizierter die Struktur, an der die wirksamen Reaktionen sich abspielen, um so leichter wird eine Störung durch Adsorption von Narkoticis sich ergeben. So erklärt sich, daß die Narkotika in viel geringerer Konzentration die Hefegärung in der lebenden Zelle hemmen als im Preßsaft, daß sie in viel geringerer Konzentration die Oxydationsgeschwindigkeit in den Körnchensuspensionen des Leberzellenbreies herabsetzen als in einem wässerigen Extrakt desselben, u. dgl. m. Diese „Strukturwirkungsstärke" der Narkotika, die deren Wirkung auf ungeformte Fermente lange Zeit der Aufmerksamkeit gänzlich entgehen ließ, erklärt wohl die bevorzugte Beeinflussung der Oxydationsvorgänge und schließt vielleicht auch das Geheimnis der besonderen Wirkung auf das Zentralnervensystem in sich, die man vergeblich durch grob chemische und morphologische Vorstellungen zu erklären suchte.

Ihre auffälligsten Wirkungen werden die Narkotika an den Zellgrenzflächen entfalten. Die Adsorption an die Zellkolloide führt hier zu einer durchgreifenden Änderung der normalen Grenzflächenbeschaffenheit, die von ausschlaggebender Bedeutung für die wichtigsten Zellfunktionen sein muß, vor allem für die an den Grenzflächen sich abspielenden Änderungen der Ionenkonzentration, die den Erregungsvorgängen zugrunde liegen. Die durch die Adsorption der Narkotika bedingte und mit ihrer Entfernung daher wieder völlig reversible Verminderung der Durchgängigkeit, vor allem für Wasser und wasserlösliche Stoffe, führt durch Verhinderung der mit der Erregung verbundenen Permeabilitätssteigerung zu einer Herabsetzung, ja Aufhebung der Erregbarkeit. Der Umstand, daß vielleicht gleichartige, aber auf ganz anderem Wege erzeugte Änderungen der Grenzflächenbeschaffenheit auch durch Sauerstoffmangel hervorgerufen werden, dürfte die Erklärung für die zahlreichen Analogien zwischen den Erscheinungen der Erstickung und der Narkose liefern, die zu der irrigen Vorstellung eines ursächlichen Zusammenhanges beider geführt haben.

Bei noch höheren Narkotikumkonzentrationen werden die durch die Adsorptionshülle ihrer lyophilen Eigenschaften beraubten Zellkolloide sich aggregieren und eine mit irreversibler Permeabilitätssteigerung verbundene Ausflockung und Koagulation erfahren. So erklärt sich die toxische Wirkung der Übernarkotisierung, der Gewebstod durch Narkose.

Ob die Lipoide infolge ihres Lösungs- oder Adsorptionsvermögens oder ihrer reichlicheren Anwesenheit an der Zelloberfläche bei der narkotischen Herabsetzung der Erregbarkeit oder bei den toxischen Wirkungen zu großer Konzentrationen eine besondere Rolle spielen, entzieht sich zur Zeit unserer Kenntnis. Ihnen im Sinne der Lipoidtheorie eine ausschlaggebende Bedeutung für den Mechanismus der narkotischen Wirkung überhaupt zuzusprechen, fehlt jede Veranlassung.

Wollen wir das Ergebnis unserer Betrachtungen in einem einzigen Satze zusammenfassen, so werden wir sagen: Der Wirkungsmechanismus der Narkotika beruht auf ihrer leichten Adsorbierbarkeit an die Strukturbestandteile der lebenden Systeme.

Literaturverzeichnis.

Es sind nur solche Arbeiten angeführt, die im Text Erwähnung gefunden haben. Die in [ ] gesetzten Zahlen in Kursivschrift bezeichnen die Textseite, auf der die betreffende Arbeit zitiert wurde.

1. Abderhalden, E., und Fodor, A.: Forschungen über Fermentwirkung. II. Mitt. Fermentforschung 2, 74. 1919. [*252.*]
2. — — III. Mitt. Ebenda 151. [*252.*]
3. — — Studien über die Adsorption von Aminosäuren, Polypeptiden und Eiweißkörpern durch Tierkohle usw. Kolloid-Zeitschr. 27, 49. 1920. [*252.*]
4. — und Wertheimer, E.: Studien über Autoxydationen. Pflügers Arch. f. d. ges. Physiol. 197, 131. 1922. [*270.*]
5. Abelin, J.: Beiträge zur Kenntnis der physiologischen Wirkung der proteinogenen Amine. VIII. Mitt. Über die lokolanästhetischen und narkotischen Wirkungen usw. Biochem. Zeitschr. 141, 458. 1923. [*280.*]
5a. Achelis, J. D.: Pflanzt sich der Erregungsvorgang in einer gleichmäßig narkotisierten Nervenstrecke mit einer konstanten Geschwindigkeit fort? Zeitschr. f. Biol. 76, 315. 1922. [*86.*]
6. Adrian, E. D.: On the conduction of subnormal disturbances in normal nerve. Journ. of physiol. 45, 389. 1912.]*91 f.*]
7. — Wedensky inhibition in relation to the 'all-or-none' principle in nerve. Ibid. 46, 384. 1913. [*94, 109 f.*]
8. — The all-or-none principle in nerve. Ibid. 47, 460. 1913/14. [*86, 92.*]
9. — The relation between the size of the propagated disturbance and the rate of conduction in nerve. Ibid. 48, 53. 1914. [*86.*]
10. — The recovery process of excitable tissues. Part. I. Ibid. 54, 1. 1920. [*104.*]
11. — and Forbes, A.: The all-or-nothing response of sensory nerve fibres. Ibid. 56, 301. 1922. [*93, 95 f., 98.*]
12. — and Lucas, K.: On the summation of propagated disturbances in nerve and muscle. Ibid. 44, 68. 1912. [*102 f.*]
13. — and Olmsted, J. M.: The refractory phase in a reflex arc. Ibid. 56, 426. 1922. [*27, 48, 104 f.*]
14. Aiello, G.: Über die Verteilungskoeffizienten der Diuretika und Narkotika und die Theorie der Narkose. Biochem. Zeitschr. 124, 192. 1924. [*229, 309.*]
15. Airila, Y.: Über die Einwirkung verschiedener Erregungsmittel der Großhirnrinde auf den Chloralhydratschlaf. Arch. internat. de pharmaco-dyn. et de thérapie 23, 453. 1913. [*172.*]
16. Albanese, M.: Über die Anordnung der motorischen Nervenfasern für die Flexoren und Extensoren in den Nervenstämmen des Frosches. Arch. f. exp. Pathol. u. Pharmakol. 34, 338. 1894. [*73.*]

17. **Albertoni**, P.: Action de la cocaine sur la contractilité du protoplasma. Arch. ital. de biol. **15**, 1. 1891. [*14.*]

18. **Alcock**, N. H.: The action of anaesthetics on living tissuse. Part. I. The action on isolated nerve. Proc. of the roy. soc. of London (B) **77**, 267. 1906. [*299, 370.*]

19. **Alcock**, N. H., Part. II. The frog's skin. Ibid. **78**, 159. 1906. [*186, 299, 370.*]

20. — Anaesthesia in the human subject with known percentages of chloroform vapour. Proc. of the roy. soc. of med. **2**. 1908/09; Section: Anaesthetics. p. 15. [*38.*]

21. **Alexander**, F. G.: Untersuchungen über den Blutgaswechsel des Gehirns. Biochem. Zeitschr. **44**, 127. 1912. [*194.*]

22. — und **Cserna**, St.: Einfluß der Narkose auf den Gaswechsel des Gehirns. Ebenda **53**, 100. 1913. [*65, 190, 194.*]

23. — und **Révécz**, G.: Über den Einfluß optischer Reize auf den Gaswechsel des Gehirns. Ebenda **44**, 95. 1912. [*194.*]

24. **Alms**, H.: Die Wirkung des Cocains auf die peripherischen Nerven. Arch. f. (Anat. u.) Physiol. 1886. Suppl. S. 293. [*68.*]

25. **Amherdt**, Th.: Beiträge zur Kenntnis der Leichenveränderungen bei Haustieren. (Veter.-mediz.) Diss. Zürich 1918; auch Arch. f. wiss. u. prakt. Tierheilk. **44**. 1918. [*399.*]

26. **Antonow**, G. N.: Sur la tension superficielle à la limite de deux couches. Journ. chimie phys. **5**, 372. 1907. [*345f.*]

27. **Apitz**, G., und **Kochmann**, M.: Über die Bindungsgröße des Chloroforms und Äthylalkohols an die roten Blutkörperchen während der Hämolyse. Arch. f. exp. Pathol. u. Pharmakol. **87**, 226. 1920. [*231.*]

28. **Archangelsky**, C.: Über die Verteilung des Chloralhydrats und Acetons im Organismus. Ebenda **46**, 347. 1901. [*223, 230f., 235.*]

29. **Armstrong**, H. E., and **Armstrong**, E. F.: The origin of osmotic effects. III. — The function of hormones etc. Proc. of the roy. soc. of London (B) **82**, 588. 1910. [*145, 180, 284.*]

30. **Arrhenius**, Sv., und **Bubanović**, F.: Verteilung, Hemmung und Beschleunigung bei der Hämolyse. Meddelanden från k. vetensk. Nobelinstitut **2**, Nr. 32. 1913. [*250, 381.*]

31. **Baer**, G.: Beitrag zur Kenntnis der akuten Vergiftung mit verschiedenen Alkoholen. Arch. f. (Anat. u.) Physiol. 1898. 283. [*267.*]

32. **Baer**, J., und **Meyerstein**, W.: Über den Einfluß pharmakologischer Agenzien auf Oxydationsvorgänge im Organismus. Arch. f. exp. Pathol. u. Pharmakol. **63**, 441. 1910. [*19, 190.*]

33. **Baeyer**, H. v.: Zur Kenntnis des Stoffwechsels in den nervösen Zentren. Zeitschr. f. allgem. Physiol. **1**, 265. 1902. [*183.*]

34. — Das Sauerstoffbedürfnis des Nerven. Ebenda **2**, 169. 1903. [*183.*]

35. **Baglioni**, S.: Physiologische Differenzierung verschiedener Mechanismen des Rückenmarkes. Arch. f. (Anat. u.) Physiol. Suppl., 1900. S. 193. [*62.*]

36. — Beziehungen zwischen physiologischer Wirkung und chemischer Konstitution. Zeitschr. f. allgem. Physiol. **3**, 313. 1903. [*205.*]

37. — Sind die tätigen Ganglienzellen des Zentralnervensystems der Sitz elektromotorischer Kräfte? Zentralbl. f. Physiol. **19**, 345. 1905. [*402.*]

38. Baglioni, S.: Influenza dei narcotici sui fenomeni elettrici della pelle di rana. Arch. di fisiol. 4, 1. 1906. [402.]

39. — Zur Analyse der Reflexfunktion. Wiesbaden: Bergmann 1907. [62, 186.]

40. — und Pilotti, G.: Neurologische Untersuchungen bei der Lumbalanästhesie mittels Stovain. Zentralbl. f. Physiol. 23, 869. 1910. [74.]

41. Baglioni, S. und Pilotti, G.: Ricerche nevrologiche nella rachiostovainizzazione umana. Boll. d. R. accad. med. di Roma 36, Heft 3. 1910. [74.]

42. — — Azione della stovaina sulle fibre nervose. Ibid. 37, Heft 4. 1911. [204.]

43. Bang, I.: Die Zuckerbildung der Froschleber. Biochem. Zeitschr. 49, 40. 1913. [188.]

44. Baratynsky, P. A.: Effets produits par des substances narcotiques sur les animaux privés d'une partie du cerveau. Arch. de scienc. biol. de St. Pétersb. 3, 167. 1894; zit. Hermanns Jahresber. 1894. S. 108. [22.]

45. Bart, H.: Die biologische Wirkung des Nitrals usw. Arch. f. Hyg. 91, 1. 1922. [203.]

46. — Zur Analyse der pharmakologischen Wirkung des Stickoxyduls und der asphyktischen Narkose. Biochem. Zeitschr. 139, 114. 1923. [42, 203.]

47. Barten, O.: Über die Kombination der Äther-Chloroformnarkose mit Schlafmitteln usw. Arch. internat. de pharmaco-dyn. et de thérapie 23. 1913. [158.]

48. Batelli, F., und Stern, L.: Einfluß der Anästhetika auf die Oxydone. Biochem. Zeitschr. 52, 226. 1913. [56, 191, 211, 270f., 329, 334, 350f.. 358.]

49. — — Einfluß der Aldehyde auf die Oxydone. Ebenda 52, 253. 1913. [56, 191.]

50. — — Die Abhängigkeit der Oxydone von den Proteinkörpern. Ebenda 63, 369. 1914. [191, 270, 351.]

51. — — Einfluß der mechanischen Zerstörung der Zellstruktur auf die verschiedenen Oxydationsprozesse der Tiergewebe. Ebenda 67, 443. 1914. [191, 211, 351.]

52. Baum, F.: Zur Theorie der Alkoholnarkose. II. — Ein physikalisch-chemischer Beitrag zur Theorie der Narkotika. Arch. f. exp. Pathol. u. Pharmakol. 42, 119. 1899. [40, 286f., 303, 307.]

53. Baumann, E., und Kast, A.: Über die Beziehungen zwischen chemischer Konstitution und physiologischer Wirkung bei einigen Sulfonen. Zeitschr. f. physiol. Chem. 14, 52. 1890. [278f., 286.]

54. Baumann, W.: Untersuchungen über die Muskelstarre. Pflügers Arch. f. d. ges. Physiol. 167, 117. 1917. [124.]

55. Baumecker, W.: Experimentelle Beiträge zum Antagonismus der Magnesium- und Calciumionen. Biochem. Zeitschr. 142, 142. 1923. [174.]

56. — Der Einfluß der Narkotika auf die Blutkörperchensenkungsgeschwindigkeit. Ebenda 152, 64. 1924. [269, 397.]

57. Bayliss, W. M.: On reciprocal innervation in vasomotor reflexes and the action of strychnine and of chloroform thereon. Proc. of the roy. soc. of London (B) 80, 339. 1908. [64.]

58. Beck, A.: Über elektrische Erscheinungen im Zentralnervensystem des Frosches. Pflügers Arch. f. d. ges. Physiol. 155, 461. 1914. [402.]

59. Becquerel, P.: Recherches sur la vie latente ges graines. Ann. des sciences natur. 9. Sér. Bot. 5, 193. 1907. [146.]

60. Behr, V.: Studien über die Wirkung der Einatmung von Dämpfen yon Tetrachlorkohlenstoff usw. Inaug.-Diss. Würzburg 1903. [*38.*]

61. Beinaschewitz, F.: Über die Erhöhung der Wirkung narkotischer Medikamente durch Verteilung der Gesamtdosis. Therap. Monatshefte **24**, 536. 1910. [*152.*]

62. Berczeller, L.: Stalagmometrische Untersuchungen an krystalloiden und kolloiden Lösungen. V. Die Beziehung zwischen physiologischer und physikalisch-chemischer Wirkung der Neutralsalze. Biochem. Zeitschr. **66**, 173. 1914. [*328.*]

63. — VII. Pharmakologische Wirksamkeit und Oberflächenspannungserniedrigung. Ebenda 202. [*328.*]

64. — X. Über die Einwirkung einiger Narkotika. auf Lecithinlösungen. Ebenda 225. [*360.*]

65. — Über den Fettgehalt des Blutes bei der Narkose. Ebenda **90**, 288. 1918. [*281, 394.*]

66. — und Hetényi, St.: Untersuchungen über Adsorptionsverbindungen und Adsorption. 2. Mitt. Über die Verdrängung aus der Oberfläche. Ebenda **84**, 118. 1917. [*340.*]

67. — — 3. Über die Beeinflussung der Adsorption einiger Substanzen durch Alkohole. Ebenda 137. [*340.*]

68. Beritoff, J. S.: Über die funktionellen Veränderungen des Nervensystems bei der Parabiose usw. Zeitschr. f. Biol. **78**, 231. 1923. [*108.*]

69. — und Tskimanauri, G.: Über den Einfluß einiger chemischer Agenzien auf den funktionellen Zustand des Herzens. Ebenda **82**, 213. 1924/25. [*119.*]

70. Bermann, R.: Über die Kombinationswirkung von Luminal-Natrium und Scopolamin. Zeitschr. f. exp. Path. u. Ther. 18, 67. 1916. [*156.*]

71. Bernard, Cl.: Leçons sur les anesthésiques et sur l'asphyxie. Paris 1875. [*9, 21, 36, 39, 121, 148, 176f., 178, 348.*]

72. — Leçons sur les phénomènes de la vie communs aux animaux et aux végétaux. T. 1, 2. édit. Paris 1885. [*9, 36, 55, 133, 136, 138. 145, 178, 191, 348.*]

73. Bernstein, J.: Über die physiologische Wirkung des Chloroforms. Moleschotts Untersuchungen zur Naturlehre **10**, 280. 1870. [*16, 36, 48, 61f.*]

74. — Über die Beziehungen zwischen Kontraktion und Starre des Muskels. Untersuch. a. d. physiol. Inst. Halle. 2. Heft. 1890. 173. [*122.*]

75. Bert, P.: Recherches sur les mouvements de la sensitive. I.   Mém. de la soc. des sciences de Bordeaux 1866 (zit. nach Rothert, 820; an der angegebenen Stelle nicht auffindbar). [*133.*]

76. — Sur la prétendue période d'excitation de l'empoisonnement des animaux par le chloroforme ou par l'éther.   Journ. de l'anat. et de la physiol. 4, 325. 1867 (auch Compt. rend. acad. **64**, 622. 1867). [*20, 61.*]

77. — Leçons sur la physiologie comparée de la respiration. Paris 1870. [*43.*]

78. — Sur la possibilité d'obtenir, à l'aide du protoxyde d'azote, une insensibilité etc. Gaz. méd. 1878, 579. [*42.*]

79. — Anesthésie par le protoxyde d'azote. Ibid. 1879, 123. [*42.*]

80. — Sur la zone maniable des agents anesthésiques, et sur un nouveau procédé de chloroformisation. Compt. rend. acad. **93**, 768. 1881. [*38f., 42, 215f.*]

81. Bert, P.: Sur la mort l'action des mélanges d'air et de vapeurs de chloroforme. Cpt. rend. des séances de la soc. de biol. **35**, 241. 1883. [*215.*]
82. — Méthode d'anesthésie prolongée par des mélanges dosés d'air et de vapeurs de chloroforme. Ibid. 409. [*38.*]
83. — Sur l'anesthésie par l'éther. Ibid. 522. [*37.*]
84. — Application à l'homme de la méthode d'anesthésie chloroformique par les mélanges titrés. Ibid. 665. [*38, 215.*]
85. — L'anesthésie par la méthode des mélanges titrés de vapeurs et d'air; son application à l'homme pour les vapeurs de chloroforme. Compt. rend. acad. **98**, 63. 1884. [*215.*]
86. Berthellot et Jungfleisch: Sur les lois qui président au partage d'un corps entre deux dissolvants. Ann. de chim. et de physique (4) **26**, 396, 408. 1872. [*227.*]
87. Bethe, A.: Allgemeine Anatomie und Physiologie des Nervensystems. Leipzig 1903. [*15, 320, 402.*]
88. — Über die Wirkung einiger Narkotika auf das Polarisationsbild des Nerven. Arch. f. exp. Pathol. u. Pharmakol. 1908. Suppl. (Festschrift). S. 75. [*402.*]
89. — Kapillarchemische (kapillarelektrische) Vorgänge als Grundlage einer allgemeinen Erregungstheorie. Pflügers Arch. f. d. ges. Physiol. **163**, 147. 1916. [*401.*]
89a.— Nervenpolarisationsbilder und Erregungstheorie. Ebenda **183**, 289. 1920, [*402.*]
90. — Die chemische Kontraktur des Muskels. Hamburger Tagung d. Dtsch. physiol. Ges. 1920. Ber. über d. ges. Physiol. **3**, 591. 1920. [*125f.*]
91. — Die Narkose des Muskels in ihren Beziehungen zur Theorie der Kontraktion. Ebenda 592. [*125f.*]
92. — Spannung und Verkürzung des Muskels bei kontrakturerzeugenden Eingriffen. usw. Pflügers Arch. f. d. ges. Physiol. **199**, 491. 1923. [*126f., 130.*]
93. — Fraenkel, M., und Wilmers, J.: Die chemische Kontraktur des narkotisierten Muskels im Vergleich zu der des normalen. Ebenda **194**, 45. 1922. [*125.*]
94. — und Franke, F.: Versuche über die Kalikontraktur. Biochem. Zeitschr. **156**, 190. 1925. [*125.*]
95. Beutner, R.: Neue Erscheinungen der Elektrizitätserregung, welche einige bioelektrische Phänomene erklären. II. Zeitschr. f. Elektrochem. **19**, 467. 1913. [*404.*]
96. — Die Entstehung elektrischer Ströme in lebenden Geweben. Stuttgart: Enke 1920. [*404.*]
97. Bibra, E. v.: Vergleichende Untersuchungen über das Gehirn des Menschen und der Wirbeltiere. Mannheim 1854. [*290.*]
98. — und Harleß, E.: Die Wirkung des Schwefeläthers in chemischer und physiologischer Beziehung. Erlangen 1847. [*21, 177, 281f.*]
99. Biedermann, W.: Beiträge zur allgemeinen Nerven- und Muskelphysiologie. 7. Mitt. Sitzungsber. d. Akad. Wien, Mathem.-naturw. Kl. **83**, 3. Abt. 289. 1881. [*16.*]

100. Biedermann, W.: Beiträge usw., 22. Mitt. Über die Einwirkung des Äthers auf einige elektromotorische Erscheinungen an Muskeln und Nerven. Ebenda **97**, 3. Abt. 84. 1888. [*127.*]

101. — Elektrophysiologie Jena: G. Fischer 1895. [*127, 371, 402.*]

102. — Über Wesen und Bedeutung der Protoplasmalipoide. Pflügers Arch. f. d. ges. Physiol. **202**, 223. 1924. [*301.*]

103. Biehler, W.: Blutkonzentration und Ausscheidung des Alkohols im Hochgebirge. Arch. f. exp. Pathol. u. Pharmakol. **107**, 20. 1925. [*222.*]

104. Bier, A.: Versuche über Cocainisierung des Rückenmarks. Dtsch. Zeitschr. f. Chirurg. **51**, 361. 1899. [*73.*]

105. Bierich, R.: Zur Theorie der Narkose. Pflügers Arch. f. d. ges. Physiol. **174**, 202. 1919. [*311, 313, 352.*]

106. Billard, G., et Dieulafé, L.: La toxicité des alcools, fonction de leur tension superficielle. Cpt. rend. des séances de la soc. de biol. **56**, 452. 1904. [*328.*]

107. — — Rapport entre la tension superficielle, la viscosité et la toxicité des alcools et de quelques boissons alcooliques. Ibid. 493. [*397.*]

108. Bills, E. C.: A pharmacological comparison of six alcohols, singly and in admixture, on paramecium. Journ. of pharmacol. a. exp. therapeut. **22**, 49. 1924. [*41, 269.*]

109. Binz, C.: Zur Wirkungsweise schlafmachender Stoffe. Arch. f. exp. Pathol. u. Pharmakol. **6**, 310. 1877. [*177f., 349.*]

110. — Beiträge zur Kenntnis der Kaffeebestandteile. Ebenda **9**, 31. 1878. [*171.*]

111. — Narkotische Wirkungen von Jod, Brom und Chlor. Ebenda **13**, 139. 1881. [*274.*]

112. — Aphorismen und Versuche über schlafmachende Stoffe. Ebenda 157. [*177f., 274, 349.*]

112a.— Vorlesungen über Pharmakologie. Berlin 1884. [*177f., 349.*]

113. Bloor, W. R.: Studies on blood fat. I. Journ. of biol. chem. **19**, 1. 1914. [*281, 394.*]

114. Blumenthal, A.: Über die Wirkung verwandter chemischer Stoffe auf den quergestreiften Muskel. Pflügers Arch. f. d. ges. Physiol. **62**, 513. 1896. [*17, 268f.*]

115. Bock, J.: Über die Wirkung des Stickoxyduls bei hohen Drucken. Arch. f. exp. Pathol. u. Pharmakol. **75**, 43. 1914. [*42, 202.*]

115a.Boesch, H.: Die Beziehungen zwischen Sauerstoffmangel und refraktärer Periode des Herzens. Zeitschr. f. Biol. **70**, 371. 1920. [*119.*]

116. Böhme, A.: Über die Wirkung des Camphers auf das durch Chloralhydrat vergiftete Froschherz. Ebenda **52**, 346. 1905. [*115, 172.*]

117. Bojarski, St.: Die Wirkungen von Pantopon und morphinfreiem Pantopon in Kombination mit Urethan. Zeitschr. f. exp. Pathol. u. Therap. **18**, 73. 1916. [*153.*]

118. Bondy, O.: Untersuchungen über die Sauerstoffaufspeicherung in den Nervenzentren. Zeitschr. f. allgem. Physiol. **3**, 180. 1904. [*183.*]

119. Bonnier, G., et Mangin, L.: Recherches sur l'action chlorophyllienne séparée de la respiration. Ann. des sciences natur. (Sér 7). Botan. **3**, 1. 1886. [*139.*]

120. Boothby, W. M.: The determination of the anaesthetic tension of ether vapour in man etc. Journ. of pharmacol. a. exp. therapeut. 5, 379. 1903/04. [*249.*]

121. Bornstein, A.: Die Grundeigenschaften des Herzmuskels und ihre Beeinflussung durch verschiedene Agenzien. Arch. f. (Anat. u.) Physiol. 1906. Suppl. I. Mitt. S. 343, II. Mitt. S. 377. [*116, 119.*]

121a.— Über die Wirkung des Chloroforms uud des Chloralhydrats auf den Herzmuskel. Ebenda 1907, S. 383. [*119.*]

122. Boruttau, H.: Die Aktionsströme und die Theorie der Nervenleitung. Pflügers Arch f. d. ges. Physiol. 84, 309. 1901. [*23, 76, 102.*]

123. — und Fröhlich, Fr. W.: Erregbarkeit und Leitfähigkeit der Nerven Zeitschr. f. allgem. Physiol. 4, 153. 1904. [*24, 84f., 93, 185.*]

124. — — Über die Veränderungen der Erregungswelle durch Schädigung des Nerven. Pflügers Arch. f. d. ges. Physiol. 105, 444. 1904. [*84, 92f., 185.*]

125. Bose, P.: Über den vermeintlichen Kolloidcharakter der Lösungen des Chloroforms und einiger seiner Verwandten. Biochem. Zeitschr. 141, 269. 1923. [*342.*]

126. Bowditsch, H. P. (mit Hooper, Ellis und Perkins): The action of sulphuric ether on the peripheral nervous system. Americ. journ. of the med. sciences April 1887; zit. nach Albanese (16) u. Hermanns Jahresber. [*68.*]

127. Bradbury, J. B.: The Croonian lectures on: Some points connected with sleep, sleeplessness, and hypnotics. Lecture I. Brit. med. journ. 1, 1528. 1899; Lecture II. Ibid. 2, 4. 1899. [*177, 179, 267.*]

128. Brandino, G.: La determinazione del punto di congelamento degli organi applicata alla diagnosi medico-legale etc. Arch. di science biol. 7, 210. 1925. [*230.*]

129. Bredenfeld, E.: Die intravenöse Narkose mit Arzneigemischen. Zeitschr. f. exp. Pathol. u. Therap. 18, 80. 1916. [*153.*]

130. Bredig, G.: Die Elemente der chemischen Kinetik usw. Ergebn. d. Physiol. 1, 1, 134. 1902. [*210.*]

131. Breslauer, A., und Woker, G.: Über die Wirkung von Narkotikakombinationen auf Colpidium colpoda. Zeitschr. f. allgem. Physiol. 13, 282. 1912. [*159, 180, 208.*]

132. Brevée, J. F. G.: Elektromyographische Untersuchungen bei verschiedenen Formen zentraler Innervation bei der Katze. Dissert. Utrecht 1925 (holländisch; zit. nach Ber. üb. d. ges. Physiol. 33, 168). [*106.*]

133. Breyer, H.: Über die Einwirkung verschiedener einatomiger Alkohole auf das Flimmerepithel und die motorische Nervenfaser. Pflügers Arch. f. d. ges. Phyisol. 99, 481. 1903. [*14, 16, 26, 52, 268f.*]

134. Briggs, A. P., and Shaffer, P. A.: The excretion of acetone from the lungs. Journ. of biol. chem. 48, 413. 1921. [*221, 228.*]

135. Brooks, M. M.: Comparative studies on respiration III. The effect of ether on the respiration and growth of Bacillus subtilis. Journ. of gen. physiol. 1, 193. 1919. [*19, 136, 142.*]

136. Brown, O. H.: A pharmacological study of anesthetics and narcotics. Americ. journ. of physiol. 15, 85. 1915/06. [*300.*]

137. Bubanović, F.: Einige Kapillaritätsbestimmungen zwischen Olivenöl und wässerigen Lösungen der fettlöslichen Substanzen. Meddelanden från k. vetensk. Nobelinstitut 2. Nr. 17. 1912. [*345.*]

138. — Über den Einfluß der fettlöslichen Stoffe auf die Viskosität und die Oberflächenspannung des Olivenöls. Kolloid-Zeitschr. 10, 178. 1912; s. auch Arrhenius (30). [*397.*]

139. Buchanan, J. W.: The control of head formation in Planaria by means of anesthetics. Journ. of exp. zool 36, 1. 1922. [*20.*]

140. Bucholz, F. A.: Beiträge zur Theorie der Alkoholwirkung. Inaug.-Diss. Marburg 1895. [*275, 285 f.*]

141. Buckmaster, G. A., and Gardner, J. A.: The rate of the assumption of chloroform by the blood during anaesthesia. Proc. of the roy. soc. of London (B) 79, 555. 1907. [*38.*]

142. — — On the rate of elimination of chloroform from the blood after anaesthesia. Ibid. 579. [*38, 218.*]

143. Büdinger, K.: Über die Ausscheidung des Chloroforms aus den Respirationsorganen. Wien. klin. Wochenschr. 14, 735. 1901 (zit. nach Hansen, 395). [*218.*]

144. Bunge, G. v.: Lehrbuch der physiologischen und pathologischen Chemie. 4. Aufl. Leipzig 1898. [*21, 218.*]

145. Burge, W. E.: The effect of ether anaesthesia, the emotions and stimulation of the splanchnics on the catalase content of the blood. Americ. journ. of physiol. 44, 290. 1917. [*210.*]

146. — The mode of action of certain stimulants in increasing and of certain depressants in decreasing oxidations. Journ. of pharmacol. a. exp. therapeut. 12, 243. 1918. [*210.*]

147. — The effect of pyretics and antipyretics on catalase production. Ibid. 14, 121. 1919. [*210.*]

148. — The effect of different anesthetics on the catalase content and oxygen consumption of unicellular organisms. Americ. journ. of physiol. 69, 304. 1924. [*211.*]

149. — Neill, A. J., and Ashman, R.: The mechanism of the action of anaesthetics. Ibid. 45, 388. 1918. [*210.*]

150. Bürgi, E.: Die Verstärkung der narkotischen Wirkung eines Medikamentes durch ein zweites Narkotikum. Korresp.-Blatt f. Schweiz. Ärzte 39, 605. 1909. [*151 f.*]

151. — Die Wirkung von Narkotika-Kombinationen. Dtsch. med. Wochenschr. 36, 20 u. 62. 1910. [*151 f., 154, 164.*]

152. — Untersuchungen über die Wirkung von Arzneigemischen. Berl. klin. Wochenschr. 48, I, 877. 1911. [*154 f.*]

153. — Allgemeine Bemerkungen zu meinen die Wirkung von Arzneikombinationen betreffenden Arbeiten. Zeitschr. f. exp. Pathol. u. Therap. 8, 523. 1911. [*154 f.*]

154. — Über die pharmakologische Bedeutung von Arzneikombinationen. Zeitschr. f. Balneol. 3, 381. 1911. [*154, 163.*]

155. — Über die Wirkung von Arzneigemischen usw. Verhandl. d. 28. dtsch. Kongr. f. inn. Med. Wiesbaden 1911, 305. [*154, 163.*]

156. Bürgi, E.: Über den Synergismus von Arzneien. Pflügers Arch. f. d. ges. Physiol. **147**, 275. 1912. [*157, 162.*]

157. — Über wirkungspotenzierende Momente in Arzneigemischen. Med. Klinik **8**, 2., 2037 u. 2073. 1912. [*162.*]

158. — Anschauungen über die Wirkung der Arzneigemische. Zeitschr. f. allgem. Physiol. **14**, 39. 1913. [*155, 161f.*]

159. — Über Narkotikakombinationen. Ebenda 65. [*157, 161.*]

160. — Die Wirkung der Arzneigemische. Bern 1914. [*10, 162.*]

161. — Über Arzneigemische und ihre Wirkungen. Zeitschr. f. exp. Pathol. u. Therap. **18**, 23. 1916. [*162.*]

162. — Über die pharmakologische Bedeutung der Arzneigemische. Ergebn. d. inn. Med. u. Kinderheilk. **23**, 556. 1923. [*157, 162f.*]

163. Bürker, K.: Eine neue Theorie der Narkose. Münch. med. Wochenschr. 1910. Nr. 27. [*206.*]

164. — Über eine neue Theorie der Narkose und über die oxydativen Prozesse in der lebenden Substanz. Zentralbl. f. Physiol. **24**, 103. 1910. [*206.*]

165. Burkhardt, L.: Über Chloroform- und Äthernarkose durch intravenöse Injektion. Arch. f. exp. Pathol. u. Pharmakol. **61**, 323. 1909. [*21, 38.*]

166. Buytendijk, F. J. J.: Sur l'action combinée de narcotiques et de cyanure de potassium sur la daphnie. Arch. néerland. de physiol. de l'homme et des anim. **2**, 521. 1918. [*173.*]
    s. auch Hamburger (386).

167. Caesar, H.: Quantitative Untersuchung der Toxizitätsänderung des Morphins bei Kombination mit anderen Opiumalkaloiden. Biochem. Zeitschr. **42**, 316. 1912. [*156.*]

168. Calugareanu, D.: Wirkung des Chloroforms auf Lipoidsuspensionen. Ebenda **29**, 96. 1910. [*355, 360.*]

169. Camus, L., et Nicloux, M.: Elimination du chlorure d'éthyle du sang. Sa répartition entre les globules et le plasma. Cpt. rend. des séances de la soc. de biol. **63**, 792. 1907. [*219. 231.*]

170. Carlson, A. J.: On the action of chloral hydrate on the heart etc. Americ. journ. of physiol. **17**, 1. 1906. [*116f.*]

171. Carpenter, T. M., and Babcock, E. B.: The concentration of alcohol in the tissues of hens after inhalation. Ibid. **49**, 128. 1919. [*239.*]

172. Chabrié, C.: Sur la toxicité des acides tartriques stéréoisomères et sur une formule générale pour mesurer la pouvoir toxique. Cpt. rend. hebdom. des séances de l'acad. des sciences **116**, 1410. 1893. [*34.*]

173. Chapman, G. H.: The influence of certain capillary-active substances on enzyme artivity. Internat. Zeitschr. f. phys.-chem. Biol. **1**, 293. 1914. [*270f., 339, 351.*]

174. Chiari, R.: Beeinflussung der Autolyse durch die Narkotika der Fettreihe. Arch. f. exp. Pathol. u. Pharmakol. **60**, 256. 1909. [*188, 299, 371.*]

175. Chistoni, A.: Études sur le cœur isolé de mammifère. „Alcool éthylique et cholestérine". Arch. internat. de physiol. **14**, 201. 1914. [*17.*]

176. Christiansen, J.: Zur Theorie und Praxis der Alkoholdesinfektion. Zeitschr. f. physiol. Chem. **102**, 275. 1918. [*329, 356.*]

177. Choquard, L.: Über die Narkose lipoidreicher und lipoidarmer Gewebe gleicher Art. Zeitschr. f. Biol. **60**, 101. 1913. [*51, 268, 320.*]

178. Clemens, F. W.: Sur l'éthérisation des plantes douées de mouvements spontanés visibles. Bull. de la soc. Vaudoise des sciences nat. **2**, 257, 289. 1847/48 (zit. nach Rothert, 820). [*133.*]

179. Cloetta, M.: Inanition und Narkose. Arch. internat. de pharmaco-dyn. et de thérapie **17**, 1. 1907. [*245.*]

180. — Über das Wesen der Magnesiumnarkose. Korresp.-Blatt d. Schweiz. Ärzte **45**, 65. 1915. [*352.*]

181. — und Thomann, H.: Chemisch-physikalische Untersuchungen zur Theorie der Narkose. Arch. f. exp. Pathol. u. Pharmarkol. **103**, 260. 1924. [*181, 331.*]

182. Clowes, G. H. A.: On analogous effects exerted by anaesthetics in physical and biological systems. Proc. of the soc. f. exp. biol. a. med. **11**, 8. 1913. [*375.*]

183. Collander, R.: Über die Permeabilität pflanzlicher Protoplasten für Sulfosäurefarbstoffe. Jahrb. f. wiss. Botanik **60**, 354. 1921. [*376.*]

184. Collett, M. E.: Narcosis and temperature. Proc. of the soc. f. exp. biol. a. med. **20**, 259. 1922. [*312.*]

185. Cololian, P.: La toxicité des alcools chez les poissons. Journ. de physiol. et de pathol. gén. **3**, 535. 1901. [*267.*]

186. Cooper, S.: The effect of carbon dioxide on the rate of recovery in nerve. Journ. of physiol. **59**, 82. 1924. [*104.*]

187. Corral, J. de: Untersuchungen über die Hyperglykämie bei Injektion von Tetrahydro-β-Naphthylamin. Biochem. Zeitschr. **88**, 131. 1918. [*172.*]

188. Coupin, H.: Action des vapeurs anesthésiques sur la vitalité des graines sèches et des graines humides. Cpt. rend. hebdom. des séances de l'acad. **129**, 561. 1899. [*145.*]

189. Coze, Deuxième note sur l'action physiologique du chloroforme. Ibid. **28**, 534. 1849. [*120.*[

190. Crozier, W. J.: Cell penetration by acids. Journ. of gen. physiol. **4**, 722. 1922. [*388.*]

191. Csillag, E.: Beziehungen zwischen Konzentration und Wirkung der Narkotika, gemessen am Ruhestrom der Froschhaut. Arch. f. exp. Pathol. u. Pharmakol. **101**, 296 (1924). [*100.*]

192. Cushni, A.: Über Chloroform- und Äthernarkose. Zeitschr. f. Biol. **28**, 365. 1891. [*16, 22.*]

193. Cybulski, N., und Sosnowski, J.: Zur Frage: „Ist die negative Schwankung ein unfehlbares Zeichen der physiologischen Nerventätigkeit?" Zentralbl. f. Physiol. **13**, 515. 1899. [*76.*]

194. Czaja, A. Th.: Physikalisch-chemische Eigenschaften der Membran der Utriculariablase. Pflügers Arch. f. d. ges. Physiol. **206**, 554. 1925. [*269, 380.*]

195. — Reizphysiologische Untersuchungen an Aldrovandia vesiculosa L. Ebenda **206**, 635. 1925. [*14, 133.*]

196. Czanik, E.: Einfluß der Narkotika auf die Oberflächenspannung. Biochem. Zeitschr. **165**, 443. 1925. [*341.*]

197. Czapek, F.: Zur Physiologie des Leptoms der Angiospermen. Ber. d. dtsch. botan. Ges. **15**, 124. 1897. [*144.*]

418 Literaturverzeichnis.

198. Czapek, F.: Weitere Beiträge zur Kenntnis der geotropischen Reizbewegungen. Jahrb. f. wiss. Botanik 32, 175. 1898. [135.]
199. — Versuche über Exosmose aus Pflanzenzellen. Ber. d. dtsch. botan. Ges. 28, 159. 1910. [329.]
200. — Über die Oberflächenspannung und den Lipoidgehalt der Plasmahaut in lebenden Pflanzenzellen. Ebenda 480. [329.]
201. — Über eine Methode zur direkten Bestimmung der Oberflächenspannung der Plasmahaut von Pflanzenzellen. Jena: Fischer 1911. [269, 329. 334, 336, 341, 379.]
202. — Weitere Beiträge zur Physiologie der Stoffaufnahme usw. I. Über die Aufnahme von Lipokolloiden in der Plasmahaut. Internat. Zeitschr. f. phys.-chem. Biol. 1, 108. 1914. [330.]
203. Damköhler, E.: Über die gegenseitige Beeinflussung der Konzentrationen von Chloroform und Äther usw. Arch. internat. de pharmacodyn. et de thérapie 23, 1913. [150, 158.]
204. Dastre, A.: Les anesthésiques. Paris 1890. [9f.]
205. David, E.: Über den Einfluß der Narkose auf die Funktion der überlebenden Froschniere. Pflügers Arch. f. d. ges. Physiol. 206, 492. 1924. [393.]
206. — Über die Harnbildung in der Froschniere. IV. Mitt. Ebenda 208, 146. 1925. [393.]
207. Davidson, B. M.: Studies of intoxication. VIII. The influence of oxygen. Journ. of pharmacol. a. exp. therapeut. 26, 111. 1925. [184, 202.]
208. Davis, H., Forbes, A., Brunswick, D., and Mc Henry Hopkins, A.: Conduction without progressive decrement in nerve under alcohol narcosis. Proc. americ. physiol. soc. Americ. journ. of physiol. 72, 177. 1925. [90, 94, 96.] (Die ausführliche Mitteilung: Studies of the nerve impulse. II. The question of decrement. Ibid. 76, 448, 1926, konnte nicht mehr berücksichtigt werden.)
209. Deckers, L.: Chloroforme et éther. Arch. internat. de pharmacodyn. et de thérapie 30, 229. 1925. [216, 219.]
210. Demoor, J.: Le méchanisme et la signification de l'état moniliforme des neurones. Trav. Labor. Inst. Solvay II. 1898. Heft 2. [179.]
211. — La plasticité morphologique des neurones cérébraux. Arch. de biol. 14, 723. 1896. [179.]
212. Dendrinos, G.: Über das Leitungsvermögen des motorischen Froschnerven in der Äthernarkose. Pflügers Arch. f. d. ges. Physiol. 88, 98. 1902. 81, 93.]
213. Denecke, G.: Ein Beitrag zur Narkosefrage. Biochem. Zeitschr. 102, 251. 1920. [312.]
214. Dessel, A. van: Répartition du chloroforme dans le sang. Arch. internat. de pharmacodyn. et de thérapie 27, 1. 1923. [38, 231, 316.]
215. Dette, K.: Einfluß der Narkotika der Fettreihe auf den Quellungszustand des Muskelbreies. Biochem. Zeitschr. 149, 136. 1924. [270, 399.]
216. Dhéré, Ch.: Modification de composition chimique de l'encéphale du chien sous l'influence de la taille. Cpt. rend. des séances de la soc. de biol. 50, 859. 1898. [321.]

217. Dhéré, Ch.: Sur l'extension de la myéline dans le névraxe chez des sujets de différentes tailles. Ibid. **55**, 1158. 1903. [*321.*]

218. Diebella, G.: Über die quantitative Wirksamkeit verschiedener Stoffe der Alkohol- und Chloroformgruppe auf das Froschherz. Arch. f. exp. Pathol. u. Pharmakol. **34**, 137. 1894. [*51.*]

219. Diehl, D.: Vergleichende Experimentaluntersuchungen über die Stärke der narkotischen Wirkung usw. Inaug.-Diss. Marburg 1894. [*45, 279, 286.*]

220. D'Irsay, S., and Priest, W. S.: On the effect of chloral hydrate on the heart and cross striated muscle. Americ. journ. of physiol. **71**, 563. 1925. [*51, 117.*]

221. Dixon, W. E.: The selective action of cocaine on nerve fibres. Journ. of physiol. **32**, 87. 1905. [*70.*]

222. Dold, H.: Über die Wirkung des Äthylalkohols und verwandter Alkohole auf das Froschherz. Pflügers Arch. f. d. ges. Physiol. **112**, 600. 1906. [*17, 268f.*]

223. Dorner, A.: Über Beeinflussung der alkoholischen Gärung in der Zelle und im Zellpreßsaft. Zeitschr. f. physiol. Chem. **81**, 99. 1912. [*55, 57, 143, 214, 270, 335, 362.*]

224. — Über Verteilungsgleichgewichte einiger indifferenter Narkotika. Sitzungsber. d. Heidelberg. Akad. d. Wiss., Mathem.-naturw. Kl,. Abt. B 1914. [*250.*]

225. Dreser, H.: Die Dosierung der Inhalationsanästhetika. Arch. f. exp. Pathol. u. Pharmakol. **37**, 375. 1896. [*39.*]

226. Dubois, R.: De la déshydratation des tissus par le chloroforme, l'éther et l'alcool. Cpt. rend. des séances de la soc. de biol. **36**, 582. 1884. [*283f., 396.*]

227. — Anesthésie physiologique. Paris 1894. [*10, 283f.*]

228. Ducceschi, V.: La colesterina del sangue nella intossicazione de etere etilico e da cloroformio. Arch. di farmacol. sperim. e scienze aff. **27**. 1919. — La colesterina del sangue nella intossicazione per alcool. Arch. di fisiol. **13**, 147. 1915. — Recherches relatives à l'action de l'alcool éthylique sur l'organisme. Arch. ital. di biol. **70**, 93. 1920. [*281.*]

229. Dujardin-Beaumetz et Audigé: Recherches expérimentales sur les alcools par fermentation. Bull. gén. de thérap. **89**, 357. 1875. [*267.*]

230. — — Sur les propriétés toxiques des alcools par fermentation. Cpt. rend. hebdom. des séances de l'acad. **81**, 192. 1875. [*267.*]

231. — — De l'action toxique des alcools méthylique, caprylique, œnanthylique et cétylique. Ibid. **83**, 80. 1876. [*267f.*]

232. Dunker, P.: Über Sättigung des Tierkörpers mit Chloroform während der Narkose. Inaug.-Diss. Gießen 1907. [*216.*]

233. Dunzelt, W.: Vergleichende Experimentaluntersuchungen über die Stärke der Wirkung einiger Narkotika. Inaug.-Diss. Marburg 1896. [*286.*]

234. Durig, A.: Wassergehalt und Organfunktion. II. Mitt. Pflügers Arch. f. d, ges. Physiol. **87**, 42. 1901. [*400.*]

235. Duval, M.: Hypothèses sur la physiologie des centres nerveux; théorie histologique du sommeil. Cpt. rend. des séances de la soc. de biol. **47**, 74. 1895. [*179.*]

236. Duval, M.: L'amœboisme des cellules nerveuses. Rev. scientif. Sér. 4. 9, 321. 1898. [*179.*]

237. Ebbecke, U.: Chronische Narkosewirkung und rhythmische Reflexe. Pflügers Arch. f. d. ges. Physiol. 179, 73. 1920. [*59.*]

238. — Die lokale galvanische Reaktion der Haut. Ebenda 190, 230. 1921. [*392.*]

239. Eeckhout, A. v. d.: Studien über die hypnotische Wirkung in der Valeriansäuregruppe. Arch. f. exp. Pathol. u. Pharmakol. 57, 338. 1907. [*273, 307.*]

240. Efron, J.: Beiträge zur allgemeinen Nervenphysiologie. Pflügers Arch. f. d. ges. Physiol. 36, 467. 1885. [*16, 26, 80, 268, 272.*]

241. Elfving, F.: Über die Einwirkung von Äther und Chloroform auf die Pflanzen. Öfversigt af Finska Vetensk. Societet. Förhandl. 28, 36. 1885/86. [*18, 134f., 136, 141.*]

242. Ellis, M. M.: Barbital narcosis and hypothermia in pigeons. Journ. of pharmacol. a. exp. therapeut. 21, 323. 1923. [*196, 256.*]

243. Ellison, F. O'B.: On the relation between the physical, chemical and electrical properties of the nerves II. The tissues composing a nerve trunk. Journ. of physiol. 39, 397. 1909/1910. [*67.*]

244. Embden, G.: Beiträge zur Lehre von der Muskelkontraktion, der Ermüdung und der Narkose. Ber. üb. d. ges. Physiol. 2, 159. 1920. [*389, 403.*]

245. Engelmann, W.: Über die Flimmerbewegung. Leipzig 1868. [*14.*]

246. — Die Hautdrüsen des Frosches. Pflügers Arch. f. d. ges. Physiol. 5, 498. 1872; II. Ebenda 6, 97. 1872. [*18, 186, 402.*]

247. Erlandson, A.: Untersuchungen über die lecithinartigen Substanzen des Myokardiums und der quergestreiften Muskeln. Zeitschr. f. physiol. Chem. 51, 71. 1907. [*320.*]

248. Euler, H. v., und Blix, R.: Verstärkung der Katalasewirkung in Hefezellen. Ebenda 105, 83. 1919. [*169.*]

249. — und Löwenhamm, E.: Untersuchungen über die chemische Zusammensetzung und Bildung der Enzyme. Ebenda 97, 279. 1916. [*169.*]

250. Farmer, J. B., and Waller, A. D.: Observations on the action of anaesthetics on vegetable and animal protoplasm. Proc. of the roy. soc. of London 63, 213. 1898; Botan. Zentralbl. 74, 377. 1898. [*34, 135.*]

251. Fischer, E.: Die elektrischen Erscheinungen des quergestreiften Muskels während der Einwirkung von kontrakturerzeugenden Substanzen. Pflügers Arch. f. d. ges. Physiol. 203, 580. 1924. [*126.*]

252. Fischer, W.: Untersuchungen über die Wirkung kleinster Gaben von Äthylalkohol auf das isolierte Herz. Arch. f. exp. Pathol. u. Pharmakol. 80, 93. 1917. [*17, 18, 53, 120.*]

253. Flourens: Note touchant les effets de l'inhalation éthérée sur la mœlle epinière. Cpt. rend. hebdom. des séances de l'acad. des sciences 24, 161. 1847. [*60.*]

254. — Nouvelle Note touchant l'action de diverses substances injectées dans les artêres. Ebenda 29, 37. 1849. [*120.*]

255. Fodor, A.: Die Grundlagen der Dispersoidchemie. Dresden u. Leipzig: Steinkopf 1925. [*253.*]

256. — und Schönfeld, B.: Die Abhängigkeit der Adsorption durch Kohle von der Kohlenmenge usw. Kolloid-Zeitschr. 31, 75. 1922. [*253.*]

257. Foerster, R.: Beziehungen zwischen Alkohol und Muskelarbeit. Pflügers Arch. f. d. ges. Physiol. 144, 51. 1912. [*17.*]
258. Fokker, A. P.: Über die Einwirkung des Chloroforms auf Protoplasma. Fortschr. d. Med. 9, 93. 1891. [*56.*]
259. Forbes, A.: The modification of the crossed extension reflex by light etherisation etc. Americ. journ. of physiol. 56, 273. 1921. [*64.*]
260. — and Gregg, A.: Electrical studies in mammalian reflexes. II. The correlation between strenght of stimuli and the direct and reflex nerve response. Ibid. 39, 172. 1916. [*27, 93.*]
261. — Mc Intosh, R., and Sefton, W.: The effect of ether anaesthesia on the electrical activity of nerve. Ibid. 40, 503. 1916. [*48, 320.*]
262. — and Miller, R. H.: The effect of ether anesthesia on afferent paths in the decerebrate animal. Ibid. 62, 113. 1922 (kurz mitgeteilt ibid. 40, 148. 1916 [Proc. americ. physiol. soc.]). [*59.*]
263. — and Olmsted, J. M. D.: The frequency of motor nerve impulses in the crossed extension reflex etc. Ibid. 73, 17. 1925. [*105.*]
264. — Ray, L. H., and Griffith, F. R. jr.: The nature of the delay in the response to the second of two stimuli etc. Ibid. 66, 553. 1923. [*107, 112.*] s. auch Davis (208).
265. Formánek, E.: Über die Einwirkung von Chloroform und Chloralhydrat auf den Blutfarbstoff. Zeitschr. f. physiol. Chem. 29, 416. 1900. [*350.*]
266. Fraenkel, M.: Das Verhältnis der Induktionsschließungs- und Öffnungszuckungen bei direkt gereizten und durch Narkotika oder Verletzung geschädigten Muskeln. Pflügers Arch. f. d. ges. Physiol. 194, 20. 1922. [*129, 268.*]
267. — und Morita, G.: Versuche über die Wirkung von Kontraktursubstanzen an glatten Muskeln von Warmblütern. Ebenda 207, 165. 1925. [*125.*]
268. Fränkel, A.: Die Wirkung der Narkotika auf die motorischen Vorderhornzellen des Rückenmarkes. Inaug.-Diss. Berlin 1898. [*61.*]
269. Fränkel, S.: Über Lipoide. Verhandl. d. 25. Kongr. f. inn. Med. Wiesbaden 1908. S. 564. [*289.*]
270. — Über Lipoide. XI. Mitt. Linnert, K.: Vergleichend-chemische Gehirnuntersuchungen. Biochem. Zeitschr. 26, 44. 1910. [*290.*]
271. — und Dimitz, L.: Gewebeatmung durch Intermediärkörper. Wien. klin. Wochenschr. 22, 1777. 1909. [*209.*]
272. Frantz, R.: Über das Verhalten des Äthers im tierischen Organismus. Inaug.-Diss. Würzburg 1895. [*230.*]
273. Frei, W., und Grand, H.: Beitrag zur Theorie der Narkose. Zeitschr. f. d. ges. exp. Med. 31, 350. 1923. [*341.*]
274. — und Krupski, A.: Über die Wirkung von Giftkombinationen auf Bakterien. Internat. Zeitschr. f. phys.-chem. Biol. 2, 118. 1915. [*169.*]
275. Freundlich, H.: Kapillarchemie. 3. Aufl. Leipzig 1923. [*345, 359, 366 f.*]
276. — und Gann, J. A.: Über kolloide Lösungen in Chloroform. Internat. Zeitschr. f. phys.-chem. Biol. 2, 1. 1915. [*304.*]
277. — und Rona, P.: Über die Sensibilisierung der Ausflockung von Suspensionskolloiden durch kapillaraktive Nichtelektrolyte. Biochem. Zeitschr. 81, 86. 1917. [*356.*]

278. **Frey, E.**: Die Chloräthylkonzentration im Blute des Warm- und Kaltblüters bei Eintritt der Narkose. Ebenda **40**, 29. 1912. [*37.*]

279. — Ein Versuch, den Verlauf der Kontraktion am Herzen und Muskel auf Stoffwechselvorgänge zurückzuführen. Pflügers Arch. f. d. ges. Physiol. **184**, 156. 1920. [*28.*]

280. — Die beiden Arten der Muskelnarkose. Dtsch. med. Wochenschr. **48**, 857. 1922. [*27, 132.*]

281. — Die Muskelwirkung der erregenden Gifte. Arch. f. exp. Pathol. u. Pharmakol. **98**, 21. 1923. [*28.*]

282. **Frey, M. v.**: Über Dauerverkürzung an gelähmten Muskeln. Sitzungsber. d. phys.-med. Ges. zu Würzburg 1906. S. 57. [*129.*]

283. — Studien über die Wirkungsweise des Veratrins auf den quergestreiften Muskel. Ebenda 1912. S. 48. [*130.*]

284. **Frey, W.**: Die mechanische Latenzzeit des Herzmuskels. I. Mitt. Zeitschr. f. d. ges. exp. Med. **42**, 614. 1924. — II. Mitt. ebenda S. 625. [*118.*]

285. **Frison et Nicloux**: Quantités de chloroforme fixées par la substance grise et par la substance blanche du cerveau etc. Cpt. rend. des séances de la soc. de biol. **62**, 1153. 1907. [*235, 297.*]

286. — — Cause de différence de fixation du chloroforme par la substance blanche et la substance grise du cerveau. Ebenda **63**, 220. 1907. [*235, 297.*]

287. **Frizzel, T. P.**: The effect of narcosis on electrotonus. Americ. journ. of physiol. **48**, 1. 1919. [*186.*]

288. **Fröhlich, A.**, und **Kreidl, A.**: Pharmakologische Untersuchungen über die Wärmenarkose an marinen Krebsen (Palaemon). Pflügers Arch. f. d. ges. Physiol. **187**, 90. 1921. [*184.*]

289. — und **Pollak, L.**: Campherstudien I. Arch. f. exp. Pathol. u. Pharmakol. **86**, 118. 1920. [*172.*]

290. **Fröhlich, Fr. W.**: Zur Kenntnis der Narkose des Nerven. Zeitschr. f. allgem. Physiol. **3**, 75. 1904. [*182 f.*]

291. — Erregbarkeit und Leitfähigkeit des Nerven. Ebenda S. 148. [*25, 84, 185.*]

292. — Die Verringerung der Fortpflanzungsgeschwindigkeit der Nervenerregung durch Narkose und Erstickung des Nerven. Ebenda S. 455. [*84, 185.*]

293. — Die Ermüdung des markhaltigen Nerven. Ebenda S. 468. [*102, 108, 185.*]

294. — Über die scheinbare Steigerung der Leistungsfähigkeit usw. Ebenda **5**, 288. 1905. [*8, 23, 185.*]

295. — Der Mechanismus der nervösen Hemmungsvorgänge. Med.-naturwiss. Arch. **1**, 239. 1907. [*108, 185.*]

296. — Das Prinzip der scheinbaren Erregbarkeitssteigerung (Sammelreferat). Zeitschr. f. allgem. Physiol. **9**. 1909 u. Ergebn. d. Physiol. **16**, 40. 1918. [*8, 23 f., 185.*]

297. — Über die Beziehungen zwischen Dekrement und Fortpflanzungsgeschwindigkeit der Erregung im narkotisierten Nerven. Ebenda **14**, 55. 1912. [*8, 86, 185.*]

298. **Fröhlich, Fr. W.** und **Tait, J.**: Zur Kenntnis der Erstickung und Narkose des Warmblüternerven. Ebenda **4**, 105. 1904. [*84, 185.*]
s. auch **Boruttau** (123, 124).

299. Frommherz, K.: Phenylurethanderivate als Lokalanästhetika. Arch. f. exp. Pathol. u. Pharmakol. **76**, 257. 1914. [*75*.]
300. — Über die Wirkung verschiedener Gruppen der Lokalanästhetika im Lichte verschiedener Untersuchungsmethoden. Ebenda **93**, 34. 1922. [*75*.]
301. Früh, H.: Untersuchungen über die Wirkungsweise der gebräuchlichsten Narkotika bei verschiedener Art der Zuführung. Ebenda **95**, 129. 1922. [*32, 307*.]
302. Fuerst, K.: Zur Kenntnis der Acetylenwirkung. 6. Mitt. Vergleichende Untersuchungen usw. Zeitschr. f. physiol. Chem. **144**, 76. 1925. [*202*.]
303. Fühner, H.: Über die Einwirkung verschiedener Alkohole auf die Entwicklung der Seeigel. Arch. f. exp. Pathol. u. Pharmakol. **51**, 1. 1904. [*269, 333*.]
304. — Pharmakologische Studien an Seeigeleiern. Ebenda **52**, 69. 1905. [*53, 269, 272, 333f*.]
305. — Über gegenseitige Löslichkeitsbeeinflussung wäßriger Lösungen von Äther, Chloroform, Phenol u. a. Ber. d. dtsch. chem. Ges. **42**, 1909. I. 887. [*167*.]
306. — Zur Theorie der Mischnarkose. Dtsch. med. Wochenschr. **36**, 103. 1910. [*167*.]
307. — Pharmakologische Untersuchungen über die Mischnarkose. Münch. med. Wochenschr. **58**, 178. 1911. [*164, 168*.]
308. — Untersuchungen über die Mischnarkose. Verhandl. d. Ges. dtsch. Naturforsch. u. Ärzte. 84. Vers. zu Münster 1912; II. Abt., 2. Hälfte, S. 369. [*155*.]
309. — Untersuchungen über den Synergismus von Giften. I. Die Kombination von Herzgiften (Methylviolett) mit Alkohol und Glycerin. Arch. f. exp. Pathol. u. Pharmakol. **69**, 29. 1912. [*168*.]
310 — Die narkotische Wirkungsstärke des Benzins und seiner Bestandteile (Pentan, Hexan, Heptan, Octan). Biochem. Zeitschr. **115**, 235. 1921. [*271, 293, 297, 341, 346f*.]
311 — Die Wirkungsweise der Narkotika. I. Versuche am isolierten Froschherzen. Ebenda **120**, 143. 1921. [*268, 272, 275, 293, 346f., 367*.]
312. — II. Mitt. Hämolyseversuche. Ebenda **139**, 216. 1923. [*295, 346*.]
313. — Die Wirkungsstärke von Chloroform und Tetrachlorkohlenstoff. Arch. f. exp. Pathol. u. Pharmakol. **97**, 86. 1923. [*39, 238, 266, 273, 276f., 321*.]
314. — Die Wasserlöslichkeit in homologen Reihen. Ber. d. dtsch. chem. Ges. **57**, 510. 1924. [*346f*.]
315. — und Greb, W.: Untersuchungen über den Synergismus von Giften. II. Die Mischhämolyse. Arch. f. exp. Pathol. u. Pharmakol. **69**, 348. 1912. [*161*.]
316. — III. Die gegenseitige Löslichkeitsbeeinflussung der Narkotika. Ebenda **75**, 53. 1914. [*168*.]
317. — Der Wirkungsgrad der einwertigen Alkohole. Zeitschr. f. Biol. **57**, 465. 1912. [*41, 46, 269, 290, 321, 337*.]
318. — und Neubauer, E.: Quantitative Bestimmung der hämolytischen Wirkung einwertiger Alkohole. Zentralbl. f. Physiol. **20**, 117. 1906. [*269, 318, 336*.]

319. Fühner, H., und Neubauer, E.: Hämolyse durch Substanzen homologer Reihen. Arch. f. exp. Pathol. u. Pharmakol. 56, 333. 1907. [*271.*]

320. Fürst, M.: Zur Physiologie der glatten Muskeln. Pflügers Arch. f. d. ges. Physiol. 46, 367. 1890. [*41, 50.*]

321. Fürth, R., und Blüh, O.: Untersuchung einiger physikalischer Eigenschaften des alkoholhaltigen Serums. Biochem. Zeitschr. 146, 198. 1924 (auch Kolloid-Zeitschr. 34, 129. 1924). [*29, 357, 397.*]

322. Fürth, R. und Keller, R.: Dielektrizitätskonstante des alkoholhaltigen Serums. Biochem. Zeitschr. 141, 187. 1923. [*29, 357, .397.*]

323. — und Pechhold, R. (mit Anhang von Keller): Weitere Untersuchungen physikalischer Eigenschaften des Serums usw. Ebenda 164, 9. 1925 (auch Kolloid-Zeitschr. 37, 193. 1925). [*29, 357, 397.*]

324. Gad, J.: Über Trennung von Reizbarkeit und Leitungsfähigkeit des Nerven nach Versuchen des Herrn Sawyer. Verhandl. d. Berl. physiol. Ges.; Arch. f. (Anat. u.) Physiol. 1888. 395. [*16, 80.*]

325. — Über Leitungsfähigkeit und Reizbarkeit der Nerven in ihren Beziehungen zur Längs- und Quererregbarkeit (nach Versuchen des Herrn Piotrowski). Ebenda 1889. 350. [*80.*]

326. Galante, E.: Nouvelles recherches sur les nerfs sensitifs des vaisseaux sanguins. Arch. ital. de biol. 62, 259. 1914. [*71.*]

327. Galeotti, G. e Di Cristina, G.: Correnti di demarcazione nei muscoli di rana in diverso modo alterati. Zeitschr. f. allgem. Physiol. 10, 1. 1910. [*371.*]

328. Galina, R.: Über den Einfluß äußerer und innerer Faktoren auf die Pulsationsfrequenz der kontraktilen Vakuole usw. Zeitschr. f. allgem. Physiol. 16, 419. 1914. [*14, 160, 269, 293.*]

329. Garrey, W. E.: The relation of respiration to rhythm in the cardiac ganglion of Limulus polyphemus. Journ. of gen. physiol. 4, 169. 1922. [*20, 190.*]

330. Garten, S.: Beiträge zur Kenntnis des Erregungsvorganges im Nerven und Muskel des Warmblüters. Zeitschr. f. Biol. 52, 534. 1909. [*27, 98*]

331. Gasser, H. S., and Hartree, W.: The inseparability of the mechanical and thermal responses in muscle. Journ. of physiol. 58, 396. 1923/24. [*53, 129.*]

331a. Gavrilescu, N.: Modificazioni causate nelle fibre nervose da gli anestesici. Arch. di scienze biol. 8, 203. 1926. [*399.*]

332. Gayda, T.: Sul ricambio gassoso dell' encephalo. Arch. di fisiol. 12, 215. 1914. [*190.*]

333. Gellhorn, E., und Weidling, K.: Beiträge zur allgemeinen Zellphysiologie. IV. Mitt. Zur Kenntnis der Neutralitätsregulation usw. Pflügers Arch. f. d. ges. Physiol. 210, 492. 1925. [*390.*]

334. Gensler, P.: Über die Wirkung der Hypnotica (Neuronal) bei normalen und bei psychisch erregten Zuständen. Arch. f. exp. Pathol. u. Pharmakol. 77, 161. 1914. [*262.*]

335. — Über die Verteilung des Neuronals, Bromurals und Adalins im Organismus. Ebenda 79, 42. 1916. [*243, 266.*]

336. Gerber, M. C.: Étude comparée de l'action des vapeurs d'amylène et d'éther sur la respiration des fruits charnus sucrés. Cpt. rend. des séances de la soc. de biol. **54**, 1497. 1902. [*18, 141,*]

337. Giesel, A.: Über die Verstärkung der Wirkung eigentlicher Narkotika durch Cannabis indica. Zeitschr. f. exp. Pathol. u. Therap. **18**, 39. 1916. [*156.*]

338. Giglioli, J.: Latent vitality in seeds. Nature **52**, 544. 1895. [*145.*]

339. Gildemeister, M.: Chemische Beeinflussung der Zellpermeabilität. Ber. üb. d. ges. Physiol. **2**, 182. 1920. [*387.*]

340. Goldscheider, A., und Hahn, H.: Untersuchungen über den Temperatursinn. II. Chemische Reizung und Lähmung der Temperaturnerven usw. Pflügers Arch. f. d. ges. Physiol. **206**, 308. 1924. [*75.*]

341. — und Joachimoglu, G.: III. Über die Wirkung von Chlorderivaten usw. Ebenda S. 325. [*277.*]

342. Goldschmidt, R., und Přibram, E.: Studien über die hämolysierende Eigenschaft der Blutsera. I. Wirkung der Narkotika und Alkaloide auf das Komplement. Zeitschr. f. exp. Pathol. u. Therap. **6**, 1. 1909. [*328, 350.*]

343. Gompel, M.: Sur la pénétrabilité des acides dans les cellules d'Ulva Lactuca. Ann. de physiol. **1**, 166. 1925. [*378.*]

344. Gordonoff, T.: Über die Wirkung der Morphium-Codeinkombination auf den Magen-Darmkanal. Arch. f. exp. Pathol. u. Pharmakol. **106**, 287. 1925. [*157.*]

345. Göthlin, G. F.: Über die chemischen Bedingungen für die Aktivität des überlebenden Froschherzens. Skandinav. Arch. f. Physiol. **12**, 1. 1902. [*17.*]

346. Gottlieb, R.: Studien über die Wirkung des Pikrotoxins. Arch. f. exp. Pathol. u. Pharmakol. **30**, 21. 1892. [*171.*]

347. — und Eeckhout, A. v. d.: Ein Beitrag zum Vergleiche der Opium- und Morphinwirkung. Ebenda 1908. Suppl. (Festschrift). S. 235. [*156.*]

348. Graham Brown, T.: The phenomenon of „narcosis progression" in mammals. Proc. of the roy. soc. of London (B) **86**, 140. 1913. [*59.*]

349. — On the nature of the fundamental activity of the nervous centres; etc. Journ. of physiol. **48**, 18. 1914. [*59, 63.*]

350. — Die Reflexfunktion des Zentralnervensystems usw. I. Teil. Ergebn. d. Physiol. **13**, 290. 1913. [*59.*]

351. — II. Teil. Ebenda **15**, 480. 1916. [*59, 63.*]

352. Grahe, K.: Untersuchungen über die Äthernarkose der Weinbergschnecke. Zeitschr. f. allgem. Physiol. **13**, 111. 1911. [*190.*]

353. Gramén, K.: Untersuchungen über den Äthergehalt in Blut, Milch, Harn und Exspirationsluft. Acta chirurg. scandinav. Suppl. 1. 1922. [*39, 219 f.*]

354. Gréhant, N.: Recherches sur l'alcoolisme aigu etc. Cpt. rend. hebdom. des séances de l'acad. des sciences **129**, 746. 1899. [*229.*]

355. Grilichess, R.: Über die pharmakologische Wirkung kombinierter Urethane und Alkohole. Zeitschr. f. exp. Pathol. u. Therap. **15**, 468. 1913. [*154.*]

356. Grönvall, H.: Untersuchungen über die Einwirkung einiger einfacher Narkotika auf die Succinodehydrogenase. Skandinav. Arch. f. Physiol. **44**, 200. 1923. [*56, 191, 264, 270.*]

357. Gros, O.: Über Narkotika und Lokalanästhetika. 1. Mitt. Arch. f. exp. Pathol. u. Pharmakol. **62**, 380. 1910. [*10, 75.*]

358. Gros, O.: Über Narkotika und Lokalanästhetika. 2. Mitt. Ebenda **63**, 80. 1910. [*75.*]

359. — 3. Mitt. Ebenda **67**, 126. 1912. [*75.*]

360. — 4. Mitt. Ebenda **67**, 132. 1912. [*75.*]

361. — und Hartung, C.: Nachtrag zur 2. Mitt. Ebenda **64**, 67. 1911. [*75.*]

362. — und Kochmann, M.: Über einen neuen Mechanismus der potenzierenden Wirkung von Arzneigemischen usw. Ebenda **98**, 129. 1923. [*166.*]

363. Gruenhagen, A.: Versuche über intermittierende Nervenreizung. Pflügers Arch. f. d. ges. Physiol. **6**, 157. 1872. [*79.*]

364. Grützner, P.: Über die chemische Reizung sensibler Nerven. Ebenda **58**, 69. 1894. [*268.*]

365. — Über die Wirkung einiger chemischer Stoffe auf quergestreifte Muskeln. Wien. med. Wochenschr. **66**, 511. 1916. [*124.*]
     s. auch Verzár (1000).

366. Guignard, L.: Influence de l'anesthésie et du gel sur le dédoublement de certains glucosides chez le plantes. Cpt. rend. hebdom. des séances de l'acad. des sciences **149**, 91. 1909. [*145, 284.*]

367. Guillebeau, A., und Luchsinger, B.: Fortgesetzte Studien zu einer allgemeinen Physiologie der irritablen Substanzen. Pflügers Arch. f. d. ges. Physiol. **28**, 1. 1882. [*40, 50, 60.*]

368. Gumtow, A.: Über den Chloroformgehalt der Organe während der Narkose. Inaug.-Diss. Gießen 1904. [*38, 233.*]

369. Günter, E.: Der Chloroformgehalt von Blut, Leber und Niere während der Narkose. Inaug.-Diss. Gießen 1906. [*38, 216, 233.*]

370. Gurwitsch, L.: Untersuchungen über mitogenetische Strahlen. Arch. f. mikroskop. Anat. u. Entwicklungsmech. **103**, 483. 1924. [*144 f.*]

371. Gustafson, F. G.: Comparative studies on respiration. II. The effect of anaesthesia and other substances on the respiration of Aspergillus niger. Journ. of gen. physiol. **1**, 181. 1919. [*19, 142.*]

372. Gwathmey, J. T., and Hooper, Ch. W.: Synergistic analgesia and anesthesia etc. Journ. of laborat. a. clin. med. **10**, 641. 1925. [*166.*]

373. Haas, A. R. C.: Respiration after death. Botan. gaz. **67**, 347. 1919. [*142.*]

374. — Effect of anesthetics upon respiration. Ibid. S. 377. [*19, 142.*]

375. Haberlandt, L.: Über Trennung der intracardialen Vagusfunktion von der motorischen Leistung des Froschherzens. Zeitschr. f. Biol. **72**, 1. 1920. [*120.*]

376. Haffner, F.: Hämolyse und Zustandsänderung der Blutkörperchenkolloide. 3. Mitt. Pflügers Arch. f. d. ges. Physiol. **179**, 140. 1920. [*352.*]

377. Haggard, H. W.: An accurat method of determining small amounts of ethyl ether in air, blood and other fluids etc. Journ. of biol. chem. **55**, 131. 1923. [*219, 228.*]

378. — The absorption, distribution, and elimination of ethyl ether. I. The amount of ether absorbed etc. Ibid. **59**, 737. 1924. [*220, 223.*]

379. — II. Analysis of the mechanism of absorption and elimination etc. Ibid. **59**, 753. 1924. [*220.*]

380. — III. The relation of the concentration of ether etc. Ibid. **59**, 771. 1924. [*224 f., 229, 316.*]

381. **Haggard**, H. W.: The absorption, distribution, and elimination of ethyl ether. IV. The anesthetic tension of ether etc. Ibid. **59**, 783. 1924. [*33, 39, 42.*]

382. — V. The importance of the volume of breathing etc. Ibid. **59**, 795. 1924.]*219 f.*]

383. **Hallenberg**, B. A.: Untersuchungen über die Geschmacks- und Geruchsschwelle einiger einatomiger Alkohole. Skandinav. Arch. f. Physiol. **31**, 74. 1914. [*268.*]

384. **Hamburger**, E.: Narkose und Sauerstoffmangel. 4. Mitt. Pflügers Arch. f. d. ges. Physiol. **143**, 186. 1912. [*208.*]

385. — Über die Wirkung chlorierter Narkotika auf den Eiweißumsatz. Ebenda **152**, 56. 1913. [*186.*]

386. **Hamburger**, H. J.: Physikalisch-chemische Untersuchungen über Phagocyten. Wiesbaden 1912. [*13, 15, 52, 187.*]

387. — Zur Biologie der Phagocyten. Die Bedeutung von Sauerstoff für die Phagocytose. Internat. Zeitschr. f. phys.-chem. Biol. **2**, 227. 1915. [*187.*]

388. — Über den Einfluß von Spuren Cyankalium auf die Phagocytose. Ebenda **2**, 245. 1915. [*187.*]

389. — Phagocyten und Atemzentrum. Erklärung des Exzitationsstadiums bei der Narkose. Ebenda S. 249. [*187.*[

390. **Hamburger**, St.: Über das Wesen synergetischer Arzneiwirkungen. 2. Mitt. Pflügers Arch. f. d. ges. Physiol. **161**, 461. 1915. [*170.*]

391. **Hammerschmidt**, W.: Über die Morphium-Chloralhydrat- und die Morphium-Urethan-Narkose. Diss. Bern 1909 u. Zeitschr. f. exp. Pathol. u. Therap. **8**, 394. 1910. [*153.*]

392. **Handovsky**, H., und **Wagner**, R.: Über einige physikalisch-chemische Eigenschaften von Lecithinemulsionen und Lecithineiweißmischungen. Biochem. Zeitschr. **31**, 32. 1911. [*397.*]

393. — und **Zacharias**, R.: Notizen über die Wirkung einiger Substanzen auf die Erregbarkeit des Nervus ischiadicus des Frosches. Arch. f. exp. Pathol. u. Pharmakol. **100**, 288. 1923. [*16.*]

394. **Häni**, J. R.: Über die Verstärkung der Wirkung verschiedener Narkotika usw. Therapie d. Gegenw. 52. Jahrg. S. 62. 1911. [*153.*]

395. **Hansen**, K.: Zur Theorie der Narkose. Oslo: Olaf Norli 1925. [*39, 239 f., 252, 314, 317 f., 321.*]

396. — On the absorption and distribution of indifferent narcotics on the organism of cold-blooded animals. (1. nord. Kongr. Lund.) Skandinav. Arch. f. Physiol. **46**, 315. 1925. [*222, 240.*]

397. **Hansteen Cranner**: Zur Biochemie und Physiologie der Grenzschichten lebender Pflanzenzellen. Meldinger fra Norges Landbrukshoiskole **2**, 1. u. 2. Heft. 1922. [*301.*]

398. **Harcourt**, A. V.: Report on examination of chloroform in inspired and expired air. Brit. med. journ. 1905. II. 187. [*216.*]

399. — and **Esson**, W.: On the laws of connection between the conditions of a chemical change and its amount. III. Philos. Transact. roy. soc. London (A) **186**, 817. 1896. [*257.*]

400. **Harnack, E.**: Die Wirkung gewisser Herzgifte im Lichte der myogenen Theorie der Herzfunktion. Arch. f. (Anat. u.) Physiol. 1904. S. 415. [*115*.]

401. — und **Witkowski, L.**: Über die Beeinflussung der automatischen Froschherzzentren durch einige Substanzen der Chloralgruppe. Arch. f. exp. Pathol. u. Pharmakol. **11**, 1. 1879. [*115*.]

402. **Harris, D. F.**, and **Creighton, H. J. M.**: Studies on reductase. IV. The influence of alkaloidal and other narcotic poisons on reductase. Journ. of biol. chem. **22**, 535. 1915. [*263f*.]

403. **Hartmann, O.**: Über den Einfluß von Temperatur und Konzentration auf die Giftigkeit von Lösungen usw. Pflügers Arch. f. d. ges. Physiol. **170**, 585. 1918. [*310*.]

404. **Harvey, E. N.**: Studies on the permeability of cells. Journ. of exp. zool. **10**, 507. 1911. [*378, 380*.]

405. **Hashida, K.**: Untersuchungen über das elektromotorische Verhalten der Froschhaut. III. Journ. of biochem. **2**, 43. 1923. [*402*.]

406. **Hauckold, E.**: Über die Beeinflussung von Narkoticis durch Skopolamin. Diss. Bern 1909 u. Zeitschr. f. exp. Pathol. u. Therap. **7**, 743. 1910. [*153*.]

407. **Häusler, H.**, und **Margarido, R.**: Über Beeinflussung der Glucoseaufnahme von Menschenblutkörperchen durch Narkotika und Lipoide. Pflügers Arch. f. d. ges. Physiol. **210**, 566. 1925. [*382*.]

408. **Hausmann, W.**, und **Kolmer, W.**: Über die sensibilisierende Wirkung pflanzlicher und tierischer Farbstoffe auf Paramäcien. Biochem. Zeitschr. **15**, 12. 1909. [*188*.]

409. **Hayashi, K.**: Über den Einfluß des Alkohols auf die Viscosität von Blutserum. Kolloid-Zeitschr. **36**, 227. 1925. [*397*.]

410. **Heaton, F. B.**: Zur Kenntnis der Narkose. Zeitschr. f. allgem. Physiol. **10**, 53. 1910. [*77, 185, 195*.]

411. **Heckel, E.**: Du mouvement dans les poils et les lacinations foliaires du Drosera rotundifolia etc. Cpt. rend. hebdom. des séances de l'acad. des sciences **82**, 525. 1876. [*14, 133*.]

412. — Influence des anesthésiques et du gel sur les plantes à coumarines. Ibid. **49**, 829. 1909. [*145*.]

413. **Hecker, E.** (und **Winterstein, H.**): Untersuchungen über den Phosphorstoffwechsel des Nervensystems. II. Der Phosphorumsatz unter verschiedenen Bedingungen. Zeitschr. f. physiol. Chem. **129**, 26. 1923. [*66, 323*.]

414. **Hedin, S. G.**: Über die Permeabilität der Blutkörperchen. Pflügers Arch. f. d. ges. Physiol. **68**, 229. 1897. [*232*.]

415. **Heilbronn, A.**: Zustand des Plasmas und Reizkarkeit. Jahrb. f. wiss. Botanik **54**, 355. 1914. [*352, 358*.]

416. — Eine neue Methode zur Bestimmung der Viscosität lebender Protoplasten. Ebenda **61**, 284. 1922. [*352, 358*.]

417. **Heilbrunn, L. V.**: An experimental study of cell division. Anat. record **11**, Nr. 6. 1917. [*359*.]

418. — The physical effect of anesthetics upon living protoplasm. Biol. bull. of the marine biol. laborat. **39**, 307. 1920. [*359*.]

419. **Heinz, R.**: Handbuch der experimentellen Pathologie und Pharmakologie. 1. Jena: Fischer 1905. [*17*.]

420. **Hellsten, A. F.**: Über den Einfluß von Alkohol, Zucker und Tee auf die Leistungsfähigkeit des Muskels. Skandinav. Arch. f. Physiol. **16**, 139. 1904. [*17, 22.*]

421. **Hempel, J.**: Researches into the effect of etherization on plant-metabolism. Mém. acad. roy. Danemark. 7me sér. Sect. science **6**, 215. 1912 (ref. Botan. Zentralbl. **119**, 99. 1912). [*19, 143.*]

422. **Hennicke, W.**: Vergleichende Untersuchungen über die Gefährlichkeit der gebräuchlichen Inhalationsanästhetika. Inaug.-Diss. Bonn 1895. [*38, 39, 42.*]

423. **Hering, E.**: Zur Theorie der Nerventätigkeit. Leipzig 1899. [*66.*]

424. **Hermann, L.**: Über die Wirkungsweise einer Gruppe von Giften. Arch. f. Anat., Physiol. u. wiss. Med. 1866. S. 27. [*177, 281.*]

425. — Lehrbuch der experimentellen Toxikologie. Berlin 1874. [*281.*]

426. **Herter, C. A.**: Über die Anwendung reduzierbarer Farbstoffe beim Studium der Verteilung von Giften usw. Zeitschr. f. physiol. Chem. **42**, 493. 1904. [*191.*]

427. **Hertwig, G.**, und **Lipschitz, W.**: Mechanismus der Giftwirkung aromatischer Nitroverbindungen. II. Mitt. Pflügers Arch. f. d. ges. Physiol. **183**, 275. 1920. [*170.*]

428. **Hertz, W.**: Die Vitalfärbung von Opalina ranarum mit Säurefarbstoffen und ihre Beeinflussung durch Narkotikum. Ebenda **196**, 444. 1922. [*392.*]

429. **Herzen, A.**: Ist die negative Schwankung ein unfehlbares Zeichen der physiologischen Nerventätigkeit. Zentralbl. f. Physiol. **13**, 455. 1899. [*76*]

430. — Une question préjudicielle d'électrophysiologie nerveuse. Revue scientifique, 4. Sér. **13**, 40. 1900. [*76f.*]

431. **Herzog, R. O.**, und **Betzel, R.**: Zur Theorie der Desinfektion. Zeitschr. f. physiol. Chem. **67**, 309. 1910. Vorl. Mitt. u. **74**, 221. 1911. [*249.*]

432. **Hesse, E.**: Narkosestudien im Hochgebirge. Arch. f. exp. Pathol. u. Pharmakol. **105**, 350. 1925. [*221.*]

433. **Hin, G.**: Die Wirkung von Kontraktursubstanzen während des Verlaufs der natürlichen und künstlichen Totenstarre des Muskels. Pflügers Arch. f. d. ges. Physiol. **202**, 144. 1924. [*125.*]

434. **Hirschberg, E.**: In welcher Beziehung stehen Leitung und Erregung der Nervenfaser zueinander. Ebenda **39**, 75. 1886. [*80.*]

435. **Hirschberg, Else**, und **Winterstein, H.**: Über den Zuckerstoffwechsel der nervösen Zentralorgane. Zeitschr. f. physiol. Chem. **100**, 185. 1917. [*65.*]

436. — — Über den Stickstoffumsatz der nervösen Zentralorgane. Ebenda **101**, 212. 1918. [*6, 65.*]

437. **Hirschfelder, A. D.**, **Lundholm, A.**, and **Norgaard, H.**: The local action of saligenin and other phenyl carbinols. Journ. of pharmacol. a. exp. therapeut. **15**, 237. 1920. [*74.*]

438. **Hitzig, E.**: Untersuchungen zur Physiologie des Gehirns. 4. Abhandl. Arch. f. Anat. u. Physiol. 1873. S. 397. [*61.*]

439. **Höber, R.**: Beiträge zur physikalischen Chemie der Erregung und der Narkose. Pflügers Arch. f. d. ges. Physiol. **120**, 492. 1907. [*371f., 374.*]

440. — Die physikalisch-chemischen Vorgänge bei der Erregung. Zeitschr. f. allgem. Physiol. **10**, 173. 1910. (Sammelreferat.) [*372.*]

441. Höber, R.: Physikalische Chemie der Zelle und der Gewebe. 4. Aufl. Leipzig 1914; 5. Aufl. 1922. [*5, 206, 299, 301, 304, 369, 372 f., 377.*]

442. — Neue Versuche zur Theorie der Narkose. Dtsch. med. Wochenschr. **41,** 273. 1915. [*374, 395.*]

443. — Beiträge zur Theorie der physiologischen Wirkungen des Calciums. Pflügers Arch. f. d. ges. Physiol. **166,** 531. 1917. [*371.*]

444. — Zur Theorie der Narkose. Ebenda **174,** 218. 1919. [*311.*]

445. Hofmann, F. B.: Studien über den Tetanus. I. Ebenda **93,** 186. 1903. [*107.*]

446. — II. Ebenda **95,** 484. 1903. [*107.*]

447. — III. Ebenda **103,** 291. 1904. [*108.*]

448. — Über einen peripheren Tonus der Cephalopodenchromatophoren und über ihre Beeinflussung durch Gifte. Ebenda **118,** 413. 1907. [*124, 128.*]

449. — Über die Beziehung der Muskelstarre zur Eiweißgerinnung und zur chemischen Reizung. Dtsch. physiol. Ges. zu Würzburg 1909; Zentralbl. f. Physiol. **23,** 299. 1910. [*124.*]

450. Hofmeister, F.: Zur Lehre von der Wirkung der Salze. VI. Mitt. Die Beteiligung gelöster Stoffe an Quellungsvorgängen. Arch. f. exp. Pathol. u. Pharmakol. **28,** 223. 1891. [*398.*]

451. Hölscher, F.: Der Chloroformgehalt von Blut und Gehirn während der Narkose. Inaug.-Diss. Gießen 1906. [*38, 216, 233.*]

452. Honigmann, F.: Über Mischnarkosen. Arch. f. klin. Chirurg. **58,** 730. 1899. [*38, 39, 148 f.*]

453. Hooper, F. H.: New York med. journ. a. med. record 1885, 1887; zit. nach Albanese (16) u. Hermanns Jahresber. [*68.*]

454. Houdaille, G.: Étude expérimentale et critique sur les nouveaux hypnotiques. Thèse. Paris 1893. [*282.*]

455. Hozawa, S.: Untersuchungen über die Wirkungen von Narkotika auf den elektrischen Leitungswiderstand und die Polarisation der Froschhaut. Journ. of biophysics **1,** XLIX. 1924. [*388.*]

456. Humboldt, A. v.: Versuche über die gereizte Muskel- und Nervenfaser. **2.** 1797. Kap. Alkohol. [*17, 120.*]

457. Irving, A. A.: The effect of chloroform upon respiration and assimilation. Ann. of botany **25,** II, 1077. 1911. [*19, 139, 141.*]

458. Irwin, M.: Comparative studies on respiration. V. The effect of ether on the production of carbon dioxide by animals. Journ. of gen. physiol. **1,** 209. 1919. [*19.*]

459. — Sensory stimulation by saturated monohydric alcohols. Americ. journ. of physiol. **60,** 151. 1922. [*268, 273.*]

460. — Sensory stimulation by unsaturated alcohols, polyhydric alcohols and chlorhydrins. Ibid. S. 270. [*277.*]

461. Ishikawa, H.: Über die Wirkung der Narkose an Amöben. Zeitschr. f. allgem. Physiol. **13,** 339. 1912. [*185.*]

462. — Studies in the fundamental phenomena of life. Kyoto 1924. [*26, 84, 98.*]

463. Ishizaka, N.: Über die hämolytische Wirkung von Terpenen. Zeitschr. f. exp. Pathol. u. Pharmakol. **75,** 194. 1914. [*328.*]

464. Issekutz, B. v.: Über den Synergismus der Opiumkaloide. Pflügers Arch. f. d. ges. Physiol. **145,** 415. 1912. [*156.*]

465. Issekutz, B. v.: Über den Synergismus der Lokalanästhetika. Ebenda S. 448. [*157*.]
466. — Über das Gesetz Bürgis von den Arzneikombinationen. Ebenda **151**, 456. 1913. [*157*.]
467. — Über die kombinierte Wirkung des Magnesiumsulfates mit verschiedenen Narkotika. Therapeut. Monatsh. **29**, 379. 1915. [*157*.]
468. — Über den Einfluß der Temperatur auf die Kapillaraktivität der Narkotika. Biochem. Zeitschr. **88**, 213. 1918. [*332*.]
469. — Narkose und Sauerstoffkonzentration. Ebenda S. 219. [*192*.]
470. — Temperatur und Kapillaraktivität. Ebenda **122**, 301. 1921. [*332, 346*.]
471. — Über die Wirkung des Jodäthylurethans und -allophanats. Ebenda **145**, 1. 1924. [*239*.]
472. — Über den Einfluß der Temperatur auf die Wirkung und Verteilung des Salicylamids. Pflügers Arch. f. d. ges. Physiol. **202**, 371. 1924. [*313*.]
473. Jacobj, C.: Diskussionsbemerkung zu Bürkers Theorie der Narkose. Münch. med. Wochenschr. 1910. II. 1476. [*350*.]
474. Jacobson, J.: Untersuchungen über lösliche Fermente. Arch. f. exp. Pathol. u. Pharmakol. **16**, 320. 1892. [*56*.]
475. Jaksch, R. v.: Epilepsia acetonica, ein Beitrag zur Lehre von den Autointoxikationen. Zeitschr. f. klin. Med. **10**, 362. 1886. [*230*.]
476. Jarisch, A.: Beiträge zur Pharmakologie der Lipoide. I. Mitt. Pflügers Arch. f. d. ges. Physiol. **186**, 299. 1921. [*382*.]
477. Jastreboff, N. W.: Über die Kontraktion der Vagina bei Kaninchen. Arch. f. (Anat. u.) Physiol. 1884. S. 90. [*18*.]
478. Jensen, H. H., and Hirschfelder, A. D.: Studies upon the local anesthetic and antispasmodic actions of some ethers and esters of saligenin. Journ. of pharmacol. a. exp. therapeut. **24**, 423. 1924/25. [*280*.]
479. Jensen, P.: Weitere Untersuchungen über die thermische Muskelreizung. Pflügers Arch. f. d. ges. Physiol. **160**, 333. 1915. [*5, 129*.]
480. — Über den chemischen Unterschied zwischen dem lebendigen und toten Organismus. Anat. Hefte **179** (Bd. **59**), 623. [*6*.]
481. Joachimoglu, G.: Die Pharmakologie des Trichloräthylens (Chlorylen Kahlbaum). Berl. klin. Wochenschr. **58**, 147. 1921. [*39, 272, 276 f.*]
482. — Die Wirkung einiger Verwandten des Chloroforms mit besonderer Berücksichtigung der Traubeschen Theorie über die Wirkung der Narkotika der Fettreihe. Biochem. Zeitschr. **120**, 203. 1921. [*272*.]
483. — Vergleichende Untersuchungen über die antiseptische Wirkung einiger Chlorderivate des Methans, Äthans und Äthylens. Ebenda **124**, 130. 1921. [*272, 277 f., 308*.]
484. — Über die Wirkung einiger Narkotika der Fettreihe auf die glatte Muskulatur des Blutegels. Ebenda **156**, 224. 1925. [*130, 272, 277 f.*]
485. Joannovics, G., und Pick, E. P.: Intravitale Oxydationshemmung in der Leber durch Narkotika. Pflügers Arch. f. d. ges. Physiol. **140**, 327. 1911. [*190*.]
486. Joel, A.: Über die Einwirkung einiger indifferenter Narkotika auf die Permeabilität roter Blutkörperchen. Ebenda **161**, 5. 1915. [*381*.]

487. Joffroy, A., et Serveaux, R.: Nouveau procédé de mensuration de la toxicité des liquides etc. Arch. de méd. expér. et d'anat. pathol. 1. Sér. 7, 569. 1895. [*267, 333.*]

488. Johannsen, W.: Über Rausch und Betäubung der Pflanzen. Naturwiss. Wochenschr. 18, 97, 109. 1902. [*19, 136, 144.*]

489. — Das Ätherverfahren beim Frühtreiben. 2. Aufl. Jena 1906. [*14, 23, 136f., 284.*]

490. Josing, E.: Der Einfluß der Außenbedingungen auf die Abhängigkeit der Protoplasmaströmung vom Licht. Jahrb. f. wiss. Botanik 36, 197. 1901. [*13, 135, 284.*]

491. Joteyko, J.: Effets physiologiques des ondes induites de fermeture et de rupture etc. Trav.Lab. Inst. Solvay 5, 1. 1902. [*91.*]

492. — et Stefanowska, M.: Anesthésie générale et anesthésie locale du nerf moteur. Cpt. rend. hebdom. des séances de l'acad. des sciences 128, 1606. 1899. [*74, 91.*]

493. — — Influence des anesthésiques sur l'excitabilité des muscles et des nerfs. Trav. Lab. Inst. Solvay 4, 249. 1901. [*16, 74, 91.*]

494. Juckuff, E.: Versuche zur Auffindung eines Dosierungsgesetzes. Leipzig 1895. [*258f.*]

494a. Junkmann, K.: Beiträge zur Physiologie und Pharmakologie der Erregbarkeit des Froschherzens. I. Mitt. Arch. f. exp. Pathol. u. Pharmak. 108, 149. 1925. — II. Mitt. ebenda S. 313. [*119.*]

495. Kato, G.: The theory of decrementless conduction in narcotised region of nerve. Tokyo: Nankodo 1924. [*86f., 92, 94f., 103f.*]
(Die Fortsetzung: The further studies on decrementless conduction. Tokyo: Nankodo 1926, konnte nicht mehr berücksichtigt werden.)

496. Katz, G.: Über den Einfluß der Narkotika auf die Durchlässigkeit von Blutkörperchen für Traubenzucker und Harnstoff. Biochem. Zeitschr. 90, 153. 1918. [*381, 386.*]

497. Katzenelson, D.: Über die Wirkung gleichzeitig gegebener Narkotika der Fettreihe bei subkutaner Injektion. Inaug.-Diss. Bern 1911 u. Zeitschr. f. exp. Pathol. und Therap. 8. 1911. [*154.*]

498. Kauffmann, C.: Über Einwirkung der Anästhetika auf das Protoplasma usw. Inaug.-Diss. Erlangen 1899. [*135f., 140.*]

499. Kaufmann, R.: Über den Einfluß von Protoplasmagiften auf die Trypsinverdauung. Zeitschr. f. physiol. Chem. 39, 434. 1903. [*56.*]

500. Kegel, W.: Über den Einfluß von Chloroform und Äther auf die Assimilation von Elodea canadensis. Inaug.-Diss. Göttingen 1905. [*139.*]

501. Keguliches, P.: Über die Wirkung von Narkotikakombinationen bei Fröschen. Zeitschr. f. exp. Pathol. u. Therap. 18, 52. 1916. [*153.*]

502. Kemp, H. P.: The physiological effects of (1) primary and secondary propyl alcohol, (2) normal primary and tertiary butyl alcohol. Proc. physiol. soc. XLIX, Journ. of physiol. 37. 1908. [*272.*]

503. — and Waller, A. D.: The action of alcohol upon electrically inexcitable muscle. Ibid. XLIII. [*123, 269.*]

504. **Kießling, W.**: Vergleichende Untersuchungen über die Wirkung einiger Chlorderivate des Methans, Äthans und Äthylens am isolierten Froschherzen. Biochem. Zeitschr. **114**, 292. 1921. [*276 f., 341.*]

505. **Kionka, H.**: Zur Theorie der Narkose. Arch. internat. de pharmacodyn. et de thérapie **7**, 475. 1900. [*276.*]

506. — Über Mischnarkosen. Jahreskurse f. ärztl. Fortbild. 1. 1910. Heft 8. [*149.*]

507. **Kisch, B.**: Über die Oberflächenspannung der lebenden Plasmahaut bei Hefe und Schimmelpilzen. Biochem. Zeitschr. **40**, 152. 1912. [*54, 136, 143, 269 f., 329 f.*]

508. — Untersuchungen über Narkose. Zeitschr. f. Biol. **60**, 399. 1913. [*52, 188 f., 199.*]

509. — Untersuchungen über Hämolyse. I. Mitt. Internat. Zeitschr. f. phys.-chem. Biol. **1**, 60. 1914. [*331, 337, 340.*]

510. **Kissa, H.**: Die Wirkung kombinierter Narkotika der Fettreihe auf Colpidien. Zeitschr. f. allgem. Physiol. **16**, 320. 1914. [*160.*]

511. **Klammer, M. H.**: Über die Verstärkung der Wirkung eigentlicher Narkotika durch Bromsalze. Zeitschr. f. d. ges. exp. Med. **1**, 575. 1913. [*153.*]

511a. **Klein, G.**, und **Werner, O.**: Formaldehyd als Zwischenprodukt bei der Kohlensäureassimilation. Biochem. Zeitschr. **168**, 361. 1926. [*140.*]

512. **Klein, P.**: Über Flockung von Kolloiden durch Nichtleiter. Kolloid-Zeitschr. **29**, 247. 1921. [*357.*]

513. **Klingenbiel, A.**: Untersuchungen über Muskelstarre am quergestreiften Muskel. Inaug.-Diss. Halle 1887. [*121.*]

514. **Knaffl-Lenz, E. v.**: Über die kolloidchemischen Vorgänge bei der Hämolyse. Pflügers Arch. f. d. ges. Physiol. **171**, 51. 1918. [*382, 399.*]

515. — Beitrag zur Theorie der Narkose. Arch. f. exp. Pathol. u. Pharmakol. **84**, 66. 1919. [*298, 346, 399.*]

516. — Zur Narkosetheorie. Biochem. Zeitschr. **105**, 88. 1920. [*399.*]

517. **Knopp, W.**: Über die Löslichkeitsbeeinflussung von Wasserstoff und Stickoxydul usw. Zeitschr. f. physikal. Chem. **48**, 97. 1904. [*207.*]

518. **Koch, W.**, and **Mann, S. A.**: A comparison of the chemical composition of three humen brains at different ages. Proc. physiol. soc. XXXVI; Journ. of physiol. **36**. 1907/08. [*290.*]

519. — and **Mc Lean, F. C.**: The relation of the phosphatids to Overton and Meyer's theory of narcosis. Journ. of pharmacol. a. exp. therapeut. **2**, 249. 1910/11. [*360.*]

520. **Kochmann, M.**: Die Einwirkung des Alkohols auf das Warmblüterherz. Arch. internat. de pharmacodyn. et de thérapie **13**, 329. 1904. [*17, 18.*]

521. — Über kombinierte Narkose. I. Mitt. Über Narkoseapparate. Ibid. **22**, 487. 1912. [*149, 158.*]

522. — Über die Kombination von Arzneimitteln. Dtsch. med. Wochenschr. 1912. 1589. [*161.*]

523. — Über Chloroform- und Äthernarkose usw. Ebenda. 1913. Nr. 40 [*158, 216.*]

524. — Beiträge zur Pharmakologie der Mischnarkose. I. Wirkung von Narkotikagemischen auf poikilotherme Wassertiere. Zeitschr. f. exp. Pathol. u. Therapie **12**. 1913. [*161.*]

525. Kochmann, M.: Theorie der Wirkung der Narkotika aus der Alkoholreihe (Theorie der Narkose). Heffters Handb. d. exp. Pharmakol. 1, 449. 1923. [*270, 314f., 399.*]

526. — Einfluß der Narkotika der Fettreihe auf den Quellungszustand der Zellkolloide. Biochem. Zeitschr. 136, 49. 1923. [*270, 399f.*]

527. Kochs, W.: Über die Wirkung des Cocains auf freipräparierte gemischte Nervenstränge. Zentralbl. f. klin. Med. 7, 793. 1886. [*69.*]

528. Koike, J.: Über die Fortleitung des Erregungsvorganges in einer narkotisierten Nervenstrecke. Zeitschr. f. Biol. 55, 311. 1911. [*86.*]

529. Kopaczewski, W.: La tension superficielle en biologie. IV. La tension superficielle et la narcose. Arch. di scienze biol. 3, 253. 1922 (auch Cpt. rend. hebdom. des séances de l'acad. des sciences 174, 321. 1922). [*331.*]

530. — V. La tension superficielle, le gonflement et la narcose. Arch. di scienze biol. 5, 185. 1924. [*398.*]

531. Köppen, M.: Pikrotoxin und Coriamyrtin als Kollapsmittel. Arch. f. exp. Pathol. u. Pharmakol. 29, 327. 1892. [*171.*]

532. Körösy, K. v.: Die Wirkung des Chloroforms auf die Chlorophyllassimilation. Zeitschr. f. physiol. Chem. 93, 145. 1914. [*139.*]

533. Kosinski, J.: Die Atmung bei Hungerzuständen und unter Einwirkung von mechanischen und chemischen Reizmitteln bei Aspergillus niger. Jahrb. f. wiss. Botanik 37, 137. 1902. [*18, 141.*]

534. Kraepelin, E.: Über die Beeinflussung einfacher psychischer Vorgänge durch einige Arzneimittel. Jena 1892. [*22, 61.*]

535. Kramer, B.: The role of the lipoids and particularly lecithin in narcosis. Journ. of exp. med. 17, 206. 1913. [*246.*]

536. Krehan, M.: Beiträge zur Physiologie der Stoffaufnahme in die lebende Pflanzenzelle. II. Internat. Zeitschr. f. phys.-chem. Biol. 1, 189. 1914. [*160, 173.*]

537. Kremer, J. H.: Adsorption de matières odorantes et de narcotiques odorants par les lipoïdes. Arch. néerland. de physiol de l'homme et des anim. fol. 1, 715; — Onderzoekingen in het physiol. laborat. d. Utrechtsche kongeschool, 5. R., 18, 413. 1918. [*303.*]

538. Krogh, A.: Ethyl urethane as a narcotic for aquatic animals. Internat. Rev. d. ges. Hydrobiol. u. Hydrogr. 6, 42. 1914. [*35, 40, 58, 196, 256.*]

539. Krüger, F. v.: Die Chemie des Blutes in Wintersteins Handb. d. vergl. Physiol. 1, 1. Hälfte, S. 1160. [*316.*].

540. Krukenberg, Fr. W.: Vergleichend toxikologische Untersuchungen als experimentelle Grundlage für eine Nerven- und Muskelphysiologie der Evertebraten. Vergl.-physiol. Studien, 1. Reihe, Heidelberg 1881. 1. Abt. S. 77. [*49.*]

541. Kschischkowski, K.: Chloralose als Narkotikum bei niederen Tieren. Zentralbl. f. Physiol. 26, 526. 1912. [*45.*]

542. Kuno, Y.: Über die Wirkung des Äthylalkohols auf das isolierte und überlebende Säugetierherz. Arch. internat. de pharmacodyn. et de thérapie 22, 355. 1912. [*17.*]

543. — Über die Wirkung der einwertigen Alkohole auf das überlebende Säugetierherz. Arch. f. exp. Pathol. u. Pharmakol. 74, 399. 1913. [*17, 268, 333.*]

544. Kuno, Y.: Über die Wirkung der einwertigen Alkohole auf den überlebenden Kaninchendarm. Ebenda 77, 206. 1914. [18, 51, 268f., 333.]
545. Kuré, K., Shinosaki, T., Sato, M. und Nagano, T.: Kleinhirn und
Alkoholvergiftung. Zeitschr. f. d. ges. exp. Med. 38, 326. 1923. [230.]
546. Kurzwelly, W.: Über die Widerstandsfähigkeit trockener pflanzlicher
Organismen gegen giftige Stoffe. Jahrb. wiss. Botanik 38, 291. 1903. [145f.]
547. Kußmaul, A.: Über die Ertötung der Gliedmaßen durch Einspritzung
von Chloroform in die Schlagadern. Virchows Arch. f. pathol. Anat. u.
Physiol. 13, 289. 1858. [120f.]
548. Kuusisto, P., Suominen, Y. K., und Renqvist, Y.: Über die Dauer
der Reizbarkeit des Froschmuskels in homologen Alkohol- und Amid-
lösungen. Skandinav. Arch. f. Physiol. 46, 76. 1924/25. [260, 268.]
549. Küster, F. W., und Thiel, A.: Lehrbuch der allgemeinen physikalischen
und theoretischen Chemie. 1. Heidelberg 1913. [354.]
550. Labes, R.: Die Verschiebung des Flockungsoptimums des Serumalbumin
usw. Pflügers Arch. f. d.. ges. Phyeiol. 186, 98. 1921. [357.]
551. Lahousse, N.: Influence de l'anhydride carbonique sur la contractilité
isotonique du muscle strié.   Bull. de l'acad. de méd. de Belg. 1898, 206
(zit. nach Hermanns Jahresber. 7, 21. 1898). [17.]
552. Lallemand, Perrin et Duroy: Du rôle de l'alcool et des anesthésiques
dans l'organisme. L'union médicale 1859; ref. in: Gaz. méd. de Paris 31,
829. 1867. [229.]
553. Lange, H., und Kappus, A.: Untersuchungen über Narkose. II. Mitt.
Zeitschr. f. physiol. Chem. 124, 140. 1922. [390.]
554. — und Mayer, M. E.: Untersuchungen über Narkose. III. Mitt. Ebenda
141, 233. 1924. [54.]
555. — und Müller, B. W.: Untersuchungen über Narkose. I. Mitt. Ebenda
124, 103. 1922. [389.]
556. Langendorff, O.: Mitteilungen aus dem Königsberger physiologischen
Laboratorium 1878 (zit. nach Loewi, 620). [119.]
557. — Zur Kenntnis der Zersetzungserscheinungen an den Muskeln und am
Zentralnervensystem. Zentralbl. f. med. Wiss. 1882. Nr. 50. [195.]
558. — Eine Glycerinwirkung. Arch. f. (Anat. u.) Physiol. 1891, S. 480. [400.]
559. Lapique, L.: Variation de la composition chimique du cerveau suivant
la grandeur de cet organe. Cpt. rend. des séances de la soc. de biol. 50,
856. 1898. [321.]
560. — et Legendre, R.: Modifications des fibres nerveuses myéliniques pendant l'anesthésie générale. Ibid. 77, 284. 1914. [399.]
561. — — Altérations des fibres nerveuses myéliniques scus l'action des anesthésiques et de divers poisons nerveux. Journ. de physiol. et de pathol.
gén. 20, 163. 1922. [399.]
562. Lasnitzki, A.: Über den Einfluß einiger Narkotika auf die Zellpermeabilität. Inaug.-Diss. Berlin 1921. [387.]
563. Lattes, L.: Über den Einfluß, den das im Blute zirkulierende Fett auf
die Giftwirkung des Chloroforms ausübt. Münch. med. Wochenschr. 57,
II., 2084. 1910. [38, 246.]

564. **Laurén, W.**: Über den Einfluß von Ätherdämpfen auf die Atmung von Keimlingen. Helsingfors 1891 (schwedisch); ref. in: Botan. Jahrb. **20**, 92. 1892. [*18, 141.*]

565. **Läwen, A.**: Vergleichende Untersuchungen über die örtliche Wirkung von Cocain usw. Arch. f. exp. Pathol. u. Pharmakol. **56**, 138. 1907. [*74.*]

566. **Le Heux, J. W.**: Über den Synergismus von Arzneimitteln. II. Mitt. Pflügers Arch. f. d. ges. Physiol. **174**, 105. 1919 (s. auch **Storm van Leeuwen**). [*166, 170.*]

567. — Contribution à l'étude de l'action synergique des narcotiques. Arch. néerland. de physiol. de l'homme et des anim. **4**, 563. 1920. [*39, 166.*]

568. **Lehmann, K. B.**: Experimentelle Studien über den Einfluß technisch und hygienisch wichtiger Gase und Dämpfe auf den Organismus. Arch. f. Hyg. **74**, 1. 1911. [*275 f.*]

569. **Lepeschkin, W. W.**: Zur Kenntnis der chemischen Zusammensetzung der Plasmamembran. Ber. d. dtsch. botan. Ges. **29**, 247. 1911. [*354.*]

570. — Über die Einwirkung anästhesierender Stoffe auf die osmotischen Eigenschaften der Plasmamembran. Ebenda S. 349. [*302, 376.*]

571. — Kolloidchemie des Protoplasmas. Berlin: Julius Springer 1924. [*359.*]

572. **Lépine, R.**: Théorie mécanique de la paralysie hystérique, du somnambulisme, du sommeil naturel et de la distraction. Cpt. rend. des séances de la soc. de biol. **47**, 85. 1895. [*179.*]

573. **Lesieur, Ch.**: Nouvelles recherches sur la toxicité expérimentale des alcools alimentaires. Journ. de physiol. et de pathol. gén. **8**, 427. 1906; Cpt. rend. des séances de la soc. de biol. **60**, 471. 1906. [*267.*]

574. **Lesser, E. J.**: Die Wärmeabgabe der Frösche in Luft und in sauerstofffreien Medien. Zeitschr. f. Biol. **51**, 287. [*198.*]

575. — Über anoxybiotische Zersetzung des Glykogens. Ebenda **53**, 533. [*188.*]

576. — Das Verhalten des Glykogens der Frösche bei Anoxybiose und Restitution. Ebenda **56**, 467. 1911; **60**, 388. 1913. [*188.*]

577. — und **Zipf, K.**: Die Beeinflussung der Zuckerbildung der Froschleber durch homologe Alkohole. Biochem. Zeitschr. **140**, 439. 1923. [*169, 329.*]

578. — II. Mitt. Ebenda **156**, 161. 1925. [*392.*]

579. **Leuze, E.**: Zur Theorie der Narkose: Die Verteilung der Inhalationsnarkotika im Tierkörper. Arch. f. exp. Pathol. u. Pharmakol. **95**, 145. 1922. [*232, 244, 250, 314.*]

579a. **Levi, M.**: Ricerche intorno all'azione del cloroformio sul cuore isolato. Arch. di fisiol. **22**, 479. 1925. [*119, 131.*]

580. **Lewin, R.**: Über die Scopolamin-Chloralhydratnarkose. Zeitschr. f. exp. Pathol. u. Therap. **18**, 61. 1916. [*156.*]

581. **Lewis, W. C. M.**: An experimental examination of Gibbs's theory of surface-concentration etc. Philosoph. mag. **15**, 499. 1908. [*346.*]

582. **Lhoták, C. v. Lhota**: Untersuchungen über die Veränderungen der Muskelfunktion in einer Kohlendioxydatmosphäre. Arch. f. (Anat. u.) Physiol. 1902. Suppl. S. 45. [*17.*]

583. **Liesegang, R. E.**: Zur Haftdrucktheorie. Zsigmondy-Festschr. Erg.-Bd. z. Kolloid-Zeitschr. **36**, 82. 1925. [*344.*]

584. Lillie, R. S.: On the connection between changes of permeability and stimulation etc. Americ. journ. of physiol. **24**, 14. 1909. [*208, 372.*]

585. — Antagonism between salts and anaesthetics. I. Ibid. **29**, 372. 1912. [*209, 372.*]

586. — II. Ibid. **30**, 1. 1912. [*372 f.*]

587. — III. Ibid. **31**, 255. 1913. [*39, 40 f., 372.*]

588. — IV. Journ. of exp. zool. **16**, 591. 1914. [*372.*]

589. — The role of membrans in cell-processes. Popul. science monthly 1913. [*372 f.*]

590. — The physico-chemical conditions of anesthetic action etc. Science N. S. **37**, 764. 1913. [*372.*]

591. — The physico-chemical conditions of anesthetic action. Ibid. S. 959. [*372.*]

592. — The physiology of cell-division V. Journ. of exp. zool. **15**, 23. 1913. [*39, 40 f., 372.*]

593. — The action of various anaesthetics in suppressing cell-division in sea-urchin eggs. Journ. of biol. chem. **17**, 121. 1914. [*372 f., 388.*]

594. — The theory of anaesthesia. Biol. bull. **30**, 311. 1916. [*372.*]

595. — The increase of permeability to water in fertilized sea-urchin eggs etc. Americ. journ. of physiol. **45**, 406. 1918. [*388.*]

596. — Protoplasmic action and nervous action. Chicago 1923. [*86.*]

597. Lindemann, F.: Versuche über die Morphium-Urethannarkose. Diss. Bern 1909 u. Zeitschr. f. exp. Pathol. u. Therap. **7**, 725. 1910. [*153.*]

598. Linksz, A.: Versuche zur Narkose der Leberfunktionen. I. Pflügers Arch. f. d. ges. Physiol. **204**, 572. 1924. — II. Ebenda **211**, 335. 1926. [*392.*]

599. Linossier, G : Influence comparée des principaux alcools de fermentation sur l'action des diastases. Cpt. rend. des séances de la soc. de biol. **51**, 887. 1899. [*56, 270.*]

600. Lipschitz, W., und Gottschalk, A.: Die Reduktion der aromatischen Nitrogruppen usw. I. Mitt. Versuche an atmenden Zellen. Pflügers Arch. f. d. ges. Physiol. **191**, 1. 1921. II. Mitt. Versuche an gärenden Zellen. Ebenda S. 33. [*56, 173, 191, 264, 270 f.*]

601. Lloyd, F. E.: Some effects of narcotics on Spirogyra. Anesthesia and analgesia **3**, 9. 1924. [*10, 140, 378.*]

602. Lodholz: Über die Gültigkeit des „Alles- oder Nichts-Gesetzes" für die markhaltige Nervenfaser. Zeitschr. f. allgem. Physiol. **15**, 269. 1913. [*92.*]

602a.— Das Dekrement der Erregungswelle im erstickenden Nerven. Ebenda S. 316. [*85, 93.*]

603. Loeb, J.: Chemische Konstitution und physiologische Wirksamkeit der Säuren. Biochem. Zeitschr. **15**, 254. 1909. [*274.*]

604. — Chemische Konstitution und physiologische Wirksamkeit von Alkoholen und Säuren. II. Mitt. Ebenda **23**, 93. 1910. [*41, 267, 269.*]

605. — Die Hemmung verschiedener Giftwirkungen auf das befruchtete Seeigelei durch Hemmung der Oxydationen in demselben. Ebenda **29**, 80. 1910. [*192, 269.*]

606. — Untersuchungen über Permeabilität und antagonistische Elektrolytwirkung nach einer neuen Methode. Ebenda **47**, 127. 1912. [*380.*]

607. Loeb, J., und Beutner, R.: Einfluß der Anästhetika auf die Potentialdifferenz an der Oberfläche pflanzlicher und tierischer Gewebe. Ebenda
51, 300. 1913. [*404.*]
608. — and Wasteneys, H.: Is narcosis due to asphyxiation? Journ. of biol.
chem. **14**, 517. 1913. [*53, 192, 269.*]
609. — — Narkose und Sauerstoffverbrauch. Biochem. Zeitschr. **56**, 295. 1913.
[*39f., 53, 192.*]
610. Loeb, O.: Die Wirkung des Alkohols auf das Warmblüterherz. Arch. f.
exp. Pathol. u. Pharmakol. **52**, 459. 1905. [*17.*]
611. Loebel, R. O.: Beiträge zur Atmung und Glykolyse tierischer Gewebe.
Biochem. Zeitschr. **161**, 219. 1925. [*28, 54, 65, 270.*]
612. Loebenstein, F.; Über quellungsfördernde Wirkung von Alkohol. Kolloid-Zeitschr. **35**, 345. 1924. [*398.*]
613. Loewe, S.: Zur physikalischen Chemie der Lipoide. I. Beziehungen der
Lipoide zu den Farbstoffen. Biochem. Zeitschr. **42**, 150. 1912. [*248, 303f.*]
614. — II. Die Beziehungen der Lipoide zu anderen organischen Substanzen
(Narkoticis, Hypnoticis u. a.). Ebenda S. 190. [*248f., 303f.*]
615. — III. Diffusion in Lipoiden. Ebenda S. 205. [*248, 304.*]
616. — IV. Die Eigenschaften von Lipoidlösungen in organischem Lösungsmittel. Ebenda S. 207. [*248, 304.*]
617. — Über eine neue Gruppe von kolloiden Systemen, die Organosole der
Lipoide. Zeitschr. f. Chem. u. Industr. d. Koll. **11**, 179. 1912. [*248, 304.*]
618. — Membran und Narkose. Biochem. Zeitschr. **57**, 161. 1913. [*355, 380.*]
619. Loewi, O.: Arzneimittel und Gifte in ihrem Einfluß auf den Stoffwechsel.
v. Noordens Handb. d. Pathol. d. Stoffwechsels. 2. Berlin 1907. Kap. VI.
Narkotika und Hypnotika. [*188.*]
620. — Über den Einfluß von Chloralhydrat auf den Erfolg der Vagusreizung.
Arch. f. exp. Pathol. u. Pharmakol. **70**, 323. 1912. [*119.*]
621. Loewy, A., und von der Heide, R.: Über die Aufnahme des Methylalkohols durch die Atmung. Biochem. Zeitschr. **65**, 230. 1914. — Über
die Aufnahme des Äthylalkohols durch die Atmung. Ebenda **86**, 125. 1918.
— Über die Giftwirkung von Methyl- und Äthylalkohol bei ihrer Einatmung. Berl. klin. Wochenschr. 1918, S. 67. [*222, 267.*]
622. Löhner, L.: Vergleichende Untersuchungen über Erstickung, Wärmelähmung und Narkose mit Protozoen. Zeitschr. f. allgem. Physiol. **15**, 199.
1913. [*14, 193.*]
623. Lorant, O.: Über Grenzflächenspannungen an der Trennungsfläche zweier
Lösungsmittel. Pflügers Arch. f. d. ges. Physiol. **157**, 211. 1914. [*345.*]
624. Lucas, K.: On the transference of the propagated disturbance from nerve
to muscle etc. Journ. of physiol. **43**, 46. 1911/12. [*77, 109f.*]
625. — The process of excitation in nerve and muscle. (Croonian Lecture.)
Proc. of the roy. soc. of London (B) **85**, 495. 1912. [*92, 112.*]
626. — The effect of alcohol on the excitation, conduction and recovery pro-
cesses in nerve. Journ. of physiol. **46**, 470. 1913. [*94, 103, 112.*]
627. — The conduction of the nervous impulse. London: Longmans, Green
& Co. 1917. [*64, 94, 112.*]
s. auch Adrian (12).

628. **Ludewig, H.**: Über die Beeinflussung der Chloroform- und Äthernarkose durch Scopolamin usw. Arch. internat. de pharmacodyn. et de thérapie **23**, 1913. [*158.*]

629. **Lugaro, E.**: Sulle modificazioni morfologiche funzionali dei dendriti delle cellule nervose. Riv. di patol. nerv. e ment. **3**, 350. 1898; zit. nach Brit. med. journ. 1899. I. 92. [*179.*]

630. **Lullies, H.**: Über die Beeinflussung der Permeablität von Pflanzenzellen durch Narkotika. Pflügers Arch. f. d. ges. Physiol. **207**, 8. 1925. [*377.*]

631. **Lussana e Roli**: Bull. di science med. di Bologna 1909. Ser. 8. Vol. 9 (zit. nach **Baer** und **Meyerstein**, 32). [*19.*]

632. **Lüthi, E.**: Versuche über die intravenöse Narkose vermittels der Kombinationsmethode. Zeitschr. f. exp. Pathol. u. Therap. **18**, 171. 1916. [*153.*]

633. **Macallum, A. B.**: Oberflächenspannung und Lebenserscheinungen. Ergebn. d. Physiol. **11**, 598. 1911. [*329.*]

634. **Mach, E.**: Die Geschichte und die Wurzel des Satzes von der Erhaltung der Arbeit. Prag 1872, Neudruck Leipzig 1909. [*1.*]

635. — Die Mechanik in ihrer Entwicklung. 7. Aufl. Leipzig 1912. [*2.*]

636. — Die ökonomische Natur der physikalischen Forschung. Popul.-wiss. Vorlesungen. 1. Aufl., S. 203. Leipzig 1896. [*2.*]

637. — Die Analyse der Empfindungen. 2. Aufl. Jena 1900. [*1.*]

638. — Die Prinzipien der Wärmelehre. 2. Aufl. Leipzig 1900. [*1.*]

639. — Erkenntnis und Irrtum. 1. Aufl. Leipzig 1905. [*1.*]

640. **Macht, D. J.**: A toxicological study of some alcohols, with especial reference to isomers. Journ. of pharmacol. a. exp. therapeut. **16**, 1. 1920. [*267 f., 273.*]

641. — Pharmacological examination of isopropyl alcohol. Arch. internat. de pharmacodyn. et de thérapie **26**, 285. 1922. [*273.*]

642. — and **Ting, G. C.**: The effect of some polyhydric alcohols on the behaviour of rats in the circular maze. Americ. journ. of physiol. **60**, 496. 1922. [*271.*]

643. **Mac Nider, Wm. de B.**: A preliminary paper on the relation between the amount of stainable lipoid material in the renal epithelium etc. Journ. of pharmacol. a. exp. therapeut. **17**, 289. 1921. [*289.*]

644. **Madelung, W.**: Über Mischnarkose und kombinierte Narkose. Arch. f. exp. Pathol. u. Pharmakol. **62**, 409. 1910. [*38 f., 149 f. 155, 167.*]

645. **Magnus, R.**: Versuche am überlebenden Dünndarm von Säugetieren. IV. Mitt. Pflügers Arch. f. d. ges. Physiol. **103**, 525. 1904. [*116.*]

646. **Magos, H.**: Pénétration du chloroforme dans l'organisme. Arch. internat. de pharmacodyn. et de thérapie **26**, 27. 1922. [*38, 217 f., 223, 228, 231, 316.*]

647. **Mansfeld, G.**: Inanition und Narkose. Ibid. **15**, 467. 1905. [*245, 306.*]

648. — Inanition und Narkose. Ibid. **17**, 343. 1907. [*245, 306.*]

649. — Narkose und Sauerstoffmangel. I. Mitt. Pflügers Arch. f. d. ges. Physiol. **129**, 69. 1909. [*184, 207.*]

650. — II. Mitt. Die Wirkung der Sauerstoffentziehung auf den Ruhestrom der Froschhaut. Ebenda **131**, 457. 1910. [*186, 207.*]

651. Mansfeld, G.: Narkose und Sauerstoffmangel. III. Mitt. (mit B. Farkas). Die Wirkung von Narkotica- und O_2-Entziehung auf keimende Samen. Ebenda **143**, 175. 1912. [*14, 186, 207.*]
s. auch Hamburger (384).

652. — Über das Wesen synergetischer Arzneiwirkungen. I. Mitt. Ebenda **161**, 444. 1915. [*169.*]

653. — und Fejes, L.: Der chemische Verlauf der Chloralhydrat- und Alkoholvergiftung an normalen und hungernden Tieren. Arch. internat. de pharmacodyn. et de thérapie **17**, 347. 1907. [*245, 252, 289, 306.*]

654. — und Lipták, P.: Die quantitative Änderung der Hirnlipoide während der extrauterinen Entwicklung. Pflügers Arch. f. d. ges. Physiol. **152**, 68. 1913. [*289, 321.*]

655. — und Müller, Fr.: Beiträge zur Physiologie der Schilddrüse. I. Mitt. Ebenda **143**, 157. 1912. [*186.*]
s. auch Somló (885) und Szirmay (921).

656. Marcet: Note sur l'action du chloroforme sur la sensitive, Mimosa pudica. Arch. d. sciences phys. et natur. **9**, 204. 1848. Genève. [*133.*]

657. Markowine, N.: Recherches sur l'influence des anaesthésiques sur la respiration des plantes. Rev. gén. de botan. **13**. 1901 (zit. nach Kegel, 500). [*18, 141.*]

658. Marshall, C. R., and Heath, H. L.: The pharmacology of the chlorhydrins etc. Journ. of physiol. **22**, 38. 1897/98. [*275.*]

659. Martin, C.: Sur l'anesthesie prolongée et continue par le mélange de protoxyde d'azote et d'oxygène sous pression. Cpt. rend. de l'acad. **106**, 290. 1888. [*42, 196.*]

660. Mathews, A. P.: The action of ether on an anaerobic animal tissue. Journ. of pharmacol. a. exp. therapeut. **2**, 231. 1910/11. [*198.*]

661. — The residual valence of anesthetics and its importance in anesthesia etc. Internat. Zeitschr. f. phys.-chem. Biol. **1**, 433. 1914. [*204f.*]

662. Matsuno, Y.: Die sensibilisierende Wirkung der Nichtelektrolyte. Bioch. Zeitschr. **150**, 159. 1924. [*357.*]

663. Matsuoka, K.: Über die Milchsäurebildung bei der chemischen Kontraktur des Muskels. Pflügers Arch. f. d. ges. Physiol. **204**, 51. 1924. [*125, 130.*]

664. Mc Clendon, J. F.: An attempt toward the physical chemistry of the production of one-eyed monstrosities. Americ. journ. of physiol. **29**, 289. 1911/12. [*54, 328.*]

665. — The action of anesthetics in preventing increase of cell permeability. Ibid. **38**, 173. 1915. [*383.*]

666. Medes, G., and Mc Clendon, J. F.: Effect of anesthetics on various cell activities. Journ. of biol. chem. **42**, 541. 1920. [*19, 140f., 379.*]

667. Meier, Kl., und Krönig, W.: Blutgasanalysen. IX. Narkose und kolloidale Ladung. Biochem. Zeitschr. **119**, 1. 1921. [*357.*]

668. Meltzer, S. J., und Auer, J.: Physiological and pharmacological studies of magnesium salts. III. The narcotising effect of magnesium salts upon nerve fibres. Americ. journ. of physiol. **14**, 366. 1905. [*172.*]

669. Meltzer, S. J., und Auer, J.: Über die Beziehungen des Calciums zu den Hemmungswirkungen des Magnesiums bei Tieren. Zentralbl. f. Physiol. 21, 788. 1908. [*169, 172.*]

670. — — The antagonistic action of calcium upon the inhibitory effect of magnesium. Americ. journ. of physiol. 21, 400. 1908. [*169, 172.*]

671. — — Über die anästhetische und lähmende Wirkung von Magnesium, unterstützt durch Äther. Zentralbl. f. Physiol. 27, 632. 1913/14. [*166, 172.*]

672. — and Gates, F. L.: Über die kombinierte Wirkung von Oxalaten und Magnesiumsalzen usw. Ebenda 27, 1169. 1913/14. [*172.*]

673. Meyer, H. H.: Zur Theorie der Alkoholnarkose. I. Mitt. Welche Eigenschaft der Anästhetika bedingt ihre narkotische Wirkung? Arch. f. exp. Pathol. u. Pharmakol. 42, 109. 1899. [*285 f., 299, 308.*]
s. auch Baum (52).

674. — 3. Mitt. Der Einfluß wechselnder Temperatur auf Wirkungsstärke und Teilungskoeffizient der Narkotika. Ebenda 46, 338. 1901. [*184, 291, 309 f., 332, 345.*]

675. Meyer, H. H.: Über die Beziehung zwischen den Lipoiden und pharmakologischer Wirkung. Münch. med. Wochenschr. 56, 1577. 1909. [*299, 371.*]

676. — und Gottlieb, R.: Experimentelle Pharmakologie. 3. Aufl. 1914. [*22, 71.*]

677. Meyer, K. H., und Gottlieb-Billroth, H.: Theorie der Narkose durch Inhalationsanästhetika. Zeitschr. f. physiol. Chem. 112, 55. 1920 (auch Münch. med. Wochenschr. 68, 8. 1921). [*42, 295 f., 313 f.*]

678. — und Hopff, H.: Theorie der Narkose durch Inhalationsanästhetika. II. Mitt. Narkose durch indifferente Gase unter Druck. Zeitschr. f. physiol. Chem. 126, 281. 1923. [*296 f., 313 f.*]

679. Meyerhof, O.: Über Wärmetönung chemischer Prozesse in lebenden Zellen. Pflügers Arch. f. d. ges. Physiol. 146, 159. 1912. [*6.*]

680. — Über scheinbare Atmung abgetöteter Zellen durch Farbstoffreduktion. Ebenda 149, 250. 1912. [*208.*]

681. — Über den Energiewechsel von Bakterien. Sitzungsber. d. Heidelberg. Akad. d. Wiss., Abt. B. 1912. 1. Abhandl. [*54.*]

682. — Über Hemmung von Fermentreaktionen durch indifferente Narkotika. Pflügers Arch. f. d. ges. Physiol. 157, 251. 1914. [*262 f., 270 f., 358.*]

683. — Über Hemmung der Wasserstoffsuperoxydzersetzung des kolloidalen Platins durch indifferente Narkotika. Ebenda S. 307. [*57. 270.*]

684. — Bemerkung zu der Arbeit von G. H. Chapman (173): The influence etc. Internat. Zeitschr. f. phys.-chem. Biol. 2, 394. 1915. [*339.*]

685. — Untersuchungen über den Atmungsvorgang nitrifizierender Bakterien. II. Beeinflussung der Atmung des Nitratbildners durch chemische Substanzen. Pflügers Arch. f. d. ges. Physiol. 165, 229. 1916. [*161, 165, 173, 190, 263.*]

686. — III. Die Atmung des Nitritbildners und ihre Beeinflussung durch chemische Substanzen. Ebenda 166, 240. 1917. [*190, 268.*]

687. — Untersuchungen zur Atmung getöteter Zellen. I. Mitt. Die Wirkung des Methylenblaus usw. Ebenda 169, 87. 1917. [*212, 270.*]

688. Meyerhof, O.: Untersuchungen zur Atmung getöteter Zellen. II. Mitt. Der Oxydationsvorgang in getöteter Hefe und Hefeextrakt. Ebenda **170**, 367. 1918. [*212.*]

689. — III. Mitt. Die Atmungserregung in gewaschener Acetonhefe usw. Ebenda **170**, 428. 1918. [*212.*]

690. — Notiz über Eiweißfällungen durch Narkotika. Biochem. Zeitschr. **86**, 325. 1918. [*356.*]

691. — Zur Kinetik der zellfreien Gärung. Zeitschr. f. physiol. Chem. **102**, 217. 1918. [*57. 358.*]

692. — Die Energieumwandlungen im Muskel. V. Mitt. Milchsäurebildung und mechanische Arbeit. Pflügers Arch. f. d. ges. Physiol. **191**, 138. 1921. [*28, 54, 129.*]

693. — Über die Milchsäurebildung bei Muskelkontrakturen. Klin. Wochenschr. **3**, 392. 1924. [*130.*]

694. — Beobachtungen über die Methylglyoxalase. Biochem. Zeitschr. **159**, 432. 1925. [*57, 362.*]

695. Michaelis, L., und Rona, P.: Untersuchungen über Adsorption. Ebenda **15**, 196. 1909. [*175, 361.*]

696. Miles, W. R.: The comparative concentrations of alcohol in human blood and urine etc. Journ. of pharmacol. a. exp. therapeut. **20**, 265. 1923. [*232.*]

697. Minami, S.: Versuche an überlebendem Carcinomgewebe. Biochem. Zeitschr. **142**, 334. 1923. [*362.*]

698. Mirande, M.: Influence exercée par certaines vapeurs sur la cyanogènese végétale etc. Cpt. rend. hebdom. des séances de l'acad. des sciences **149**, 140. 1909. [*145, 284.*]

699. Moldovan, J.: Untersuchungen über die Wirkungsweise des Chinins. Biochem. Zeitschr. **47**, 421. 1912. [*191.*]

700. — und Weinfurter, F.: Narkose und Sauerstoffatmung. Pflügers Arch. f. d. ges. Physiol. **157**, 571. 1914. [*191.*]

701. Mommsen, J.: Beitrag zur Kenntnis von den Erregbarkeitsveränderungen der Nerven usw. Virchows Arch. f. pathol. Anat. u. Physiol. **83**, 243. 1881. [*16. 26.*]

702. Mond, R.: Untersuchungen am isolierten Dünndarm des Frosches. Pflügers Arch. f. d. ges. Physiol. **206**, 172. 1924. [*391.*]

703. Montuori, A.: Die Regelung des Sauerstoffverbrauches in bezug auf die äußere Temperatur bei Seetieren. Zentralbl. f. Physiol. **20**, Nr. 8. 1905. [*187.*]

704. — La regolazione del consumo di ossigeno negli animali marini. Gazz. internat. di med. **9**. August 1906. [*187.*]

705. — Asfissia e Narcosi. Zeitschr. f. allgem. Physiol. **17**, 18. 1915. [*187.*]

706. Moore, B., and Roaf, E.: On certain physical and chemical properties of solutions of chloroform etc. Prelimin. Commun. Proc. of the roy. soc. of London (B) **73**, 382. 1904. [*37, 204, 208, 228, 249, 251, 304, 350, 360.*]

707. — — Sec. Commun. Ibid. **77**, 86. 1906. [*37, 204, 228, 249, 251, 304, 350.*]

708. Moral, H.: Über die Wirkung von Narkoticis auf den Froschnerven unter dem Einfluß von Temperaturveränderungen. Pflügers Acrh. f. d. ges. Physiol. **171**, 469. 1918. [*292, 309 f.*]

709. Morgen, H.: Über Reizbarkeit und Starre der glatten Muskeln. Inaug.-Diss. Halle 1888 u. Bernsteins Untersuch. a. d. physiol. Inst. Halle. 2. Heft 1890. 137. [*121f.*]

710. Morita, S.: Untersuchungen an großhirnlosen Kaninchen. III. Mitt. Arch. f. exp. Pathol. u. Pharmakol. 78, 218. 1915. [*172.*]

711. — IV. Mitt. Ebenda S. 223. [*38.*]

712. Mosso, U.: Über die physiologische Wirkung des Cocains. Ebenda 23, 153. 1887. [*171.*]

712a. Müller, J.: Vergleichende Untersuchungen über die narkotische und toxische Wirkung einiger Halogen-Kohlenwasserstoffe. Ebenda 109, 276. 1925. [*278.*]

713. Nagai, H.: Erstickung und Narkose des Flimmerepithels. Zeitschr. f. allgem. Physiol. 5, 34. 1905. [*14, 182.*]

714. — Der Einfluß verschiedener Narkotika, Gase und Salze auf die Schwimm-geschwindigkeit von Paramäcium. Ebenda 6, 195. 1907. [*14.*]

715. Nakagawa, K.: Experimentelle Studien über die intravenöse Infusions-narkose mittels Alkohols. Tohoku journ. of exp. med. 2, 81. 1921. [*52.*]

716. Nebelthau, E.: Über die Wirkungsweise einiger aromatischer Amide usw. Arch. f. exp. Pathol. u. Pharmakol. 36, 451. 1895. [*171.*]

717. Neilson, C. H., and Terry, O. P.: The effect of hypnotics and antipyretics on the rate of catalysis of hydrogen dioxide by kidney extract. Americ. journ. of physiol. 14, 248. 1905. [*56.*]

718. Nerking, J.: Narkose und Lecithin. Münch. med. Wochenschr. 1909. II. S. 1475. [*245f.*]

719. Newmann, H. H.: On the respiration of the heart. Americ. journ. of physiol. 15, 371. 1905/06. [*198.*]

720. Nicloux, M.: Sur l'anesthésie chloroformique: Dosage du chloroforme dans le sang etc. Cpt. rend. des séances de la soc. de biol. 60, 144. 1906. [*38.*]

721. — Sur l'anesthésie chloroformique etc. Ibid. p. 147. [*218.*]

722. — Sur la quantité de chloroforme dans les tissus etc. Ibid. S. 206. [*234, 236, 266.*]

723. — Teneur respective en chloroforme des globules et du plasma sanguins pendant l'anesthésie. Ibid. p. 248. [*231.*]

724. — Passage du chloroforme de la mère au fœtus. Ibid. p. 373. [*236.*]

725. — Sur les passage du chloroforme dans le lait etc. Ibid. p. 720. [*235f.*]

726. — Élimination de l'éther contenu dans le sang après l'anesthésie, pendant la période de retour. Ibid. 62, 8. 1907. [*219f.*]

727. — Teneur respective on éther des globules et du plasma sanguins pendant l'anesthésie. Ibid. p. 160. [*232.*]

728. — Sur l'anesthésie par l'éther etc. Cpt. rend. hebdom. des séances de l'acad. des sciences 144, 341. 1907. [*39, 219, 236 266.*] s. auch Camus (169) und Frison (285, 286).

729. Nicloux, M., et Yovanovitch, A.: Sur la répartition du chloroforme, au cours de l'anesthésie, dans les différents tissus etc. Cpt. rend. des séances de la soc. de biol. 91, 1285. 1924. [*236f.*]

730. Nicloux, M., et Yovanovitch, A.: Fixation du chloroforme par le
     système nerveux central et les nerfs péripheriques. Cpt. rend. hebdom. des
     séances de l'acad. des sciences 179, 1429. 1924. [236f.]
731. — — Nouvelles déterminations de la teneur en chloroforme du système
     nerveux etc. Cpt. rend. des séances de la soc. de biol. 93, 272. 1925.
     [224, 234, 237f., 320.]
731a.— — Répartition du chloroforme au cours de l'anesthésie dans les diffé-
     rentes parties du système nerveux etc. Ann. de physiol. 1, 444. 1925.
     [224, 234, 237f.]
732. — — Répartition de l'éthylène entre les globules et le plasma in vitro et
     au cours de l'anesthésie. Cpt. rend. soc. biol. 93, 1657. 1926. [231.]
733. Nicolle, P.: Étude pharmacodynamique de quelques α-glycols trisubsti-
     tués acycliques donés de propriétés hypnotiques. Bull. des sciences phar-
     macol. 26, 433. 1924. [271, 295.]
734. Niina, T.: Über den Einfluß des elektrischen Stroms auf die Permeabilität
     der Froschhaut. Pflügers Arch. f. d. ges. Physiol. 204, 332. 1924. [391f.]
735. Nirenstein, E.: Über das Wesen der Vitalfärbung. Ebenda 179, 233.
     1920. [392.]
736. Niwa, S.: The effect of cocaine hydrochloride on the CO_2 production of
     the mixed nerve fiber. Journ. of pharmacol. a. exp. therapeut. 12, 323,
     1919. [194.]
737. Nobel, E.: Über das Verhalten der Herznerven in der Chloroform- bzw.
     Chloralhydratnarkose. Zeitschr. f. d. ges. exp. Med. 9, 400. 1919. [119.]
738. Noll, A.: Über Erregbarkeit und Leitungsvermögen des motorischen Ner-
     ven unter dem Einfluß von Giften und Kälte. Zeitschr. f. allgem. Physiol.
     3, 57. 1904. [81.]
739. Nothmann-Zuckerkandl, H.: Die Wirkung der Narkotika auf die
     Protoplasmaströmung. Biochem. Zeitschr. 45, 412. 1912. [136, 160, 184,
     199, 256, 260, 269, 271. 309f., 330, 337.]
740. — Über den Einfluß von Neutralsalzen und einigen Nichtelektrolyten auf
     die Giftwirkung von Alkoholen auf Pflanzenzellen. Internat. Zeitschr. f.
     phys.-chem. Biol. 2, 18. 1915. [380.]
741. Ohno, M.: Der Einfluß chemischer Kontraktursubstanzen auf das frische
     und narkotisierte Froschmagenpräparat. Pflügers Arch. f. d. ges. Physiol.
     197, 362. 1922. [125.]
742. Olmsted, J. M. D., and Warner, W. P.: The "all-or-none" principle
     applied to mammalian nerves and reflex-arcs. Americ. journ. of physiol.
     61, 228. 1922. [91, 93, 97f.]
743. Olow, J.: Über den Übergang des Äthylalkohols von der Mutter zur
     Frucht. Biochem. Zeitschr. 134, 407. 1923. [236.]
744. — Studien über die Umsetzungsgeschwindigkeit des Äthylalkohols beim
     Kaninchen. Ebenda 148, 433. 1924. [222.]
745. Oppermann, F.: Experimentelle Studien über den Kohlenhydratstoff-
     wechsel in der Narkose. Dtsch. Zeitschr. f. Nervenheilk. 47/48, 590. 1913. [188.]
746. Osterhout, W. J. V.: The permeability of protoplasm to ions and the
     theory of antagonism. Science 35, 112. 1912. [379.]
747. — The effect of anesthetics upon permeability. Ibid. 37, 111. 1913. [379.]

748. **Osterhout, W. J. V.:** The decrease of permeability produced by anesthetics. Botan. gaz. **61**, 148. 1916. [*379.*]

749. — Comparative studies on respiration. Journ. of gen. physiol. **1**, 171. 1919.
[*19, 142.*]

750. — Injury, recovery, and death, in relation to conductivity and permeability.
Kap. V. Anesthesia. Lippincott company Philadelphia and London 1922.
[*379.*]

751. **Oswald, A.:** Über die Beziehungen zwischen chemischer Konstitution und
Wirkung der Arzneikörper. Schweiz. med. Wochenschr. 3. Jahrg. 973.
1922. [*280.*]

752. **Overton, E.:** Über die osmotischen Eigenschaften der lebenden Pflanzen-
und Tierzelle. Vierteljahrsschr. d. naturforsch. Ges. in Zürich **40**, 159. 1895.
[*46, 286.*]

753. — Über die osmotischen Eigenschaften der Zelle in ihrer Bedeutung für
die Toxikologie und Pharmakologie. Ebenda **41**, 383. 1896. [*286.*]

754. — Studien über die Narkose. Jena 1901. [*10f., 32, 34f., 37ff., 45, 52,
140, 150, 196, 215, 227f., 256 267, 271f., 276, 284ff., 333, 336.*]

755. — Beiträge zur allgemeinen Muskel- und Nervenphysiologie. I. Über die
osmotischen Eigenschaften der Muskeln. Pflügers Arch. f. d. ges. Physiol.
92, 115. 1902. [*286, 288.*]

756. — Eine reversible, resorptive Lähmung der motorischen Nervenenden beim
Frosche durch gewisse indifferente Narkotika. (1. Nord. Kongr. Lund.)
Skandinav. Arch. f. Physiol. **46**, 335. 1925. [*48.*]

757. **Palladin, W.,** und **Stanewitsch, E.:** Die Abhängigkeit der Pflanzenatmung von den Lipoiden. Biochem. Zeitschr. **26**, 351. 1910. [*209.*]

758. **Pauly et Bonne:** Étude sur un cas d'intoxication aigue par l'absinthe.
Lyon méd. **85**, 431. 1897. [*229.*]

759. **Pawel, E.:** Ein Beitrag zur Kenntnis des Stoffwechsels während der
Narkose. Biochem. Zeitschr. **60**, 352. 1914. [*188.*]

760. **Pereles, H.,** und **Sachs, M.:** Über die Wirkung von Äther, Chloroform
und Alkohol auf das Leitungsvermögen usw. Pflügers Arch. f. d. ges.
Physiol. **52**, 526. 1892. [*69.*]

761. **Petacci, C.:** L'azione dell' alcool etilico nella sopravvivenza del preparato
centrale. Atti d. Reale Accad. dei Lincei, rendiconto **33**, 205. 1924 (ref.
Ber. üb. d. ges. Physiol. **31**, 427). [*15.*]

762. **Pflüger, E.:** Über die physiologische Verbrennung in den lebendigen
Organismen. Pflügers Arch. f. d. ges. Physiol. **10**, 251. 1875. [*4f.*]

763. **Picaud,** Sur la toxicité des alcools. Cpt. rend. hebdom. des séances de
l'acad. des sciences **124**, 829. 1897. [*267.*]

764. **Piotrowski, G.:** Über die Trennung der Reizbarkeit und Leitungsfähigkeit des Nerven. Arch. f. (Anat. u.) Physiol. 1893. 205. [*16, 80, 84.*]

765. **Plagge, H.:** Vergleichende Untersuchung über die gärunghemmende Wirkung einiger Chlorderivate des Methans, Äthans und Äthylens. Biochem.
Zeitschr. **118**, 129. 1921. [*264f., 277.*]

766. **Plattner, F.:** Zur Frage der Ausscheidung sauerer Farbstoffe durch die
Leber. Pflügers Arch. f. d. ges. Physiol. **206**, 91. 1924. [*392.*]

767. Plötz, W.: Vergleichende Untersuchungen über die hämolytische Wirkung einiger Chlorderivate des Methans, Äthans und Äthylens. Biochem. Zeitschr. **103**, 243. 1920. [*277, 341.*]

768. Pohl, J.: Über Aufnahme und Verteilung des Chloroforms im tierischen Organismus. Arch. f. exp. Pathol. u. Pharmakol. **28**, 239. 1891. [*178, 231, 233, 282, 316.*]

769. — Über die Oxydation des Methyl- und Äthylalkohols im Tierkörper. Ebenda **31**, 281. 1893. [*267.*]

770. — Zur Kenntnis des Methyl- und Isopropylalkoholschicksals. Biochem. Zeitschr. **127**, 66. 1922. [*267.*]

771. Polowzow, W.: Über die Wirkung der Alkoholnarkose auf die Entwicklung der Seeigeleier (Strongylocentrotus lividus). Arch. f. mikroskop. Anat. u. Entwicklungsmech. **98**, 68. 1923. [*54.*]

772. Popielski, L.: Über Veränderungen der Leitungsfähigkeit und Erregbarkeit der Nerven unter dem Einfluß von Cocain. Zentralbl. f. Physiol. **10**, 251. 1896. [*81.*]

773. Pŕibram, E.: Über Beziehungen zwischen chemischer Konstitution, physikalisch-chemischen Eigenschaften und pharmacodynamischen Wirkungen. Wien. klin. Wochenschr. **21**, Nr. 30. 1908. [*328, 350, 354.*]

774. — Zur Frage der Cocainhämolyse. Pflügers Arch. f. d. ges. Physiol. **137**, 350. 1911. [*328.*]
s. auch Goldschmidt (342).

775. Pulcher, C.: L'azione della perfusione dell' alcool etilico nella contrazione dei muscoli di rana. Arch. di scienze biol. **5**, 425. 1924. [*131.*]

776. — L'azione dell' alcool etilico sui muscoli in rapporto alla temperatura. Ibid. **7**, 143. 1925. [*131.*]

777. Puriewitsch, K.: Über die selbsttätige Entleerung der Reservestoffbehälter. Ber. d. dtsch. botan. Ges. **14**, 207. 1896. [*144.*]

778. Querton, L.: Le sommeil hibernal et les modifications des neurones cérébraux. Trav. Lab. Inst. Solvay **2**, Heft 2. 1898. [*179.*]

779. — Contribution à l'étude du mode de production de l'électricité dans les êtres vivants. Ibid. **5**, 81. 1902. [*144.*]

780. Quigley, J. P., and Hirschfelder, A. D.: The relation of substitution in the carbinol group to the pharmacological action of some phenyl carbinols. Journ. of pharmacol. a. exp. therapeut. **17**, 326. 1921. [*74, 280.*]

781. — — A comparison of the action of some secondary and tertiary aromatic alcohols etc. Ibid. **24**, 405. 1924/25. [*274.*]

782. Rabe, F.: Über die Austrocknungsfähigkeit gekeimter Samen und Sporen. Flora **95**, 253. 1905. [*146.*]

783. Rabl-Rückhard: Sind die Ganglienzellen amöboid? Neurol. Zentralbl. **9**, 199. 1890. [*178.*]

784. Rabuteau: De quelques propriétés nouvelles ou peu connues de l'alcool etc. Union méd., 3. Sér. **10**, 165. 1870. [*267.*]

785. Radzikowski, C.: Neue Versuche über den Aktionsstrom in unerregbaren Nerven. Pflügers Arch. f. d. ges. Physiol. **84**, 57. 1901. [*76 f.*]

786. — Aktionsstrom ohne Aktion. Zentralbl. f. Physiol. **15**, 273. 1901. [*76.*]

787. Raether, M.: Über die Einwirkung verschiedener einwertiger Alkohole auf sensible Nerven und Nervenendigungen. Inaug.-Diss. Tübingen 1905. [*259, 268, 333.*]

788. Rajewsky, A.: Über die Wirkung des Chloralhydrats. Zentralbl. f. d. med. Wiss. 1870. 225. [*115.*]

789. Ramon y Cajal, S.: Einige Hypothesen über den anatomischen Mechanismus der Ideenbildung, der Assoziation und der Aufmerksamkeit. Arch. f. (Anat. u.) Physiol. 1895. S. 367. [*180.*]

790. Ranke, H.: Studien zur Wirkung des Chloroforms, Äthers und Amylens. Zentralbl. f. med. Wiss. 1867. S. 209. [*76, 120, 127, 178, 349.*]

791. — Zur Wirkungsweise der Anästhetika. Ebenda 1877. S. 609. [*178, 349.*]

792. Rappoport, Ch.: Über die Opium-Urethankombination. Zeitschr. f. exp. Pathol. u. Therap. **9**, 39. 1911. [*153.*]

793. Raske, K.: Zur chemischen Kenntnis des Embryo. Zeitschr. f. physiol. Chem. **10**, 336. 1885/86. [*290.*]

794. Ray, G. B.: Comparative studies on respiration. XXIV. The effects of chloroform on the respiration of dead and of living tissue. Journ. of gen. physiol. **5**, 469. 1923. [*19, 142.*]

795. — XXV. The action of chloroform on the oxydation of some organic acids. Ibid. p. 611. [*20, 213.*]

796. — XXVI. The production of CO_2 from organic acids in relation to their ·jodine absorption. Ibid. p. 623. [*20, 213.*]

797. — XXVII. The mechanism of oxidation in relation to chloroform anesthesia. Ibid. p. 741. [*213.*]

798. Redonnet, T. A.: Beiträge zur Theorie der Narkose. Arch. f. exp. Pathol. u. Pharmakol. **84**, 339. 1919. [*244, 312.*]

799. Regnard, P.: Expression graphique de la fermentation etc. Cpt. rend. des séances de la soc. de biol. **41**, 171. 1889. [*269.*]

799a. Rehorn, E.: Das Dekrement der Erregungswelle in dem erstickenden Nerven. Zeitschr. f. allg. Physiol. **17**, 49. 1918. [*85, 93.*]

800. Reicher, K.: Chemisch-experimentelle Studien zur Kenntnis der Narkose. Zeitschr. f. klin. Med. **65**, 235. 1908. [*245, 281, 394.*]

801. Reimann, S. P., and Becker, C. E.: The catalase of the blood during anesthesia. Americ. journ. of physiol. **50**, 54. 1919/20. [*211.*]

802. Richardson, B. W.: Physiological research on alcohols. Medical Times and Gazette 1869. II. 703. [*21, 267.*]

803. Richet, Ch.: Note sur le rapport entre la toxicité et les propriétés physiques des corps. Cpt. rend. des séances de la soc. de biol **54**, 775. 1893. [*282, 293.*]

804. Richter, O.: Narkose im Pflanzenreich. Med. Klinik **3**, 264. 1907, I. [*141, 188.*]

805. — Über Anthokyanbildung in ihrer Abhängigkeit von äußeren Faktoren. Ebenda S. 1015. [*141, 188.*]

806. Riesser, O., und Richter, F.: Weitere Beiträge zur Kenntnis der Erregungskontraktur des Froschmuskels. Pflügers Arch. f. d. ges. Physiol. **207**, 287. 1925. [*128.*]

807. Rippel, A.: Bemerkungen über die vermeintliche Widerstandsfähigkeit des trockenen pflanzlichen Protoplasmas usw. Biol. Zentralbl. **37**, 477. 1917. [*147.*]

808. Ritschel, W., und Stange, O.: Bestimmung der narkotisierenden Chloroform- und Ätherkonzentrationen in der Einatmungsluft des Kaninchens. Arch. internat. de pharmacodyn. et de thérapie **23**, 191. 1913. [*36, 38 f., 216.*]

809. Ritchie, A. D.: Chloroform rigor in frog's muscle. Proc. physiol. soc. LXXXII. Journ. of physiol. **59**. 1925; [*131.*]

810. Rohde, E.: Über die Einwirkung des Chloralhydrats auf die charakteristischen Merkmale der Herzbewegung. Arch. f. exp. Pathol. u. Pharmakol. **54**, 104. 1906. [*116, 118 f.*]

811. — und Ogawa, S.: Gaswechsel und Tätigkeit des Herzens unter dem Einfluß von Giften und Nervenreizung. Ebenda **69**, 200. 1912. [*53, 120, 172, 190, 193.*]

812. Rona, P., Airila, Y., und Lasnitzki, A.: Beiträge zum Studium der Giftwirkung. Biochem. Zeitschr. **130**, 582. 1922. [*173.*]

813. — und György, P.: Untersuchungen über Sedimentierung. Ebenda **105**, 133. 1920. [*357.*]

814. — und Lasnitzki, A.: Über die Wirkung der Urethane auf Serumlipase. Ebenda **163**, 197. 1925. [*263, 271.*]

815. — und Tóth, K. v.: Über die Adsorption des Traubenzuckers. II. Ebenda **64**, 288. 1914. [*175, 361.*]

816. Ronzoni, E.: Ether anesthesia. II. Anesthetic concentration of ether for dogs. Journ. of biol. chem. **57**, 761. 1923. [*39, 219, 223.*]
s. auch Shaffer and Ronzoni (872).

816a. Rosenberg, H.: Tabellen zur allgemeinen Nervenphysiologie. Tabulae biolog. **2**, 327. Berlin: Junk 1926. [*49.*]

817. Rosenfeld, M.: Über die Chloroformnarkose bei bestimmtem Gehalt der Inspirationsluft an Chloroformdämpfen. Arch. f. exp. Pathol. u. Pharmakol. **37**, 52. 1896. [*38.*]

818. Rossi, E.: Über die Beziehungen der Muskelstarre zur Eiweißgerinnung und zur chemischen Muskelreizung. I. Mitt. Zeitschr. f. Biol. **54**, 292. 1910. [*124.*]

818a. Rost, E.: Beziehungen zwischen chemischer Konstitution und physiologischer Wirkung. Berlin und Wien: Urban & Schwarzenberg 1926. [*280.*]

819. Rößler, R.: Über die Ungültigkeit des Alles- oder Nichtsgesetzes für das narkotisierte Herz. Ebenda **81**, 299. 1924. [*119.*]

820. Rothert, W.: Über die Wirkung des Äthers und Chloroforms auf die Reizbewegungen der Mikroorganismen. Jahrb. f. wiss. Botanik **39**, 1. 1904. [*133.*] ·

821. Ruhland, W.: Studien über die Aufnahme von Kolloiden durch die pflanzliche Plasmahaut. Ebenda **51**, 376. 1912. [*376.*]

822. — Weitere Beiträge zur Kolloidchemie und physikalischen Chemie der Zelle. Ebenda **54**, 391. 1914. [*328.*]

823. Runnström, J.: Die Einwirkung einiger Elektrolyte und Anelektrolyte auf die Senkungsgeschwindigkeit der roten Blutkörperchen des Pferdes. Biochem. Zeitschr. **123**, 1. 1921. [*269.*]

824. Ruttgers, P.: Über selektive Wirkung von Giften usw. Zeitschr. f. Biol. **67**, 1. 1916. [*119.*]

825. Rydin, H.: Influence de certains narcotiques sur l'action exercée par l'acétylcholine sur le cœur. Cpt. rend. des séances de la soc. de biol **91**, 1098. 1924. [*16, 18, 120.*]

826. — Influence de l'éther et du chloroforme sur l'action exercée par l'acétylcholine et la pilocarpine sur l'intestin. Ibid. **92**, 654. 1925. [*16, 18, 120.*]

827. — Influence de l'hydrate de chloral et de la chloramide sur l'action exercée par les excitants parasympathiques sur l'intestin. Ibid. **92**, 658. 1925. [*16, 18, 120.*]

828. — Influence de l'isopral et du chlorétone sur l'action motrice des excitants parasympathiques sur l'intestin. Ibid. **92**, 662. 1925. [*16, 18.*]

829. Sabbatani, L.: Azione farmacologica dell' alcool dal punto di vista fisicochimico. I. Arch. di fisiol. **7**, 49. 1909 (zit. nach Testoni, 930). [*230.*]

830. Saito, Y.: Die Wirkung von Kontraktursubstanzen auf die glatten Muskeln des Blutegels. Pflügers Arch. f. d. ges. Physiol. **198**, 191. 1923. [*125.*]

831. Salkowski, E.: Über die antiseptische Wirkung des Chloroformwassers. Dtsch. med. Wochenschr. **14**, 309. 1888. [*55, 349.*]

832. — Über fermentative Prozesse in den Geweben. Arch. f. (Anat. u.) Physiol. 1890. 554. [*55.*]

833. — Über die Einwirkung des Chloroforms auf gelöste Fermente. Fortschr. d. Med. **9**, 190. 1891. [*56.*]

834. — Über die eiweißfällende Wirkung des Chloroforms. Zeitschr. f. physiol. Chem. **31**, 239. 1900. [*349.*]

835. Salzmann, M.: Aufhebung der narkotischen Wirkung der Stoffe der Alkoholgruppe bei gleichzeitiger Aufnahme von Fett usw. Arch. f. exp. Pathol. u. Pharmakol. **70**, 233. 1912. [*246.*]

836. Santesson, C. G.: Vergleichende Studien über die Lokalwirkung von Cocain und Stovain auf peripherische Nervenstämme. Festschr. für Hammarsten, XV. Upsala Läkarefören. Förhandl. N. F. **11**. Suppl. 1906. [*71.*]

837. — Über die Wirkung von Cocain und Stovain auf die Nervenfaser. Skandinav. Arch. f. Physiol. **21**, 35. 1909. [*71.*]

838. Saradschian, A.: Über die gegenseitige pharmakologische Beeinflussung zweier Narkotika der Fettreihe bei intravenöser Injektion. Zeitschr. f. exp. Pathol. u. Therap. **8**, 536. 1911. [*154f., 159.*]

839. Scarborough, E. M.: A comparison of the action of certain drugs upon muscular work in frogs. Journ. of pharmacol. a. exp. therapeut. **17**, 129. 1921. [*129.*]

840. Scheffer, J. C. Th.: Studien über den Einfluß des Alkohols auf die Muskelarbeit. Arch. f. exp. Pathol. u. Pharmakol. **44**, 24. 1900. [*26.*]

841. Scheminzky, F.: Versuche über Elektrotaxis und Elektronarkose. Pflügers Arch. f. d. ges. Physiol. **202**, 200. 1924. [*404.*]

842. Schenk, P.: Die Wirkung der Chloroformnarkose auf den Körperhaushalt. Arch. f. exp. Pathol. u. Pharmakol. **99**, 206. 1923. [*54.*]

843. Schleich, C. L.: Schmerzlose Operationen. 4. Aufl. Berlin 1899. [*58, 148, 180.*]

844. Schmid, B.: Über die Einwirkung von Chloroformdämpfen auf ruhende Samen. Ber. d. botan. Ges. **19,** 71. 1901. [*145.*]

845. Schmiedeberg, O.: Grundriß der Arzneimittellehre. 3. Aufl. Leipzig 1895. [*21, 153, 171.*]

846. Schneegans, A., und Mering, J. v.: Über die Beziehungen zwischen chemischer Konstitution und hypnotischer Wirkung. Therapeut. Monatshefte **6,** 327. 1892. [*267, 273, 279, 286.*]

847. Schoen, R.: Zur Kenntnis der Acetylenwirkung. II. Mitt. Die Löslichkeit von Acetylen in Wasser und Blut. Zeitschr. physiol. Chem. **127,** 243. 1923. [*221.*]

848. — Das Verhalten der Blutgase bei der Betäubung des Menschen mit Acetylen. Münch. med. Wochenschr. 1924, 889. [*202, 221, 228.*]

849. — und Sliwka, G.: Zur Kenntnis der Acetylenwirkung. III. Mitt. Versuche an Kaninchen usw. Zeitschr. f. physiol. Cehm. **131,** 131. 1923. [*221, 229.*]

850. Schöndorff, B., und Victorow, C.: Über den Einfluß des Alkohols auf hydrolysierende Enzyme. Pflügers Arch. f. d. ges. Physiol. **116,** 495. 1907. [*56.*]

851. Schott, A.: Die chemische Kontraktur des Säugetiermuskels bei erhaltener und fehlender „elektrischer Erregbarkeit". Ebenda **194,** 271. 1924. [*125 f.*]

852. Schreiner, W.: Experimentelle Untersuchungen über die Wirkung der fraktionierten Dosierung usw. Inaug.-Diss. Stuttgart 1912. [*152.*]

853. Schroeder, H.: Über die Einwirkung von Äthyläther auf die Zuwachsbewegung. Flora **99,** 156. 1909. [*14, 136, 139.*]

854. Schryver, S. B.: Investigations dealing with the phemonena of „clot" formations. Part II. Proc. of the roy. soc. of London (B) **87,** 366. 1914. [*396.*]

855. Schubert, W.: Über die Resistenz exsiccatortrockener pflanzlicher Organismen gegen Alkohol u. Chloroform bei höheren Temperaturen. Flora **100,** 68. 1910. [*146 f.*]

856. Schulinus, H.: Über die Verteilung des Weingeistes im tierischen Organismus. Inaug.-Diss. Dorpat 1865 (zit. nach Archangelski, 28). [*229.*]

857. Schüller, J.: Studien über Entgiftungsvorgänge im Organismus. Verhandl. d. dtsch. pharmakol. Ges. 1922. [*291.*]

858. — Über die Entgiftungspaarungen im Organismus. Arch. f. exp. Pathol. u. Pharmakol. **106,** 265. 1925. [*291.*]

859. Schulten, H.: Über die Harnbildung in der Froschniere. III. Mitt. Pflügers Arch. f. d. ges. Physiol. **208,** 1. 1925. [*393.*]

860. Schulz, H.: Über einige Wirkungen des salzsauren Oxaläthylin. Arch. f. exp. Pathol. u. Pharmakol. **13,** 304. 1881. [*275.*]

861. — Rudolf Arndt und das Biologische Grundgesetz. Greifswald 1918. [*29.*]

862. — und Mayer, J. N.: Weiterer Beitrag zur Kenntnis der Wirkung der Oxalbasen auf den Tierkörper. Arch. f. exp. Pathol. u. Pharmakol. **16,** 256. 1883. [*275.*]

863. Schulz, R. G.: Über die Verteilung oberflächenaktiver Stoffe zwischen Wasser und organischen Lösungsmitteln. Kolloidchem. Beih. 21, 37. 1925. [367.]

864. Schulze, P.: Membran und Narkose. II. Mitt. Biochem. Zeitschr. 108, 1. 1920. [386.]
s. auch Loewe (618).

865. Schürmeyer, A.: Über Ionenantagonismus bei den Systemen Invertase-Eiweiß und Invertase-Lecithin. Pflügers Arch. f. d. ges. Physiol. 208, 595. 1925. [363.]

866. Schwalb, H.: Vergleichende Untersuchungen zur Pharmakologie der Terpenreihe. Arch. f. exp. Pathol. u. Pharmakol. 70, 71. 1912. [328.]

867. Schwenker, G.: Über Dauerverkürzung quergestreifter Muskeln, hervorgerufen durch chemische Substanzen. Pflügers Arch. f. d. ges. Physiol. 157, 371. 1914. [124f., 269.]

868. Schwinning, G.: Über die Sättigung des Tierkörpers mit Äther während der Narkose. Inaug.-Diss. Gießen 1904. [216.]

869. Seo, T.: Neue Messungen über Entstehung und Maximalwert der durch Alkalisalze bewirkten elektromotorischen Kräfte des Froschmuskels. Pflügers Arch. f. d. ges. Physiol. 206, 485. 1924. [372.]

870. Shackell, L. F.: The relation of dosage to effect. II. Journ. of pharmacol. a. exp. therapeut. 25, 275. 1925. [258.]

871. —, Williamson, W., Deitchman, M. M., Katzmann, G. M., and Kleinman, B. S.: The relation of dosage to effect. Ibid. 24, 53. 1925. [260.]

872. Shaffer, P. A., and Ronzoni, E.: Ether anesthesia. I. The determination of ethyl ether in air and in blood etc. Journ. of biol. chem. 57, 740. 1923. [219, 228.]

873. Sherrington, C. S.: The integrative action of the nervous system. London 1908. [59.]

874. — and Sowton, S. C. M.: On the dosage of the mammalian heart by chloroform. Thompson Yates and Johnston Report 5, I, 81. 1903 (zit. nach Storm van Leeuwen, 902). [17.]

875. — — On the dosage etc. Part. II. Brit. med. journ. 1904. II. 162. [48. 204, 247.]

876. — — Chloroform and reversal of reflex effect. Journ. of physiol. 42, 383. 1911. [64.]

877. — — Observations on reflex responses to single break-shocks. Ibid. 49, 331. 1914/15. [98, 104.]

878. Siebeck, R.: Über den Chloraustausch zwischen den roten Blutkörperchen und der umgebenden Lösung. Arch. f. exp. Pathol. u. Pharmakol. 95, 93. 1922. [382.]

879. — Über die biologischen Grundlagen des Wasserhaushaltes. Klin. Wochenschr. 1 II, 2464. 1922. [382.]

880. Siwertzeff, Vergleichende Lecithinbestimmungen bei menschlichen Föten und kleinen Kindern. Diss. Petersburg 1903 (zit. nach Handb. d. Biochem. 1. Aufl. II, 2. Hälfte. S. 292). [290.]

881. Smith, E. P.: Comparative studies on respiration. XIX. A preliminary stage in the progress of ether anesthesia. Journ. of gen. physiol. 4, 157. 1922. [*19, 142f.*]
882. — Effects of anaesthetics on plants. Nature 112, 654. 1923. [*143 378.*]
883. — The effect of general anaesthetics on the respiration of cereals. I. Carbon dioxide production. Ann. of botany 38, 261. 1924 (ref. Ber. üb. d. ges. Physiol. 27, 79). [*19, 143, 378.*]
884. Somló, P.: Quantitative Untersuchungen über synergetische Arzneiwirkungen. Arch. f. exp. Pathol. u. Pharmakol. 101, 259. 1924. [*98f., 162.*]
885. — Quantitative Untersuchungen über die Narkose der direkten und indirekten Muskelerregbarkeit. Ebenda 101, 285. 1924. [*51, 98f., 265.*]
886. Somogyi, R.: Über Adsorption von Narkoticis an Gelen. Internat. Zeitschr. f. phys.-chem. Biol. 2, 412. 1916. [*343.*]
887. Spenzer, J. G.: Über den Grad der Äthernarkose im Verhältnis zur Menge des eingeatmeten Ätherdampfes. Arch. f. exp. Pathol. u. Pharmakol. 33, 407. 1894. [*39.*]
888. Spiegel, E. A.: Physikalisch-chemische Untersuchungen am Nervensystem II. Mitt. Der Einfluß der Narkotika usw. Pflügers Arch. f. d. ges. Physiol. 192, 240. 1922. [*399.*]
889. Spiro, K.: Die Fällung von Kolloiden. Hofmeisters Beitr. z. chem. Physiol. u. Pathol. 4, 300. 1904. [*270, 274, 350.*]
890. — Zur lyotropen Reihe und zur β-Oxydation. Biochem. Zeitschr. 127, 299. 1922. [*267.*]
891. Stange, O.: Über die Kombination von Morphin mit Chloroform, bzw. Äther usw. Arch. internat. de pharmacodyn. et de thérapie 23. 1913. [*158.*]
892. Starkenstein, E.: Über die pharmakologische Wirkung calciumfällender Säuren und der Magnesiumsalze. Arch. f. exp. Pathol. u. Pharmakol. 77, 45. 1914. [*172.*]
893. Stassano, H., et Beaufort, A.-C. de: L'action de l'éther sur le principe lytique transmissible. Cpt. rend. des séances de la soc. de biol. 93, 1382. 1925. [*55.*]
894. Stefanowska, M.: Les appendices terminaux des dendrites cérébraux etc. Trav. Lab. Inst. Solvay 1, Heft 3. 1897. [*179.*]
895. — Localisation des altérations cérébrales produites par l'éther. Ibid. 3, Heft 3. 25. 1900. [*59, 179.*]
896. — Sur le mode de formation des varicosités dans les prolongements des cellules nerveuses. Ibid. p. 83. [*179.*]
897. — Modifications microscopiques du protoplasme vivant, dans l'anesthésie. Cpt. rend des séances de la soc. de biol. 54, 545. 1902. (Ausführlich in: Déshydratation du protoplasme vivant par l'éther, le chloroforme et l'alcool. Ann. de la soc. belge de microscopie 27.) [*284.*]
898. Stenberg, S.: Einige Beiträge zur Beleuchtung der Frage über den Einfluß, den die Verunreinigungen des Branntweins auf dessen physiologische Wirkungen haben. Arch. f. exp. Pathol. u. Pharmakol. 10, 356. 1879. [*267.*]
899. Stern, K.: Untersuchungen über Fluorescenz und Zustand des Chlorophylls in lebenden Zellen. Ber. d. dtsch. botan. Ges. 38, 28. 1920. [*140, 289.*]

900. Stockard, Ch. R.: The influence of alcohol and other anaesthetics on embryonic development. Amerc. journ. of anat. **10**, 369. 1910. [*54.*]

901. Storm van Leeuwen, W.: Quantitative pharmakologische Untersuchungen usw. I. Mitt. Wirkung von Chloroform, Strychnin und Coffein. Pflügers Arch. f. d. ges. Physiol. **154**, 307. 1913. [*15, 59, 171, 196, 255.*]

902. — II. Mitt. Chloroformgehalt des Blutes während der Narkoselaufbewegungen der Katze. Ebenda **159**, 291. 1914. [*38, 63.*]

903. — III. Mitt. Wirkung von Äther. Ebenda **165**, 84. 1916. [*15, 236.*]

904. — IV. Mitt. Vergleich der Wirkung von Äther und Chloroform usw. Ebenda S. 594. [*59, 158.*]

905. — Über den Synergismus von Arzneimitteln. I. Mitt. Ebenda **166**, 65. 1916. [*39, 167, 235, 238, 266.*]

906. — Über den Synergismus von Arzneimitteln. III. Mitt. Ebenda **174**, 120. 1919. (II. Mitt. s. Le Heux, 566.) [*162.*]

907. — Le phénomène de la potentiation dans l'emploi de mélanges de narcotiques. Arch. néerland. de physiol. de l'homme et des anim. **4**, 424. 1920. [*167.*]

908. Storm van Leeuwen, W., Über die Wirkung von Arzneigemischen. Naturwissenschaften **8**, 929. 1920. [*165.*]

909. — On the narcotic action of purest ether. Proc. of the roy. soc. of med. **17**, 17. 1924 (zit. nach Ber. üb. d. ges. Physiol. **29**, 158). [*39.*]

910 — und Le Heux, J. W.: Über den Zusammenhang zwischen Konzentration und Wirkung von verschiedenen Arzneimitteln. Pflügers Arch. f. d. ges. Physiol. **177**, 250. 1919. [*165, 250, 262.*]

911. — und van der Made, M.: Über den Einfluß der Temperatur auf die Reflexfunktionen usw. Ebenda **165**, 37. 1916. [*310.*]

912. — — Über den Synergismus von Arzneimitteln. IV. Mitt. Ebenda **177**, 276. 1919. [*162.*]

913. — — Researches on scopolamin-morphin narcosis. Sitzungsber. d. k. Akad. d. Wiss. Amsterdam **22**, 386. 1920 (zit. nach Ber. üb. d. ges. Physiol. **6**, 316). [*162.*]

914. — and Szent-Györgyi, A. v.: On the influence of colloids on the action of non-colloidal drugs. IV. Journ. of pharmacol. a. exp. therapeut. **18**, 271. 1921. [*169.*]

915. Stranski, E.: Untersuchungen über Magnesiumnarkose. Arch. f. exp. Pathol. u. Pharmakol. **78**, 122. 1914. [*174.*]

916. Straub, W.: Die pharmakodynamische Wirkung des Narkotins im Opium. Biochem. Zeitschr. **41**, 419. 1912. [*156.*]

917. — Über Narkophin, ein rationelles Opiumpräparat. Münch. med. Wochenschr. **59**, 1542. 1912. [*156.*]

918. Stüber, K.: Das Alles- oder Nichts-Gesetz und die Sinneswahrnehmung. Pflügers Arch. f. d. ges. Physiol. **212**, 501. 1926. [*98.*]

919. Svensson, D.: Über die Einwirkung der wichtigsten Urethane und einiger anderer Stoffe auf die Succinodehydrogenase. Skandinav. Arch. f. Physiol. **44**, 306. 1923. [*56, 191 264, 271.*]

920. Symes, W. L., and Veley, V. H.: The effect of some local anaesthetics on nerve. Proc. of the roy. soc. of London (B) **83**, 421. 1911. [*91.*]

921. Szirmay, J. v. (und Mansfeld, G.): Quantitative Untersuchungen über Konzentration und Wirkung der Narkotika. Arch. f. exp. Pathol. u. Pharmakol. **101**, 273. 1924. [*97 f., 265.*]
922. Szpilmann, J., und Luchsinger, B.: Zur Beziehung von Leitungs- und Erregungsvermögen der Nervenfasern. Pflügers Arch. f. d. ges. Physiol. **24**, 347. 1881. [*79.*]
923. Szücs, J., und Kisch, B.: Über die kombinierte Wirkung von fluoreszierenden Stoffen und Alkohol. Zeitschr. f. Biol. **58**, 558. 1912. [*188.*]
924. Takahashi, M.: Quantitative experimentell-therapeutische Versuche zur Ermittlung der stopfenden Bestandteile im Opium. Pflügers Arch. f. d. ges. Physiol. **159**, 327. 1914. [*157.*]
925. Tappeiner, H. v.: Die photodynamische Erscheinung. Ergebn. d. Physiol. **8**, 698. 1909. [*188.*]
926. Tashiro, S.: Carbon dioxide production from nerve fibres when resting and when stimulated etc. Americ. journ. of physiol. **32**, 107. 1913. [*19.*]
927. — and Adams, H. S.: Studies on narcosis. I. Effect of ethyl methane and chloralhydrate etc. Internat. Zeitschr. f. phys.-chem. Biol. **1**, 450. 1914. [*19, 190.*]
928. Tavolaro, P.: L'azione diretta della stricnina e di varii alcooli sul preparato centrale. Atti d. Reale Accad. dei Lincei, rendiconto **33**, 206. 1924 (ref. Ber. üb. d. ges. Physiol. **31**, 427). [*15.*]
929. Téodorescu, E. C. et Coupin, H.: Influence des anesthésiques sur la formation de la chlorophylle. Cpt. rend. hebdom. des séances de l'acad. des sciences **127**, 884. 1898. [*140.*]
930. Testoni, P.: Sulle variazioni della concentrazione molecolare degli organi a distanze diverse della somministrazione di alcool etilico. Arch. di science biol. **6**, 387. 1924/25. [*230.*]
931. Thomas, A.: A study of the effects of certain electrolytes and lipoid solvents etc. Journ. of biol. chem. **23**, 359. 1915. [*397.*]
932. Thomas, H. S.: Comparative studies on respiration IV. The effect of ether on the respiration of wheat. Journ. of gen. physiol. **1**, 203. 1919. [*19. 136, 142.*]
933. Thörner, W.: Elektrophysiologische Untersuchungen am alterierten Nerven. IV. Mitt. Pflügers Arch. f. d. ges. Physiol. **206**, 411. 1924. [*186.*]
934. Thunberg, T.: Studien über die Beeinflussung des Gasaustausches des überlebenden Froschmuskels durch verschiedene Stoffe. 5. Mitt. Skandinav. Arch. f. Physiol. **24**, 62. 1910. [*189, 193.*]
935. Tiffeneau, M., et Dorlencourt, H.: Sur une nouvelle série d'hypnotiques, les aryldialcoylglycols. Cpt. rend. hebdom. des séances de l'acad. des sciences **176**, 1343. 1923. [*271, 295.*]
936. — et Torres, C.: Sur les propriétés hypnotiques de l'hydrobenzoïne et de ses homologues alcoylés etc. Ibid. **178**, 237. 1924. [*271, 295.*]
937. Tirala, L.: Die physiologischen Vorgänge in der Netzhaut und ihre Deutung auf Grund neuer Methoden. Arch. f. (Anat. u.) Physiol. 1917, S. 121. [*50, 51.*]
938. Tissot, J.: Recherches sur l'excitabilité des muscles rigides. Arch. de physiol. norm. et path., 5. Sér., **6**, 860. 1894. [*37, 123.*]

939. Tissot, J.: Étude des conditions qui régissent la pénétration du chloroforme jusqu'au sein des éléments anatomiques pendant l'anesthésie. 1. mémoire. Journ. de physiol. et de pathol. gén. 8, 417. 1906 (auch Cpt. rend. des séances de la soc. de biol. 60, 195, 198, 200, 203. 1906). [*37, 217f., 233f.,*]

940. — 2. mémoire. Ibid. 8, 442. 1906. [*38, 223, 233f.*]

941. Tomita, T.: Adsorption und Osmose in Gelen. Biochem. Zeitschr. 153, 335. 1924. [*342.*]

942. Townsend, C. O.: The effect of ether upon the germination of seeds and spores. Botan. gaz. 27, 458. 1899. [*14.*]

943. Traube, J.: Über die Kapillaritätskonstanten organischer Stoffe in wäßrigen Lösungen. Liebigs Ann. d. Chem. 265, 27. 1891. [*332.*]

944. — Über die Bedeutung der Oberflächenspannung im Organismus. Verhandl. d. dtsch. physik. Ges. 6, 326. 1904. [*332.*]

945. — Theorie der Osmose und Narkose. Pflügers Arch. f. d. ges. Physiol. 105, 541. 1904. [*328.*]

946. — Die osmotische Kraft. Ebenda 123, 419. 1908. [*325.*]

947. — Über die Wirkung lipoidlöslicher Stoffe auf rote Blutkörperchen. Biochem. Zeitschr. 10, 371. 1908. [*381.*]

948. — Die Theorie des Haftdrucks (Oberflächendrucks) und ihre Bedeutung für die Physiologie. Pflügers Arch. f. d. ges. Physiol. 132, 511. 1910. [*325.*]

949. — Die Theorie des Haftdrucks (Oberflächendrucks). V. Ebenda 140, 109. 1911. [*325f.*]

950. — Theorie des Haftdrucks und Lipoidtheorie. Biochem. Zeitschr. 54, 305. 1913. [*325f.*]

951. — Über Narkose. Bemerkungen zu den Arbeiten der Herren Vernon und Winterstein. Ebenda S. 316. [*329.*]

952. — Theorie der Narkose. Pflügers Arch. f. d. ges. Physiol. 153, 276. 1913. [*210, 325, 327, 338, 354, 357.*]

953. — Über Katalyse. Ebenda S. 309. [*325, 357.*]

654. — Über den Einfluß der Reibung und Oberflächenspannung bei biologischen Vorgängen. Internat. Zeitschr. f. phys.-chem. Biol. 1, 275. 1914. [*397.*]

955. — Theorie der Narkose. Pflügers Arch. f. d. ges. Physiol. 160, 501. 1915. [*210, 325f., 357.*]

956. — Das Wesen der Narkose. Berl. klin. Wochenschr. 1915. Nr. 14. [*210, 325f., 357, 383.*]

957. — Zur Theorie der Narkose. Pflügers Arch. f. d. ges. Physiol. 161, 530. 1915. [*325f.*]

958. — Die physikalische Theorie der Arzneimittel- und Giftwirkung. Biochem. Zeitschr. 98, 177. 1919. [*325, 329.*]

959. — Zu den Theorien der Narkose. Pflügers Arch. f. d. ges. Physiol. 176, 70. 1919. [*397f.*]

960. — Lipoidtheorie und Oberflächenaktivitätstheorie. Biochem. Zeitschr. 153, 358. 1924. [*342.*]

961. — und Klein, P.: Kolloider Zustand schwerlöslicher und beschränktlöslicher Stoffe in Wasser usw. Kolloid-Zeitschr. 29, 236. 1921. [*341.*]

962. Traube, J., und Klein, P., Experimentelle Beiträge zur Theorie der Narkose. Biochem. Zeitschr. **120**, 111. 1921. [*341, 357.*]

963. — und Köhler, F.: Über die Bildungs- und Lösungsgeschwindigkeit sowie Quellung von Gelen. Internat. Zeitschr. f. phys.-chem. Biol. **2**, 42. 1915. [*383, 397.*]

964. — und Marusawa, T.: Über Quellung und Keimung von Pflanzensamen. Ebenda **2**, 370. 1915. [*14, 136, 398.*]

965. — und Nishizawa, K.: Adsorption und Haftdruck. Kolloid-Zeitschr. **31**, 383. 1922. [*367.*]

966. — und Onodera, N.: Über den Kolloidalzustand von Alkaloiden usw. Internat. Zeitschr. f. phys.-chem. Biol. **1**, 35. 1914. [*328.*]

967. — — Über Synergismus und Antagonismus von Arzneimitteln und Giften. Ebenda S. 133. [*169.*]

968. — und Rosenstein, H.: Über die Wirkung von oberflächenaktiven Stoffen auf Pflanzensamen. Biochem. Zeitschr. **95**, 85. 1919. [*14, 136.*]

969. — und Yumikura, S.: Lipoidtheorie und Oberflächenaktivitätstheorie. II. Mitt. Ebenda **157**, 383. 1925. [*342 f., 366.*] s. auch Yumikura (1111—1113).

970. Treyer, A.: De l'action de quelques substances antiseptiques sur les ferments solubles. Arch. de physiol. norm. et pathol., 5. Sér., **10**, 672. 1898. [*56.*]

971. Tröndle, A.: Neue Untersuchungen über die Aufnahme von Stoffen in die Zelle. Biochem. Zeitschr. **112**, 259. 1920. [*377, 379.*]

971a. Tscherkes, A., und Gorodissky, H.: Über die Einwirkung einiger Narkotika auf die chemische Zusammensetzung der Großhirnrinde. Biochem. Zeitschr. **168**, 48. 1926. [*65.*]

972. Tuttle, W. W.: The effect of alcohol on the patellar tendon reflex. Journ. of pharmacol. a exp. therapeut. **23**, 163. 1924. [*15.*]

973. Unger, R.: Untersuchungen über den Einfluß von anorganischen Lösungen auf die Oxydationsprozesse usw. Biochem. Zeitschr. **61**, 103. 1914. [*302.*]

974. — Über physikalisch-chemische Eigenschaften des isolierten Froschrückenmarks und seiner Gefäßhaut. Ebenda **80**, 364. 1917. [*302.*]

975. — Über den Einfluß der Temperatur auf Wirkungsstärke und Oberflächenaktivität der Narkotika. Ebenda **89**, 238. 1918. [*41, 310 f., 345 f.*]

976. Usui, R.: Über Messung von Gewebsoxydationen in vitro (Leber, Zentralnervensystem). Pflügers Arch. f. d. ges. Physiol. **147**, 100. 1912. [*54, 190, 193, 270, 319, 335.*]

977. — Über die Bindung von Thymol in roten Blutzellen. Zeitschr. f. physiol. Chem. **81**, 175. 1912. [*249 f.*]

978. Vandevelde, A. J. J.: Über die Anwendung von biologischen Methoden zur Analyse von Nahrungsstoffen. Biochem. Zeitschr. **1**, 1. 1906. [*269.*]

979. Veley, V. H.: An examination of the physical and physiological properties of tetrachlorethane and trichlorethylene. Proc. of the roy. soc. of London (B) **82**, 217. 1910. [*255.*]

980. — and Waller, A. D.: The rate of action of drugs on muscle as a function of temperature. Journ. of physiol. **39**, 1909/10. Proc. physiol. soc. XXXVI. [*257.*]

981. Veley, V. H., and Waller, A. D.: Observations on the rate of action of drugs (alcohol, chloroform, quinine, aconitine) upon muscle as a function of temperature. Proc. of the roy. soc. of London (B) 82, 205. 1910. [257.]

982. Venema, T. A.: Über die Phagocytose befördernde bzw. vermindernde Wirkung von Substanzen. Dtsch. med. Wochenschr. 1917, Nr. 2; 1918, Nr. 17. [187.]

983. Verkade, P. E.: Über die Angreifbarkeit organischer Verbindungen durch Mikroorganismen. Zentralbl. f. Bakteriol., Parasitenk. u. Infektionskrankh. Ab. II 52, 273. 1920/21. [308.]

984. Vernon, H. M.: The mode of union of certain poisons with cardiac muscle. Journ. of physiol. 41, 194. 1910/11. [51, 115, 255, 260 f.]

985. — The action of homologous alcohols and aldehydes on the tortoise heart. Ibid. 43, 325. 1911/12. [51, 255, 260 f., 268, 273, 337.]

986. — The relation between oxidase and tissue respiration. Ibid. 44, 150. 1912. [190.]

987. — The function of lipoids in tissue respiration and in the activity of oxidases. Ibid. 45, 197. 1912. [19, 56, 190 270, 351.]

988. — Die Abhängigkeit der Oxydasewirkung von Lipoiden. Biochem. Zeitschr. 47, 374. 1912. [56, 190, 193, 209, 270 f., 334 f., 351.]

989. — Die Rolle der Oberflächenspannung und der Lipoide für die lebenden Zellen. Ebenda 51, 1. 1913. [56, 190, 270 f. 329, 351.]

990. — The changes in the reaction of growing organisms to narcotics. Journ. of physio,l. 47, 15. 1913. [39 ff., 47, 267. 322, 339 351.]

991. — Die Abhängigkeit der Oxydasewirkung von Lipoiden. II. Biochem. Zeitschr. 60, 202. 1914. [56, 190, 270 f.]

992. Verworn, M.: Ermüdung, Erschöpfung und Erholung der nervösen Centra des Rückenmarks. Arch. f. (Anat. u.) Physiol. 1900. Suppl. S. 152. [182.]

993. — Das Neuron in Anatomie und Physiologie. Jena 1900. [179 f.]

994. — Die Biogenhypothese. Jena 1903. [181, 203.]

995. — Allgemeine Physiologie. 4. Aufl. Jena 1903. [5.]

996. — Über Narkose. Dtsch. med. Wochenschr. 35, 1593. 1909. [203.]

997. — Narkose. Jena 1912. [198 210.]

998. — Kausale und konditionale Weltanschauung. Jena 1912. [2.]

999. — Erregung und Lähmung. Jena 1914. [2 f., 79, 82, 91, 93, 102, 112.]

1000. Verzár, F.: Über die Wirkung von Methyl- und Äthylalkohol auf die Muskelfaser. Pflügers Arch. f. d. ges. Physiol. 128, 398. 1909. [16 f., 50, 259, 268.]

1001. — Die Änderung der Polarisierbarkeit des Nerven durch die Erregung. Ebenda 152, 279. 1913. [371, 402.]

1002. — Untersuchungen über den Zusammenhang verschiedener Stoffwechselprozesse bei Bacterium coli commune. Biochem. Zeitschr. 91, 1. 1918. [144, 268.]

1003. — Zur Frage des Nachweises der Permeabilitätsänderung des Nerven bei Narkose und Erregung. Ebenda 107, 98. 1920. [371, 402.]

1004. **Verzár, F.**, Reflexumkehr (paradoxe Reflexe) durch zentrale Ermüdung beim Warmblüter. Pflügers Arch. f. d. ges. Physiol. **199**, 109. 1923. [*64.*]

1005. — **Bögel, J.** und **Szányi, W.**: Spannung und Dehnbarkeit bei Säurekontraktur und chemischer Kontraktur des Muskels. Biochem. Zeitschr. **132**, 64. 1922. [*126 f.*]

1006. **Vészi, J.**: Untersuchungen über die Ermüdbarkeit des markhaltigen Nerven usw. Zeitschr. f. allgem. Physiol. **13**, 321. 1912. [*93.*]

1007. — Die physikalisch-chemische Theorie der Narkose. Pflügers Arch. f. d. ges. Physiol. **170**, 313. 1918. [*199.*]

1008. **Viale, G.**: Ricerche fisico-chimiche su la fisiologia della narcosi. Arch. di fisiol. **11**, 535. 1913. [*330.*]

1009. — La tensione superficiale e la narcosi. Risposta a W. Kopaczewski. Arch. di science biol. **3**, 88. 1923. [*330 f.*]

1010. **Voelkel, H.**: Die Beziehungen des Ruhestromes zur Erregbarkeit. Pflügers Arch. f. d. ges. Physiol. **191**, 200. 1921. [*16, 77, 371, 403.*]

1011. — II. Versuche am Froschrückenmark. Ebenda **193**, 313. 1922. [*66, 371, 403.*]

1012. **Vollmering, J.**: Die Verteilung des Alkohols im Organismus. Diss. Gießen 1912. [*223.*]

1013. **Vouk, V.**: Untersuchungen über die Bewegung der Plasmodien. II. Teil. Denkschr. d. k. Akad. d. Wiss. Wien 88, 653. 1913; mathem.-naturw. Kl. [*13.*]

1014. **Walbaum, L. E.**: Die Einwirkung verschiedener Alkohole auf Antigene und ähnliche Körper. Zeitschr. f. Immunitätsforsch. **7**, 544. 1910. [*270.*]

1015. **Waller, A. D.**: The effect of CO_2 upon nerve and the production of CO_2 by nerve. Proc. physiol. soc. I. Journ. of physiol. **19**, 1896. [*23.*]

1016. — Observations on isolated nerve etc. Philosoph. transact. (B) **188**, 1. 1897. (Abstract: Proc. of the roy. soc. of London **59**, 308. 1896.) [*23.*]

1017. — Die Wirkung der Kohlensäure auf die negative Schwankung des Nervenstroms. Zentralbl. f. Physiol. **12**, 745. 1899. [*23.*]

1018. — The comparative power of alcohol, ether, and chloroform as measured by their action upon isolated muscle. Proc. of the roy. soc. of London (B) **81**, 545. 1909. [*50, 150.*]

1019. — and **Sowton, S. C. M.**: Action of carbonic dioxide on voluntary and on cardiac muscle. Proc. physiol. soc. XVI. Journ. of physiol. **20**, 1896; [*17.*]
s. auch **Farmer** (250). **Kemp** (503) und **Veley** (980, 981).

1020. **Warburg, O.**: Über die Oxydationen in lebenden Zellen nach Versuchen am Seeigelei. Zeitschr. f. physiol. Chem. **66**, 305. 1910. [*63, 190 f., 209.*]

1021. — Über Beeinflussung der Oxydationen in lebenden Zellen nach Versuchen an roten Blutkörperchen. Ebenda **69**, 452. 1910. [*190, 270, 334 f.*]

1022. — Über Beeinflussung der Sauerstoffatmung. Ebenda **70**, 413. 1910. [*190, 270.*]

1023. — Über Beeinflussung der Sauerstoffatmung. II. Mitt. Eine Beziehung zur Konstitution. Ebenda **71**, 479. 1911. [*160, 173, 271.*]

1024. **Warburg**, O.: Beziehungen zwischen Konstitution und physiologischer Wirkung. Verhandl. d. 28. Kongr. f. inn. Med. Wiesbaden 1911. S. 553. [*271.*]

1025. — Untersuchungen über die Oxydationsprozesse in Zellen. Münch. med. Wochenschr. **58**, 289. 1911. [*193.*]

1026. — Untersuchungen usw. II. Ebenda **59**, 2550. 1912. [*211, 350.*]

1027. — Über Hemmung der Blausäurewirkung in lebenden Zellen. Zeitschr. f. physiol. Chem. **76**, 331. 1911/12. [*160, 164, 173, 190, 262*]

1028. — Über sauerstoffatmende Körnchen aus Leberzellen usw. Pflügers Arch. f. d. ges. Physiol. **154**, 599. 1913. [*212.*]

1029. — Über Verbrennung der Oxalsäure an Blutkohle usw. Ebenda **155**, 547. 1914. [*57, 213, 270, 361.*]

1030. — Über die Empfindlichkeit der Sauerstoffatmung gegenüber indifferenten Narkotika. Ebenda **158**, 19. 1914. [*57, 190, 212, 270, 335, 362.*]

1031. — Über die Rolle des Eisens in der Atmung des Seeigeleies usw. Zeitschr. f. physiol. Chem. **92**, 231. 1914. [*190, 213.*]

1032. — Beiträge zur Physiologie der Zelle usw. Ergebn. d. Physiol. **14**, 253. 1914. [*190, 250f., 334f.*]

1033. — Über die Geschwindigkeit der photochemischen Kohlensäurezersetzung in lebenden Zellen. Biochem. Zeitschr. **100**, 230. 1919. [*19, 140.*]

1034. — II. Ebenda **103**, 188. 1920. [*19, 140. 264.*]

1035. — Physikalische Chemie der Zellatmung. Ebenda **119**, 134. 1921 (kurz in: Festschrift der Kaiser-Wilhelm-Gesellschaft 1921). [*175, 190, 213, 251, 340, 361, 363f., 368.*]

1036. — Über Oberflächenreaktionen in lebenden Zellen. Jahresber. üb. d. ges. Physiol. **1**, 136. 1923. [*190, 251, 360.*]

1037. — Über Eisen, den sauerstoffübertragenden Bestandteil des Atmungsferments. Biochem. Zeitschr. **152**, 479. 1924. [*214.*]

1038. — und **Negelein**, E.: Über die Reduktion der Salpetersäure in grünen Zellen. Ebenda **110**, 66. 1920. [*54, 144.*]

1039. — — Über die Oxydation des Cystins und anderer Aminosäuren an Blutkohle. Ebenda **113**, 257. 1921. [*270.*]

1040. — und **Uyesugi**, T.: Über die Blackmannsche Reaktion. Ebenda **146**, 486. 1924. [*144, 335.*]

1041. — und **Wiesel**, R.: Über die Wirkung von Substanzen homologer Reihen auf Lebensvorgänge. Pflügers Arch. f. d. ges. Physiol. **144**, 465. 1912. [*57, 143, 190, 199, 211, 249, 269f., 327, 334f., 350, 358.*] s. auch **Dorner** (223, 224) und **Usui** (976, 977).

1042. **Weber**, F.: Über ein neues Verfahren Pflanzen zu treiben. Acethylenmethode. Vorgelegt von **Molisch** in Anz. d. k. Wien. Akad. d. Wiss. 1916. Nr. 1. [*138, 186.*]

1043. — Studien über die Ruheperiode der Holzgewächse. Sitzungsber. d. Akad. Wien, Mathem.-naturw. Kl. I **125**, Heft 5/6. 1916. [*138, 186.*]

1044. — II. Mitt. Ebenda **127**, Heft 1. 1918. [*138, 186.*]

1045. — Zentrifugierungsversuche mit ätherisierten Spirogyren. Biochem. Zeitschr. **126**, 21. 1921/22. [*353, 358.*]

1046. Weber, F., Reversible Viscositätserhöhung des lebenden Protoplasmas bei Narkose. Ber. d. dtsch. botan. Ges. **40**, 212. 1922. [*353, 358.*]
1047. — Plasmolyseform und Ätherwirkung. Pflügers Arch. f. d. ges. Physiol. **208**, 705. 1925. [*353.*]
1048. Wedensky, N. E.: Die fundamentalen Eigenschaften des Nerven unter Einwirkung einiger Gifte. Ebenda **82**, 134. 1900. [*76, 107 f.*]
1049. — Die Erregung, Hemmung und Narkose. Ebenda **100**, 1. 1903. [*81, 109 f.*]
1050. Weil, R., and Frank, R.: On the evidence of the Golgi methods for the theory of neuron retraction. Arch. of neurol. a. psychopath. **2**, 567. 1899. [*180.*]
1051. Weinland, E.: Über Kohlehydratzersetzung ohne Sauerstoffaufnahme bei Ascaris usw. Zeitschr. f. Biol. **42**, 55. 1901. [*45, 201.*]
1052. Weiss, O.: Über die Ursache des Axialstromes am Nerven. Pflügers Arch. f. d. ges. Physiol. **108**, 416. 1905. [*67.*]
1053. Weizsäcker, V.: Myothermic experiments in salt-solutions in relation to the various stages of a muscular contraction. Journ. of physiol. **48**, 396. 1914. [*54, 129.*]
1054. — Über die Energetik der Muskeln und insbesondere des Herzmuskels usw. Sitzungsber. d. Heidelberg. Akad. d. Wiss., Mathemat.-naturw. Kl., Abt. B 1917. 2. Abhandl. [*53 f., 120, 129 193.*]
1055. Werigo, B.: Zur Frage über die Beziehung zwischen Erregbarkeit und Leitungsfähigkeit des Nerven (mit Rajmist). Pflügers Arch. f. d. ges. Physiol. **76**, 552. 1899. [*16, 80 f.*]
1056. Wertheimer, E.: Über irreciproke Permeabilität. I. Mitt. Ebenda **199**, 382. 1923. [*390 f.*]
1057. — II. Mitt. Ebenda **200**, 82. 1923. [*390 f.*]
1058. — III. Mitt. Ebenda **200**, 354. 1923. [*391.*]
1059. — Weitere Untersuchungen an der lebenden Froschhautmembran. VII. Mitt. Ebenda **206**, 162. 1924. [*391.*]
1060. Whitney, D. D.: The relative toxicity of methyl and ethyl alcohols etc. Americ. journ. of physiol. **30**, 463. 1912. [*269.*]
1061. Widmark, E. M. P.: Studies in the concentration of indifferent narcotics in blood and tissues. Acta med. scandinav. **52**, 87. 1919. [*220 f.*]
1062. — und Bildsten, N. V.: Die Elimination des Methylalkohols und die Bedingungen für die Akkumulation desselben. Biochem. Zeitschr. **148**, 325. 1924. [*222.*]
1063. — und Tandberg, J.: Über die Bedingungen für die Akkumulation indifferenter Narkotika. Theoretische Berechnungen. Ebenda **147**, 358. 1924. [*222.*]
1064. Wiechmann, E.: Zur Theorie der Magnesiumnarkose. Pflügers Arch. f. d. ges. Physiol. **182**, 74. 1920. [*174.*]
1065. Wieland, H.: Entgiftung durch adsorptive Verdrängung. Arch. f. exp. Pathol. u. Pharmakol. **89**, 47. 1921. [*174.*]
1066. — Über den Wirkungsmechanismus betäubender Gase, des Stickoxyduls und des Acetylens. Ebenda **92**, 96. 1922. [*184, 200 f., 296.*]

1067. Wieland, H.: Zur Kenntnis der Acetylenwirkung. IV. Mitt. Zeitschr. f. physiol. Chem. **131**, 146. 1923. [*201*.]

1068. Wieler, A.: Das Bluten der Pflanzen. Cohns Beiträge z. Biol. d. Pflanzen. **6**, 1. 1893. [*144*.]

1069. Wilhelm, L.: Einige Untersuchungen über schlafmachende Mittel. Inaug.-Diss. Bonn 1876. [*177, 349*.]

1070. Wilmans, C.: Die direkte Erregung der Atemcentra durch den Weingeist. Pflügers Arch. f. d. ges. Physiol. **66, 167**. 1897. [*16*.]

1071. Wilmers, J.: Chemische Reizung und chemische Kontraktur des quergestreiften Muskels. Ebenda **178**, 193. 1920. [*126, 128*.]

1072. Winterstein, H.: Über die Wirkung der Kohlensäure auf das Zentralnervensystem. Arch. f. (Anat. u.) Physiol. 1900. Suppl. S. 177. [*21, 44 181*.]

1073. — Zur Kenntnis der Narkose. Zeitschr. f. allgem. Physiol. **1**, 19, 1902. *21, 44 181*].

1074. — Über die Wirkung der Wärme usw. Ebenda S. 129. [*45, 184*.]

1075. — Über die Kohlensäuredyspnoe. Ebenda **3**, 359. 1903. [*21*.]

1076. — Wärmelähmung und Narkose. Ebenda **5**, 323. 1905. [*15, 41, 184, 186, 189, 209, 255, 292, 299*.]

1077. — Über den Mechanismus der Gewebsatmung. Ebenda **6**, 315. 1907. [*198*.]

1078. — Der respiratorische Gaswechsel des isolierten Froschrückenmarks. Zentralbl. f. Physiol. **21**, 869. 1908. [*195*.]

1079. — Beiträge zur Kenntnis der Fischatmung. Pflügers Arch. f. d. ges. Physiol. **125, 73**. 1908. [*44*.]

1080. — Die Regulierung der Atmung durch das Blut. Ebenda **138, 167**. 1911. [*21*.]

1081. — Die physikalisch-chemischen Erscheinungen der Atmung. Handb. d. vergleich. Physiol. **1**, 1. Hälfte. Jena, Fischer. [*44*.]

1082. — Beiträge zur Kenntnis der Narkose. I. Kritische Übersicht über die Beziehungen zwischen Narkose und Sauerstoffatmung. Biochem. Zeitschr. **51**, 143. 1913. [*41, 52 190, 199, 207f.*]

1083. — II. Der Einfluß der Narkose auf den Gaswechsel des Froschrückenmarks. Ebenda **61**, 81. 1914. [*19, 40f., 53, 62, 65, 77, 185, 190, 194f., 404*.]

1084. — III. Narkose und Erstickung. Ebenda **70, 130**. 1915. [*35, 40, 195f., 256, 404*.]

1085. — IV. Narkose und Permeabilität. Ebenda **75, 71**. 1916. [*302, 384, 393, 404*.]

1086. — Neue Untersuchungen über die physikalisch-chemische Regulierung der Atmung. Ebenda **70, 45**. 1915. [*21*.]

1087. — Zur Theorie der Narkose. Dtsch. med. Wochenschr. 1916, Nr. 12. [*384*.]

1088. — Die Untersuchung der osmotischen und kolloidalen Eigenschaften der Gewebe. Wien. med. Wochenschr. 1916, Nr. 14. [*385*.]

1089. — Über osmotische und kolloidale Eigenschaften des Muskels. Biochem. Zeitschr. **75**, 48. 1916. [*385, 395*.]

1090. — Kausalität und Vitalismus vom Standpunkt der Denkökonomie. Wiesbaden 1919; (Anat. Hefte **171/173**, 679). [*3, 7*.]

1091. Winterstein, H.: Über den Einfluß der Temperatur auf die Oberflächenspannung narkotischer Stoffe. Biochem. Zeitschr. **100**, 81. 1919. [*345.*]
1092. — Über die chemische Regulierung der Atmung bei den Cephalopoden.
Zeitschr. f. vergleich. Physiol. **2**, 315. 1925. [*45.*]
1093. — Die Lipoidtheorie der Narkose im Lichte neuerer Forschungen. Klin.
Wochenschr. **5**, Nr. 15. 1926. [*318.*]
1094. — und Hirschberg, E.: Über Ammoniakbildung im Nervensystem.
Biochem. Zeitschr. **156**, 138. 1925. [*65.*]
1095. — — Über den Glykogen- und Cerebrosidstoffwechsel des Zentralnervensystems. Ebenda **159**, 351. 1925. [*65, 323.*]
1096. — — Neue Untersuchungen über den Stickstoffumsatz der Nervenzentren.
Ebenda **167**, 401. 1926. [*65, 302, 323.*]
1097. — und Stüber, K.: Alles- oder Nichts-Gesetz und Sinneswahrnehmung.
Rostocker Tagung d. dtsch. physiol. Ges. — Ber. üb. d. ges. Physiol. **32**,
707. 1925. [*98.*]
  s. auch Hecker (413), Hirschberg (435, 436) und Stüber (918).
1098. Wirgin, G.: Vergleichende Untersuchung über die keimtötenden und die
entwicklungshemmenden Wirkungen von Alkoholen usw. Zeitschr. f.
Hyg. **46**, 149. 1904. [*269.*]
1099. Witkowski, L.: Über die Morphiumwirkung. Arch. f. exp. Pathol. u.
Pharmakol. 8, 247. 1877. [*58.*]
1100. Woker, G.: Theoretisches über die Mischnarkose. Zeitschr. f. allgem.
Physiol. **15**, 49. 1913. [*160, 164, 208.*]
1101. — Zur Theorie und Praxis der Colpidien-Mischnarkose. Ebenda **17**, 28.
1915. [*160.*]
1102. — und Weyland, H.: Untersuchungen über die Mischnarkose der frei-
beweglichen Zelle. Ebenda **16**, 265. 1914. [*14, 164, 208.*]
1103. Wolff, P.: Zur Herzwirkung der Alkohole in Beziehung zu ihrer chemischen Konstitution. Biochem. Zeitschr. **132**, 480. 1922. [*268.*]
1104. Wood and Hoyt: A research upon the action of alcool upon the circu-
lation. Mem. nat. acad. of sciences Washington **10**. 1095 (zit. nach Dold,
222). [*17.*]
1105. Wright, H.: Th. action of ether and chloroform on the neurons of rabbits
and dogs. Journe of physiol. **26**, 30. 1901. [*179.*]
1106. — The action of ether and chloroform on the cerebral and spinal neurons
of dogs. Suppl. paper. Ibid. S. 362. [*179.*]
1107. Wyman, L. C., and Lutz, B. R.: The effect of ether on the pressor
response to adrenalin in pithed cats. Americ. journ. of physiol. **72**, 254.
1925. [*18.*]
1108. Yabe, K.: Bullet. College Agric. Tokio **3**, 221. 1897 (zit. nach Czapek,
201. S. 17). [*270.*]
1109. Yamakita, M.: The gaseous metabolism and blood flow of the brain.
I. Under narcosis and hypnosis. Tohoku journ. of exp. med. **3**, 414. 1922.
[*19, 190, 194.*]
1110. Yoshitomi, T.: Über die Beeinflussung der Wasserhämolyse durch die
aliphatischen Narkotika. Acta scholae med. univ. imp. Kioto **3**, 339.
1919/20. [*382.*]

1111. Yumikura, S.: Osmose einiger Anästhetika in wäßrige und lipoidhaltige Gele. Biochem. Zeitschr. **157**, 359. 1925. [*337, 343.*]
1112. — Osmose in wäßrigem Gel ohne und mit Lipoidzusatz. Ebenda S. 371. [*343.*]
1113. — Über Osmose einiger Säuren in ein Gelatinegel. Ebenda S. 377. [*343.*]
1114. Zaleski, W.: Zur Frage über die Wirkung von Reizen auf die Atmung der Pflanzen (russisch); ref. Botan. Zentralbl. **95**, 251. 1904. [*18, 141.*]
1115. Zeelen, V.: Über die Wirkung kombinierter Opiumalkaloide. Inaug.-Diss. Bern 1911 u. Zeitschr. f. exp. Pathol. u. Therap. **8**, 586. 1911. [*154, 156.*]
1116. Zehl, B.: Die Beeinflussung der Giftwirkung durch die Temperatur usw. Zeitschr. f. allgem. Physiol. **8**, 140. 1908. [*136, 159, 269, 292, 332.*]
1117. Zenneck, G.: Über die chemische Reizung nervenhaltiger und nervenloser (curarisierter) Skeletmuskeln. Pflügers Arch. f. d. ges. Physiol. **76**, 21. 1899. [*123.*]
1118. Zirpolo, G.: Studi sulla bioluminescenza batterica, azione degl'ipnotici. Riv. di biol. **2**, 52. 1920 (zit. nach Ber. üb. d. ges. Physiol. **2**, 596). [*54, 144.*]
1119. Zorn, L.: Kombination der Lokalanästhetika. Zeitschr. f. exp. Pathol. u. Therap. **12**. 1913. [*162.*]
1120. Zwaardemaker, H.: Die Physiologie des Geruchs. Leipzig 1895. [*268.*]

Sachverzeichnis.

Verlag von J. F. Bergmann in München

Causalität und Vitalismus
vom Standpunkt der Denkökonomie
Von **Hans Winterstein**
Professor der Physiologie und Direktor
des Physiologischen Instituts der Universität Rostock

(Sonderausgabe aus „Anatomische Hefte", herausgegeben von
Fr. Merkel und R. Bonnet, Bd. 57)

47 Seiten. 1919. RM 2.—

Verlag von Julius Springer in Berlin W 9

w **Die Inhalationsnarkose.** Eine Anleitung zur Narkosetechnik. Von
Dr. **Tassilo Antoine,** Operateur der II. Universitäts-Frauenklinik in
Wien, und Dr. **Bruno Pfab,** Operateur der I. Chirurgischen Universitätsklinik in Wien. Mit einem Vorwort von Professor Dr. A. Eisels-
berg, Vorstand der I. Chirurgischen Universitätsklinik in Wien. Mit
10 Textabbildungen. IV, 48 Seiten. 1926. RM 2.40

Handbuch der normalen und pathologischen Physiologie.
Mit Berücksichtigung der experimentellen Pharmakologie. Bearbeitet
von etwa 315 Fachgelehrten. Herausgegeben von **A. Bethe, G. v. Bergmann, G. Embden** und **A. Ellinger†,** Frankfurt a. M. In siebzehn
Bänden und einem Registerband. Bisher erschienene Bände:

Zweiter Band: **Atmung. Aufnahme und Abgabe gasförmiger Stoffe.**
Mit 122 Abbildungen. IX, 552 Seiten. 1925.
RM 39.—; in Halbleder gebunden RM. 44.40

Achter Band, erste Hälfte: **Energieumsatz.** Erster Teil: **Mecha-
nische Energie. Protoplasmabewegung und Muskelphysiologie.**
Mit 136 Abbildungen. X, 654 Seiten. 1925.
RM 45.—; in Halbleder gebunden RM 49.50

Elfter Band: **Receptionsorgane I. Tangoreceptoren. Thermore-
ceptoren. Chemoreceptoren. Phonoreceptoren. Statorecep-
toren.** Mit 236 Abbildungen. XVI, 1062 Seiten. 1926.
RM 81.—; in Halbleder gebunden RM 88.50

Vierzehnter Band, erste Hälfte: **Fortpflanzung, Entwicklung
und Wachstum.** Erster Teil: Fortpflanzung, Wachstum, Entwicklung, Regeneration und Wundheilung. Mit 440 zum Teil
farbigen Abbildungen. XVI, 1194 Seiten. 1926.
RM 96.—; in Halbleder gebunden RM 103.50

Siebzehnter Band: **Correlationen III. Wärme- und Wasserhaus-
halt. Umweltfaktoren. Schlaf. Altern und Sterben. Konstitution und Vererbung.** Mit 179 Abbildungen. XII, 1204 Seiten.
1926. RM 84.—; in Halbleder gebunden RM 90.60

(Die Abnahme eines Teiles eines Bandes verpflichtet zum Kauf des ganzen Bandes)

Die mit **w** *bezeichneten Werke sind im Verlage von Julius Springer in
Wien erschienen*